GRUNDRISS DER
WUNDVERSORGUNG UND WUNDBEHANDLUNG

SOWIE DER BEHANDLUNG GESCHLOSSENER INFEKTIONSHERDE

VON

PRIVATDOZENT

DR W. VON GAZA

ASSISTENT AN DER CHIRURGISCHEN UNIVERSITÄTSKLINIK
GÖTTINGEN

MIT 32 ABBILDUNGEN

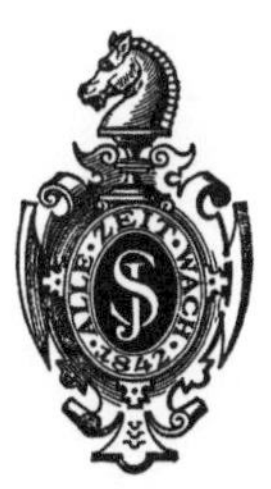

BERLIN
VERLAG VON JULIUS SPRINGER
1921

ISBN-13:978-3-642-89734-4 e-ISBN-13:978-3-642-91591-8
DOI: 10.1007/978-3-642-91591-8

SOFTCOVER REPRINT OF THE HARDCOVER 1ST EDITION 1921

DEM ANDENKEN MEINER BRÜDER

MARTIN VON GAZA

LEUTNANT IM EHEM. INF.-REG. 24
GEFALLEN AM 14. JUNI 1915
IN KURLAND

UND

DR. PHIL. BERNHARD VON GAZA

OBER-LEUTNANT IM EHEM. BAD. LEIB-GREN.-REG. 109
GEFALLEN AM 25. SEPTEMBER 1917
IN FLANDERN

Geleitwort.

Dem Wunsche meines Assistenten und Mitarbeiters, des Herrn von Gaza, seinem „Grundriß der Wundversorgung und Wundbehandlung“ ein Geleitwort mitzugeben, komme ich um so lieber nach, als ich das Bedürfnis nach einem solchen Lehrbuch schon lange empfunden habe. Ich begrüße es vor allem, daß von Gaza es unternommen hat, die ausgedehnten eigenen Erfahrungen und die Erfahrungen anderer Chirurgen im großen Krieg zusammenfassend zu bearbeiten. Es wäre zu bedauern, wenn vieles von dem, was wir in diesen furchtbaren Jahren unter Mühen und Opfern gelernt haben, allmählich wieder verloren ginge, weil einer jüngeren Generation von Ärzten die lebendige Anschauung der „traumatischen Epidemie“ nicht zu Gebote steht wie uns.

Aufbauend auf einer großzügig geschriebenen allgemeinen Biologie des Verletzungsherganges und der Verletzungsfolgen, hat von Gaza zunächst die allgemeinen Grundsätze der Wundversorgung und Wundbehandlung besprochen, wobei ihm neben seinen Kriegserfahrungen das große Verletzungsmaterial der Leipziger und Göttinger Kliniken zustatten kam. Aber auch das Studium des speziellen Teiles wird Anfängern und Fortgeschritteneren zum Vorteil gereichen. Die Übersicht über die gebräuchlichsten Mittel der Wundbehandlung wird vielen weniger Erfahrenen willkommen sein. Mit Freude und Genugtuung habe ich mich der Durchsicht des Buches hingegeben und mancherlei Anregung aus ihm entnommen.

Göttingen, den 31. Juli 1920.

R. Stich.

Vorwort.

Das vorliegende Buch ist für den Arzt geschrieben, der die Wundbehandlung und Wundversorgung tätig betreiben will. Es sind in ihm die wichtigsten Methoden der Wundbehandlung und die Mehrzahl der Mittel zur Wundbehandlung soweit gebracht, als sie sich in der ärztlichen Praxis verwenden lassen. Es ließ sich nicht umgehen, auch die Behandlung der geschlossenen Infektionsherde ausführlicher zu besprechen, und zwar um deswillen, weil aus infizierten Verletzungen Phlegmonen und Abszesse entstehen, und weil andererseits aus geschlossenen Infektionsherden mit oder ohne ärztliche Hilfe offene Wunden werden können.

In der Praxis sind die Grundsätze der ersten Wundversorgung und Wundbehandlung und der orthopädischen Nachbehandlung noch nicht genügend bekannt. Es liegt das wohl daran, daß in den Lehrbüchern der Chirurgie diese Gebiete recht kurz besprochen werden, zum Teil aber auch daran, daß sich Wundversorgung und Wundbehandlung nicht ex cathedra lehren lassen, sondern erst bei der praktischen Arbeit in ihrer ganzen Vielgestaltigkeit an den Arzt herantreten. Dann muß der Arzt aus der Überfülle der Mittel und Methoden auswählen, und zwar muß er kritisch wählen. Nichts ist gerade auch in der Wundbehandlung unrichtiger, als der Polypragmasie zu verfallen. Wer Erfolg haben will, arbeite mit wenigen erprobten Mitteln, lerne ihre Wirkungsart und ihre Mängel kennen und wechsele nicht zu oft. Verfehlt ist die Erprobung neuer Methoden und Präparate in der Allgemeinpraxis. Diese Aufgabe kommt den großen chirurgischen Anstalten zu. Man soll nicht die Stauungsbehandlung an einer schweren Streptokokkenphlegmone und an einem Gesichtskarbunkel erproben, die offene Wundbehandlung nicht an einer schweren komplizierten Fraktur.

Bei der Überzahl der auch in diesem Buch gebrachten Mittel und Methoden muß sich der Arzt über die von ihm angewandten Mittel eine auch theoretisch gegründete eigene Meinung bilden und dem ständig an ihn herantretenden Neuen kritisch abwägend gegenüberstehen. Deswegen habe ich den pathophysiologischen Vorgängen bei der Wundheilung einen breiteren Raum, als es vielleicht nötig erscheint, eingeräumt. Wundinfektion, Asepsis und Antisepsis sind gleichfalls ausführlicher besprochen worden, und insbesondere haben die wichtigen Arbeiten Friedrichs die entsprechende Würdigung gefunden.

Im allgemeinen Teil habe ich bereits früher von mir ausgesprochene Ansichten, soweit sie in den Rahmen des Buches gehören, wiederholt[1][2][3]. Wichtige Arbeiten der neueren Zeit über die Wundversorgung und Wundbehandlung habe ich auch in den anderen Teilen eingehend berücksichtigt. Den Leser, der mehr sucht, verweise ich auf das umfassende Handbuch der Wundbehandlung von Brunner (Neue deutsche Chirurgie Nr. 29).

Meinem Chef, Herrn Prof. Stich, danke ich für die vielfachen Anregungen, die er mir nach Durchsicht des Buches gegeben hat. Herr Prof. Heubner, Direktor des hiesigen pharmalogischen Institutes, hatte die Freundlichkeit, mir für den pharmalogischen Teil eine Reihe wichtiger Hinweise zu geben.

Weiter glaube ich an dieser Stelle meines früheren Chefs, des Herrn Geheimrat Prof. Dr. Trendelenburg, in Dankbarkeit gedenken zu sollen. An seiner Klinik in Leipzig, der früheren Arbeitsstätte Friedrichs, konnte ich bei dem dortigen großen Verletzungsmaterial die erprobten neueren Grundsätze der Wundversorgung kennen lernen.

Dem Verlage von Julius Springer bin ich für sein freundliches Entgegenkommen, für die Ausstattung des Buches und für seine Nachsicht bei der Verzögerung der Niederschrift desselben dankbar verpflichtet.

Göttingen, im August 1920.

v. Gaza.

---

[1]) Stoffwechsel im Wundgewebe. Bruns Beitr. Bd. 110, 1917.

[2]) Wirkung der Wundheilmittel. Ebd. Bd. 115, 1919.

[3]) Zustandsänderungen der Gewebskolloide bei der Wundheilung. Kolloid-Zeitschrift Bd. 23, 1918. Verlag von Th. Steinkopff.

Inhaltsverzeichnis.

Erster Teil.

Allgemeine Biologie des Verletzungsherganges und der Verletzungsfolgen.

Zweiter Teil.

Die allgemeinen Grundsätze der Wundversorgung und Wundbehandlung.

Dritter Teil.

Spezielle Wundversorgung und Wundbehandlung.

Vierter Teil.

Die Mittel zur Wundbehandlung.

Erster Teil.

Allgemeine Biologie des Verletzungsherganges und der Verletzungsfolgen.

1. Die Gewebsdurchtrennung und ihre unmittelbaren Folgen.

Jede Verletzung unterbricht den Gewebszusammenhang, schafft durch das Klaffen der Wundränder Gewebslücken (tote Räume) und eröffnet und unterbricht die Bahnen der Konvektivorgane (Blut- und Lymphgefäße). Weiterhin werden unmittelbar durch die Verletzung in dem Gewebe Wundtrümmer gesetzt und bei den akzidentellen Verletzungen fremde Stoffe (im weitesten Sinne) in die Wundhöhle gebracht. Schließlich wird die Funktion der verletzten Gebilde meist schon unmittelbar geschädigt. Zu diesen unmittelbaren Verletzungsfolgen treten später mittelbare oder sekundäre Folgen. Hierher rechnen wir das Einsetzen der Entzündung und der wiederaufbauenden oder regenerativen Vorgänge, die bei der Wundheilung mit defensiven Vorgängen, welche z. B. die bakterielle Gefahr abwehren, gleichzusetzen sind.

Je gröber eine Gewalteinwirkung die Gewebe betrifft, um so mehr Zellen werden unmittelbar zerquetscht oder verfallen infolge der Zerreißung ihrer Blutgefäße dem Untergang. Der scharfe Schnitt verletzt nur wenig Zellen am Wundrand, die grobe quetschende Gewalt zertrümmert ganze Zellhaufen und Gewebsabschnitte, zerreißt Kapillaren und größere Gefäße. Soll es zur Heilung der Wunde kommen, so müssen die Trümmer des einst lebenden Gewebes, die Nekrosen, weggeschafft werden. Denn sie sind leblos oder werden es nach Abschneidung der Blutzufuhr in kürzester Zeit. Tote Zellen und Gewebe werden auch sonst von der lebenden Nachbarschaft ausgemerzt, und zwar geschieht dies auf zweierlei Art, nämlich durch Resorption und Demarkation. Diese beiden wichtigen Vorgänge beruhen ihrem Wesen nach auf fermentativer Auflösung, wobei das eine Mal die aufgelösten Gewebsstoffe in den Säftekreislauf wieder aufgenommen werden, während bei der Demarkation nur eine Abschmelzung an der Grenzzone eintritt. Wundnekrosen.

Die Ausmerzung der Gewebstrümmer in glatt heilenden Wunden geschieht im allgemeinen durch Resorption, d. h. durch fermentative Verflüssigung und nachfolgende Aufsaugung der Abbauprodukte. Das Resorptionsvermögen einer Wunde ist jedoch beschränkt und alle zu großen Wundtrümmer stören daher häufig auch in den aseptisch heilenden Wunden die glatte Heilung. Nekrolyse.

Finden sich doch auch in der aseptischen Operationswunde immer eine gewisse Menge Wundkeime, die sich an den Gewebstrümmern oder in dem Exsudat, welches als Reaktion auf die Nekrosen abgeschieden wird, festsetzen können. Man soll daher erkennbare Wundtrümmer bei der Wundversorgung entfernen und muß bei operativ gesetzten Wunden die Menge der durch Unterbindung usw. entstehenden, nicht mehr voll lebensfähigen Gewebsteile auf das Mindestmaß herabdrücken. (Vermeidung von Massenligaturen, Isolierung blutender Gefäße, Fassen mit spitzen Klemmen, Unterbinden mit feinem Katgut.) Zu den Wundnekrosen gehört in gewissem Sinne auch das in die Wundhöhle ergossene Blut. Es muß daher entfernt werden. Ist keimfreier Verlauf gesichert, so kann das Blut einen ausgezeichneten Nährboden für Gewebsregenerate abgeben, worauf Bier in neuester Zeit hingewiesen hat. Die Methode zur Heilung unter dem feuchten Blutschorf (nach Schede) bestand im Vollaufenlassen der Gewebslücken mit Blut und Hautnaht.

Überhaupt können Wundtrümmer, da sie einen mächtigen Wundreiz darstellen und zum mindesten eine mächtige aktive Hyperämie, seröse Exsudation und Leukozyten-Emigration hervorrufen und wohl auch das Nachbargewebe zur Regeneration anregen, der Wundheilung nützen. So dürfen die Knochentrümmer bei schweren Splitterbrüchen des Knochens nicht entfernt werden, da gerade sie eine mächtige Kallusbildung anregen. Man sah im letzten Kriege häufig, daß entsplitterte Knochenwunden nicht wieder knöchern verheilten, sondern pseudarthrotisch wurden. Ja, selbst ganz aus dem ernährenden Zusammenhang gerissene Knochenstücke brauchen auch bei komplizierten Frakturen nicht radikal entfernt zu werden, da sie einen mächtigen Reiz zur Kallusbildung abgeben, die trotz profuser Eiterung eintreten kann. Die Sequestrotomie sollte in solchen Fällen nie zu früh vorgenommen werden, wenn nicht eine schwere Wundinfektion ein gründliches Débridement erfordert. Von letzterem Verfahren gleich nach der Verletzung sind die Chirurgen wohl alle zurückgekommen.

Die Demarkation der Nekrosen.

Bei den nicht unter einer geschlossenen Epitheldecke heilenden Wunden geschieht die Ausmerzung gröberer Gewebstrümmer durch Demarkation. Hierbei werden die Nekrosen nicht im ganzen aufgelöst, es bildet sich vielmehr an der Berührungsgrenze zwischen lebendem und totem Gewebe eine Verflüssigungszone, in welcher Zellen mit großem Fermentreichtum lytisch tätig sind (Leukozyten, junge Gewebsbildungszellen, im Knochen Osteoklasten). Nach der Demarkation tritt unter den Nekrosen das junge Wundbildungs- oder Granulationsgewebe hervor, welches aus lebenskräftigen Einzelzellen besteht. Diese sind befähigt und durch Oberflächenkräfte bestrebt, sich aneinanderzulagern und Wundlücken durch Kohärenzkräfte zu schließen. Die Aneinanderlagerung ist aber nur möglich, wenn alles tote störende Gewebe beseitigt ist.

Tote Räume.

Nur aneinanderliegende Gewebswundflächen heilen in einigen Tagen zusammen. Tote Räume werden erst nach längerer Zeit überbrückt. Näht man eine akzidentelle Verletzung oder eine Operationswunde nur oberflächlich, also nur die Haut zu, so sammeln sich in der tiefen Gewebslücke Blut und Wundsekret (Gewebelymphe) an. Heilt dann die Wunde aseptisch, so kann das lückenausfüllende Material resorbiert oder durch Ersatzgewebe (nach Bier auch durch Regenerate) ersetzt werden. Tritt aber Wundinfektion ein, so sind Blut und Gewebelymphe der beste Nährboden für akzidentelle Wundkeime. Eine Gewebslücke, etwa zum Zwecke einer besonders gewünschten Regeneration (Sehnenregeneration nach Tenotomie) darf also wohl erhalten bleiben, jedoch nur, wenn die Gefahr der Infektion der lückefüllenden Stoffe gewehrt ist. Sonst gilt als Gebot der Praxis, tote Räume durch Raffnähte zu schließen, Blutkoagula sorgfältig zu entfernen und möglichst einen lückenlosen Wundspalt zu schaffen. Auch beim Verschluß von Operationswunden sollte der Bildung toter Räume nach Möglichkeit durch Raffnähte vorgebeugt werden.

In der Nachbehandlung wirkt der Druckverband (auch der Sandsack) dem Nachsickern von Blut oder Lymphe in Gewebslücken hinein entgegen. Er begünstigt die Verklebung der Wundränder durch eine schmale Schicht Fibrin.

Abdichtung und Verklebung der Wundoberflächen durch Fibrin.

Die Blutung aus kleineren Gefäßen des Wundgewebes steht bei den akzidentellen Verletzungen, sobald die Gefäßlichten durch Thromben verschlossen sind, was auch bei kleineren Arterien im allgemeinen von selbst eintritt, wenn nicht anders, so nach dem Sinken des Blutdrucks infolge des Blutverlustes. In endothelbekleideten Hohlräumen (Peritoneum, Pleura, Gelenke) bleibt die Gerinnung dagegen lange aus, so daß auch aus kleineren Gefäßen der Verblutungstod eintreten kann.

In Weichteilwunden schlägt sich aus dem Blutplasma durch die thrombokinetische und Fremdkörperwirkung der Wundoberfläche das Fibrin in gleichmäßigen, alle Gewebsspalten auskittenden Schichten nieder. Das Gerinnungsferment, die Thrombokinase, ist in fast allen Zellen des Körpers vorhanden, besonders reichlich in den Blutplättchen, den Leukozyten, Muskel- und Lungengewebe. Schließlich wird aber die Thrombokinase aus jeder lebendigen angerissenen Zelle frei, aus den Blutplättchen anscheinend besonders schnell, weil diese sehr empfindlichen Zellen schon bei geringer Schädigung zerfallen und ihr Ferment ausscheiden.

Liegen die Wundflächen nahe genug aneinander, so kann die Fibrinverklebung die Wunde zur unmittelbaren Vereinigung führen, wie bei kleinen, nicht stark klaffenden Wunden. Überhaupt legt sich das Fibrin, wenigstens bei den blutgefäßführenden Geweben, stets zwischen die Wundränder, auch wenn die Wunden durch exakte Naht verschlossen worden sind. Es stellt überall durch innige Verflechtung seines feinen Faserwerkes die erste vorläufige Vereinigung von einer zur andern Seite dar. Die Fibrinverklebung wird durch Schrumpfung der Fasern (kolloidchemisch ausgedrückt durch den Vorgang des Synäresis) sehr bald fester und inniger, so daß glatte Wundränder schon nach wenigen Stunden ziemlich fest aneinander kleben.

Bei den offen heilenden Wunden stellt die Auskittung aller Gewebsspalten mit Fibrin den ersten Abdichtungsvorgang und eine Art provisorischen Abschlusses des Körpers gegen die Außenwelt dar. Durch die Fibrinschicht filtrieren allmählich die Körpersäfte wie durch ein gedichtetes Filter immer langsamer hindurch, die korpuskulären Elemente des Blutes (Erythrozyten, Leukozyten, Blutplättchen usw.) verfangen sich in den

Fasernetzen und verstopfen damit zugleich das Filter, genau so wie eine feste Partikelchen führende Flüssigkeit nur eine Zeitlang durch ein Filter fließt, nach Verstopfung der Filterporen aber immer langsamer durchtritt. Dazu kommt noch, daß das Fibrin der nachsickernden Körpersäfte sich immer neu im Fibrinnetz und auf dem Fibrin niederschlägt, weil ja überall an den Plättchen und Leukozyten Thrombokinase frei wird. Dergestalt schreitet die Abdichtung des Fibrinfilters von Stunde zu Stunde fort und bei Wunden, die nicht schwer infiziert sind, wird binnen kurzem nur noch eine geringe Menge seröser Flüssigkeit mit geringem Gehalt an korpuskulären Bestandteilen abgesondert.

Fremdstoffe. Die verletzende Gewalt führt fast ausnahmslos Fremdstoffe in die Wundhöhle ein, auch das glatt schneidende Messer nimmt Hautkeime mit in die Tiefe. Bei grober einwirkender Gewalt werden naturgemäß mehr Fremdstoffe in das Gewebe eingepreßt. Die chemischen oder termischen Gewalteinwirkungen verursachen Nekrosen des Körpergewebes und diese Nekrosen stehen nach der Denaturierung ihrer Eiweißkörper den Geweben und Gewebssäften als blut- und körperfremd gegenüber. Alle solchen Fremdstoffe schädigen den Heilungsverlauf, praktisch am meisten jedoch die Bakterien oder mit Bakterien beladene Fremdstoffe. An letzteren setzen sich besonders gern die Fäulniskeime (Anaerobier) fest, während die Eiterbakterien auch im blutversorgten Gewebe wachsen und dieses fortschreitend nekrotisieren können, indem sie durch fermentartig wirksame Gifte das lebende Gewebe zum Absterben bringen. Je gröber die schneidende oder quetschende Gewalt ist, um so mehr Fremdstoffe können in die Gewebe eingepreßt werden. Am deutlichsten sah man dies im Kriege bei Granatverletzungen, wo Sand und kleine Steine häufig tief in das Wundgewebe imprägniert waren. Grobe Fremdstoffe, wie Holzsplitter, Steine oder Tuchfetzen, führen häufig gefährliche Bakterien mit ein (Tetanus, Gasbrand usw.). Meist wohl sind diese Keime im Außenweltzustand, Sporen- oder sporoidem Zustand; sie wachsen dann erst nach mehreren Stunden zur Körpervirulenz heran. Schneidet man innerhalb dieses Zeitintervalls (6—12 Stunden) die Wundränder und damit die imprägnierten Keime gründlich aus, so kann die Wundheilung trotz schwerer Keimimprägnation doch ganz ungestört verlaufen. Viel weniger aussichtsreich ist das Exzisionsverfahren, wenn mit der verletzenden Gewalt angebrütete Keime, z. B. aus Dunghaufen und aus der Mundhöhle beißender Tiere, in die Wunde gelangt sind. Hier kommt es in der Regel zu einer schweren Wundinfektion (Bißverletzungen durch Raubtiere, durch Pferde usw.). So sind auch die in die Wunde gelangenden Hautkeime relativ harmlos gegenüber den Bakterien, welche z. B. bei Darmverletzungen in die Gewebe eindringen und zu schweren phlegmonösen Prozessen führen. Umgekehrt ist die mitunter sehr schwere Verschmutzung von Wunden mit Kohlenstaub oder Maschinenschmutz (Schmirgel, Öl usw.) recht harmlos und stört die Heilung wenig. Insbesondere ist bei diesen Industrieverletzungen eine schwere Wundinfektion selten, wenigstens primär, während natürlich sekundär Streptokokken und Staphylokokken wundwärts wandern und eine Infektion setzen können.

Schwere Verletzungen, auch komplizierte Frakturen, welche durch Einbruch von Kohlen zustande kommen, heilen mitunter auffallend günstig, so daß man sogar an eine Heilwirkung des Kohlenstaubes (Adsorptionswirkung auf Bakterien und Sekrete) denken möchte.

Maschinenverletzungen mit Schmirgelimprägnation des Wundgewebes heilen nach Umschneidung und Naht meist durch direkte Vereinigung.

2. Besondere Stoffwechselvorgänge bei der Wundheilung.

Eine Reihe von Stoffwechselvorgängen, welche sich bei der Wundheilung in dem mesodermalen Gewerbe abspielen, beanspruchen wegen ihrer Eigenart und Bedeutung für den Heilungsvorgang eine besondere Besprechung. Sie sind ebenso bei der Heilung unter der geschlossenen Haut wie bei der offenen Wundheilung zu beobachten.

Der epitheliale Verschluß oder die Heilung der Epithelwunden ist morphologisch und biologisch sehr einfach. Für das Wesen des Wundheilungsvorganges wenigstens sind die Aneinanderlagerung der Epithelzellen und der Epidermisschläuche in Drüsen von sehr nebengeordneter Bedeutung. Die Zellen wuchern, und wenn sie sich, wie z. B. bei aseptischen Wunden, direkt berühren, heilen sie bereits in wenigen Stunden zusammen. Selbstverständlich ist es klinisch von außerordentlicher Bedeutung, ob eine Wunde unter einer unverletzten bzw. unter glatt zusammenheilender Epitheldecke heilt, oder ob die tiefer liegenden mesodermalen Gewebe im Wundgrund frei liegen.

Alle besonderen Funktionen des Wundgewebes aber, die reaktiven (entzündlichen) und die reparativen Vorgänge (Regeneration und Narbenbildung) spielen sich an mesodermalem Gewebe ab. Auch die defensiven Vorgänge, als deren wirksamsten wir die Bildung des Granulationsgewebes zu betrachten haben, sind eine Leistung der mesodermalen Gewebe, und schließlich können wir hierher die Ausscheidung der mit Immunstoffen beladenen Körpersäfte und der Leukozyten rechnen, welche dem Knochenmark, also einem mesodermalen Gewebe, entstammen.

Bei der anatomischen Betrachtung der Wundheilungsvorgänge tritt uns immer wieder die Bedeutung in den Stützgeweben erwachender Lebensvorgänge entgegen. In jeder offen heilenden Zufallswunde wächst ein vom Mesoderm abstammendes junges Bildungsgewebe heran; dieses Gewebe sproßt aus dem subkutanen und dem Fettgewebe, den Muskeln, Sehnen, Knochen, aus den Serosaflächen, ebenso wie aus den Wunden drüsiger Organe, wie der Lunge und Leber, hervor. Da wir dieses junge Gewebe mit unsern Wundheilmitteln zu beeinflussen suchen, in der Erkenntnis, daß auf seiner Widerstandskraft und regenerativen Fähigkeit der weitere Verlauf der Heilung abhängt, beansprucht es schon aus diesem Grunde unsere besondere Aufmerksamkeit. Wir sehen, wie das Gewebe des Wundrandes aufquillt, wie nicht mehr lebensfähige Gewebsfetzen (Faszien, Hautteile) unter dem Einfluß lösender Substanzen verflüssigt werden und abfallen, wie dann unter diesen Nekrosen ein weiches blutreiches Gewebe heranwächst, das die Wundhöhle ausfüllt, an gegeneinander stehenden

Berührungsflächen verwächst, und beobachten weiter, wie dann schließlich aus diesem weichen turgeszenten Gewebe ein derbes blutgefäßarmes Narbengewebe wird.

Die sehr beachtenswerten wahren Quellungsvorgänge beobachtet man bei entzündlichen Veränderungen in mesodermalem Gewebe, besonders bei phlegmonösen Prozessen, ganz gewöhnlich. Solche Quellungsvorgänge haben mit dem Gewebsödem, mit welchem sie anfangs in der Regel vergesellschaftet sind, schließlich nichts mehr gemein. Ich erinnere daran, daß nichtentzündliche Ödeme, z. B. das Stauungsödem an den Extremitäten, durch mechanischen Druck (Wicklung mit elastischen Binden) oder auch durch Hochlagerung leicht zu beseitigen ist, daß die Beseitigung durch Druck aber bei der wahren Quellung der paraplastischen Substanzen, bei der Entzündung und Regeneration unmöglich, ja gefährlich ist. Die Quellung tritt stets mit großer Kraftentfaltung ein, ja sie kann solche Organe oder Gewebsteile, die in engen Kapseln eingeschlossen sind, oder deren Nachbarschaft nicht nachgiebig ist, zum Gewebstode führen, dadurch, daß die Blutgefäße vollständig komprimiert werden. Stets ist das Absterben solcher Gewebe außerordentlich schmerzhaft (Nierenentzündung, Osteomyelitis, Panaritium usw.).

Quellung und Lösung des Paraplasmas.

Die Quellung und Auflösung der zwischen den Zellen und Stützgeweben liegenden Stoffe des Wundgewebes ist unbedingt nötig, damit überhaupt eine organische Vereinigung der Wundränder zustande kommen kann. Das Kollagen der Fibrillenbündel ist (im Rahmen seiner funktionellen Leistungen) sehr wasserarm und fest, so daß zwei durchschnittene Fibrillenbündel nicht direkt miteinander verkleben können, wie ja auch fester Gummi (ebenfalls ein typischer Vertreter der organischen Kolloide) erst nach Auflösung durch sein adäquates Lösungsmittel oder durch Zwischenschaltung gelösten Gummis verkleben kann. Der hohe Verfestigungsgrad und die relative Wasserarmut der Zwischensubstanzen in den mesodermalen Geweben wird sowohl phylogenetisch wie ontogenetisch allmählich erreicht. Niedere Tiere, besonders Wassertiere, besitzen gallertige Stützgewebe, bei ihnen können Wunden noch durch einfache Aneinanderlagerung der Zwischensubstanz verkleben. Bei den höheren Tieren finden wir weiche Zwischensubstanzen fast nur noch beim Embryo. Doch kehren in bösartigen Geschwülsten (Myxosarkomen) solche tiefere Stufen mesodermaler Gewebsarten häufig wieder. Wir begegnen dem Schleimgewebe als einer Art minderwertigen Ersatzgewebes auch nicht selten in lange Zeit gelähmten Gliedmaßen, die funktionell nicht beanspruch werden, und auch sonst bei Heilungsvorgängen, die sich über einen langen Zeitraum erstrecken[1]).

Die Heilkraft ist bei jugendlichen Individuen vielleicht gerade wegen der Weichheit der Zellen und Zwischensubstanzen ausgesprochener als beim Erwachsenen. So heilen ja querdurchschnittene Amphibienlarven in sehr vollkommener Weise wieder zusammen. Gegeneinander liegende Wund-

[1]) Ich fand das Schleimgewebe zum Teil mit prachtvollen charakteristischen Sternzellen in muzinartiger Zwischensubstanz bei der Thrombusregeneration unterbundener Arterien und in der Wand aneurysmatischer Säcke.

flächen sind erst dann heilfähig, wenn die Wundkolloide den für die organische Vereinigung geeigneten Quellungs- oder Lösungszustand erreicht haben. Der heilfähige Kolloidzustand liegt für das Fibrillenkollagen bei der Aggregatstufe des weichsten Gels oder der kolloiden Lösung.

Auch für Zellen ist ein bestimmter und zwar stets jugendlicher Zustand für die Verklebung erforderlich. Jugendliche Zellen besitzen einen hohen Quellungsdruck (oder auch Wassergehalt) und sind dadurch aneinander haftfähig, ja auch vermöge ihrer Oberflächenkräfte haftbestrebt. Bei zellreichen Geweben (Oberhaut, Drüsen usw.) erfolgt daher die Wiedervereinigung durch rasches Heranwachsen jugendlicher Zellen, Näherrücken und Aneinanderlagerung.

Der heilfähige Kolloidzustand der Gewebe.

Für die paraplastischen Substanzen der Stützgewebe kommt als einziger Zustand, in welchem sie direkt miteinander verschmelzen können, der Zustand des weichsten Gels oder der kolloiden Lösung in Betracht. Darum müssen die Grundsubstanzen im Wundstoffwechsel umgebaut werden; das Kollagen usw. muß erweichen, was unter Aufnahme seines Lösungsmittels, des Wassers, geschieht. Es handelt sich aber hier um den Übergang von normal-fest über weich zu flüssig[1]).

Im lebenden Organismus erfolgt die wahre Quellung und Verflüssigung des Paraplasmas sicherlich unter der Einwirkung des Stoffwechsels der zugehörigen Zellen, wahrscheinlich also auch durch Einwirkung von Fermenten, die in den jungen Bindegewebszellen vorhanden sind. Die Quellung und Lösung des Paraplasmas beobachten wir überall, wo paraplastische Stoffe zwischen Zellen lagern, in den Stützgeweben, Fettgewebe, Muskelgewebe usw. Die Quellung und Lösung ist kein Vorgang, wie im Reagensglas, wo wir ein quellfähiges Kolloid durch Säure oder Lauge behandeln. Sie erfolgt in engster Abhängigkeit vom Stoffwechsel der zu voller Lebenskraft heranwachsenden Bindegewebsbildungszellen usw. Die Stoffwechselvorgänge sind ja im Wundgewebe außerordentlich lebhaft, sie kennzeichnen sich morphologisch durch den eminenten Zellreichtum des im Umbau begriffenen Gewebes, in dem Kern- und Strukturreichtum der Granulationen und Bildungszellen, in dem Reichtum an Kapillaren usw. Alle diese Erscheinungen fehlen beim einfachen interstitiellen Ödem, bei welchem sich die paraplastischen Substanzen ganz passiv verhalten.

Wir können annehmen, daß das Gewebskollagen im Stoffwechsel des glatt heilenden Wundgewebes nur kolloide Zustandsänderungen, dagegen keine chemischen Umsetzungen durchzumachen hat. Bei der ohne erhebliche Gewebstrümmer heilenden Wunde handelt es sich im wesentlichen um einen Umbau, bei welchem die vorhandenen Gewebsbausteine unmittelbar

[1]) Man unterscheidet bei den organischen Kolloiden drei charakteristische Zustandsformen:

1. fest (sehr wasserarm).
2. fest — weich (Gelform),
3. Lösung (Solform).

Der Übergang von der einen Form zur andern geschieht durch Quellung oder in umgekehrter Reihenfolge durch Entquellung.

wieder verwendet werden; sie werden der einen Form entnommen und nach der Einschmelzung in die neue gegossen.

In einer infizierten Wunde mit erheblichen Wundtrümmern geht allerdings der Abbau, besonders durch die Mitwirkung der atypisch-abbauenden Bakterienfermente, zu tieferen Stufen; doch hat dieser regellose Prozeß für das Wesen des Heilungsvorganges keine prinzipielle Wichtigkeit.

Es wurde oben dargelegt, daß neben den zu ihrer passiven Stützfunktion entwickelten paraplastischen Substanzen die Zellen im normalen Stützgewebe zurücktreten; ferner, daß die Zwischensubstanzen aus dem Stoffwechselbereich der Zellen entrückt sind und daß sie überhaupt so gut wie stoffwechsellos sind. Dieser Zustand ändert sich mit der Wundsetzung fast unvermittelt — schon in wenigen Stunden.

Die in spärlicher Anzahl zwischen den Fibrillenbündeln liegenden schmalen Zellen nehmen schnell an Größe zu, vermehren ihre Kern- und Protoplasmastrukturen und werden damit biologisch vollwertiger; dann teilen sie sich schnell, so daß in wenigen Tagen aus einem vorher sehr zellarmen ein sehr zellreiches Gewebe geworden ist. Diese jungen Zellen ziehen sehr bald die zwischen ihnen liegenden Grundsubstanzen und vor allem die Fibrillen in ihren biologischen Wirkungskreis.

Parallel dem Heranwachsen der jungen Wundgewebszellen schwinden die paraplastischen Substanzen; und zwar geschieht dies einerseits unter dem quellungsbefördernden Einfluß einer im Wundgewebe bestehenden Blutstauung, andererseits unter der lösenden (isolytischen) Wirkung der Lebenstätigkeit dieser jungen Bildungszellen, unter deren Einfluß das Kollagen usw. nun wieder getreten ist.

Man hat von einer hochentwickelten Reizbarkeit des Bindegewebes gesprochen (Rößle), infolge deren auch die Wundheilung durch eine erstmalige Verjüngung des Gewebes eingeleitet wird. Das Erscheinen der vielen Zellen ist nicht verwunderlich, wenn wir bedenken, daß im Organismus vitale Funktionen nur von Zellen geleistet werden können. Darum kehren die Zellen der Stützsubstanzen des Wundgewebes gleichsam auf ihren Urzustand zurück, d. i. auf den der jungen, protoplasmareichen Zelle noch ohne Differenzierung, wie er im Embryo zu finden ist. Diese jugendlich weichen Zellen können sich ohne weiteres aneinander legen und fest verwachsen, genau wie es die jungen Epithelzellen der Haut und Drüsen tun.

An der Wundgrenze, wo sich der zellreiche Urzustand der Stützgewebe entwickelt, erweichen und verschwinden die kollagenen Fasern und Fibrillen zuerst, bis sie als weiches Gel oder gelöst, innerhalb oder außerhalb der jungen Bildungszellen, der Verschmelzung der gegenüberliegenden Wundränder nicht mehr im Wege stehen.

Wiederaufbau und Entquellung der Gewebskolloide.

Nach der organischen Vereinigung erfolgt in der glatt heilenden Wunde sofort die Neuabscheidung der Zwischensubstanzen; die Fibrillen verflechten sich an der Wundgrenze innig, so daß Fasersysteme von einer Seite zur andern ziehen. Die kollagenen Fibrillen und Bündel sind zu Anfang noch sehr wasserreich, turgeszent oder quellfähig, und damit gegen mechanische Belastung noch wenig widerstandsfähig, erst allmählich nehmen sie die definitive Festigkeit durch Dickenwachstum und vor allem durch den Vorgang der Entquellung (Synäresis) an.

Die Verheilung durchschnittener Bindegewebsmassen ist das Urbild aller Heilungsvorgänge in den übrigen Stützsubstanzen; überall kehren im ersten Stadium der Heilung Quellung und Auflösung unter Zunahme der zelligen Elemente und im zweiten Heilungsstadium Anbildung der spezifischen Substanzen zwischen den Zellen, Entquellung und Synäresis neben dem Schwinden der Bildungszellen wieder. Die kollagenen Fasern bilden auch im Knorpel und Knochen einen beträchtlichen Anteil der sogenannten Grundsubstanzen; letztere sind chemisch dem Kollagen nahe verwandt, sind ähnlichen kolloiden Verfestigungsgrades und gehen dieselben Zustandsänderungen von fest zu weich und bei der Verheilung umgekehrt von weich zu fest ein.

Die Heilung der gewöhnlich als „Wunde" bezeichneten Verletzung der Weichteile ist ein Lebensprozeß des Bindegewebes. Fast alle Organe des tierischen Körpers werden vom einfachen lockeren Bindegewebe durchwirkt und zusammengehalten; daher gehört zu der Vereinigung der spezifischen Organelemente stets diejenige des bindegewebigen Stromas. Ja, da sich vielfach die spezifischen Gewebselemente nicht wieder direkt vereinigen, besteht die Narbe oft nur aus Bindegewebe. So heilen Drüsen-, Muskel-, Nervenwunden usw. fast stets mit bindegewebiger Narbe zusammen.

Diese Defektausfüllung durch junges Bindegewebe gibt dem Heilungs- und Vernarbungsvorgang in fast allen Geweben und Organen etwas sehr Gleichförmiges. Das Endresultat der Wundheilung hängt vielfach ganz allein von der Entwicklung und den Eigenschaften der bindegewebigen Narbe ab, und davon auch die Wiederkehr der Funktion der Zwischenteile.

Fermentative Auflösung.

Es wurde schon betont, daß die Quellung und Auflösung der paraplastischen Substanzen durch Funktionen der zugehörigen Gewebszellen, also schließlich durch fermentative Einflüsse vor sich geht. Die Beteiligung von Zellfermenten an nekrolytischen und Demarkationsvorgängen spielt beim Zugrundegehen der nicht mehr lebensfähigen Wundgewebsanteile in anderer und zum Teil sehr auffälliger Weise eine wesentliche Rolle. Es sind drei verschiedene fermentative Vorgänge zu unterscheiden:

1. die Autolyse durch die zelleignen Fermente zugrunde gehender Gewebsteile,
2. die Heterolyse durch die Leukozytenfermente (Leukotryptasen),
3. die Histolyse oder Isolyse durch gewebseigne oder gewebsverwandte Fermente, die uns schon bei der Auflösung des Bindegewebes begegnet ist und wie wir sie an Fettgewebe und Muskelgewebe beobachten können.

Autolyse.

Autolytisch zerfallen an der Abgrenzungszone alle absterbenden Zellen, und zwar besonders schnell diejenigen mit großem Fermentreichtum, d. h. Zellen, die überhaupt einen lebhaften Stoffwechsel haben und die dazu die nötigen Fermente besitzen müssen. Wir begegnen daher dem autolytischen Zerfall besonders in zellreichen Organen (z. B. der

Leber, in Karzinomen, in Sarkomen). Der Fermentreichtum dieser Zellen geht ihrem Strukturreichtum parallel, je mehr Strukturteile vorhanden sind, um so größer die Menge von Fermenten, die beim Absterben die Autolyse automatisch einleiten und beschleunigen (Gesetz von Warburg).

Heterolyse. Die Heterolyse geschieht durch die Fermente der Leukozyten, deren Fermentreichtum seit langem bekannt ist. Die Leukozyten erscheinen (z. B. im Symptomkomplex der Entzündung) als Fermentträger des Organismus; besonders dann, wenn sie (autolytisch) zugrunde gehen, werden aus ihnen große Mengen verdauender Stoffe frei, welche nach Art des Pankreastrypsins wirken. Nicht angegriffen wird von der Leukotryptase das überhaupt sehr fermentresistente Kollagen. Das ist meines Erachtens ein sehr gewichtiger Hinweis darauf, daß in den Bindegewebszellen besondere Fermente vorhanden sein müssen, welche die Auflösung und unter Umständen den Abbau des Kollagens bewirken. Es ist das wohl nicht verwunderlich, da das Kollagen im Stoffwechsel der Bindegewebszelle eine wichtige Rolle spielt und jede Zelle ja zu den in ihr ablaufenden Stoffwechselvorgängen ihre genau passenden Fermente besitzt.

An der eitrigen Verflüssigung sind die Leukozyten wesentlich beteiligt (ebenso wie bei der Verflüssigung des Alveolarinhaltes im Stadium der Lysis der kruppösen Pneumonie). Die Wundverdauungsvorgänge, insbesondere soweit Leukozyten in Frage kommen, dürften bei der schwach alkalischen Reaktion des Mediums (Serum) wesentlich tryptischer Art sein, wobei allerdings hervorgehoben werden muß, daß wir über die Reaktion in den lebenden fixen Gewebszellen nicht viel wissen. Manches spricht dafür, daß insbesondere bei dem unter ungesättigtem Sauerstoffbedürfnis einhergehenden entzündlichen Gewebsstoffwechsel eine saure Reaktion vorhanden, vielleicht sogar die Regel ist. Bei wachsenden Pflanzen ist die saure Reaktion jedenfalls nachgewiesen worden.

Histolyse. und Isolyse. Besonders in den Stützgeweben, aber auch im Fett- und Muskelgewebe lösen die jung heranwachsenden Bildungszellen die spezifisch differenzierten Anteile (das Paraplasma ihres Muttergewebes) auf. Die Quellung des Kollagens usw. leitet den Vorgang ein, die gewebseignen Fermente beenden ihn. Wahrscheinlich brauchen bei den isolytischen Vorgängen die spezifischen Substanzen nicht tief abgebaut zu werden, insbesondere bei der glatten aseptischen Wundheilung. Das Kollagen, Ossein, Fett und die Muskelsubstanz werden in die Lösungsstufe übergeführt, dann im gelösten Zustand von den jungen Bildungszellen aufgenommen und wahrscheinlich größtenteils bis zum Wiederaufbau aufgespeichert. Es würde sich dabei um einen recht einfachen plastischen Umbau handeln, die noch verwertbaren Gewebstoffe werden mit großer Sparsamkeit in den embryonalähnlichen Bildungszellen aufgespeichert.

So beherrschen Autolyse und Heterolyse durch Leukozytenfermente die rein destruktiven Vorgänge und lösen die Wundtrümmer vom lebenden Gewebe ab (Nekrolyse). Es wird der Schutt, der zu nichts mehr im Organismus zu verwenden ist, beseitigt. Histolyse und Isolyse durch gewebseigne Fermente herrscht dagegen beim Umbau in der lebenden Gewebszone vor. Beide Lösungsarten sind vorbereitende Akte zum Wiederaufbau. Die alten Bausteine des Bindegewebes, Fettgewebes usw. werden in neue Formen gegossen und erscheinen im Narbengewebe wieder, ein ökonomischer Vorgang, der dem Umbau im Wachstumsalter des Organismus fast gleichzusetzen ist.

3. Der Vernarbungsvorgang.

Der Fibrillenanbau.

Der Anfang der Narbenbildung ist durch das Erscheinen neugebildeter Bindegewebsfibrillen gekennzeichnet. Bei der aseptisch heilenden (genähten oder subkutanen) Wunde treten die Fibrillen schon nach wenigen Tagen hervor; sie werden von den jungen Bindegewebszellen, welche das spaltausfüllende Fibrin von beiden Seiten durchwachsen, abgeschieden und liegen bei der innigen Durchwachsung der vorwuchernden Zellen von vornherein in enger organischer Verflechtung. Anfangs sind die Fibrillen gemäß dem jugendlich-embryonalen Zustand der Bildungszellen sehr locker geflochten, wahrscheinlich auch wasserreicher und weicher als später. Bald aber entquillt das junge Bindegewebe, es lagern sich auch immer mehr Fibrillen ab, und diese werden fester. Dabei haben sie wahrscheinlich, wie überhaupt langgestellte organische Fasern, das Bestreben, sich in der Längsrichtung zusammenzuziehen und sich hochwellig zu lagern[1]).

Der weitere Zustand der Fibrillen im Zeitraum der Vernarbung hängt dann wohl in erster Linie von der funktionellen Belastung ab. Unbelastet und sich selbst überlassen, nehmen besonders große bindegewebige Narbenmassen eine Reihe sehr ungünstiger Eigenschaften an, auf die weiter unten noch näher eingegangen wird. Die Ausscheidung der Fibrillen geschieht nach der Art eines organischen synäretischen Vorganges, wie er bei den organischen Kolloiden ganz geläufig ist. Das Kollagen, welches in gelöster Form in den Bildungszellen aufgespeichert liegt, fällt aus, wobei die in langer Spindelform auswachsenden Zellen dem in den festen Zustand übergehenden Kollagen die Orientierung in Fibrillenform geben. Die weitere Anlagerung von Fibrillen und das Dickenwachstum derselben kann dann durch Oberflächenabsorption noch gelösten Kollagens vor sich gehen.

Bei den offen heilenden Wunden, welche durch die Granulationsbildung ausgezeichnet sind, hängt die Fibrillenbildung von den Stoffwechselvorgängen im Gewebe ab. Wo noch die abbauenden Prozesse vorherrschen, bilden sich keine Fibrillen. Wo noch Nekrosen abgestoßen werden müssen, wo Fremdkörper anderer Art und vor allem Bakterien in den äußeren Wundgewebsschichten sitzen, ist das Granulationsgewebe zellreich und frei oder sehr arm von paraplastischen Substanzen. Die Demarkation

---

[1]) Die Neigung der Fibrillenbündel, sich ohne Belastung zusammenzuziehen, beobachtet man beim entspannten Gewebe sehr regelmäßig. Untersucht man beispielsweise einen gestielten Hautwanderlappen, so findet man die Bindegewebsbündel sehr hochwellig verändert. Ich glaube nicht, daß es nur einfach die Retraktion der elastischen Fasern ist, die diese Hochwelligkeit bedingt.

geschieht durch einen Grenzwall junger, in lebhaftem Stoffwechsel begriffener Zellen, daneben wandern fortwährend Leukozyten und bewegliche Histiozyten bindegewebiger Herkunft zwischen den fixen Gewebszellen hindurch zur Oberfläche, phagozytieren dissimilierbare Gewebsstoffe, geben im Absterben Fermente frei, exportieren aber auch korpuskuläre Elemente mechanisch zur Wundoberfläche.

So behindern gröbere dissimilative Vorgänge die assimilativen, d. h. sie lassen es noch nicht zur Narbenbildung kommen. Erst wenn alles Tote und Fremde aus der Wundgrenzschicht durch fermentative Auflösung, Abstoßung oder Exportierung entfernt ist, rückt die Fibrillenbildung, nachdem sie in der Tiefe des Gewebes schon früh begonnen hatte, nun auch gegen die Oberfläche vor. Hier in der äußersten Grenzschicht erhält allerdings der Reiz der Außenweltberührung so lange das zellreiche Granulationsstadium, bis von den Seiten her das schützende Epithel herangewachsen ist. Bis zur Epithelisierung halten sich, wenn auch in abgeschwächter Virulenz, die akzidentellen Wundkeime immer noch in den Granulationen.

Der epitheliale Verschluß.

Erst der endgültige epitheliale Verschluß beseitigt den Reizzustand in den äußersten Wundgewebsschichten, ermöglicht die Entquellung und den Anbau der Fibrillen bis an die Wundoberfläche. Die Epithelien sowohl der Haut und Schleimhaut wie der Drüsen sind in ihren Keimschichten von vornherein in einem jugendlichen wachstumsbereiten Zustand. Sie wuchern über eine geeignete Unterlage sofort hinweg, verwachsen wie bei der glatten Schnittwunde der Haut in wenigen Stunden miteinander. Für den epithelischen Verschluß, für die Wiedervereinigung durchschnittener Drüsenschläuche ist immer nur ein geeigneter Wachstumsboden erforderlich. Ist dieser vorhanden, und immer nur das Mesoderm kann ihn abgeben, so ist die Wachstumsenergie, das Regenerationsvermögen der Epithelien fast unerschöpflich. Allerdings regenerieren sich grob zerstörte Drüsenabschnitte bei höheren Tieren nicht wieder, aber die epitheliale Bedeckung, die Vereinigung durchschnittener Drüsengänge, soweit dies anatomisch möglich, wird immer erreicht.

Sonst ist überall im Körper die eigentliche Narbe bindegewebiger Art und große Defekte werden im allgemeinen durch Narben mesodermalen Gewebes ersetzt, wie z. B. in der Leber, in den Nieren usw. Die kompensatorische Hypertrophie in diesen Organen ist ein anderer als ein eigentlicher Wundheilungsvorgang und kann deshalb hier unberücksichtigt bleiben.

Erkrankungen des Wundbildungsgewebes.

Die Erkrankungen der Granulationen und des Narbengewebes und das dadurch behinderte Epithelwachstum sind praktisch von großer Bedeutung und verlangen vielfach chirurgische Eingriffe. Man kann folgende Erkrankungen der Gewebe des Wundgrundes unterscheiden:

a) krankhafte Quellung der Granulationszellen (bei Fremdkörperreizen oder durch Infektion),
b) sekundäre degenerative Veränderungen in alten oder übergroßen Narben (Narbengeschwüre),

c) primäre Erkrankung oder Degeneration des Gewebes, in dem eine Wunde gesetzt wird oder ein Geschwür entsteht (Ulcus cruris varicosum),
d) spezifische Erkrankungen des Granulationsgewebes (Lues, Tbc.),
e) auf vasomotorischen Störungen beruhende Veränderungen in den Geweben (bei Lähmungen, Syringomyelie).

a) Die hydropische Degeneration des Granulationsgewebes.

Krankhafte Quellungszustände des jungen Bildungsgewebes sind eine sehr häufige Ursache für das Ausbleiben des epithelialen Verschlusses. Die Deckzellen wachsen nur über ein gesundes, in einem bestimmten Quellungszustand befindliches Granulationsgewebe, und ebenso haften die Epithelzellen nur auf einer gesunden Unterlage für die Dauer.

Man bezeichnet Granulationen, die erkrankt sind, als ödematös, glasig oder hydropisch; diese klinische Bezeichnung deckt sich mit dem Begriff vermehrter Quellfähigkeit und Quellung; infolge irgendwelcher Ursachen können sich die Zellen nicht der reichlichen Wassermengen entledigen oder die Quellfähigkeit ihrer Kolloide nicht reduzieren. Diese Granulationszellen haben nicht die jugendliche Straffheit (Turgor) der gesunden; sie besitzen in ihrer Struktur keine genügende Festigkeit (Kohärenz), sind infolgedessen leicht verletzlich; man bezeichnet sie daher auch als schlaffe Granulationen.

Eine der hauptsächlichen Ursachen der hydropischen Erkrankung der Granulationen ist der Reiz, den Fremdkörper, oder allgemeiner gesprochen, Fremdstoffe, im Wundgewebe ausüben. Gegen einen Fremdstoff, sei es Sequester, Tuchfetzen, Schmutz, Sand oder durch Bakterien nekrotisiertes Gewebe, wehrt sich das Körpergewebe mit fermentativen Funktionen. Die Zellfermente suchen den Fremdkörper zu lösen und dadurch geeignet zur Ausstoßung oder Aufsaugung zu machen. Wo die Zellfermente mit aller Energie an der Arbeit sind, da nehmen auch die Exsudationsprozesse zu, und als sichtbares Zeichen der Abwehr erscheinen die Leukozyten mit ihren phagozytären und lytischen (Ferment) Eigenschaften. Von diesen Abstoßungsvorgängen durch fermentative Lösung werden die Granulationen um den Fremdkörper und auch die ferner liegenden, weil sie von dem verdauenden Eiter bespült werden und weil die Exsudationsvorgänge kollaterale Ausdehnung gewinnen, mit ergriffen und bei längerem Bestehen des Zustandes geschädigt.

b) Sekundäre Veränderungen im Narbengewebe übergroßer Wunden

haben wir jetzt zu beobachten reichlich Gelegenheit gehabt. Bei übergroßen Wunden nach Kriegsverletzungen, die nicht selten nach Monaten und Jahren noch nicht ganz überhäutet waren, erschöpft sich schließlich die Wachstumskraft des Bildungsgewebes. Das Granulationsgewebe sitzt ja auch schließlich nicht mehr auf einem gesunden Gewebsgrund, sondern auf einem alten sklerotischen Narbengewebe, das erst nach monatelanger Eiterung den tiefen Wundgrund ausgefüllt und zusammengezogen hat. Inmitten des starren Wundnarbengewebes bleibt ein torpides Geschwür bestehen, das sich wohl vorübergehend epithelisiert oder verschorft, das aber bei geringen Insulten wieder aufbricht und bei nicht sorgsamer Pflege jahrelang offen bleibt. Im Geschwürsgrund finden sich meist nicht gesund-rote, sondern speckige und schmierige Granulationen; mitunter ist das Ulkus von einem ziemlich festsitzenden Schorf bedeckt.

Bei der mikroskopischen Untersuchung mehrerer solcher Narbengeschwüre fand ich ein zellarmes Narbengewebe, in dem vielfach kleine entzündliche Herde eingestreut waren. In einigen Fällen lagen diese Rundzelleninfiltrationen um Fremdkörper herum (wahrscheinlich Schmutzteile und einigemal von Verbandstoffasern). Die entzündlichen Herde reichten z. B. bei Stumpfgeschwüren bis auf den Knochen, der periostatische Auflagerungen im Röntgenbilde erkennen ließ. Die spärlichen Gefäße solchen Narbengewebes sind vielfach durch endarteriitische Wucherungen verengt. Der Geschwürsgrund besteht meist nicht aus kräftigen Granulationszellen, sondern aus einer schmalen Schicht vielfach zerfallener Zellen, zwischen denen reichlich Leukozyten und Lymphozyten liegen. Eine Fibrinschicht mit eingelagertem Zelldetritus bildet die äußere Begrenzung.

Es ist erklärlich, daß auf diesem minderwertigen Geschwürsgrund die Epithelzellen nicht anwachsen können, oder, wenn dies geschehen ist, daß sie sich wieder abstoßen, sobald auf äußere Insulte eine Verbreiterung der entzündlichen Herde in der Tiefe stattfindet. Die beschriebenen Herde entzündlicher Infiltration, in denen sich allem Anschein nach auch Bakterien halten, stellen meines Erachtens einen charakteristischen Typus der ruhenden Infektion (Melchior) dar. Mit Vorliebe sitzen diese Narbengeschwüre an der unteren Extremität, wo zu der anatomischen Behinderung der Heilung noch die schädliche Stauung hinzukommt, wenn die Leute außer Bett sind. Man kann ja Patienten mit solchen nach Monaten noch nicht verheilten Geschwüren meist nicht mehr zur dauernden Bettruhe veranlassen; hängt aber dann die Extrimität herab, so verschlechtert sich die ohnehin schon ungenügende Blutversorgung noch mehr. Wir haben also dem Wesen nach denselben Zustand wie beim chronischen Ulcus cruris varicosum.

Besonders ungünstig sind die Narbengeschwüre an Amputationsstümpfen, wo der Geschwürsgrund meist dem Knochen aufsitzt. Die retrahierten Weichteile und Weichteilnarben zerren hier dauernd an den Wundrändern, die Gefäßversorgung ist denkbar schlecht, weil das darunterliegende Narbengewebe und die Knochennarbe im Laufe von Monaten gefäßarm geworden ist. Heilt schließlich einmal ein solches Geschwür am Knochenstumpf, so bricht es bei der geringsten Belastung und durch die Zerrung der Haut in der Prothese sofort wieder auf.

Die Behandlung der Narbengeschwüre hat verschiedene Aufgaben; vielfach gelingt es unter sorgfältiger Wundbehandlung, insbesondere beim Wechsel der Wundheilmittel, auch die alten torpiden Narbengeschwüre zur Überhäutung zu bringen. Wichtige Hilfsmittel sind strenge Bettruhe, Hochlagerung der Extremitäten, Entspannung mit Heftpflaster- oder noch besser mit Trikotschlauchstreckverbänden. Auch die Verklebung nach Wolff und Bier, z. B. schon mit dem einfachen Heftpflaster, begünstigen die Epithelisierung. Empfohlen worden ist Skarifizierung der Geschwüre und der narbigen Umgebung, weiterhin die Umschneidung des Geschwürs selbst[1]).

---

[1]) Schon von Nußbaum angegeben.

Leider hält die dünne, mit vieler Mühe gewonnene Epitheldecke auf dem narbigen Untergrund meist nicht dauernd. Erneute Zerrungen bei funktioneller Inanspruchnahme treffen wohl auch die erwähnten entzündlichen Herde in der Tiefe des kallösen Gewebes. Daher rezidiviert das Narbengeschwür leicht und oft.

An Körperstellen, wo die Haut nicht ständig dem Druck ausgesetzt ist, wird das rezidivierende Narbengeschwür schließlich ertragbar sein. So stellen sich rezidivierende Narbengeschwüre am Rumpf und an Extremitäten (z. B. nach Verbrennungen) in den ersten Monaten und Jahren häufig ein, die dann aber wieder abheilen, während bald darauf andrerorts neue Ulzera entstehen. Dieser Zustand kann jahrelang dauern, und schließlich kommt es doch zur endgültigen Heilung. Die Haut ist dann sogar leidlich verschieblich, schilfert aber Hornlamellen ab und ist infolge des Verlustes der Schweiß- und Haarbalgdrüsen trocken. Sie muß daher gefettet oder gepudert werden. An den Extremitäten, besonders an Hand, Fuß und in der Nähe der Gelenke und über Knochenstümpfen, müssen die Ulzera und Narben, die zur Geschwürsbildung neigen, von Grund auf beseitigt werden. Die einzig wirksame Behandlung hier liegender Narbengeschwüre besteht in der Ausschneidung, wenn irgend möglich mit der ganzen zugehörigen Weichteil- und Knochennarbe. Danach müssen gesunde Weichteile und gesunde Haut über dem Defekt vereinigt werden. Die prima Intentio ist anzustreben, jedoch nur zu erzielen, wenn radikal alles Narbengewebe entfernt werden kann und mit ihm die vielfachen Herde latenter Infektion fortgeschafft werden. Der vorherige epitheliale Verschluß ist immer wünschenswert, er gewährleistet den aseptischen Heilungsverlauf in gewissem Grade, sicher jedoch nur, wenn mit der Plastik mehrere Monate gewartet werden konnte, wenn man also annehmen kann, daß das wenig reaktionsfähige Narbengewebe mit dem Herde ruhender Infektion fertig geworden ist.

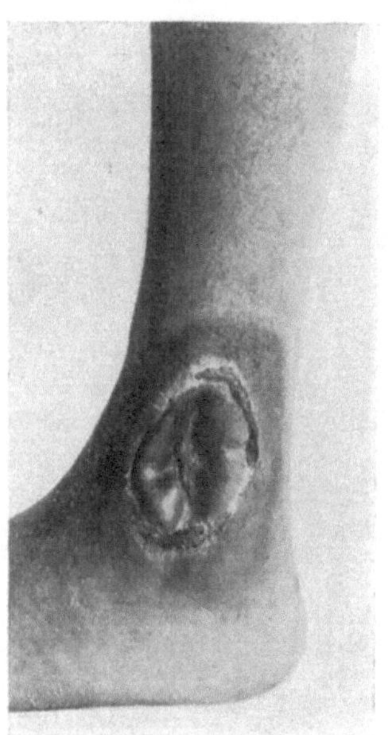

Abb. 1. Zirkumzision eines hartnäckigen Narbengeschwürs nach Nußbaum. Der umschnittene Hautteil wird bei der Operation bis dicht an das Geschwür unterminiert.

Das Narbenkeloid.

Die übermäßige Regeneration im mesodermalen Anteil des Narbengewebes, welche als Keloidbildung bezeichnet wird, beruht wahrscheinlich ebenso wie die mangelnde Heiltendenz auf einer besonderen Veranlagung. Jedenfalls ist die Neigung zur Keloidbildung, wenn sie einmal vorhanden ist, außerordentlich hartnäckig. Der operativen Entfernung der Keloide folgt in der Regel das Rezidiv. Mitunter führt eine längere Zeit energisch durchgehaltene Behandlung durch örtliche Injektion von Thiosinamin zur Erweichung. Der Versuch einer Behandlung mit Röntgenstrahlen muß jedenfalls unternommen werden.

Unna empfiehlt sehr warm die Behandlung mit Pepsin-Salzsäure-Dunstverband. Das Pepsin soll durch die aufgelockerte Epidermis hindurch die kollagenen Massen des Keloids zur verdauenden Erweichung bringen. Ich kann allerdings dieser Ansicht nicht beipflichten. Ist eine solche chemische Wirkung in lebendes Gewebe hinein (ohne Nekrotisierung desselben) schon ganz unwahrscheinlich, so sollte doch die Tatsache zu denken geben, daß sich unter der Wirkung von Pepsin-Salzsäure gerade die kallös-narbigen Magengeschwüre zu bilden pflegen. Das wesentliche dürfte m. E. die Wirkung des Dunstverbandes sein. Zur Verstärkung der Wirkung dient weiter das Bestreichen der Keloide mit $10^0/_0$ Pyrogallolsalbe in Abwechselung mit dem Dunstverband. Statt der Salzsäure kann auch Borsäure verwandt werden. (Rp. Pepsini 2—10, Acidi hydrochl. Acidi carb. ana 1,0, Aqua dest. ad 200 oder Rp. Peps. 2—10, Acid. bor. 8,0, Acid. hydrochl. 0,4, Aqua dest. ad 200.) Siehe auch: Unna, Berl. klin. Wochenschr. 1920, Nr. 4.

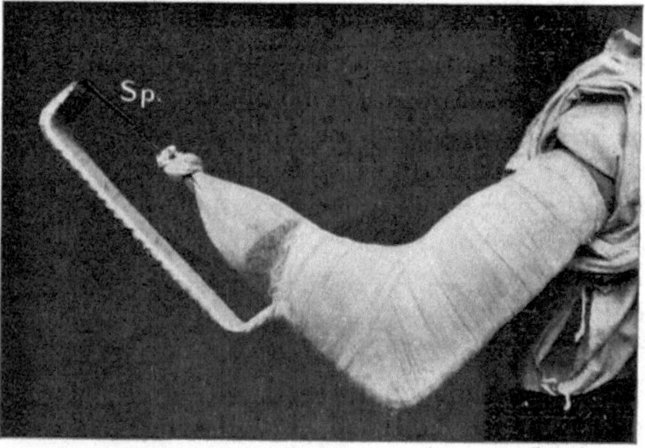

Abb. 2. Offene Amputationswunde des Unterarms. Zugverband mit Mastisoltrikotschlauchbinde und Spiralfeder (Sp.). Schmale Kramerschiene, die mit Stärkebinden am Unterarm und Oberarm befestigt ist.

Vorbeugende Behandlung der Narbengeschwüre.

In einer großen Anzahl der Fälle lassen sich die Narbengeschwüre durch eine sachgemäße Wundbehandlung und Wundnachbehandlung verhüten. Konnten die Wunden nicht von vornherein durch Hautnaht vereinigt werden, so kann doch das rechtzeitige, womöglich schon nach Tagen angewandte Zusammenziehen der Wundränder mit Mastisolbindenzügeln oder Heftpflaster auch weitklaffende Wunden schnell verkleinern. Es kommt dann gar nicht erst zu der irreparablen Retraktion der Weichteile. Stumpfgeschwüre nach Amputationen behandelt man mit einem Trikotschlauch-Mastisol-Zugverband (s. Abb. 2). Die bei arg verschmutzten Wunden wohl immer empfehlenswerte Umschneidung der Wundränder schafft die Fremdstoffe, an denen sich später die Bakterien zur ruhenden Infektion festsetzen und jene kleinen Herde entzündlicher Infiltration verursachen, am gründlichsten hinweg. Im allgemeinen wird auch viel zu wenig von der frühzeitigen Thierschschen Transplantation Gebrauch gemacht, die nach dem Erscheinen gesunder Granulationen immer möglich ist. Selbst Lappenverschiebungen lassen sich schon frühzeitig mit besserem Erfolg vornehmen als später, wo die Gewebe kallös erstarrt, die Gefäße degenerativ verändert sind und der Transplantationsboden minderwertig ist. Bei späteren Lappenverschiebungen muß das kallöse Narbengewebe immer ausgedehnt weggeschnitten werden.

Auf den chronisch rezidivierenden Narbengeschwüren heilen Thierschsche Transplantationen und Lappen meist nicht an oder stoßen sich wieder ab.

Daß besondere Ursachen der Narbengeschwüre, wie grobe Fremdkörper oder Sequester, in der Tiefe chirurgische Eingriffe erfordern, erhellt ohne weiteres. Sitzen die Fremdkörper aber in kallösem Gewebe, womöglich am Ende langer enger Fistelgänge, wie z. B. Knochennekrosen, so führt leider die Entfernung der Sequester nicht immer sogleich zur Ausheilung; es sind wiederholte, zum Teil eingreifende chirurgische Maßnahmen erforderlich. Bier hat neuerdings betont, daß sich gerade bei Höhlenwunden und bei langen Fistelgängen die Verklebung mit Gaudafil usw. mit Vorteil anwenden läßt. Auch ein Versuch mit der sogenannten Beckschen Paste (s. u.) kann die definitive Ausheilung herbeiführen.

c) Primäre Erkrankungen des Grundgewebes.

Das auf krankem Gewebsgrunde sich entwickelnde chronische und rezidivierende Geschwür ist zwar nicht immer von vornherein ein Narbengeschwür, jedoch mit einem solchen in vieler Hinsicht identisch und erfordert auch eine ähnliche Behandlung. Besonders da, wo unter dem Einfluß einer chronischen Stauung das Bindegewebe allmählich zugrunde geht, entstehen nach geringfügigen Traumen und auch ohne solche chronische Geschwüre, welche sich klinisch wie die Narbengeschwüre verhalten. Es kommt gar nicht zur Bildung gesunder Granulationen, der atrophische Geschwürsgrund vertieft sich durch allmähliche Abstoßung und Eiterung. Die chronische Stauung z. B. bei Varizen und schlecht verheilten Frakturen führt zu hyperplastischen Wucherungen im Bindegewebe und es kommt zur Bildung dicker kallöser Schwielen um das Geschwür herum. Wiederum gehen unter dem Einfluß des chronischen interstitiellen Ödems die Zellen in diesem Narbengewebe allmählich zugrunde, während die Zwischensubstanzen anfangs noch erhalten bleiben. Mangels genügender Blutzufuhr und mangels gesunder Bildungszellen kann sich so kein gesundes Granulationsgewebe bilden, wenigstens nicht so lange, als die Stauung nicht behoben wird.

So sehen wir unter dem Einfluß der chronischen Stauung und des chronischen Ödems zwei charakteristische Geschwürsformen beim Krampfaderleiden entstehen. Es bildet sich einerseits in der stark verdünnten Haut des Unterschenkels über den Varizen das atrophische Geschwür und andererseits geht dieses atrophische Geschwür nicht selten in das kallöse Geschwür über, bei welch letzterer Form das Bindegewebe hyperplastisch verändert ist, wie beim Ulcus callosum ventriculi[1]).

Bemerkenswert ist bei der Genese der Ulcera cruris, daß der Zusammenhang zwischen Epithel und bindegewebiger Unterlage sich meistens nicht plötzlich, sondern allmählich lockert. Vielfach kommt es erst zur unvollständigen Degeneration der Epidermis. Sie schilfert ab, verändert sich ekzematös und erst auf der Grundlage dieses Ekzems cruris varicosum entsteht das Ulkus, eben dann, wenn die mesodermale Unterlage durch die

---

[1]) Daß die chronische Stauung fast überall im Körper zur Degeneration empfindlicher Zellarten, andererseits zu hyperplastischen Wucherungen des interstitiellen Bindegewebes Veranlassung gibt, ist bekannt (Lunge, Leber). Der fibroplastische Einfluß der chronischen Stauung kann aber sogar, wie wir aus der allgemeinen Pathologie wissen, zu geschwulstähnlichen Bildungen führen.

chronische Stauung so tiefgreifend verändert ist, daß das Epithel sich nicht mehr auf dem kranken Untergrund halten kann.

Die Behandlung hat hier in erster Linie die Stauung zu beseitigen. Wird das Bein hochgelagert, so wachsen dann im allgemeinen bei jeder Behandlungsart ohne besondere spezifische Behandlung gesunde Granulationen aus dem Geschwürsgrund heran und über diese wächst das Epithel meist schnell hinweg. Die Stauung muß aber durch entsprechende Maßnahmen dauernd beseitigt werden, sonst rezidiviert das Ulkus mit großer Sicherheit in der alten Narbe oder neben ihr.

d) Spezifische Erkrankungen des Wundgrundes.

Auch die spezifische Infektion des Gewebes steht dem Hinüberwachsen der Haut im Wege. Über tuberkulöse Granulationen und über die granulierenden Geschwüre bei Lues und der Lepra wachsen die Epithelzellen nicht hinüber; diese kommen ja überhaupt dadurch zustande, daß die Adhäsion zwischen Epithelzelle und spezifisch erkranktem Gewebe aufgehoben wird.

e) Vasomotorische Störungen.

Nach Nervenlähmungen durch Verletzung oder durch spezifische Erkrankung der Nerven bilden sich häufig von selbst oder deswegen, weil der Träger der Verletzung die Gewebsläsion (mechanische oder thermische Schädigung) infolge der Nervenlähmung nicht bemerkt, chronische und sehr hartnäckige Geschwüre. Sicherlich spielt bei den sogenannten trophischen Geschwüren eine Schädigung der Vasomotoren die Hauptrolle. Wilms und Bier wiesen daraufhin, daß die Wundheilung an gelähmten Gliedern nach Operationen gar nicht gestört ist. Das ist recht bemerkenswert, denn am Experiment bleiben beispielsweise die klassischen Erscheinungen der entzündlichen Reaktion, welche wir wohl als zum Heilungsvorgang gehörig zu rechnen haben, aus. Die Lähmung der Vasomotoren führt anscheinend auch ohne jegliche äußere Störung zu besonderen Veränderungen der Haut, beispielsweise an den Fingern, auf deren Grundlagen sich die sogenannten trophischen Ulzera leicht entwickeln. Die Haut wird z. B. nach Verletzung des Ulnaris, der besonders reichliche vasomotorische Fasern führt, glänzend (glossy skin), spannt sich straff über den Knochen; die Subkutis und auch das Fettgewebe derselben schrumpfen ein. Damit verliert die Haut alle ihre günstigen Eigenschaften, die sie sonst zur Halt- und Greiffunktion befähigen, ihre Elastizität, Prallheit, leichte Verschieblichkeit usw.

Das klassische Beispiel für die degenerativen Veränderungen der Haut nach Nervenerkrankungen ist die allmähliche Zerstörung der Finger bei der Syringomyelie.

f) Das Röntgenulkus

reiht sich unschwer in den Kreis der chronischen Narbengeschwüre ein. Durch Einwirkung der Röntgenstrahlen werden die zelligen Elemente der Kutis und besonders auch die Gefäßendothelien mehr oder weniger zerstört. In den Arteriolen kommt es zur lebhaften Intimawucherung und zu fast völligem oder völligem Verschluß dieser Gefäße. Die geringe Tendenz zur

Heilung erklärt sich wie bei jedem Narbenulkus aus der Verminderung der Zellen, der dadurch eintretenden Degeneration des Stromas (hyaline Degeneration) und andererseits aus der Degeneration und Verödung der Blutgefäße. Seit langem ist gerade für das Röntgenulkus bekannt, daß eine sichere Heilung nur durch gründliche Ausschneidung und Lappentransplantation zu erzielen ist.

4. Wundsekretion und Wundeiterung.

Die Wundflüssigkeit besteht nur in den ersten Minuten aus unverändertem Blut und unveränderter Lymphe. Sobald sich das schützende Fibrinfilter über die Wundoberfläche legt und die zahlreichen Gewebsspalten auskittet, werden rein mechanisch zuerst die korpuskulären Elemente, vor allem also die aus den angeschnittenen Kapillaren usw. ausströmenden roten Blutkörperchen zurückgehalten. Zugleich sinkt aber auch ständig von nun an der Fibrinogengehalt des Sekretes, denn aus den im Fibrinfilter liegenden Blutplättchen wird reichlich Thrombokinase frei, ebenso wie an den angeschnittenen Zellen der Wundfläche, so daß das Fibrinogen beim Austritt aus den Gewebsspalten zum größten Teil gerinnen muß. Da mit dem Einsetzen der Fibringerinnung die zerrissenen Enden der Blutgefäße geschlossen werden, kann das Wundsekret von da ab nur aus der Gewebelymphe und gewissen anderen Bestandteilen bestehen, welche durch die Wände der Wundkapillaren hindurchtreten; es sind das im wesentlichen die Leukozyten und gelösten Eiweißbestandteile des Blutplasmas.

Das Sekret der aseptisch heilenden Wunde.

Der Heilungsvorgang einer Wunde in gefäßhaltigen Geweben geht immer mit einer entzündlichen Reaktion einher. Auch in der aseptisch heilenden, z. B. der genähten Schnittwunde, kommt es zu einer vermehrten Durchlässigkeit der Kapillarwandung für die visköseren Blutbestandteile, also für das Fibrinogen und Globulin[1]).

Man findet dementsprechend im Wundsekret der ersten Zeit nach der Wundsetzung einen im Vergleich zur Gewebelymphe und den nicht entzündlichen Transsudaten vermehrten Gehalt aller Plasmabestandteile, besonders aber des Fibrinogens und Globulins. Das durchtretende Fibrin schlägt sich auf dem Wege zur Wundoberfläche in allen Gewebsspalten und im primären Fibrinfilter der Oberfläche immer neu nieder und vermehrt so den Filterschutz, die Fibrinoberflächenschicht zugleich erhöhend und weiter dichtend. Von dem ausfallenden Fibrin werden alle Ecken und Kanten der zerrissenen Gewebsbündel überzogen, und unter seinem Schutz reifen jene reparativen Vorgänge im Gewebe zur Verheilung oder unter Umständen zur Abstoßung nicht mehr lebensfähiger Gewebsteile heran.

Bei kleinen oberflächlichen Wunden trocknen das Fibrin, die in ihm eingeschlossenen Blutkörperchen und die andern Plasmabestandteile zu einem

[1]) Am viskösesten von den Bestandteilen des Plasmas ist das Fibrinogen, dann folgt das Globulin und schließlich das Albumin; die visköseren Eiweißarten treten am schwersten durch, und, wie A. Oswald nachgewiesen hat, erscheinen je nach dem Stadium der entzündlichen Veränderungen zuerst die weniger viskösen Bestandteile, also das Albumin, während Globulin und Fibrinogen nur bei den heftigsten Entzündungsvorgängen austreten.

Schorf zusammen, der einen ausgezeichneten mechanischen Schutz gewährt. Gerade unter ihm wächst das Regenerat sehr schnell heran, und die Epithelien kriechen schnell zwischen ihm und dem lebenden Gewebe bis zur beiderseitigen Berührung hinweg.

Die ohne Infektion heilenden Wunden sondern nur kurze Zeit eine geringe Menge Wundsekret ab. Dieses ist zu Anfang noch durch rote Blutkörperchen, später durch Blutfarbstoff zugrunde gehender Blutkörperchen rot bis gelbrot gefärbt. Der anfänglich hohe Gehalt an Fibrinogen und Globulin nimmt schnell ab, das Sekret wird zur eiweißarmen Gewebelymphe. Bei der aseptischen Heilung gehen eben die reaktiven Vorgänge an den Wundgewebskapillaren verhältnismäßig schnell zurück. Zugleich setzt sehr frühzeitig in dem besonders bei glatten Schnittwunden wenig alterierten Gewebe die Rückresorption der exsudierten plasmatischen Flüssigkeiten in die Lymph- und Blutbahn ein. So sondern die Drainstellen oder Sicherheitslücken einer aseptischen Amputations- oder Resektionswunde, die Drainlücke nach Mammaamputationen zu Anfang mehr oder wenig reichlich blutig gefärbtes Sekret ab. Wechselt man nach 1 bis 2 Tagen, was gewöhnlich unnötig ist, den Verband, so ist der Mull mit diesem Sekret vollgetränkt und noch feucht, einige Tage später aber bereits ganz trocken, wenn als Verbandstoffe gut aufsaugender und feuchtigkeitdurchlassender Mull oder Zellstoff benutzt worden war.

Das Sekret d. infizierten Wunde.

Das Sekret der infizierten Wunde ist durch das Auftreten der Leukozyten in vermehrter Anzahl gekennzeichnet. Der Gehalt an Eiterkörperchen gibt den Wundabsonderungen das für den einzelnen Fall charakteristische, diagnostisch wie prognostisch wichtige Aussehen. Der Austritt der Leukozyten geht (bei den pyogenen Infektionen) mit der Intensität der traumatischen oder chemisch-entzündlichen usw. Schädigung parallel. Je mehr Nekrosen an einer nicht aseptisch heilenden Wundfläche haften, um so mehr fermentative Arbeit muß geleistet werden und in um so größerer Menge treten die Hilfsfermentträger des Organismus aus den Gefäßen aus.

Von einer entzündeten Wundfläche wird in den ersten Tagen ein Sekret abgesondert, welches neben den Leukozyten größere Mengen Fibrinogen und Globulin neben dem immer im Sekret vorhandenen (weniger viskösen, also leichter durchtretenden) Albumin enthält. Im rein eitrigen Wundsekret findet sich jedoch kein Fibrinogen (wahrscheinlich wird es durch die Fermente der Leukozyten sehr schnell abgebaut). Rein eitrig wird das Wundsekret immer erst nach einigen Tagen, wenn sich eine Grenzzone von Granulationsgewebe mit zahlreichen Kapillaren gebildet hat, aus denen dann die Leukozyten in der für die fermentative Arbeit im Wundgewebe nötigen Menge austreten können; denn die normalerweise im Gewebe vorhandenen Kapillaren können jene Leukozytenmengen, welche ein Exsudat zum rein eitrigen machen, nicht liefern. Bleibt die Bildung eines gesunden Granulationsgewebes, wie beispielsweise bei schwerster Gewebsschädigung, durch eine maligne Infektion aus, so fehlt ausnahmslos auch der rahmige Eiter. Hier kommt wohl allerdings als zweites Moment für das Ausbleiben der

Leukozytenemigration die abstoßende (negativ-chemotaktische) Wirkung übergroßer Giftmengen in Betracht.

Das Wundsekret schwer infizierter Wunden.

Ist eine Wunde schwer infiziert, sind die Gewebsspalten voll von virulenten Keimen, so kann die Widerstandskraft des Organismus versagen, sei es auf eine Zeitlang oder für dauernd, so daß der tödliche Ausgang schließlich eintritt. In solchen Fällen wächst aus den Tiefen des Wundgewebes kein lebenskräftiges junges Bildungsgewebe heran, das Aussprossen des Wundkapillarnetzes bleibt aus. So bietet die Wundfläche nicht jenes charakteristische gefäßstrotzende Fleisch dar mit seinem körnigen Bau (jeder kleine Hügel des Granulationsgewebes hat als Grundstock ein Gefäßbäumchen). Mit der unvollkommenen oder fehlenden Abgrenzung des Körpers strömt dann die Gewebslymphe aus den Lymphkapillaren und Gewebsspalten in großen Mengen ab, zumal bei schwerer Infektion die Blutgerinnung und der Niederschlag eines festen Fibrinfilters auf der Oberfläche und in den Gewebsspalten ausbleibt. Das Wundsekret bleibt dann flüssig (serös), es kommt nicht zur Eindickung, der rahmige Eiter (Pus purum, bonum et laudabile) bleibt aus.

Das Abströmen großer Mengen dünnen Wundsekretes beobachten wir vor allem bei der schweren diffusen Peritonitis, bei schwerer Pleurainfektion und von großen Weichteilwundflächen bei der anaeroben Infektion; es trat uns im Kriege besonders bei den schweren Formen der Gasphlegmone entgegen. Bleibt das Wundsekret, wie z. B. bei der Gasplegmone und der Peritonitis, dauernd dünn serös, so ist das ein sehr übles Zeichen; es zeigt uns die mangelhafte Widerstandskraft des Organismus gegen die Infektion und das unvollkommene oder fehlende Abgrenzungsvermögen der Gewebe durch Neubildung junger Granulationszellen an. Die Gefahr für den Organismus besteht auch darin, daß eine große Menge eiweißhaltiger Flüssigkeiten verloren gehen, was er auf die Dauer nicht verträgt. Immer können wir das Auftreten rahmigen Eiters als das erste günstige Anzeichen der beginnenden Abgrenzung ansehen.

Auch bei Streptokokkenphlegmonen sondern die Wundflächen, solange noch keine Demarkation eingetreten ist, ein mehr dünnflüssiges, wenig Eiterkörperchen enthaltendes Sekret ab. Auch hier ist mit dem Auftreten des rahmigen Eiters die erste Etappe zur Heilung erreicht.

In Fällen schwerster Allgemeininfektion versagt mitunter der Sekretabfluß fast ganz. Das Wundgewebe sieht trocken, wie gekocht, aus und verändert sich gar nicht. Eine entzündliche Reaktion an den Geweben kommt nicht zustande, die Wundränder und die Haut der Umgebung sehen livide, nicht entzündlich rot aus. Hier liegen infolge der Allgemeininfektion nicht nur die örtlichen, sondern auch die allgemeinen Schutzkräfte vollständig darnieder. Der Blutdruck sinkt schnell, und dadurch fehlt auch das mehr passive Abströmen der Gewebelymphe. Die Prognose ist immer ganz schlecht.

Eine fortschreitende Gangräneszierung des Gewebes ohne jede entzündliche Reaktion sehen wir bei den von vornherein wenig widerstandsfähigen Individuen, z. B. bei unterernährten Kindern, als Noma auftreten.

Die biologische Bedeutung der Wundeiterung.

Abstoßung und Auflösung (Demarkation und Histolyse) sind als fermentative Vorgänge aufzufassen, die sich von der Verdauung im Darmkanal und in vitro ihrem Wesen nach nicht unterscheiden; demnach müssen diese Vorgänge auch in ihren klinischen Erscheinungen gesetzmäßige Analogien zur Fermentation aufweisen.

Von großer Bedeutung für den Ablauf fermentativer Vorgänge ist der freie Abfluß ihrer Abbauprodukte. Die Fermentationen kommen durch Anhäufung der Spaltlinge in den Geweben sehr bald zum Stillstand, oder es kommt zu atypischen Abbauvorgängen. Im Organismus sind uns die Fälle des Stillstandes eitrig-fermentativer Prozesse bekannt, wir beobachten sie, wenn dicke bindegewebige Kapseln das Reaktionsgemisch von der Nachbarschaft und vom Blutkreislauf abgrenzen. Abgesackte Pyosalpingitiden, obsolete Knochenabszesse, Leberabzesse oder Hirnabszesse können monatelang, ja jahrelang bestehen, ohne bedrohliche klinische Erscheinungen zu machen. Dabei sind die im Eiter enthaltenen Bakterien keineswegs abgestorben. Kommt es aus irgendeinem Grunde zum Durchbruch der Kapsel, fließen die Spaltprodukte ab, so flackert die ruhende Infektion (Melchior) auf und es kommt unter Umständen ganz plötzlich zu einer schweren Nachbarinfektion oder Allgemeininfektion. Genau so wie Bakterien auf alten Nährböden in ihren Stoffwechselprodukten schließlich ersticken, so werden auch im lebenden Organismus die Bakterien durch ihre eigenen Abbauprodukte abgeschwächt und unschädlich gemacht. Der Organismus tut das seinige dazu, indem er zu Anfang einen Wall resistenter Granulationen und aus diesem schließlich eine so gut wie undurchlässige bindegewebige Kapsel aufbaut. Da in der Umgebung dieser Herde ruhender Infektion die Gewebe gar nicht mehr in Abwehrzustand, in erhöhter Alarmbereitschaft sind, ist der plötzliche Durchbruch immer besonders gefährlich, wie z. B. dann, wenn beim Platzen des Eiterherdes die Bakterien in die freie Bauchhöhle oder wenn sie in operativ eröffnete Gewebsspalten gelangen. In abgekapselten Herden ruhen nun ebenso die fermentativen Funktionen der Leukozytenfermente wie die der Bakterienfermente. Die Tryptasen der Leukozyten vermögen das Kollagen der bindegewebigen Kapsel nicht abzubauen. Die in ihrer Virulenz abgeschwächten Bakterien kümmern langsam dahin, wie auf einem alten Nährboden, und ebenso wie die auf neuem Nährboden überimpften Bakterien frisch auskeimen, so geschieht das auch mit den Bakterien aus einem sich öffnenden Infektionsherde.

Die Folgen der Sekretstauung.

Die Sekretstauung bedeutet bei Demarkationsvorgängen und bei bakteriell-fermentativen Prozessen immer eine Hemmung des fermentativen Geschehens in der für den Organismus gefahrlosen Abbaurichtung und Stufung. Stauen sich die Abbauprodukte der Wundnekrosen, so kommt es, wie auch bei der Stauung des Darminhaltes, beim Ileus, zur Bildung größerer Mengen höchst giftiger Zwischenprodukte des Eiweißabbaues, die körperwärts resorbiert werden und im Organismus schwere Schädigungen hervorrufen. Sie beeinflussen z. B., abgesehen von ihrer pyrogenen Wirkung, die Kreislauforgane in der allergefährlichsten Weise.

Durch die Gifte der Infektionserreger, die bei freiem Sekretabfluß unschädlich wären, komplizieren sich die Schädigungen. Fieber und Beeinträchtigung des Allgemeinzustandes sind bei ungenügendem Sekretabfluß bedingt durch kombinierte Wirkung von unvollständigen Abbauprodukten, Fermenten und Bakterien-Stoffwechselprodukten.

Den günstigsten Ablauf nehmen die fermentativen Vorgänge bei der Wundheilung, wenn die Abbauprodukte sowohl des Körpergewebes wie der Bakterienleiber frei nach außen abfließen können, also nach Eröffnung der Infektionsherde oder bei den Heilungsvorgängen an einer infizierten Wunde bei freiem Abfluß aus den überallhin offenen Wundspalten. In welcher Weise die Wundbakterien in die Enzymatik des Wundstoffwechsels komplizierend und für den Heilungsvorgang erschwerend eingreifen, wird bei der Besprechung der Infektion des Wundgewebes genauer zu erörtern sein.

5. Wundinfektion und Entzündung.

Bei der großen Mehrzahl der Zufallsverletzungen werden bereits durch die zerstörende Gewalt die Bedingungen für die Wundheilung und Wundinfektion geschaffen. Einerseits hängt die mehr oder weniger tief greifende Zerstörung der Körpergewebe und andererseits die Anzahl und Virulenz der Infektionserreger von der wundsetzenden Gewalteinwirkung ab. Die Bakterien der Außenwelt, zu welchen auch die Haut- und Darmbakterien gehören, gelangen mit dem schneidenden oder reißenden Gewaltträger in die Wundtiefe oder wandern, wie z. B. nach Verbrennungen, sekundär durch die nekrotisierten Gewebe ein. Wie weit die Bakterienaussaat angeht, hängt von einer Reihe von Bedingungen ab, die teils äußerer Art sind, teils aber auch von den biologischen Eigenschaften sowohl der infektionsgefährdeten Gewebe wie der Bakterien abhängen. Daß unsere ärztlichen Maßnahmen, wie z. B. die Ausschneidung der Wundränder, grobe Gewalteinwirkungen bis zu einem gewissen Grade ausgleichen können, soll weiter unten gezeigt werden.

Anatomische Bedingungen.

Tote Gewebsteile und Blutgerinnsel (**Wundtrümmer**), die sich in toten Räumen der Wunde ansammeln, sind die günstigsten Brutstätten für die Wundbakterien. In ihnen wachsen die Bakterien unter der feuchten Brutwärme des Körpers in wenigen Stunden zur vollen Körpervirulenz heran und vermehren sich, fast ungehemmt von den Abwehrkräften des lebenden Organismus und der Gewebe. Je gröber und also quetschender oder thermisch nekrotisierender die verletzende Gewalt ist, je mehr Wundnekrosen damit entstehen, um so bessere Bedingungen finden die Bakterien zur Kolonisation, in um so größeren Mengen können sie von ihren Kolonien aus binnen kurzem in die lebenden Gewebe ausschwärmen.

Fremdkörper.

In die Wundhöhle gelangte Fremdkörper spielen eine ähnliche Rolle als Kolonisationsstätten für die Wundbakterien wie die Wundnekrosen. Kleine Holzsplitter oder Dornen führen in der Kutis immer zur Eiterung. Gerade Splitterverletzungen bis an die Sehnenscheiden heran sind häufig die Ursache der Sehnenscheidenphlegmonen. Besonders gefährlich ist an kleinen Holzsplittern die recht häufige Anwesenheit von Tetanuskeimen, auf die der Organismus, wenn keine pyogenen Bakterien zugleich eingeführt werden, in der Regel nicht mit einer akuten Entzündung reagiert. Hier weist häufig erst der Eintritt einer schweren tetanischen Erkrankung auf die sonst ganz harmlos oder unbemerkt verlaufende Splitterverletzung hin.

Bakterienart und -menge.

Unter der Anzahl von Bakterienarten, die von außen in Wunden hinein gelangen, vermögen nur wenige im Gewebe anzuwachsen. Viele Bakterien sind wohl für den Menschen, aber nicht für Tiere spezifische Infektionserreger und umgekehrt. Die Eiterbakterien des Menschen schaden vielen Tieren wenig oder gar nicht, vielfach verläuft auch die Infektion hier unter ganz anderen Erscheinungen als dort.

Die in der Zufallswunde zur Infektion führenden Bakterien sind im wesentlichen die Staphylo-, Streptokokken, seltener die Pneumokokken, das Bacterium coli oder die Erreger der anaeroben Infektionen. Die Fäulnisbakterien führen nur bei ganz grober Gewebsquetschung, bei Luftabschluß, und wenn sie in größern Mengen und virulenter Form in die Wunde gelangt sind, zur Infektion. Mitunter beobachtet man Gewebsinfektionen durch Typhus- oder Paratyphus-, Diphtherie- oder Milzbrandbakterien.

Naturgemäß spielt die auf eine bestimmt große Wundfläche gelangte Bakterienmenge eine wichtige Rolle. Mit einer gewissen Anzahl von Bakterien pro Einheit Wundfläche wird das Gewebe fertig, insbesondere vernichten die im Wundgewebe austretenden bakteriziden Serumstoffe eine ihrem Gehalt an Immunkörpern entsprechende Menge von Keimen.

Allgemeine u. Gewebsresistenz.

Eine besondere Widerstandskraft des einzelnen Individuums ist uns beim Menschen gegenüber den Eitererregern nicht bekannt. Bei ungefähr gleichen anatomischen Bedingungen setzen sich die Staphylokokken und Streptokokken bei jedem Menschen fest. Wohl aber kennen wir den Zustand verminderter Widerstandskraft oder der besonderen Empfänglichkeit für die Eiterbakterien. Die chronische Furunkulose und die Neigung zur rezidivierenden Streptokokkeninfektion (Erysipel) stellen solche Fälle mangelhafter zellulärer oder humoraler Resistenz dar.

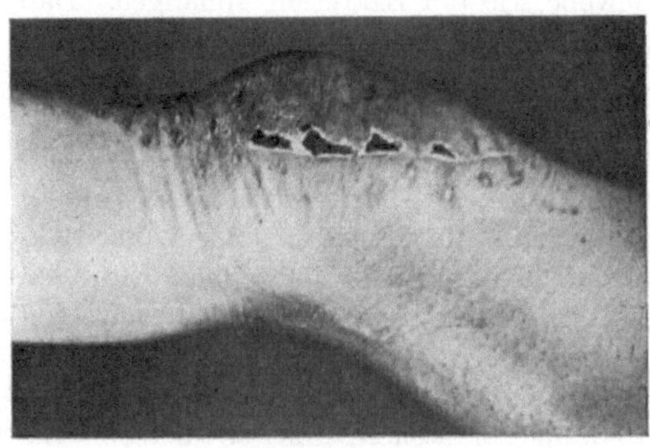

Abb. 3. Mangelhaftes Heilvermögen bei Habitus asthenicus. 23j. Patientin mit Genu valgum und habitueller Patellarluxation. Hautnekrosen bei lateralem Längsschnitt neben der Patella.

Die schlechte Heilhaut.

Wahrscheinlich besteht auch der im Volke verbreitete Glaube an eine angeborene mindere Widerstandskraft, die schlechte Heilhaut, zu Recht. Spricht doch die Neigung der Kinder mit exsudativer Diathese zu entzündlichen Veränderungen der

Haut zum mindesten für eine besondere Empfänglichkeit gegenüber bakteriellen Invasionen überhaupt. Ob hier innersekretorische Mängel bestehen oder ob der Organismus im ganzen erkrankt ist, läßt sich vor der Hand nicht sicher entscheiden. Erblicken wir (wie der Verfasser möchte) den Sitz und die Entwicklungsmöglichkeit der Abwehrfunktionen in Zellen und vor allen Dingen denen des mesodermalen Gewebes, so wäre doch noch genauer abzugrenzen, ob das Bindegewebe, das Gefäßsystem oder das hämotopoetische System von vornherein konstitutionell minderwertig ist oder ob diese Gewebe abhängig von innersekretorischen Unstimmigkeiten nicht die ihnen sonst innewohnende Fähigkeit gegen äußere Schäden besitzen oder sie verloren haben. (Über die Immunfunktion der Gewebe s. a. w. u.)

Die Giftwirkung auf die Zelle. Resistenz der Zelle.

Die Widerstandskraft der Einzelzelle scheint gegen den Eitererreger eine recht hohe zu sein. Die Plasmahaut schützt anscheinend gegen das Eindringen der meisten Bakterien. Wir finden die letzteren zwar in Körperzellen, aber häufig handelt es sich wohl um eine aktive Freßtätigkeit der Zellen, wie z. B. die Gonokokken von Leukozyten intrazellulär aufgenommen werden. Die Abtötung der Zellen in infiziertem Gewebe scheint durch die von den Bakterien abgesonderten Gifte zu erfolgen. Diese Gifte, in ihrer Wirkung wohl fermentativer Natur, vermögen die Plasmahaut zu durchdringen. Ob sie in der Zelle durch Desorganisation der Plasmakolloide wirken oder das Zelleben, welches ja in seinem Hauptstoffwechsel, dem Eiweißumsatz, fermentativer Art ist, durch Hemmung des fermentativen Geschehens vernichten, kann wohl für alle Bakteriengifte nicht in gleichmäßigem Sinne entschieden werden. Hemmungen oder Störungen der fermentativen Vorgänge spielen sicherlich bei der Giftwirkung eine erhebliche Rolle.

Giftwirkung auf die Gefäße.

Eine viel größere Bedeutung, als dies bisher geschehen ist, muß m. E. der Wirkung der Bakteriengifte auf die Gefäße des Wundgewebes zugemessen werden. Sehen wir doch bei der klinischen Beobachtung, wie sich die Gewebsinfektion durch die Eitererreger wohl stets mit einer Gefäßlähmung vergesellschaftet. Wir erkennen sie an der Hyperämie, die auf einer Lähmung der Vasokonstriktoren beruht und im Anfang auf diese beschränkt ist, während die Vasodilatatoren als die gegen Schädigung jeder Art widerstandsfähigeren Nerven resp. Muskelelemente nicht sogleich gelähmt werden. Die Hyperämie ist im Stadium der Entzündung klinisch und, wie Schlaepfer auch theoretisch genauer begründet hat, stets eine venöse Hyperämie. Wir beobachten sie beim Furunkel und bei jeder in der Haut sitzenden Infektion als blaurötliche Verfärbung. Beim Abklingen schwerer Infektionen geht die blaurote Hyperämie in dem betroffen gewesenen Gewebsgebiet erst nach längerer Zeit zurück. Das Unvermögen der Kapillaren und Arteriolen, die in sie hineinströmenden Blutmengen auch nach dem Aufhören der bakteriellen Schädigung weiterzubefördern, ist auch hier noch der Ausdruck einer noch nicht überwundenen schweren Schädigung der Vasokonstriktoren. Die Gefäßlähmung, also im besonderen die Dilatation der Kapillaren, hat nun im Wundgewebe folgende wichtigen, den Stoffwechsel beeinflussenden Folgen.

Gefäßlähmung.

Die Blutversorgung des Wundgewebes, welche schon durch die Zerreißung der Kapillaren mehr oder weniger schwer behindert ist, wird durch die paralytische Erweiterung noch mehr verschlechtert. Der Blutdruck im Kapillarsystem des Wundgewebes sinkt, das Blut strömt langsamer, die Sauerstoffversorgung im Wundgewebe verschlechtert sich zunehmend. Diese Veränderungen der Blutversorgung treten naturgemäß um so mehr in die Erscheinung, je mehr Gewebskapillaren zerreißen oder zerquetscht sind. Die gedehnte Kapillarwand wird nun für alle Blutbestandteile mehr und mehr durchlässiger, und zwar einerseits, weil durch die Weitung des Endothelrohrs die normalen Durchtrittsstellen (grob ausgedrückt die Poren oder Stomata) sich auch erweitern, andererseits, weil die geschädigte Kapillarwand durch Quellung weicher wird und nun auch die visköseren Bestandteile des Blutes austreten läßt. Mit zunehmender Schädigung der Gefäßwand durch die Bakteriengifte, also je nach dem Grade der mechanischen oder der Giftwirkung, treten die Elemente des Blutes in nachstehender Reihenfolge aus: Plasmabestandteile: — Albumin — Globulin — Fibrinogen —, geformte Bestandteile: Leukozyten — Erythrozyten.

Das (entzündliche) Exsudat.

Je heftiger der entzündliche Reiz oder die toxische Schädigung ist, in um so größeren Mengen treten auch die visköseren Eiweißarten durch die Gefäßwand hindurch, bei den höheren Graden der Schädigung also um so mehr Globulin und Fibrinogen. Daher gerinnt das akut entzündliche Exsudat und wir sehen anatomisch in den Gewebsspalten den Niederschlag des aus seiner Vorstufe (Fibrinogen) ausfällenden Fibrins. Wo die Gewebsschädigung am größten ist, also auf der Wundoberfläche und in den Gewebsspalten, in denen die Bakterien sitzen, fällt auch das Fibrin durch die thrombokinetische Wirkung zugrunde gehender Blutplättchen, Leukozyten, angerissener Gewebszellen usw. aus.

Die Leukozyten.

Die Leukozyten zwängen sich durch die gedehnte und erweichte Gefäßmembran schon frühzeitig in großen Mengen hindurch. Man hat ihr Durchwandern bei der Entzündung auch als einen rein mechanischen Durchtrittsvorgang aufgefaßt (M. Fischer). Wir werden aber vorläufig noch festhalten, daß die Leukozyten zum Teil wenigstens durch chemotaktische Vorgänge außerhalb der Gefäßwand angelockt und zur Lokomotion veranlaßt werden; jedenfalls steigt die Menge der austretenden Leukozyten mit der Schwere der Infektion und parallel den entzündlichen Erscheinungen. Bei der schwersten Gewebsinfektion schlägt die positive Chemotaxis in die negative um, d. h. die Leukozyten werden abgestoßen, wandern überhaupt nicht aus; z. B. bei der Gasphlegmone. Einige Bakterienarten (Typhus-, Paratyphusbazillen) scheinen überhaupt keine wesentliche positive chemotaktische Giftmenge absondern.

Hämorrhagische Entzündung.

Je schwerer die Entzündung, um so durchlässiger wird die Gefäßwand, so daß auch die Erythrozyten durch sie austreten und in die Gewebsspalten hineingelangen. Die mit Hämorrhagien in die Gewebe oder in das Exsudat einhergehenden bakteriellen Infektionen und schweren Gewebsschädigungen sind im allgemeinen sehr ernster Natur. Wir beobachten sie z. B. bei der Gasphlegmone, beim Milzbrand und bei den schwersten Graden der Erfrierung. In allen diesen Fällen ist die Gefäßwand sehr schwer verändert, so daß sie schließlich das Blut in flüssiger

Form nicht mehr durchlaufen läßt, d. h. die Endothelschädigung geht so weit, daß das Plasma gerinnt. Wir sehen daher, daß bei der hämorrhagischen Entzündung usw. an schwerst betroffenen Stellen der Gewebstod eintritt. Für die Gasphlegmone, vielleicht aber auch für andere bakterielle Schädigungen steht die Wirkung der Bakteriengifte auf die Gefäßwand fest. Sie lähmen zuerst die Konstriktoren, und da meist ausgedehnte Gefäßgebiete betroffen sind, sammelt sich in den maximal erweiterten Gefäßbahnen ein verhältnismäßig großer Teil der Gesamtmenge des Blutes an, wodurch der allgemeine Blutdruck sinkt. Es ist seit langem bekannt, daß die Gefäßlähmung bei der Peritonitis den allgemeinen Blutdruck aus den oben erörterten Gründen sinken läßt (Verblutung in die Bauchhöhle).

Gefäß-Thrombose.

Die endliche und verderblichste Folge der Giftwirkung auf die Gefäße des Wundgewebes ist die Thrombose des Gefäßinhaltes. Die Bedeutung der Bakterien und ihrer Gifte für die Entstehung der Thromben ist ja jetzt allgemein anerkannt. Wir müssen auch bei der schweren Wundinfektion den bakteriell verursachten Kapillar- und Venenthromben einen für den ganzen weiteren Verlauf der Heilung richtunggebenden Einfluß zumessen. Die Blutgerinnung in den Gefäßen vernichtet das Leben in den zugehörigen Gewebsabschnitten, und zwar vielleicht in viel weiteren Ausmaßen, als das Gewebe selbst durch die Giftwirkung abgetötet wird. Dazu kommt, daß in den absterbenden Geweben die Widerstandskraft gegen die Bakterien sehr schnell abnimmt, daß sich vor allem auch Fäulnisbakterien in nicht mehr durchbluteten Teilen festsetzen und wuchern können. Daß die regenerativen Funktionen, ganz allgemein ausgedrückt, das Heranwachsen des jungen Bildungsgewebes auf das empfindlichste gestört werden muß, erhellt ohne weiteres. So wird auch durch die sekundären Thrombosen die für die Erhaltung des Gesamtorganismus außerordentlich bedeutsame Abgrenzungszone immer weiter körperwärts geschoben, wenn es überhaupt zur Ausbildung eines richtigen Granulationswalles kommt.

Prästase.

Die Gerinnung in den Kapillaren wird durch die Lähmung der Gefäßwand und die mit dieser einherhergehenden Verlangsamung des Blutstromes eingeleitet. Aus der allmählich fast zum Stillstand kommenden Blutsäule treten die leichter beweglichen, gelösten Anteile durch die immer durchlässiger werdende Gefäßwand hindurch, so daß der Gefäßinhalt eingedickt wird. Die Eindickung vermehrt andererseits den Widerstand des Gefäßinhaltes, und das Eintreten der Gerinnung wird somit von einer ganzen Reihe von Faktoren vorbereitet. Den Zustand verlangsamter Blutströmung und des drohenden Stillstandes des Blutes hat Ricker mit dem sehr zutreffenden Ausdruck Prästase bezeichnet. Bei Fortdauer der Schädigung geht die Prästase in die Stasis über, doch ist die Erholungsmöglichkeit immerhin nicht ausgeschlossen. Da schließlich auch die Endothelwand tiefgreifend geschädigt wird und ihre gerinnungshemmenden Eigenschaften verliert, da wahrscheinlich auch von außen Gerinnungsgifte durch die Endothelwand in das Innere eindringen, kommt es schließlich zur Agglutination der Thrombozyten und Leukozyten und zur Ausfällung des Fibrins im Kapillarrohr selbst. Die Kapillarthrombosen sind dann in praxi irreparabel.

Örtliche und Gewebsresistenz.

Die Auffassung, daß die Einzelle des Organismus der Giftwirkung der Eiterbakterien erfolgreich widersteht, findet meines Erachtens ihre Begründung in der alltäglichen klinischen Beobachtung bei Verletzungen. Alle Gewebe, die in ihrer Hauptmasse aus einfach gebauten und lebenskräftigen Zellen bestehen, wie Periost, Endothelien der Bauchhöhle, Lymphdrüsen, Drüsengewebe usw., sind keine günstigen Ansiedlungsstätten für die Eitererreger[1]).

Daß unter besonderen Bedingungen oder bei besonderer Virulenz der Infektionskeime auch geschlossene Epitheldecken keinen sicheren Schutz gewähren, ist durch die Infektionsversuche Garrés, Lexers usw. nachgewiesen worden. Auch die tiefer liegenden Gewebe des Körpers sind um so widerstandsfähiger gegen die Infektion, je zellreicher sie sind. Vielleicht hängt das schon damit zusammen, daß zellreiche Gewebe auch ein wohlausgebildetes Blutgefäßsystem besitzen müssen, welches im Kampf gegen die Infektion von großer Bedeutung ist, da es die Immunstoffe des Gesamtorganismus schnell an Ort und Stelle bringt, die schnelle Entwicklung eines jungen Bildungsgewebes ermöglicht und überhaupt alle regenerativen Funktionen schneller eintreten läßt als in blutgefäßarmen Geweben. Die Blutgefäße beseitigen durch Ausschwemmung und Rückresorption der Gewebelymphe wie auch durch Wegschwemmen der Bakteriengifte aus den Gewebsspalten die Gefahr der Giftwirkung. Einem gut ausgebildeten Blutgefäßsystem entspricht auch ein wohlausgebildetes Lymphgefäßsystem.

Regionäre Widerstandskraft, Zellenreichtum und Blutversorgung.

So heilen Weichteilwunden am Kopf, im Gesicht, an Schleimhäuten schneller als Wunden an weniger blutreichen andern Körperstellen; zum Teil widerstehen sie auch der Infektion bei akzidentellen Verletzungen leichter. In dem blutgefäß- und lymphgefäßreichen Gewebe besteht allerdings immer eine sehr hohe Gefahr der Infektion der Bahnen dieser Konvektivorgane (Gesichtsfurunkel usw.).

Verminderte Widerstandskraft der Gewebe mit funktioneller Differenzierung.

Diejenigen Gewebe, welche zum Zweck besonderer funktioneller Leistungen besondere Formveränderungen unter Verlust der individuellen Zelleigenschaften aufweisen, sind gegen Infekte weniger widerstandsfähig. Die Einlagerung größerer Mengen von Reservestoffen oder von Arbeitskolloiden (Fett, Muskelgewebe) mindert das individuelle Zelleben. Fettgewebe ist daher sehr wenig widerstandsfähig gegen die Infekte; in der Fettzelle sind Kerne und Protoplasma durch den Reservestoff an die Wand gedrückt.

Gegen die einmal eingetretene Infektion sind diejenigen Gewebe, welche zwischen den Zellen besondere Stoffe zum Zweck

[1]) Die geringe Resistenz geschlossener Epithelschläuche (Blase, Gallenblase, Nierenbecken, Appendix, Mittelohr, Drüsenausführungsgänge, Blutgefäße) hat ihre Ursache mehr in der leichten Zersetzlichkeit der in diesen Hohlschläuchen liegenden Sekrete und Exkrete, als in der mangelhaften Widerstandsfähigkeit der Epithelzellen selbst. Geschlossene Epitheldecken (Haut, Scheimhaut des Magen-Darmkanals) widerstehen dem Eindringen der Bakterien, wenn nicht die auf ihnen abgeschiedenen schützenden Sekrete fehlen. (So neigt die stark entfettete und damit leicht rissig werdende Haut zu Infektionen.) Im Magen-Darmkanal schützt der normalerweise abgesonderte Schleim nicht nur die Schleimhaut selbst, sondern auch den Gesamtorganismus vor dem Eindringen besonderer Krankheitserreger. Das gesunde Magensekret vernichtet die Typhusbakterien im allgemeinen.

bestimmter funktioneller Leistungen eingelagert enthalten, am wenigsten widerstandsfähig. Die zwischengelagerten oder sogenannten paraplastischen Substanzen sind dem Zellstoffwechsel so gut wie ganz entrückt; oft findet wohl kaum ein irgendwie nennenswerter Stoffumsatz in ihnen statt. Wir finden die paraplastischen Substanzen vor allen Dingen im Bindegewebe und verwandten Gewebsarten, deren Grundsubstanz das Kollagen ist. Diese Gewebe sind im allgemeinen auch recht blutarm, da sie ja keinen wesentlichen Stoffumsatz aufweisen, wie z. B. das Sehnen-, Faszien- und Knochengewebe. Sie werden daher bei eintretender Infektion häufig sehr ausgedehnt und irreparabel geschädigt; gerade Sehnen, Faszien und die Substania corticalis der langen Röhrenknochen nekrotisieren mit Vorliebe auf weite Strecken. Schwer sind auch nicht selten die Infektionen des Unterhautfettgewebes, besonders an den Stellen, wo Fett und Bindegewebe in einem verhältnismäßig starren Zusammenhang durcheinander gewirkt sind, wie an der volaren Fläche der Finger und Hand, im Nacken, am Gesäß usw. (Panaritien, Furunkel, Karbunkel).

Es ist nun außerordentlich schwer, das Verhalten der Gewebsinfektion durch verschiedene Bakterienarten in verschiedenen Körpergegenden und in besonderen Gewebsarten gesetzmäßig festzulegen. Die klinische Erfahrung zeigt, daß auch das Individuum bei anscheinend ganz gleichen Infektionsbedingungen jederzeit anders reagieren kann. Alter, Geschlecht, Abschwächung des Resistenzvermögens durch andere Krankheiten haben eine wesentlich bestimmende Bedeutung. Für die einzelnen Gewebe muß man ganz sicherlich den anatomischen Bedingungen die hauptsächlich bestimmende Rolle über Tod und Leben zuerkennen. So führen ja häufig wenige Bakterien, die an einem bis in die Sehnenscheide vorgedrungenen Holzsplitter saßen und von hier aus immer neu in die Sehnenscheide einwanderten, zur schweren eitrigen Sehnenscheidenphlegmone. Der mechanische und osmotische Druck des Exsudates in der engen Sehnenscheide hebt die Versorgung des Sehnengewebes mit der ernährenden Lymphe schnell auf. Wir sehen also, wie hier die anatomischen Bedingungen das schnelle Absterben des Sehnengewebes zur Folge haben. Auf der andern Seite ist das Sehnengewebe keineswegs so widerstandsunfähig gegen die Infektion. Ich beobachtete mehrmals im Felde schwere Aufreißungen der Sehnenscheide und Anriß der Sehnen selbst, beispielsweise bei vorzeitiger Explosion von Handgranaten in der Hand des Wurfschützen. Auch wenn diese offnen Sehnenwunden übel verschmutzt waren, kam es doch niemals zu einer vollständigen Nekrose der Sehnen. Die Wunden belegten sich wohl schmierig, eiterten eine Zeitlang, schließlich wuchsen aber aus den Sehnen frischrote Granulationen hervor und die Nekrosenbildung war mitunter auffallend gering, so daß sich der größte Teil der Sehnen erhielt. Die anatomischen Bedingungen sind eben bei einer offen heilenden, wenn auch infizierten Sehnen- oder Sehnenscheidenwunde unendlich viel günstiger, als wenn sich in dem geschlossenen Sehnenscheidensack das Exsudat unter allmählich steigendem Druck ansammelt. Ganz ähnlich wie das Sehnengewebe verhalten sich auch andere sonst wenig widerstandsfähige Gewebsarten, z. B. das Fettgewebe, das lymphgefäßreiche Gewebe des Gesichts usw. Sind die gesetzten Wunden nicht gerade sehr tief und buchtenreich, so verheilen sie auch trotz grober Verschmutzung oft auffallend günstig, ganz im Gegensatz zu den tiefen Infektionen durch Invasion der Bakterien von den Haarbälgen aus (Furunkel usw.).

Immer wieder muß die Bedeutung der irgendwie geschaffenen Infektionsquelle betont werden. Von der Infektionsquelle, bestehe sie nun in einem kleinen Holzsplitter, einem Granatsplitter oder nektrotischen Gewebe, wie einer infizierten Talgdrüse, einem vereiterten Fingernagel oder dem osteomyelitischen Knochensequester, wandern ständig große Mengen von Bakterien in die Gewebe ein und lassen den Prozeß nicht zur Ausheilung kommen, solange sie nicht durch Operation entfernt oder durch Demarkation abgestoßen sind.

Abgesehen von den Gefahren der Infektion für den Gesamtorganismus, sind die Gewebsdefekte durch Nekrotisierung weiter Gewebsstrecken die übelsten Folgen der Bakterien- oder Toxininvasion. Die gewöhnlichen pyogenen Infektionen ohne gröbere Verletzung führen so durch Nekrotisierung, beispielsweise der Sehnen, des Unterhautgewebes, der Knochen oder der Bauchdecken zu groben Substanzverlusten. Bei der Verletzung rafft jede Gewebsinfektion noch weitere Gewebsstrecken hinweg. An die Stelle der Gewebsnekrosen tritt das Narbengewebe, und schon durch den Verlust von Gewebsabschnitten, besonders aber durch die Narbenschrumpfung, sind schwere Funktionsstörungen die häufigsten Folgen der bakteriellen Nekrotisierung. Mitunter auch schließt sich das Narbengewebe über Resten von Nekrosen oder über Fremdkörpern. Bleiben dann in der Tiefe Bakterien haften, so gefährden diese Herde latenter oder glimmender Infektion noch ständig weiter den Organismus (Infektionsherde im Knochen, Gehirn oder überhaupt in jedem alten Infektionsherd).

Dringen die Bakterien in lockere, weithin verlaufende Gewebsspalten, z. B. in das intermuskuläre oder intertendinöse lockere Gewebe, so kommt es auch ohne Nekrosenbildung hier zu schweren Funktionsstörungen. Die lockeren Gewebsspalten zwischen den Sehnen und Muskeln dienen ja in erster Linie der Gleitfunktion. Kommt es hier zur fibrinösen Exsudation, zur Granulationsbildung und später zur narbigen Verwachsung, so ist das Gleiten der Teile gegeneinander so gut wie aufgehoben. Nach schwerer Eiterung veröden die Gewebsspalten vollkommen und es kommt zur starren narbigen Verlötung der früher leicht gegeneinander verschieblichen Teile. Zudem ist mit der Verwachsung der Interstitien auch der tiefe Abflußweg der Gewebslymphe verlegt, und ein distales Ödem ist die häufige Folge. Nicht nur in den intermuskulären Gewebsspalten oder in den Sehnenscheiden und Gelenkhöhlen, sondern auch im Peritonealraum und in der Pleurahöhle sind Verwachsungen die gewöhnliche Folge schwerer Wundeiterungen.

6. Das Vorgehen gegen die Wundkeime.

Die antiseptische Wundbehandlung.

Die Abtötung virulenter Krankheitserreger im Blut und in den Geweben ohne Schädigung der Körperzellen gelingt mit chemischen Substanzen bisher nur bei Protozoen (Malaria, Lues, Trypanosomiasis).

Dagegen ist es bisher noch nicht möglich, die Keime im Gewebe einer infizierten Wunde mit antibakteriellen Stoffen anzugreifen, ohne zugleich dieses Gewebe zu schädigen. Die gewöhnlichen Antiseptika sind allgemeine Zellgifte, weil sie jedes lebende Eiweiß ausfällen; sie greifen darum Bakterien wie Körperzellen gleichmäßig an und wirken in antiseptischer Konzentration zerstörend oder ätzend auf das Gewebe.

Antiseptische Spülungen vermögen neben ihrer ausschwemmenden Wirkung (die jedoch mit der aseptischen Lösung auch zu erreichen ist) höchstens eine Desinfektion der äußerlich sitzenden Wundnekrosen zu erreichen. Das Antiseptikum in der feuchten Tamponade vermag auf kurze Zeit das Bakterienwachstum im Sekret und in der Gase selbst zu verhindern, bald wird es aber durch Bindung an das Eiweiß des Sekretes unwirksam.

Im Wundgewebe sind die Bakterien für die üblichen Antiseptika in gebräuchlicher Konzentration unangreifbar, bei der einfachen Spülung und feuchten Tamponade gelangt das Mittel auch gar nicht zu der Tiefe, in welcher die Bakterien sitzen.

Die Ursache dafür, daß es mit den üblichen Desinfektionsmitteln nicht gelingt, die Bakterien ebenso wie im Reagenzglas auch im Gewebe zu vernichten, liegt darin, daß die Keime von den Eiweißkolloiden des Serums und des Gewebes wie von Schutzhüllen umgeben sind und erst nach der Denaturierung dieser Hülle angegriffen werden. Die Wundkeime haben in den nativen Eiweißstoffen des Gewebes und des Serums eine äußerst wirksame Rückendeckung, die sie vor der unmittelbaren Einwirkung des meist nicht im Serum löslichen Desinfektionsmittels schützt. Erst nach Vernichtung des organisch-kolloiden Zustandes ihrer Eiweißhüllen werden auch die Bakterien vernichtet, es tritt aber auch zugleich der Gewebstod ein.

Bedeutung des Intervalls für die Bekämpfung der Wundinfektion.

Bei einer allgemeinen Übersicht über die Bekämpfung der Wundinfektion durch ärztliche Maßnahmen muß die Zeit, welche seit der Wundsetzung verstrichen ist, in erster Linie berücksichtigt werden. Denn einerseits ändern sich die anatomischen und physiologischen Verhältnisse im Wundgewebe von Stunde zu Stunde nach der Verletzung; sie werden erst stationär, wenn die tieferen Gewebsschichten und damit der Gesamtorganismus von einer Deckschicht gesunder Granulationszellen überzogen und geschützt sind. Zum andern wachsen aber auch die Bakterien, welche anfangs wenig virulent und im sporoiden Zustand in das Gewebe eingepreßt worden sind, schnell aus und vermehren sich. Es beginnt somit ein Wettkampf in der Entwicklung zwischen Wundgewebe und Bakterienflora der Wunde.

Außenweltzustand und Anbrütung der Wundkeime.

Ist in diesem Wettkampf ein Teil in der Entwicklung voraus, so entscheidet das häufig den Kampf von vornherein zuungunsten des andern. Gelangen z. B. vollvirulente Bakterien aus einer schwerinfizierten Wunde in ein frisches, ganz unvorbereitetes Wundgewebe (Verletzung des Arztes bei Operationen), so ist die Infektion meistens schwer, häufig lebensbedrohlich. Umgekehrt ist ein Wundgewebe später viel schwerer zu infizieren, im granulierenden Stadium nur nach grob mechanischer Verletzung.

Bei den gewöhnlichen Zufallswunden besteht in den ersten Stunden noch keine eigentliche Infektion des Wundgewebes und der Wundspalten; es liegt nur eine grob mechanische Imprägnation von Keimen in der mechanisch lädierten Gewebszone vor.

Andererseits sind die Außenweltkeime mancherorts schon im Augenblick des Hineingelangens in die Wunde von besonderer Infektionskraft, zumal, wenn sie einem einigermaßen günstigen Nährboden entstammen, wie dem Magen-Darmkanal und besonders den Fäkalien der Menschen und der Tiere (Mistgabelverletzungen, retroperitoneale Kolonverletzungen, Imprägnation mit der Erde kultivierten — gedüngten — Bodens, Verletzungen durch Biß von Pferden und Hunden und besonders größerer Raubtiere).

Die drei Stadien des Heilungsverlaufes und das Verhalten der Wundinfektion in diesen.

Für die Praxis der Wundbehandlung ist es wichtig, verschiedene Stadien des Heilungsverlaufes zu unterscheiden.

1. Das Stadium der offenen Gewebsspalten, das Frühstadium der ersten 6 Stunden nach Friedrich. Die Wundkeime sind noch wenig virulent, im Außenweltzustand (z. B. die Anaerobier im Sporenzustand, Aerobier im sporoiden Zustand der Hypovirulenz).

Nach Friedrichs grundlegenden Untersuchungen ist die Infektion in den ersten Stunden ein rein örtlicher Prozeß (siehe auch Abschnitt 7).

Bei schwer verschmutzten Wunden, insbesondere nach den Erfahrungen des Krieges, schwankt der Zeitpunkt des Ausbruchs der Wundinfektion um viele Stunden. (Nach Schöne von der 2. bis zur 12. Stunde nach der Verletzung.) Ja, die Infektion kann sogar am 2. Tage noch ziemlich unvermittelt einsetzen.

2. Das Höhestadium der Wundreaktion und Wundinfektion, das Intervallstadium, 6 Stunden und später bis zur Granulationsbildung. — Der Organismus wehrt sich gegen die auskeimende Bakteriensaat mit den Waffen der entzündlichen Reaktion, welche in einer traumatogenen Blutstauung, vermehrter Abscheidung bakterizider Serumstoffe, der Leukozytenemigration und Fibrinabdichtung besteht. Weiter äußert sich das Abwehrbestreben in einer Verjüngung des Wundgewebes, die sich in einem Heranwachsen jugendlicher Bildungszellen aus den Mutterzellen der mesodermalen Gewebe darstellt.

In diesem Stadium wachsen die Wundkeime und vermehren sich anfangs noch ungehemmt in den Nekrosen und ungeschützten Gewebsspalten; bald aber werden sie von den allgemeinen und örtlichen Abwehrkräften des Körpers getroffen.

3. Das Granulations- oder Schutzstadium der Wunde. Die Wundspalten sind geschlossen, die Wunde ist von abwehrkräftigen Zellen überwachsen. Die Wundkeime sind jetzt in die äußerste Wundgewebsschicht, in das Wundsekret und die Verbandstoffe zurückgedrängt, ihre Virulenz ist stark abgeschwächt. Sie führen im Wundgewebe selbst nur noch ein parasitäres, für den Allgemeinorganismus nicht mehr gefährliches Dasein.

Die antibakterielle Wundbehandlung hat in den verschiedenen Stadien auch ganz verschiedene Aufgaben; ebenso sind die Aussichten auf einen Erfolg der Behandlung auch ganz different. Am schwersten können wir virulente Bakterien in tiefen Wundspalten und im Wundgewebe angreifen. Im zweiten Stadium der Infektion vermögen unsere antiseptischen Maßnahmen am wenigsten auszurichten.

Antibakterielle Therapie der Wunden im Frühstadium.

Im ersten Stadium (innerhalb 6 Stunden p. Tr.) sind die Aussichten, eine Wunde keimfrei oder so keimarm zu machen, daß z. B. die Wundnaht möglich ist, am günstigsten. Die Wundkeime haften nur mechanisch in der obersten Wundgewebsschicht, sie sind in die Spalten noch nicht eingedrungen.

Mit der Ausschneidung der obersten Gewebsteile bis ins Gesunde, d. i. der Friedrichschen Behandlung, fallen die Wundkeime mit der nekrotischen Gewebsschicht weg; die Wundnaht kann angeschlossen werden. Diese Behandlung ist mit einigen Vorsichtsmaßregeln noch über die ersten 6 Stunden hinaus erfolgreich anwendbar.

Spülungen mit Wundantiseptizis dringen auch im ersten Stadium der Gewebsinfektion nicht bis zu den tief sitzenden Keimen; sie vermögen also höchstens rein mechanisch die Wunde zu reinigen oder auszuschwemmen. Wer Wunden genau nachsieht, Blut und Fremdkörper und Nekrosen entfernt, braucht m. E. nicht noch zu spülen. Ich muß sagen, daß ich auch den Wert des energischsten Schwemmittels, des H_2O_2, nicht für sehr bedeutend halte. Ich bin auch bei der ersten Versorgung frischer Kriegswunden ohne jede Wundspülung ausgekommen.

Das H_2O_2 ist bei frischen Darmverletzungen neuerdings zur Reinigung der Bauchhöhle benutzt worden. Hier liegen die Verhältnisse für die Ausschwemmung deshalb günstiger als in zerfetzten Weichteilwunden, weil die glatte Peritonealoberfläche das Abspülen der Schmutzpartikel begünstigt. Im Wundgewebe sind grober Schmutz und Keime meist ziemlich fest imprägniert und auch bereits in dem nach wenigen Minuten ausfällenden Fibrin fest eingeschlossen.

Die stärkste desinfizierende Wirkung aller verwendbaren Antiseptika besitzt das Chlor. Leider greift es ebenso wie die Bakterien, so auch die Körperzellen an.

Eine besonders günstige Wirkung wird dem Jod zugeschrieben, welches auf alle labilen organischen Substanzen oxydierend, d. h. zerstörend einwirkt; aber wieder sowohl auf Körpergewebe wie auf Bakterien.

Die antiseptische Wirkung des Jodoforms kommt nicht diesem selbst, sondern zum Teil abgespaltenen Jodmolekülen zu, vielleicht auch besonderen Jodverbindungen, welche sich bei Berührung des Jodoforms mit dem Wundgewebe bilden (s. a. Jodoformwirkung bei Lexer, Allg. Chir.).

Antibakterielle Therapie im Höhestadium der Wundinfektion.

Im zweiten oder Höhestadium der Wundinfektion stehen wir den in die tiefen Gewebsspalten und Schichten des Wundgewebes eingedrungenen Keimen so gut wie machtlos gegenüber und müssen die Abwehr der Keime ganz dem Organismus überlassen. Wundspülungen sind hier gänzlich wertlos und überflüssig; stark ätzende, d. h. neue Nekrosen schaffende chemische Stoffe sind direkt schädlich.

Alles, was wir in diesem Stadium tun können, läuft eigentlich nur auf eine Unterstützung der sich allmählich zur vollen Wirkung entwickelnden

Reaktion im Wundgewebe hinaus. Es sind das: möglichst weitgehende Ruhigstellung, Offenhalten der Gewebsspalten, Vermeidung neuer Insulte (seltener Verbandwechsel), ferner Hebung der örtlichen Reaktion zu noch größerer Intensität, hyperämisierende Maßnahmen (Heißluft, Kompressen, heißer Dampf, Stauung).

Geboten ist die Ausschneidung der Haut- und Weichteilränder auch bei nicht mehr ganz frischen Verletzungen dann, wenn in der Tiefe der Wunde sehr empfindliche Organe oder Gewebe mitverletzt sind, die bei der Nekroseneiterung durch Sekundärinfektion gefährdet sind. Das trifft besonders für die Verletzungen mit Eröffnung der Körperhöhlen: Bauch-, Brusthöhle und Gelenke, und dann für Gehirnverletzungen zu. (Schon bei einfachen Splitterungen des knöchernen Schädels gebietet die Gefahr der Osteomyelitis und des epiduralen Abszesses selbst bei intakter Dura die ausgiebige chirurgische Versorgung der Haut- und Knochenwunde.)

Antibakterielle Therapie der Wunden im Granulationsstadium.

Im Granulationsstadium (3) sitzen die Keime in abgeschwächter Virulenz in den oberen Gewebsschichten; ihre Bekämpfung daselbst ist zwecklos, da sie ja dem Organismus kaum schädlich sind, vielmehr etwa dieselbe Rolle wie die Darmkeime der Schleimhaut gegenüber einnehmen. Aber wie eine Stauung des Darminhaltes zur Vermehrung der Keime, zum Ein- und Durchwandern durch die Darmschleimhaut und zur schnellen und gefährlichen Resorption der giftigen Bakterienstoffe führt, so kann auch die Sekretstauung in einer granulierenden Wunde zur Durchbrechung des sonst so wirksamen Granulationswalles führen.

Die antibakterielle Behandlung einer granulierenden Wunde ist also mehr eine prophylaktische, und sie geschieht zugleich mit den allgemeinen Maßnahmen der Wundbehandlung, welche dem Wundsekret Abfluß verschaffen usw.

Granuliert eine Wunde frisch, sind die Nekrosen abgestoßen und bestehen keine mechanischen Hindernisse, so heilt die Wunde teils durch Epithelisierung, teils durch Narbenschrumpfung des Wundgewebes im allgemeinen glatt. Treten Störungen im Heilungsverlaufe ein, so kann mit Wundheilmitteln das Gewebswachstum beschleunigt werden.

Zweiter Teil.

Die allgemeinen Grundsätze der Wundversorgung und Wundbehandlung.

7. Die Grundsätze der Wundversorgung nach Friedrich.

Die Vorteile der anzustrebenden Prima Intentio.

Unzweifelhaft führt bei allen Wunden die Versorgung nach Friedrich (s. auch später Teil III, 15) die Heilung am schnellsten und für die Funktion des verletzten Gewebes am glattesten herbei. Die durch sie meist erreichte erste Vereinigung (prima intentio) bedeutet für den Träger der Verletzung einen ganz außerordentlichen Vorteil gegenüber der Heilung per secundam. Wie sich die Vorteile im einzelnen gestalten, geht aus nachstehender Gegenüberstellung hervor:

Verletzungsfolgen	Bei primärer Wundheilung nach Umschneidung und Naht	Bei Heilung per secundam oder per granulationem:
1. Heilungsdauer	Hautwunden nach 5—8 Tagen, Sehnen, Knochen usw. nach wenigen Wochen.	Dauer Wochen bis Monate, nicht selten wird später ein chirurgischer Eingriff erforderlich.
2. Wundnekrosen-Unterbindungsfäden	Aseptische Einheilung oder Resorption.	Demarkation durch Wundeiterung.
3. Akzidentelle Wundkeime	Zahl gering.. Die Mehrzahl der Keime durch die Umschneidung entfernt, Eliminierung desRestes durch die bakteriziden Schutzkräfte des Körpers.	Primäre Wundinfektion, örtlich oder fortschreitend. Sekundäre Infektion durch Keimeinwanderung. Ruhende Infektion als Spätschaden.
4. Stoffwechsel	Kurze dissimilative Phase (Abbau), Kurze assimilative Phase (Anbau), früh ineinandergreifend. Histolytische Prozesse, die sparsam beim Umbau des Gewebes sind, herrschen vor. Geringe Mengen von Wundsekret, die wieder körperwärts resorbiert werden.	Lange dissimilative Phase (Wundeiterung) und verzögerte assimilative Phase. Meist ekzessive Narbenbildung nach Abstoßung breiterer Gewebsabschnitte. Atypische und zügellose Abbauvorgänge mit Bildung giftiger Abbauprodukte, kompliziert durch Mitwirkung der Bakterienfermente. Demarkation der Wundnekrosen (Nekrolyse). Massige und andauernde Absonderung eitriger Wundsekrete. Verlust großer Eiweißmengen im Wundsekret.

Verletzungsfolgen	Bei primärer Wundheilung nach Umschneidung und Naht	Bei Heilung per secundam oder per granulationem
5. Wiederherstellung der Funktion	Schnelle und häufig sehr vollkommene Wiederkehr der Funktion bei Haut-, Muskel-, Sehnen-, Gefäß-, Nervenwunden usw. Bei Verletzung besonders gefährdeter oder lebenswichtiger Organe Erhaltung des Lebens (Gefäße, Bauchfell, Brustfell, Eingeweide, Gehirn).	Sehr langsame und häufig sehr unvollkommene oder überhaupt nicht wiederkehrende Funktion. Bei Verletzung lebenswichtiger oder besonders gefährdeter Organe häufig tödlicher Ausgang.
6. Soziale Folgen	Schnelle Wiederherstellung der Arbeitsfähigkeit. Bedeutung derselben für den Verletzten, die Familie und den Staat.	Langandauernde Arbeitsunfähigkeit, Verlust wertvoller Arbeitskräfte, Rente usw.

Der Wundarzt muß die prima intentio anstreben, sie kann in der Mehrzahl der Fälle durch die sofortige Umschneidung und Naht erzielt werden. Ihre Erfolge gehören zu den dankbarsten der ärztlichen Heilkunst überhaupt, sie reihen sich gleichwertig neben die Ergebnisse einer guten Frakturbehandlung, der erforderlichen aktiven Geburtshilfe usw. Die volkswirtschaftliche Bedeutung der Wundversorgung ist groß. Sie hat vielfach dazu geführt, daß der Arzt der Praxis, insbesondere in der Stadt, Wundverletzte dem Krankenhause oder dem Facharzt überweist[1]).

Das zur Versorgung einer akzidentellen Wunde nötige technische Können wird leicht überschätzt. Wer mit Messer, Schere, Nadelhalter umzugehen versteht, unterbinden kann, die Grundsätze der Asepsis und die Anatomie der betroffenen Gegend kennt, darf und sollte auch unter den mitunter schwierigen äußern Verhältnissen der Praxis die primäre Wundexzision und Naht anwenden. Der Landarzt jedoch, der nicht innerhalb der ersten Stunden den Verletzten der fachärztlichen Behandlung überweisen kann, ist dazu verpflichtet, wenn nicht gewichtige Gründe, wie übergroße technische Schwierigkeiten, entgegenstehen. Denn, kommt der Verletzte nicht in den ersten 6 bis 10 Stunden in aktiv wundärztliche Behandlung, so ist er schwer geschädigt. Nur innerhalb dieses Intervalls hat die primäre Wundumschneidung und Naht Aussicht auf Erfolg.

Bedeutung des 6-Stundenintervalles. Experimentelle Grundlagen.

Es ist ein bleibendes Verdienst des früheren Leipziger, zuletzt Königsberger Chirurgen Friedrich, die wissenschaftlichen Grundlagen für die Wundumschneidung und Naht gelegt und in die Praxis übertragen zu haben. Die Bedeutung des 6-Stunden-Intervalles glaube ich nur unter Anführung der wichtigsten experimentellen Ergebnisse Friedrichs seiner Be-

[1]) Wohl hemmen vielfach wirtschaftliche Rücksichten den Arzt, die von den Kassen schlecht bezahlte, dabei zeitraubende Vorbereitungen erheischende Wundversorgung auszuführen. Vielfach gewährt der Modus der Honorierung der Kassenpatienten überhaupt keine Entlohnung für solche chirurgische Eingriffe. Auf der anderen Seite lohnt jedoch das Vertrauen des Patienten zu seinem auch wundärztlich tätigen Arzt. Und eine Tätigkeit, die Handfertigkeit und wohlüberlegtes allgemein ärztliches Wissen erfordert, ebenso wie auch die Erfolge aus dieser werktätigen Arbeit gewähren eine hohe Befriedigung.

deutung entsprechend würdigen zu können. Friedrich konnte in seiner Arbeit die Antwort auf folgende Fragen abgeben:

1. Wie lange Zeit bedarf das infektionsverdächtige in die Wunde gelangte Material bis zur Entwicklung der in demselben enthaltenen Keime und damit bis zum wirklichen Ausbruch der bakteriellen Infektion? und

2. Wie lange bleibt diese Wundinfektion ein örtlicher Prozeß? Mit anderen Worten: Wie lange benötigen die Bakterien, um in einem frischen Wundgebiet aus dem Außenweltzustand in den infizierenden Zustand zu kommen? Wie lange Zeit benötigen sie zur Anpassung, zur Auskeimung (Inkubation)?

3. Wie verhält sich die Infektion, wenn die Keime schon vorher günstige Auskeimungsbedingungen hatten?

Friedrich imprägnierte Muskelwunden von Mäusen mit Gartenerde und Treppenstaub, einem Infektionsmaterial, das ja auch bei akzidentellen Verletzungen häufig in Frage kommt. (Bei Kriegsverletzungen waren die Erdinfektionen das ganz Gewöhnliche.) Die Auskeimung der in diesem Material enthaltenen Bakterien erfolgt in den ersten 6 bis 8 Stunden. Erst nach dieser Zeit lassen sich die Keime kulturell im tieferen Muskelgewebe und in den Lymphbahnen nachweisen, und zu Anfang auch nur vereinzelt. Alle Tiere, bei denen die Operationswunden wieder vernäht worden waren, gingen am malignen Ödem zugrunde (analog dem malignen Gasbrand bei Kriegsverletzungen des Menschen).

Friedrich stellte nun weiter die Frage: „Gelingt es irgendwie bis zur 6. Stunde nach der Verletzung (und dem Hineingelangen von Infektionsmaterial in das Verletzungsgebiet) das Tier gegen die Allgemeininfektion an malignem Ödem zu schützen?“ Die Antwort lautet: ja; aber nur durch das grobmechanische Mittel der allseitigen exakten Anfrischung des Wundgebietes 1 bis 2 mm im Gesunden.

Bis zur 6. Stunde mit Sicherheit, bis zur 8. in ungleichmäßiger Weise gelang es, durch Umschneidung (Anfrischung) und damit Abtragung des Intionsherdes die Tiere zu retten.

Nach der Ansicht Friedrichs liegen die Verhältnisse der Zeit nach für den Infektionseintritt bei Staphylokokken und Streptokokkeninfektion des Menschen zum mindesten ebenso günstig, wenn nicht noch günstiger. (Es kommen hier natürlich zum Vergleich nur die an und für sich saprophytären, kaum angezüchteten Staphylokokken und Streptokokken der Haut in Frage, die in Epithelspalten, in den Ausführungsgängen der Talg- und Schweißdrüsen ein harmloses Dasein führen. Nicht dagegen kommen die virulenten Keime aus einem Eiterherde oder von einer mit Eiter in Berührung gekommenen Hand des Arztes in Betracht. Verf.)

Friedrich verlangt für die Anfrischung der chirurgischen Praxis subtilste Wegnahme des ganzen Wundrandes ohne jede vorherige Finger- oder Sondenläsion in dem verletzten Gebiet. Er verurteilt den Gebrauch der Schere, die aus infektionsverdächtigem Terrain in gesundes und aus diesem wieder in infektionsverdächtiges hin und her fahre. Ausschließlich das Messer darf zur Umschneidung benutzt werden. Die Pinzette darf aus der „Schmutzseite“ nicht zurückkehren in die angefrischte Wundfläche (in praxi muß die Pinzette hier und da gewechselt werden).

Außerordentlich wichtig für das Verständnis des Infektionsmodus sind nun weiter folgende Experimente Friedrichs. Überträgt man das infizierte Material oder Stücke des infizierten Muskels während der Zeit der Auskeimung in der Muskelwunde eines ersten Versuchtieres unmittelbar in die Wunde eines zweiten, so infizieren die schon in ihrer Auskeimung geförderten und teilweise an den tierischen Nährboden angepaßten Keime jetzt schon in viel früherer Zeit. Sie sind früher in der Nachbarschaft nachweisbar. Die Tiere erliegen schneller der Allgemeininfektion. Je ausgeprägter und reiner das Impfmaterial, um so schneller infiziert es, um so schneller wird es resorbiert, um so schneller verenden die Tiere. Die ausgekeimten (und ausgebrüteten Keime) zeigen auch eine viel heftigere Infektionswirkung. Die Tiere verenden unverhältnismäßig weit früher. Die auf dem Warmblüter vorgezüchteten Keime sind virulenter.

Als wertvolle Maßnahme, die einmal eingetretene Infektion aufzuhalten, erwies sich Friedrich allein die Offenhaltung der infizierten Wunde. Alle Desinfizientien jeder Art versagten völlig, einen bestimmten Wert hatten letztere auf den Ablauf der Infektion nach Eintritt derselben nicht. Vielleicht vermögen nach der Ansicht Friedrichs die Desinfizientien besonders gegenüber der saprophytischen Sekundärinfektion an oder in der Nähe der Schleimhäute eine keimhemmende Wirkung zu entfalten.

Diese letzteren Ansichten decken sich im großen und ganzen mit denen, die ich an anderer Stelle über die Hemmung des Keimwachstums in antiseptisch imprägnierter Gaze (ohne genaue Kenntnis der Friedrichschen Arbeit) ausgesprochen habe.

Die schönste Bestätigung erhielten die Friedrichschen Schlußworte: „welche Schlüsse hieraus event. für den Verwundetentransport, für die erste Versorgung des Verletzten unter ungünstigen und günstigen Umständen im Frieden zu ziehen sein dürften —“ durch die Erfolge der primären Wundexzision und Naht, auch bei Kriegsverletzungen, welche gegen alles Erwarten wohl der meisten Chirurgen vorzügliche Resultate gezeitigt hat.

Wie sehr die Arbeit Friedrichs und die von ihm aufgestellten Grundsätze der Behandlung in der Verletzungschirurgie befruchtend und bahnbrechend gewesen sind, zeigt die jetzt wohl überall gebräuchliche chirurgische Technik der Wundversorgung in den Kliniken und Polikliniken nicht nur Deutschlands, sondern auch anderer Länder. Auch bei unseren früheren Gegnern sind z. B. Kriegswunden, zum Teil schon früher als bei uns, umschnitten und zugenäht worden.

Wohl lassen sich einige Einwände gegen die Übertragung aller Ergebnisse der Friedrichschen Arbeit auf die chirurgische Praxis erheben, und sind auch tatsächlich erhoben worden. So der eine Vorwurf: Daß die Infektion mit Gartenerde, deren Ergebnis das maligne Ödem ist, beim Menschen nur selten aufträte. Weiterhin ist ja, wenn wir von schweren Überfahrungen absehen, in der Regel das Muskelgewebe nicht so lädiert und wird nicht in der massigen Weise, wie Friedrich es ausgeführt hat, mit

Schmutz imprägniert. Eher treffen diese Verhältnisse für Kriegsverletzungen zu, wo ja auch tatsächlich das maligne Ödem und die ihm verwandte Gasphlegmone eine so bedeutsame Rolle gespielt haben.

Fernerhin sind die in der Verletzungschirurgie so außerordentlich häufigen und praktisch so wichtigen Maschinenverletzungen fast niemals mit einer Imprägnierung durch Erde oder Erdstaub vergesellschaftet. Es handelt sich hier wohl in der Regel um eine Imprägnation mit Maschinen-, Kohlenstaub usw. Aber es verdient doch, hervorgehoben zu werden, daß das Umschneidungsverfahren nicht nur im bakteriellen Sinne, sondern auch deswegen, weil es den gequetschten Wundrand exakt beseitigt, die günstigsten Heilungsbedingungen schafft und die exakte Wundnaht ermöglicht.

In diesem Sinne müssen wir die Friedrichsche Umschneidung und Naht als eins der segensreichsten Forschungsergebnisse bezeichnen[1]).

8. Die Sorge für den freien Abfluß der Wundsekrete.

Störung der Wundheilung durch Sekretansammlung. (Serom, Hämatom.)

Die Heilung aseptischer, insbesondere der Operationswunden wird häufig durch Ansammlung größerer Mengen von Blut oder Wundsekret erheblich gestört. Die schädigende Wirkung solcher Sekretansammlungen ist uns bei den sogenannten freien Transplantationen sowohl im Experiment wie bei unsern therapeutischen Transplantationen genügend bekannt. Bei den Transplantationen, z. B. eines Knochenspans oder eines Fettlappens, bringt ein größeres Hämatom in das Transplantationsbett das Transplantat in der Regel zum Absterben. Jedenfalls verhindert es seine Einheilung und die Erhaltung des Lebens der Gewebszellen. Ein solches Extravasat stagniert um das verpflanzte Gewebe; es verhindert, daß die lebensfrische Körperlymphe, auf welche das Transplantat zu Anfang für seinen Stoffwechsel angewiesen ist, frei hinzutritt und abströmt. Da nun Zellen ohne Saftaustausch nur wenige Stunden am Leben bleiben, ist das Absterben des Transplantats die Folge. Es vermag seine Funktion nur als totes Füllsel auszuüben, als welches es dann in der Folgezeit weitgehend oder völlig resorbiert wird (Fett, Knochen). Recht häufig aber führt das Absterben zur Fistelbildung, zur Einwanderung von Keimen, und das Transplantat wird nach Eintritt der Sekundärinfektion abgestoßen oder muß entfernt werden.

In der chirurgisch versorgten akzidentellen Wunde oder in einer Operationswunde verhalten sich die durch das Trauma, durch Unterbindung usw. aus der Blutzirkulation ausgeschalteten Gewebsstücke den freien Transplantaten völlig analog. Auch sie sind ja allein auf den Lymphstrom angewiesen. Im allgemeinen stören kleine abgebundene oder mechanisch von der Blut-

[1]) Daß Friedrichs Versuche für die Technik der Wundversorgung grundlegend gewesen sind, ist nicht überall bekannt und ist vor allen Dingen nicht immer genügend hervorgehoben worden, wenn über Erfolge der Wundausschneidung und Naht berichtet wurde. Sehr mit Recht sagt Brunner: „Aus dem Tierexperiment (scil. Friedrichs) ging die Anfrischungsdesinfektion hervor, die jetzt im Felde so viel praktiziert wird und über die so viele berichtet haben, als ob sie etwas Neues gefunden und der Name Friedrich gar nicht existiere.“

zirkulation abgetrennte Gewebsteile den Heilungsverlauf nicht. Sie werden resorbiert oder heilen wohl auch, durch die Gewebelymphe genügend ernährt, wieder an. Strömt aber die Gewebelymphe nicht bald einigermaßen frei herzu und ab, wie dies bei der Hämatombildung besonders unter Druck der Fall ist, so sterben die Gewebsteile ab und rufen als Wundtrümmer je nach ihrer Größe mehr oder weniger erhebliche Störungen hervor. Diese Störung ist um so erheblicher, je mehr Zufallskeime in die Wundhöhle, in das Hämatom und an die Nekrosen gelangt sind. Operationswunden bleiben ja auch bei der größten Vorsicht niemals keimfrei, und auch die akzidentellen Wunden können bei frühzeitiger Versorgung (Umschneidung und Naht) nicht keimfrei gemacht werden. Die akzidentellen Keime rühren teils von der Verletzung her oder sie gelangen bei Operationen durch die Finger des Operateurs oder aus der Luft in die Wunde. Vom lebenden Gewebe werden im allgemeinen die üblichen Mengen unvermeidlicher Wundkeime glatt vernichtet. Zirkuliert die Gewebelymphe, welche die Immunstoffe des Blutes mit sich führt, frei durch den Wundspalt hindurch, tritt sie hinzu und wird sie rückresorbiert, so werden die Keime niedergehalten oder von beweglichen Körperzellen aufgenommen und im Säftestrom, in den regionären Lymphdrüsen usw. abgetötet.

In dem stagnierenden Serom oder Hämatom jedoch keimen die akzidentellen Wundbakterien ungestört zur Körpervirulenz heran. Im allgemeinen überwiegen bei eintretender Wundinfektion durch die akzidentellen Keime sehr bald die auf den menschlichen Organismus am besten eingestellten Staphylokokken und Streptokokken, während andere Außenweltskeime meistenteils vom Organismus abgetötet oder von den Staphylokokken überwuchert werden. Andererseits werden aber gewisse gefährliche Keime durch die Symbiose mit den Staphylokokken überhaupt erst herangezüchtet (gewisse Anaerobier, Tetanusbazillen). In gewissen Fällen, die im Frieden zwar seltener, im Kriege häufiger vorkommen, entkeimen, wenn große Mengen von Wundnekrosen und Blutgerinnsel vorhanden sind, auch anaerobe Keime in der Wundhöhle aus, besonders wenn dies eine geschlossene (vernähte oder buchtenreiche Wunden) und nicht offene Muldenwunde ist. Diese Wundfäulnis oder die putride Infektion, die zu septischen Zuständen führen kann, läßt die Staphylokokken und Streptokokken nicht recht aufkommen.

Auch an Nekrosen, besonders an Fremdstoffen (Holzsplitter, Tuchfetzen, Papp- und Filzstücken), können in Symbiose mit Aerobiern Anaerobier auskeimen, deren gefährlichster der Tetanusbazillus ist.

Das Wundsekret, das sich in einer infizierten Wunde ansammelt, hat den Charakter der Exsudatflüssigkeit, d. h. es enthält fast alle Bestandteile des Blutplasmas (im Gegensatz zum Transsudat, das in der Hauptsache Albumine, wenig Globulin, kein Fibrinogen enthält). Es steht sehr häufig unter erhöhtem osmotischen oder mechanischen Druck. Nun ist der erhöhte Gewebedruck, wie wir seit Landerer und vielen Forschern nach ihm wissen, für das Gewebsleben besonders gefährlich. Er behindert Lymph- und Blutzirkulation in erheblichem Maße und schädigt, teils direkt, teils indirekt, das Zelleben. Hier sei jener wichtige

Faktor hervorgehoben, daß die Behinderung der Zirkulation auch die Abwehrkräfte der Gewebe und des Körpers hemmt und damit der Bakterieneinwirkung und sekundär ihrer Einwanderung in die Gewebe Vorschub leistet.

In jedem Organ oder Körperabschnitt sind nur gegeneinander adaptierte lebensfähige Gewebe normaler Struktur zur vollen Widerstandskraft gegen die Infektionsgefahr geeignet und die Vorbedingungen für ein gutes regeneratives Geschehen, d. h. also für die Heilung. Fehlen z. B. in der Bauchhöhle die Serosaflächen, liegt das retroperitoneale Gewebe ausgedehnt frei, so ist sowohl die Resistenz der Bauchhöhle geschädigt, wie auch die Regenerationskraft herabgesetzt. Es entstehen nach Operationen z. B. unphysiologische Verwachsungen, usw. Für solche Serosadefekte in der Bauchhöhle hat Mikulicz den Begriff des toten Raumes geprägt, den wir mit Vorteil in die Biologie der Wundheilungsvorgänge übernehmen.

Die Bedeutung des toten Raumes.

Es sei weiter hervorgehoben, daß zur Überwindung peritonealer Infektionen die Erhaltung des Bauchinnendruckes von großer Bedeutung ist. Daher nähen wir ja heute den Bauch nach Laparotomien wegen Perityphlitis am liebsten ganz zu. Die Erhaltung des intraabdominellen Druckes ist uns wichtiger, als der Abfluß infizierten Sekretes aus der Bauchhöhle, der doch nur recht unvollkommen durch Drainage sicherzustellen ist. Wir können annehmen, daß bei geschlossener Bauchhöhle trotz entzündlicher Reizung des Peritoneums die Lymphzirkulation auf der Serosaoberfläche weit physiologischer vor sich geht als bei der Drainage. Der physiologische Lymphstrom ist in der Bauchhöhle zum Abtransport der Bakterien von eminenter Bedeutung.

Ganz analog können wir annehmen und glauben wir auch aus tausendfältiger klinischer Erfahrung zu sehen, daß die Heilung einer Wunde und die Überwindung einer event. leichten Infektion bei geschlossener Hautdecke und beim Fehlen „toter Räume“ viel sicherer vor sich geht. Der Verschluß der Hautdecke über Wundflächen, die nicht eng aneinander liegen und an denen größere Mengen von Nekrosen sitzen, ist gefährlich, sobald eine gewisse Menge von Keimen in sie hinein gelangt. Fast ebenso gefährlich ist die Ansammlung stagnierender Serome und Hämatome, die wir im weiteren Sinne auch als tote Räume bezeichnen können. Nekrosen und Sekretansammlungen sind Brutstätten für die Wundkeime. Je größer die Sekretansammlung und die Nekrosenmenge ist, desto gefährdeter ist die Wundheilung.

Es ergibt sich also, daß bei der Wundversorgung der Bildung toter Räume, die sich mit Wundsekret anfüllen können oder anfüllen, von vornherein vorgebeugt werden muß, und daß bei eintretender Sekretansammlung durch ärztliche Maßnahmen für Abfluß gesorgt werden muß. Diese Forderung ist sowohl für die Hämatome wie für größere Serome aufzustellen. Das: ibi evacua gilt auch für die Hämatome wie für die Serome, auch der aseptisch heilenden Wunden. Denn die Vereiterung solcher Ergüsse in toten Räumen tritt sonst allzu häufig ein.

Schon bei der ersten Wundversorgung müssen die Nekrosen, welche ja einen erheblichen Reiz zur Exsudatbildung ausüben, gründlich weggeschnitten werden. Blutgerinnsel müssen ausgeräumt, alle blutenden Ge-

Die Maßnahmen zur Verhütung der Sekretstauung.

fäße unterbunden werden. Die toten Räume sind durch tiefe Gewebsnähte zu verschließen, so daß nur lebenskräftige Wundflächen aneinander liegen und die frühere Wundhöhle einen schmalen, nicht aber einen klaffenden Spalt darstellt. Sind Raffnähte möglich, so entstehen in der Regel keine Serome oder Hämatome, da kleinere Gefäße wie durch Umstechung verschlossen werden. (Der Gefahr der sekundären Hämatombildung kann im besonderen Fall entgegengewirkt werden durch Hochlagerung, beispielsweise durch die Suspension einer Hand nach der Wundversorgung in örtlicher Betäubung).

Sekretabfluß durch Nahtlücken.

Die aus den durchschnittenen Gewebsspalten und Lymphspalten austretende Lymphe und die sich ihr beimengende Exsudatflüssigkeit, welche durch die Kapillarwände hindurchtritt, werden in einer so versorgten Wunde mit engem Wundspalt leicht resorbiert, und es bildet sich eine, wenn auch nicht exakt geschlossene, so doch für die ungestörte Heilung ausreichende Zirkulation der Gewebelymphe. Die ständig zu- und abströmende Gewebelymphe vertritt den außer Zirkulation gesetzten Gewebsteilen gegenüber bis zur Bildung der Wundkapillaren das ernährende Blut. Zugleich befinden sich aber auch in dem reichlich zu- und abströmenden Gewebssaft die Immunstoffe des Blutplasmas und die für den Wundstoffwechsel sehr wichtigen Leukozyten. Wo sich die Wundflächen nicht lineär aufeinander legen lassen, wie z. B. der drohenden Infektionen wegen bei Amputationen oder aber aus physikalischen Gründen bei Knochenoperationen, kann man mit Vorteil das nachsickernde Blut und Serum durch Nahtlücken abfließen lassen. Man näht dann die Wunde nicht ganz zu, sondern legt nur sogenannte Situationsnähte, etwa doppelt so weit, wie sonst die Hauptnähte gelegt werden. Aus solchen Nahtlücken fließt das Wundsekret in den ersten 2 bis 3 Tagen leicht ab. Heilt die Wunde per primam, so versiegt der Sekretstrom von selbst. Der durchtränkte Verband trocknet aus, braucht auch keineswegs vor der Entfernung der Nähte gewechselt zu werden. Auch die Nahtlücken schließen sich in der Regel lineär, so daß die unmittelbare Heilung nicht gestört ist.

Drainage stark absondernder Wunden.

Wirksamer als durch Nahtlücken kann dem Sekret von großen aseptischen Wundflächen durch kurzdauernde Drainage Abfluß verschafft werden. Wir wenden solche kurzdauernde Drainage an nach blutreichen, langdauernden Operationen, bei denen mit der Zeitdauer des Offenbleibens der Gewebsspalten die Zahl der akzidentellen Wundkeime vermehrt ist. Auch wenn wir unter der geschlossenen Haut sehr große Wundenflächen zurücklassen müssen, die durch Raffnähte nicht geschlossen werden können, wie z. B. nach Mammaamputationen, legen wir Sicherheitsdrains ein, entfernen sie aber möglichst frühzeitig. Die Drains brauchen nur kurz zu sein, gerade nur die Hautränder auseinander zu halten, also bis unter die Kutis zu reichen. Mit Vorteil legt man die Abflußpunkte an die abhängigsten Stellen der Wundfläche, z. B. bei Mammaamputationen möglichst weit nach der hintern Axillarlinie zu. Da hier die Wundfläche meist weit unter der Haut nach hinten reicht, sticht man wohl gerne ein oder zwei Löcher in die Haut und legt hier die Drains ein. Will man trotz der Drainage die Heilung per primam und möglichst lineäre Narbe erzielen, so müssen die prophylaktischen Drains am 2., spätestens am 3. Tage entfernt werden, sonst erfolgt entlang den Drains eine Einwanderung von Hautkeimen und eine, wenn auch meist nur harmlose Infektion der Drainkanäle, so daß diese nur per secundam ausheilen können. Auch nach Versorgung großer akzidenteller Weichteilverletzungen, nach Amputationen, nach Entfernung großer, in den Weichteilen oder Knochen sitzenden Geschwülsten, nach schwierigen oder langdauernden Strumektomien legen wir Sicherheitsdrains ein. Wenn Temperatur und Puls und das subjektive Befinden der Verletzten nicht auf eine Tiefeninfektion hinweisen, können die Drains am 2. bis 3. Tage entfernt werden. Wechselt man dann den Verband, so läßt sich wohl meist entscheiden, ob eine leichte Infektion droht oder ob eine schwere Infektion im Anzuge ist.

Gefahr der Drainage.

Die länger liegenbleibenden Drains bedeuten für die aseptische Heilung wegen der Gefahr der Sekundäreinwanderung akzidenteller Keime längs des Drains immer einen gewissen Nachteil. Für die gewöhnlichen Weichteilwunden ist diese Gefahr der Sekundärinfektion nicht sehr groß. Sie beschränkt sich gewöhnlich auf den Drainkanal. Man erlebt aber doch mitunter, daß bei frühzeitiger Entfernung, die man z. B. bei Strumektomien vornimmt, zwar die Drainstelle verklebt, daß sich aber in der Tiefe eine wenn auch meist nur leichte Gewebsinfektion festsetzt, so daß nach einiger Zeit sich wieder eine gewisse Menge eines infizierten Sekretes entleert und danach erst die definitive Heilung eintritt. Meist ist dann die Stelle, wo das Drain gelegen hat, nicht lineär verheilt.

Weit gefährlicher ist die Einwanderung der Hautkeime, wenn in der Tiefe der Wunde Gewebe offen liegen, die sich erfahrungsgemäß leicht infizieren, wie z. B. Sehnenscheiden, Gelenke, Pleura, Meningen. Hier besteht bei länger dauernder Drainage stets die Gefahr der Sekundär-Tiefeninfektion. Daher muß gerade hier das Drain möglichst früh entfernt werden, wenn es nicht überhaupt vermeidbar war. Jedenfalls sollte das Drain in solchen Fällen nur möglichst oberflächlich liegen, nur die Haut zum Klaffen bringen und nicht auf infektionsgefährdete, häufig auch gegen den Druck des Drainrohrs wenig widerstandsfähige Gewebe zu liegen kommen (Synovialmembran, Sehnenscheiden, Meningen).

Die Entfernung der Drains hat je nach dem Zweck derselben zu verschiedenen Zeiten zu erfolgen. Das Sicherheitsdrain im verdächtigen Wundgebiet kann häufig schon am zweiten oder dritten Tage entfernt werden. Bildet sich danach eine Sekretverhaltung, so muß man es unter Umständen wieder einführen und je nach der Absonderung oder der Art des Sekretes entsprechend lange liegen lassen. Bei einfachen Weichteilwunden, die einwandfrei chirurgisch versorgt sind und sich nicht schwer infizieren, sollte man die Drainage möglichst früh fortlassen, denn Drain und Tampon sind nun einmal Fremdkörper und wirken, wie Bier uns gelehrt hat, schädlich auf die Gewebe, trocknen sie aus, begünstigen Nekrosen und tragen unter Umständen die Infektion in die Tiefe.

Bei Wunden, die in die Tiefe und zu empfindlichen Organen führen, muß man, wie die Erfahrung lehrt, in besonderen Fällen mit dem Weglassen des Drains vorsichtig sein, bei tiefen Beckenwunden und z. B. auch bei periartikulären Phlegmonen. Hier entscheidet das chirurgische Gefühl, wann das Drain entfernt werden kann.

Ein zu lange liegendes Drain, was der Arzt sich gescheut hat zu entfernen, verhindert geradezu mitunter die Ausheilung. So sieht man als Chirurg gar nicht selten, daß das in Abheilung befindliche Empyem durch ein wochen-, ja monatelang liegendes Drain an der definitiven Ausheilung verhindert worden ist.

Das starre Drain[1]) gefährdet in praxi auf die Dauer wohl jedes Gewebe durch Druckwirkung. Es anämisiert weiche Gewebe, nekrotisiert sie, besonders wenn die Nachbarnähte dicht liegen und die Gewebe fest zusammengenäht waren. Ein solcher Drainkanal sieht nach einigen Tagen nicht mehr gewebsfrisch, sondern weißlich opak aus. Man betont gewöhnlich die Gefahr des starren Drains, das an einem pulsierenden Gefäßrohr liegt. Hier hat die häufige Nekrotisierung der Gefäßwand, die zur Arrosionsblutung, die Chirurgen auf die Gefahr der Drucknekrose aufmerksam gemacht. Zweifellos besteht aber die gewebstötende Druckwirkung auch für andere Gewebe; und durch diese Schädigung wird die Einwanderung einer Infektion begünstigt. Darum ist ein Drain in Wunden, die aseptisch heilen sollen, niemals unschädlich, und im gegebenen Falle kann es den Erfolg der Wundversorgung zunichte machen. Gegen die Gefahr der Sekundärinfektion schützt man sich bei empfindlichen Geweben und Körperhöhlen am besten durch die Naht der tiefen Gewebsteile, z. B. der Kniegelenkskapsel, der Pleura, und drainiert bei Infektionsverdacht nur die oberflächliche Gewebsschicht. Besonderen Erfolg hatte dieses Verfahren in der Kriegschirurgie, wo z. B. durch die primäre Exzision und Naht der Kniegelenkskapsel oder der Pleura die Infektion dieser gefährdeten Häute in der Regel vermieden wurde, wenn nicht grobe Zertrümmerungen an Gelenkenden usw. vorlagen. Auch für die Schädel- und Hirnverletzungen haben Barany u. a. die primäre Naht der umschnittenen Wunden empfohlen, um die gefährliche Sekundärinfektion des Gehirns zu verhüten. Viele Chirurgen haben aber neben der Naht für kurze Zeit ein Sicherheitsventil durch Drain oder Tampon angelegt. Allerdings sind von andern Chirurgen diesem Verfahren gegenüber den gewöhnlichen schweren Schädelverletzungen gewichtige Bedenken entgegengehalten worden.

Für die besonders infektionsempfindlichen Meningen ist der freie Abfluß der Zerebrospinalflüssigkeit, wenn noch keine Infektion in der Tiefe bestand, besonders gefährlich. Auch ohne Drainage kommt es hier, wenn eine Liquorfistel entsteht, häufig zur Sekundärinfektion und damit meistens zum Exitus. Daher ist es gerade nach Schädeloperationen sehr wichtig, daß die Meningen genäht, die Blutung sorgfältig gestillt und so durch primäre und genaue Hautnaht die Entstehung einer Liquorfistel verhütet wird.

Tamponade bei infektionsgefährdeten Wunden.

Die gewöhnliche Tamponade mit aseptischer Gaze sollte bei genähten Wunden vermieden werden, auch wenn Infektionsgefahr droht. Gerade in dem Maschenwerk der Gaze, die sehr bald sekretdurchtränkt ist und nicht mehr ableitet, sondern wie ein Pfropf abschließt, setzen sich die Infektions-

[1]) Über Zigarettendrain und Dochttamponade s. Abschn. 25.

erreger gern fest oder wandern in die Tiefe. Man kann allerdings durch besondere antiseptische Imprägnation der Einwanderung der Außenkeime in die sekretdurchtränkte Gaze vorbeugen, z. B. durch Jodoform oder Farbstoffimprägnation. Diese gewollte Wirkung ist aber nur unsicher.

Die breit-offene Tamponade bei schwer infektionsgefährdeten Wunden, die nicht genäht werden konnten (Kriegswunden, besonders tiefe Operationswunden, bei der Gasphlegmone nach Amputationen wegen dieser Erkrankung), läßt sich jedoch mitunter nicht umgehen. Auch bei schweren Quetschwunden in der Friedenschirurgie, besonders bei solchen, die spät und bereits entzündet in ärztliche Behandlung kommen, ist die Gazetamponade angezeigt. Vorbedingung ist allerdings, daß die Wunde eine flache Höhle darstellt und nach der Tamponade allseitig freien Abfluß hat. Buchten dürfen niemals, besonders nicht oberflächlich, tamponiert werden. Gänzlich verfehlt ist bei akzidentellen Verletzungen das Ausstopfen enger Wundkanäle mit Gaze, besonders wenn keine genaue Wundrevision vorgenommen worden war. Stichverletzungen sind in dieser Hinsicht besonders gefährlich.

Gefahr der Sekretstauung bei schwerer Wundinfektion.

Tritt bei genähten Wunden eine schwere Wundinfektion ein, so hat der Arzt, nachdem er diese erkannt hat, sofort alle Fäden zu entfernen und alle Wundtaschen breit aufzumachen. Die tiefen Nähte (Katgutnähte) kann man bei nicht lebensbedrohlichen Anzeichen vor der Hand noch liegen lassen, da sie selten so eng liegen, daß das Sekret zwischen ihnen nicht noch abfließen kann. Bei schwerster lebensbedrohlicher Infektion sind auch die tiefen Gewebsnähte zu entfernen, denn unter ihnen schreitet die Infektion in den tiefen Gewebsspalten fort und ergreift die Interstitien und Lymphspalten, wobei es dann nicht selten zur septischen Thrombophlebitis kommt.

Der Entschluß, eine tiefere, genähte Wunde wieder breit aufzumachen, ist gewiß nicht leicht, da hiermit meist üble Folgen, besonders für das funktionelle Resultat der Wundversorgung, verbunden sind. Aber gerade bei den schweren Wundinfektionen führt die breite Eröffnung die Heilung meist schneller herbei, sie entlastet die tiefen Gewebsschichten, nimmt z. B. den Anaerobiern ihre Lebensbedingungen und verhindert die weitere Nekrotisierung der Gewebe. Auch sind wir ja gegenüber weit klaffenden Wunden nicht ganz machtlos, Sekundärnähte, Zusammenziehen der Wundränder mit Heftpflaster- oder Mastisolbindezügeln stehen uns hier, wenn auch nur als unvollkommene Hilfsmittel, zur Verfügung. Die Entscheidung, ob eine genähte Wunde wieder breit aufzumachen ist oder ob man damit noch warten darf, ist nicht leicht und muß vom Arzt nach gewissenhafter Überlegung unter Berücksichtigung des Allgemeinzustandes des Kranken usw. gestellt werden. Die Art der Infektionserreger spielt hier eine nicht unwichtige Rolle; auch schwere Staphylokokken- und Koliinfektionen lassen sich häufig mit teilweiser Eröffnung der genähten Wunde beherrschen. Sehr gefährlich ist stets die Streptokokkeninfektion, die schnell in den Gewebsspalten fortschreitet, und sind es weiter einige besondere Infektionsarten, wie die Urin- und Kotphlegmone (im periproktitischen und retrozökalen Gewebe). Am schnellsten verlaufen die sogenannten putriden oder die Infektionen mit anaeroben Bakterien, wie z. B. die Gasphlegmone, welche mit der Kot- und

Urinphlegmone vieles gemeinsam hat. Hier bedeutet schon die Wundnaht bei unerkannt gebliebener Infektion häufig den letalen Ausgang. Denn gerade der Abschluß begünstigt das Wachstum der Anaerobier. Ist die Infektion bei der Urinphlegmone noch nicht allzu weit in die Gewebe eingedrungen, so leisten breite Einschnitte in die durchtränkten Gewebe nicht selten schnelle Abhilfe. Der unter Druck in die Gewebe gepreßte Urin fließt dann nach außen ab. Analoges gilt für die Kot- und Gasphlegmone.

Wundinfektion in lockern und tiefen Gewebsschichten.

Breitet sich eine Infektion in tiefen, dem Auge und der äußeren Untersuchung schwer zugänglichen Gewebsschichten aus, so wird sie häufig nicht richtig erkannt und nicht rechtzeitig radikal angegriffen. Besonders gefährlich sind die Infektionen der tiefen Sehnenscheiden, die Hohlhandphlegmonen, die gar nicht selten auf die Sehnenscheiden übergreifen, die Gelenkkapselphlegmonen, welche in die lockeren intermuskulären Gewebsspalten durchbrechen, weiterhin die tiefen Halsphlegmonen, solche des periösophagealen Raumes, im Mediastinum, in den weiten Gewebsspalten hinter dem Colon ascendens und descendens, im perirektalen Gewebe und um Niere, Blase und Prostata herum.

Bei entzündlicher Erkrankung in diesen tiefen Gewebsschichten nach Operationen und nach Verletzungen, die zur Infektion führten, muß hier sofort für freiesten Abfluß der Wundsekrete gesorgt werden. Bei Wunden des Ösophagus, der Blase, der Niere, des Dammes, bei Darm- oder Blasenverletzungen spielt das Eindringen der Exkrete in die Gewebe eine sehr verderbliche Rolle. Denn in den Exkreten des Darms finden sich einerseits angebrütete Bakterienstämme, die zur jauchigen Infektion führen können, andererseits wird durch die Urininfiltration einer im Bereich derselben rapide um sich greifenden Infektion Vorschub geleistet.

Tritt nach Operationen an der Blase, der Niere oder am Ösophagus eine Infektion der tiefen Gewebsschichten ein, so müssen sofort alle Nähte, auch die tiefen, entfernt werden. Um dann solche tiefen Wundhöhlen breit offen zu halten und dem zu Anfang (im Stadium der noch offenen Gewebsspalten!) meist sehr reichlichen und dünnflüssigen Sekret Abfluß zu verschaffen, muß mitunter tamponiert werden, und zwar aus rein physiologischen Gründen, weil weite Wundhöhlen, welche die Neigung haben, sich wieder aneinander zu legen, durch breite Tamponade weiter auseinander gehalten werden als durch Drains. Im Kriege war die Tamponade bei den schweren progredienten Gasphlegmonen wohl allgemein üblich. Sobald dann eine gewisse Abgrenzung eingetreten ist und rahmiger Eiter als das Anzeichen einer solchen erscheint, genügt die Drainage, die gewöhnlich zugleich mit dem Tampon im Anfang eingeführt worden war.

Der praktische Art wird die schweren Infektionen der tiefen Gewebsschichten wohl nur selten zu behandeln haben. Er muß aber die Gefahr der Verletzung tiefer Organe, aus denen Exkrete abfließen, kennen. So muß ihn das Abfließen eines schleimigen Sekretes aus eines Halswunde auf eine Ösophagusverletzung aufmerksam machen, bei der die tiefe Halsphlegmone und Mediastinitis droht. Das Abfließen fadenziehender schleimiger Flüssigkeit aus einer Wunde nahe dem Kniegelenk deutet mit Sicherheit auf eine Gelenkverletzung hin, die am besten im Frühstadium angegriffen wird, jedenfalls von vornherein durch exakte Ruhigstellung behandelt werden muß. Bei Operationen an Sehnenscheiden, insbesondere bei der drohenden oder bereits eingetretenen Infektion derselben, muß er sich der vollen Verantwortung seines chirurgischen Handelns bewußt sein. Er muß mit sicherem anatomischen Wissen und einwandfreiem chirurgischen Apparat (Narkose, Blutleere, übersichtliche Lagerung des Arms) arbeiten, denn nur dann kann der Eingriff gründlich und nach chirurgischen Erfordernissen einwandfrei ausgeführt werden. Greift aber eine Infektion auf weitere Abschnitte der Sehnenscheiden oder bei Gelenkverletznngen auf das ganze Gelenk über, dann darf mit weiterem radikalen Vorgehen auch nicht einen Tag lang gezögert werden, dann muß breit und physiologisch richtig indiziert werden. So muß der gemeinsame Sehnenscheidensack der Fingerbeuger so früh wie möglich eröffnet werden, wenn vom kleinen Finger oder Daumen eine Phlegmone überzuspringen droht. Die frühzeitige Entlastung von dem spannenden Drucke (dem osmotischen und physikalischen Druck) ist von außerordentlicher Bedeutung; ein frühzeitiger Eingriff kann die Sehnen noch vor der Drucknekrose bewahren. Greift längs der Sehnen und Sehnenscheiden die Infektion auf die tiefen Gewebsschichten zwischen der Extremitätenmuskulatur über (vom gemeinsamen Sehnenscheidensack der Handbeuger auf die Unterarminterstitien) und ist auch hier nicht mehr zu beherrschen, so muß wenigstens das Leben durch rechtzeitige Amputation gerettet werden.

Beispiel aus der Praxis.

Hohlhandabszeß in geringer Ausdehnung ohne Beteiligung der Sehnen. Wird vom Facharzt inzidiert und längere Zeit bis zur völligen Schmerzlosigkeit und guten Granulationsbildung behandelt, von hier an den überweisenden Arzt zurücküberwiesen. Der Facharzt bekommt, ohne vom praktischen Arzt weiter zugezogen worden zu sein, die Pat. erst wieder zu Gesicht, nachdem ihr im Krankenhaus der Unterarm amputiert worden war. Es war inzwischen zur deletären Infektion der Sehnenscheiden und zu einer tiefen Vorderarmphlegmone gekommen. Sie war nicht zeitig genug erkannt und zu spät chirurgisch angegriffen worden.

Sekretabfluß bei der offenen Wundbehandlung.

Wie bei den Tieren die Wunden offen heilen, so hat man auch seit langer Zeit beim Menschen Wunden bewußt ohne deckenden Verband heilen lassen. Bei der offenen Wundbehandlung ist der Abfluß der Sekrete, solange sie dünn und reichlich fließen, frei. Daß dem Verfahren auch nicht unerhebliche Nachteile anhaften, wird weiter unten besprochen werden.

Im Grunde genommen heilen auch die Wunden des Magen-Darmkanals, der Harnwege und der Luftwege offen, d. h. ohne besonderen schützenden Verband. Bei Operationen im Munde, der Nase, der Trachea, im Magen-Darmkanal und ebenso bei Verletzungen (z. B. bei tiefen Bißwunden an der Zunge eines Epileptikers) erfolgt die Heilung trotz Anwesenheit zahlloser, ja selbst angebrüteter Keime, also bei ganz fehlender sogenannter Asepsis, ohne jede schwere Wundinfektion. Auf den Schleimhäuten verhindert die Feuchtigkeit (Schleim), die bei Verletzungen in größeren Mengen reflektorisch abgesondert wird, Sekretstauung und Eintrocknung, welch letzterer Faktor beispielsweise bei der offenen Wundbehandlung äußerer Wunden als recht schädlich zu beurteilen ist. Selbst das Vorübergleiten des meist ja Bakterien mitführenden Magen- oder Darminhaltes schadet hier nicht, dient vielmehr durch Wegführen des Wundsekretes zum Vorteil. Erfahrungsgemäß heilen Wunden in der Schleimhaut des Magen-Darmkanals, wie wir sie bei unsern Magen-Darmoperationen ja immer vorliegen haben, sehr glatt.

Man kann hieraus so recht ersehen, daß nicht die Anwesenheit von Bakterien in Wunden zu einer Wundinfektion zu führen braucht, daß vielmehr außerordentlich viele andere Faktoren, wie Blutversorgung, Gewebsresistenz, Art der Wunde usw. mitspielen.

Zu erwähnen ist noch, daß alle Tiere ihre Wunden belecken, daß die Wundsekrete also fortwährend weggeführt werden. Die offene Wundheilung bei Tieren ist eigentlich nicht dasselbe wie die offene Wundheilung beim Menschen, bei welcher sich auf der Wundoberfläche sehr bald Borken bilden, die dem freien Abfluß des nachsickernden Wundserums im Wege stehen.

Permanente Irrigation. Dauerbad.

Am wirksamsten wird die Wegführung der Wundsekrete aus der Wundhöhle durch die Dauerberieselung erreicht, einem Verfahren, das in der antiseptischen Ära mit desinfizierenden Lösungen vorgenommen wurde. Ein Nachteil bei der Berieselung ist, daß die Granulationen aufquellen und dadurch die Epithelisierung hintangehalten wird. Mit der Dauerberieselung sehr nahe verwandt ist die Wundbehandlung nach Dakin bei der durch ein häufiges Nachspritzen einer dünnen Chlorwasserlösung in die Tiefe des Wundgrundes das Wundsekret ständig verdünnt und leichter aufsaugbar gemacht wird, während zugleich die Gaze durch das dauernde Nachfeuchten kapillarfähiger erhalten wird.

Eine ganz hervorragend nützliche Maßnahme bei übergroßen Wunden, z. B. Verbrennungen und schweren Verletzungen, bei ausgedehnten Dekubitalgeschwüren und auch bei Blasen- und Mastdarmwunden, ist die Behandlung im Dauerbad. Leider ist sie nur in großen Krankenhäusern, wo einwandfreie Badevorrichtungen und Wartung vorhanden sind, möglich. Sie ist auch sehr kostspielig und umständlich.

Drainage geschlossener Infektions-Herde (Abszesse).

Geschlossene Eiterherde, in denen voll virulente Infektionserreger sitzen, müssen von dem mechanischen und osmotischen Druck ihres Sekretes befreit werden. Es geschieht dieses am erfolgreichsten durch Inzision und Drainage. Neuerdings sind von Bier, Klapp u. a. Versuche unternommen worden, durch antibakterielle Mittel (Enkupin, Vuzin) geschlossene Eiterherde, ja selbst Phlegmonen usw. zu sterilisieren und ohne groben operativen Eingriff die Herde zur Ausheilung zu bringen (s. Abschn. 30). Vielleicht sind wir hier auf einem sehr richtigen Wege. Für die Praxis ist das Verfahren noch nicht reif.

9. Die Behandlung der fortschreitenden Wundinfektion und der Allgemeininfektion.

Überwinden die Wundinfektionserreger die örtlichen Schranken, durchwandern oder vernichten sie das junge Wundbildungsgewebe, so wird der Allgemeinorganismus durch das Eindringen der Bakterien gefährdet und unter Umständen vernichtet. Mitunter kommt es auch bei schwerster Wundinfektion (Operationsinfekt des Arztes, Gasbrand) gar nicht erst zur Ausbildung des Granulationswalles.

Die in einem hohen Prozentsatz das Leben gefährdende Allgemeininfektion erfordert eine ganz besonders örtliche und der Natur der Sache nach auch allgemeine Behandlung. Unsere Erfolge sind hier nicht immer günstige. Wir befinden uns eben in einem Grenzgebiet unseres ärztlichen Könnens und unserer therapeutischen Macht. Mitunter kann der Wundarzt durch schnell entschlossenes chirurgisches Handeln das Leben noch retten, sei es, daß er die Bakterienbrutstätten in den Geweben durch Amputation entfernt, sei es, daß er bei Thrombosenvereiterung der Venen diese Gefäße proximal unterbindet. Gegenüber der Bedeutung eines kupierenden chirurgischen Eingriffs sind die Aussichten, eine allgemeine Infektion durch Bakterienabtötung im Blut oder in den Geweben zu beeinflussen, recht gering, wenn es auch an zahllosen Versuchen und experimentellen Arbeiten zu einem solchen Zwecke nicht gefehlt hat, seitdem die Bakterien als Erreger der Allgemeininfektion nachgewiesen worden sind.

Die septische nicht metastasierende Allgemeininfektion.

Wir unterscheiden die septische und pyämische Allgemeininfektion. Bei der ersten überwuchern in der Wunde die Fäulniskeime, welche sich im toten oder abgestorbenen Gewebe festsetzen. Nicht selten bereiten Eiterbakterien durch schnell fortschreitende Nekrotisierung des Gewebes der putriden Infektion den Weg vor. So gibt es eine gangränescierende Streptokokkenphlegmone, bei denen in der Regel Fäulnisbakterien den Streptokokkenbahnen nachziehen und das abgetötete Gewebe außerordentlich schnell zur Gangrän bringen, wobei dann binnen wenigen Stunden ganze Extremitätsabschnitte brandig werden können. Bei akzidentellen Verletzungen gelangen die Erreger der putriden Infektion aus der Kulturerde, dem Dünger, der Mundhöhle wilder Tiere usw. nicht selten in die Wundhöhle und entwickeln sich dort, wenn sie gequetschtes Gewebe in genügender Menge als Nährboden vorfinden und wenn vor allen Dingen die Wundhöhle tief und buchtenreich ist, denn damit hat der Sauerstoff der Luft nicht genügend Zutritt. Die Erreger der Saprämie gehören in ihrer Mehrzahl zu den Anaerobiern, in gut durchblutetem oder offenliegendem Gewebe können sie sich nicht halten. Daher ist die beste Prophylaxe gegen die putride Infektion die gründliche Ausschneidung aller Wundnekrosen bei der ersten Versorgung, und zwar besonders bei den verschmutzten Quetschwunden. Damit fallen die Nekrosen weg und gut durchblutetes Gewebe bildet den Wundrand.

Die meisten Wunden mit septischer Infektion sind zugleich auch mit Eiterbakterien infiziert, so daß die Allgemeinerkrankung in der Regel eine Septikopyämie ist. Die Fäulniserreger als strenge oder fakultative Anaerobier wuchern in der Regel im Blut nicht aus, gehen vielmehr in ihm zugrunde. Die rein septische oder putride Allgemeininfektion ist also eine Toxinämie (Septikotoxinämie). Nur kurz vor dem Tode dringen in der Regel auch diese Bakterien in ungeheuren Massen in das Blut und überschwemmen den Organismus.

Daher machen die Fäulnisbakterien auch keine Metastasen. Die eitrige Thrombophlebitis, im Gefolge deren es ja zu metastatischen Infektionen kommt, finden wir bei der putriden Infektion nicht. Ich habe im Kriege nur einmal eine echte metastasische Gasphlegmone gesehen (Oberschenkelgasphlegmone, metastasischer Gasabszeß in den Weichteilen der Schulter), und diese Metastase trat charakteristischerweise auch erst einen Tag vor dem Tode auf. Da die Fäulnisbakterien keinen Reizstoff für die Leukozyten bilden, fehlt die eigentliche Wundeiterung. Erst wenn die Pyobakterien zu überwuchern anfangen, kommt es zur Wundeiterung. Diese ist meist ein Zeichen beginnender Abgrenzung und prognostisch günstig zu beurteilen.

Die rein septische Allgemeininfektion, in der Regel von tiefbuchtigen Wunden ausgehend, ist häufig nicht mehr mit Erfolg zu bekämpfen. Wir stehen der septischen Allgemeininfektion von einer jauchigen Urin- oder Kotphlegmone, der septischen Endrometritis, der jauchigen Peritonitis oder Pleuritis[1]) oder einer schweren Form der anaeroben Infektion an den Extremitäten (Gasphlegmone) fast machtlos gegenüber. Die Nekrosen sind entweder von vornherein tief und weitgreifend oder werden es durch die Infektion, und die in ihnen wuchernden Bakterienmengen sind so ungeheuer groß, daß die Ausschneidung der Wunde meist nicht möglich ist. Zudem kann nach den Untersuchungen Friedrichs bei eingetretener Wundinfektion die einfache Umschneidung den Verlauf der Infektion nicht mehr beeinflussen. An toxingeschwächten Patienten verbietet sich in der Regel ein größerer chirurgischer Eingriff überhaupt. Weiterhin machen die anatomischen Verhältnisse (Infektion der Pleura und des Peritoneums) eine radikale Entfernung der infizierten Gewebsschichten unmöglich. Gelingt es, mit einer schnellen und einfachen Operation das in putride Zersetzung übergehende Gewebe radikal zu entfernen, und ist der Organismus noch nicht allzusehr toxinüberladen, so ist manchmal noch ein Erfolg zu erzielen, z. B. durch Exstirpatio uteri puerpuralis oder durch Amputation einer Extremität.

Häufig kommen auch radikale Eingriffe zu spät, sei es, daß das Herz schon zu sehr geschwächt ist oder weil mitwuchernde pyogene Bakterien echte Metastasen in andern Körperteilen gesetzt haben.

Es bleibt dem Arzte bei der schweren septischen Allgemeininfektion häufig nichts anderes übrig, als den Organismus, wie bei andern Allgemeininfektionen, über die gefährlichen Tage der unvollkommenen Abgrenzung mit Herzmitteln hinwegzubringen und durch hochwertige Nährmittel, wie z. B. auch den Alkohol[2]), den Verfall des Körpereiweiß aufzuhalten. Der Magen-Darmkanal und damit das Herz dürfen mit den gewöhnlichen Nahrungsmitteln nicht noch belastet werden, nur hochwertige und leicht resorbierbare Nährstoffe darf ein schwer septisch Kranker zu sich nehmen. Der Widerwillen gegen die Nahrungsaufnahme macht zudem das Bemühen meist vergeblich. Da toxinüberschwemmte Patienten sehr unruhig und schlaflos sind, darf mit größeren Dosen Morphium nicht gespart werden, denn dauerndes Wachsein beschleunigt den Zerfall des Körpers ebenfalls außerordentlich.

[1]) Im Kriege unter dem Bilde des akuten Spannungspneumothorax verlaufend.

[2]) Alkohol verbrennt leicht und ohne Schlacken. Er tritt für andere energiespendende Nahrungsmittel ein. Er ist im Konsumtionsstadium schwerer Infektionskrankheiten häufig der einzige Nährstoff, den die Kranken noch zu sich nehmen.

Die pyämische oder metastasierende Allgemeininfektion.

Die Eiterbakterien unterscheiden sich von den Erregern der putriden oder septischen Infektion in ihren Lebensäußerungen sehr erheblich. Sie vermögen sich vor allen Dingen im sauerstoffhaltigen Blut zu erhalten und zu vermehren. Mit dem Lymphstrom gelangen sie bis zu den Lymphdrüsen und bringen sie zur eitrigen Entzündung, was die Fäulniserreger nicht tun. Die Pyobakterien dringen entweder durch die Lymphgefäße oder unmittelbar auf dem Blutwege in den Körper ein. Bei der pyämischen Allgemeininfektion gelingt es in der Regel, die Staphylokokken oder Streptokokken im Blut durch Kulturverfahren nachzuweisen. Es handelt sich also bei der Pyämie um eine Bakteriämie, neben der jedoch auch eine Toxinämie besteht. Siedeln sich die Eiterbakterien in einer Wunde an und überwuchern sie die Fäulniserreger, so ist die Allgemeininfektion eine reine Pyobakteriämie. Wie die septische, so kommt auch die pyämische Allgemeininfektion im allgemeinen nur dann zustande, wenn die Erreger in den Gewebstiefen sitzen und wenn ihre Abbauprodukte nicht frei nach außen abfließen. Die Abbauprodukte oder Toxine der Eitererreger nekrotisieren das Gewebe ebenfalls. Es kommt jedoch, wenigstens im Anfang, nur zur einfachen Nekrotisierung und nicht wie bei der septischen Infektion zur jauchigen Erweichung, vielmehr geschieht die Einschmelzung des Gewebes bei der eitrigen Gewebsinfektion durch körpereigne verdauende Stoffe, die Fermente der Leukozyten und Gewebsphagozyten.

Reicht die Gewebsinfektion mit Eiterbakterien an dünnwandige Gefäße (Venen) heran, so können die Bakterien durch die Gefäßwand wandern, das Blut zur Thrombose bringen und dann auch den Thrombus infizieren. Von einem solchen eitrig einschmelzenden Thrombus lösen sich leicht Eitermassen und werden vom Blutstrom zum Herzen geschwemmt. Von hier aus gelangen sie dann auf dem Blutwege zuerst in die Lunge und dann in alle andern Organe und machen dort Metastasen. Bei der schweren Allgemeininfektion kommen die Metastasen allerdings in der Regel auf indirekte Weise zustande, dadurch, daß sich eine eitrige Endokarditis im rechten oder linken Ventrikel entwickelt. Die Fernmetastasen entstehen häufig auf embolischem Wege, indem sich Bakterienhaufen oder Bakterien an Eiterpfröpfe in kleinen Arteriolen oder Kapillaren festsetzen und von hier aus das umliegende Gewebe infizieren.

Die pyogene Allgemeininfektion kann von jedem tiefsitzenden Infektionsherd ausgehen, so von einem Furunkel (besonders in venenreichen Gegenden, wie im Gesicht), von einem Karbunkel, von einer Osteomyelitis, die ja bereits als lokalisierter Herd einer Allgemeininfektion aufzufassen ist. Besonders gefährlich sind die pyämischen Allgemeininfektionen, welche von vereiternden Thromben großer Venen ausgehen, so von der Thrombose der Jugularis, nach eitriger Mastoiditis, nach einer Parulis oder einem Mandelabszeß. Ebenso gefährlich ist die eitrige Thrombophlebitis der Vena hypogastrica, beispielsweise nach einem septischen Abort, die Thromboplebitis der Mesenterialvenen nach Perityphlitis usw.

Die Metastasen, welche chirurgisch noch Interesse haben, sitzen in der Niere, im paranephritischen Gewebe, im subphrenischen Raum, in der Lunge (Lungenabszeß, Pleuraempyem), in den Gelenken (Hüftgelenk, Kniegelenk) und im Gehirn.

Beispiele aus der poliklinischen Praxis.

1. Ein Pat. kommt mit einer fast abgeheilten, von einem Furunkel ausgehenden Phlegmone des Daumens in Behandlung. Er war anfänglich fieberfrei, dann setzte in letzter Zeit ziemlich plötzlich hohes Fieber ein. Man findet bei ihm eine Dämpfung über dem rechten untern Lungenlappen. Die Probepunktion der Pleura ergibt ein seröses Exsudat, das frei von Bakterien ist. In klinischer Behandlung entwickelt sich dann ein subphrenischer Abszeß, nach dessen Eröffnung allmählich Heilung erfolgt.

2. Ein Pat. mit Schmerzen und Vorwölbung in der linken Nierengegend und Fieber um 39 Grad wird eingeliefert. Er hat vor 3 Wochen ein Nackenfurunkel gehabt, der jetzt abgeheilt ist. Nunmehr entwickelt sich ein paranephritischer Abszeß, der gespalten werden muß.

3. Mit hohem Fieber und einem kleinapfelgroßen Abszeß in der Leistengegend wird ein Pat. eingeliefert, der auf Befragen nichts von einer vorhergehenden Infektion anzugeben weiß. Nach längerem Suchen findet man zwischen den Zehen des betroffenen Beins eine abgeheilte intertriginöse Stelle, von der der Pat. dann nachträgtrăglich angeben kann, daß sie geeitert habe.

Die Lymphadenitis der Leistengegend schließt sich häufig an unerkannt gebliebene kleine intertriginöse Infekte, an vereiterte Scheuerblasen der Fußsohle oder der Achillessehne an. Eine ähnliche Bedeutung haben kleine Infektionen an der Hand, für die Lymphadenitis axillaris.

Die schweren Pyämien stellen an das diagnostische Können des Arztes nicht selten sehr hohe Anforderungen. Mitunter bleiben die Fälle unklar, und sind es bis zum Exitus. Man findet dann bei der Obduktion multiple metastasische Abszesse, die wegen ihres verborgenen Sitzes nicht kerennbar waren. Besonders gefürchtet sind hier die linksseitigen subphrenischen Abszesse, beginnende Prostataabszesse. Auch Infektionen tiefer Gelenke können besonders bei schwer septischen Patienten der Diagnose entgehen, ebenso wie Glutealabszesse, paranephritische Abszesse usw. erst erkannt werden, wenn durch manuelle Untersuchung oder durch Punktion das Vorhandensein von Eiter nachgewiesen werden kann.

Die pyämisch metastasierende Allgemeininfektion führt unbehandelt in der großen Mehrzahl der Fälle zum Tode, wobei naturgemäß dieser Ausgang von der Art der Lokalisation und auch davon abhängt, ob einer oder mehrere Abszesse entstehen. Ein paranephritischer Abszeß kann wohl einmal spontan durchbrechen und dann ausheilen, doch ist so etwas immer eine große Ausnahme.

Treten von einem an die Blutbahn heranreichenden oder in sie hineinragenden Eiterherde (eitrige Thrombophlebitis) ständig Eitermassen und mit ihnen Bakterien in das Blut über, so kann der Organismus zwar zu Anfang eine gewisse Menge von Bakterien abtöten. Bei fortwährender Überschwemmung reichen aber die bakteriziden Serumstoffe des Blutes und der Gewebe nicht aus, auch wenn sie in größern Mengen neu gebildet werden.

Der Arzt muß die metastasierende Allgemeininfektion so frühzeitig wie möglich erkennen. Denn nur im Beginn kann ein Eingriff am primären Erkrankungsherde den metastasierenden Eiterungen vorbeugen. Auch die irgendwo lokalisierten Metastasen müssen so frühzeitig wie möglich festgestellt werden. Von großer Wichtigkeit ist die genaue Beobachtung der Temperaturkurve, welche sich der Arzt auch in der allgemeinen Praxis bei jeder schweren Wundinfektion anlegen muß. Die pyämische Kurve und Schüttelfröste warnen beizeiten, während der Puls im Gegensatz zu seinem Verhalten bei der septischen Infektion lange Zeit kräftig zu bleiben pflegt.

Die Entscheidung, wie das chirurgische Vorgehen gegenüber der ersten Erkrankung zu gestalten ist, fällt meist schwer, da bei fortschreitenden Phlegmonen, Gelenkinfektionen, Thrombophlebitiden meist verstümmelnde Eingriffe, so z. B. bei Lebensgefahr Amputationen, Gelenkresektionen, zentrale Venenunterbindung, in Frage kommen.

Wie schwer die Entscheidung für einen chirurgischen Eingriff für einen Facharzt auch mitunter sein kann, zeigt folgender Fall:

Eine Frau im 8. Monat der Schwangerschaft erkrankt unter Schüttelfrösten und Schmerzen in der rechten Nierengegend. Die Diagnose auf Pyelonephritis wird durch den Eiter- und Bakteriengehalt des Urins und durch das Ergebnis des Ureterenkatheterismus erhärtet. Die Erreger sind Kolibakterien. Die Schmerzen der rechten Nierengegend nehmen zu, eine Vorwölbung daselbst fehlt. Das Fieber wird pyämisch. — Darum wird die rechte Niere durch Flankenschnitt freigelegt, sie ist von vielen kleinen bis zu linsengroßen Eiterherden in der Rinde durchsetzt Die Entscheidung, ob Dekapsulation und Tamponade, oder ob Exstirpation der Niere, ist um deswillen schwer, weil sich auch im Urin der linken Niere Eiter und Bakterien finden. Die Indicatio vitalis mit Rücksicht auf die zu erwartende Geburt veranlaßten die Exstirpation der rechten Niere. Danach Entfieberung und glatte Heilung. Einige Wochen später Geburt eines normalen Kindes zur richtigen Zeit. — Die Erkrankung der andern Niere ging nach der Operation ohne besondere Behandlung spontan zurück.

Beispiel aus der Verletzungschirurgie.

Eine Schußfraktur ist monatelang mit vielfachen chirurgischen Eingriffen, wie Sequestrotomien und Einschnitten wegen Eitersenkungen, behandelt worden. Der allgemeine Kräftezustand des Pat. ist sehr mäßig. Es bilden sich ständig neue Abszesse. Im Urin erscheint allmählich an Menge zunehmend Eiweiß. Die Temperatur ist zeitweise normal, steigt aber hin und wieder auf 38 bis 39°. Die Fraktur beginnt sich zu konsolidieren.

Da treten Durchfälle auf, die mit Diät und Opium nicht zu stillen sind. Das Bein wird ödematös. Während man bisher noch immer gehofft hatte, die Extremität erhalten zu können, zwingt jetzt die Indication vitalis zur Amputation. Danach blüht der Pat. auf.

Wird die Amputation in solchen ähnlichen Fällen zu lange hinausgeschoben, so verträgt der Organismus unter Umständen auch den verhältnismäßig nicht sehr großen Eingriff einer Amputation nicht mehr.

Die Allgemeinbehandlung der Sepsis und Pyämie.

Der kritische und pathologisch-anatomisch denkende Arzt wird sich von der Behandlung der Allgemeininfektion mit innerlich eingeführten Mitteln, deren Anzahl seit der Empfehlung des Kollargols und der antibakteriellen Seren ständig wächst und wechselt, nicht viel versprechen. Unbedingt erforderlich ist es aber, über der Behandlung mit solchen Mitteln nicht einen noch ausführbaren chirurgischen Eingriff am ersten oder am metastatischen Herde zu verabsäumen.

Bei der Beurteilung der antibakteriellen Mittel sollte man doch bedenken, daß es noch nicht gelungen ist, bei einer chronisch verlaufenden Pyobakteriämie, der Streptococcus viridans-Sepsis, mit der Anwendung von Antistreptokokkenserum einwandfreie Erfolge zu erzielen.

Es ist daher vor der Behandlung mit antibakteriellen Seren oder chemischen Mitteln (insbesondere Silberpräparaten) zu warnen, wenn ein anatomisch angreifbarer und zu beseitigender Infektionsherd vorhanden ist. In Grenzfällen, wo ein radikaler chirurgischer Eingriff noch aufgeschoben werden kann oder wo er unmöglich ist, können jene Mittel immerhin angewandt werden; die meisten dieser Mittel wirken wahrscheinlich nach der

Art der Stoffe zur unspezifischen Protoplasmaaktivierung. Den kolloilen Metallsolen (Kollargol, Lysargin usw.) scheint immerhin ein gewisser anregender Einfluß auf die Gewebe und Organe, in denen die Schutzstoffe des Blutes gebildet werden, nicht abzusprechen zu sein. So führen sie mitunter Entfieberung herbei, bessern wohl auch das subjektive Allgemeinbefinden.

10. Ruhigstellung, Schienung und Hochlagerung.

Die Heilung jeder Wunde wird durch zweckmäßige Ruhigstellung begünstigt. Das gilt nicht nur für die aseptisch heilenden, sondern auch für die infizierten Wunden. Für die Behandlung offener Knochenwunden (kompl. Frakturen) ist ein sicher feststellender Verband schon seit langem als notwendig anerkannt worden. Auch bei großen Weichteilwunden ist die Ruhigstellung besonders dann ein Gebot, wenn für den weiteren Verlauf eine Wundinfektion nicht auszuschließen ist.

Mit der Ruhigstellung sind jedoch auch gewisse Gefahren verbunden, die der Arzt kennen muß, so z. B. die Gefahr der Atrophie und Versteifung der Weichteile und Gelenke (s. Abschn. 11). In Ruhe gehaltene Weichteile, Knochen usw. atrophieren unter Umständen sehr schnell (Inaktivitätsatrophie, reflektorische Sudecksche Atrophie der Knochen). Vorher gegeneinander bewegliche Gewebsteile (Muskeln, Sehnen, Sehnenscheiden, Gelenke, Peritoneum, Pleura) verwachsen mit Nachbarweichteilen oder gegeneinander. Dies ist besonders dann der Fall, wenn in vorher verschieblichen Gewebsspalten Hämatome entstanden sind, aus denen sich mehr oder weniger mächtige Fibrinschichten niedergeschlagen haben, die später organisiert, d. h. durch Narbengewebe ersetzt werden. Im weiteren Sinne gehört zur Ruhigstellung die Entspannung frisch genähter Wundränder besonders bei größeren Gewebsdefekten. Unter Spannung stehende Nähte anämisieren das zwischen der Fadenschlinge liegende Gewebe; dieses nekrotisiert dann und die Fäden schneiden durch. Man kann im allgemeinen die Gewebsspannung, wenn die Nähte nicht von vornherein unter unphysiologischer Spannung angelegt worden waren, durch Winkelstellung der Gelenke, durch überspannende Heftpflaster- oder Mastisolbindenzügel, event. auch durch primäre Entspannungsnähte ausgleichen.

Falsch ist es, größere Hautdefekte durch gewaltsame Anspannung der Nähte zu verschließen. Bei großen Defekten verzichtet man besser auf die primäre Naht, zumal wenn es nicht gelingt, durch weite Unterminierung der Hautränder die Lappen beweglicher zu machen. Kann die Naht nicht ausgeführt werden, so transplantiert man den Defekt nach Thiersch, Krause oder durch Lappenverschiebung, näht aber die Ränder des Defektes nach innen mit feinster Seide oder Katgut an der freiliegenden Faszie usw. an, um die Lücke zu verkleinern.

Ruhigstellung für die verschiedenen Körpergegenden.

Größere frische Wunden am Rumpf erfordern die Bettruhe. Für die obere Extremität genügt im allgemeinen das Einhängen des Arms in eine Binde oder in die Mitella.

Obere Extremität.

Wenn bei Armverletzungen zur Verhütung von Nachblutungen oder der Infektion wegen der Arm ruhiggestellt werden muß, so geschieht dies auf Spreukissen, unter Umständen mit Unterstützung von leichten Sandsäcken, am wirksamsten jedoch durch einen Suspensionsverband im Bett.

Sitzt die Verletzung in der Nähe des Schultergelenks, so ist der Arm in rechtwinklige oder fast rechtwinklige Abduktionsstellung zu stellen, und zwar durch eine Rechtwinkelabduktionsschiene.

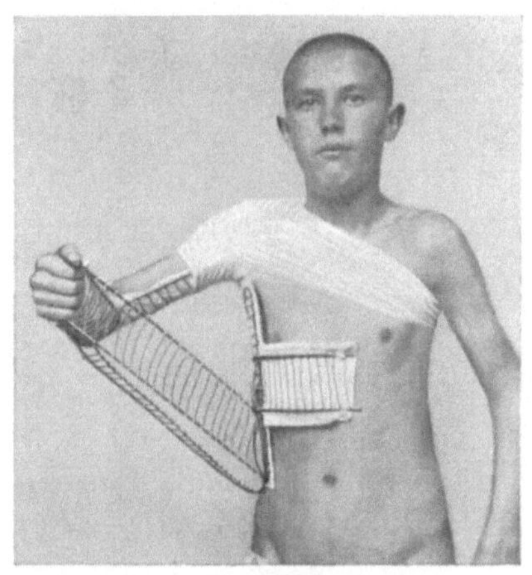

Abb. 4. Rechtwinkeladduktionsschiene. Die Schiene ist noch unvollkommen angewickelt. Arm und Thorax werden noch mit Zellstoff überpolstert und die Schiene wird dann mit Mullbinden, event. noch mit 2 Stärke- oder Gipsbinden fixiert.

Die Abduktionsschiene besteht aus drei Teilen, der alten Middeldorpfschen Triangel, der Hilfsschiene für den Unterarm und einer zweiten Hilfsschiene für den Thorax. Die Triangel wird aus Kramerschienen zurechtgebogen, an dem offenen Winkel nochmals umgebogen und hier mit dünnem Draht oder Bindfaden vereinigt. Die Schiene für den Unterarm kommt an das distale Ende der horizontalen Seite der Triangel. Sie wird entsprechend der Länge des Unterarmes umgebogen und mit ihrem anderen Ende an die Thoraxseite der Triangel angebunden. Die Kramerschienen werden überall dort, wo ihr der Thorax, der Oberarm und der Unterarm anliegen, sorgfältig ausgebogen (in den Querdrähten). Da wo der Unterarm über die horizontale Triangelseite hinweggeht, muß der dicke Seitendraht der Kramerschiene besonders sorgfältig ausgebogen werden. Die Schiene für den Thorax wird zum Schluß mit Draht angebunden. Wo der Körper der Schiene anliegt, wird diese mit Watte oder Zellstoff gepolstert. Die gesunde Schulter und der Thorax werden leicht gepolstert und schließlich wird die Schiene mit breiten Binden dem Thorax und Arm angewickelt. Zwei Stärke- oder Gipsbinden sichern den festen Sitz in den Fällen, wo es auf exakteste Fixation ankommt. Liegen Wunden vor, die des öfteren verbunden werden müssen, so werden sie durch entsprechende Fenster im Verband freigelassen.

Ist bei Wunden in der Nähe des Ellenbogengelenks oder bei Erkrankungen dieses selbst Versteifung zu erwarten, so muß der Ellenbogen in rechtwinkliger (oder bei landwirtschaftlichen Arbeitern in stumpfwinkliger) Stellung fixiert werden.

Unterarm und Hand sind in halber oder ganzer Supinationsstellung zu verbinden. Die Versteifung im Handgelenk muß in leichter Dorsalflektion eintreten und die Schiene dementsprechend gebogen sein.

Die Finger dürfen niemals in gerade ausgestreckter Haltung ruhiggestellt werden, sondern in gebeugter Haltung, denn nur der hakenförmig versteifte Finger ist als Greiforgan noch brauchbar. Niemals darf bei Verletzung oder Erkrankung der Hand oder der Finger die ganze Hand eingebunden werden. Ganz zu verwerfen ist die Methode, Hand und Finger auf ein flaches Brett zu binden, wobei sie womöglich in die für den Kranken bequeme Pronationsstellung geraten. Ebenso dürfen niemals bei Erkrankung oder Verletzung nur eines Fingers die Nachbarfinger oder die ganze Hand vom Verband eingehüllt werden. Zur Fixation eines Fingers genügt im allgemeinen ein zugeschnittenes Pappstückchen, das entsprechend weit nach dem Handrücken oder der Hohlhand zu reichen muß. Auch dünne biegsame Aluminiumschienen lassen sich ausgezeichnet zu Fingerverbänden verwenden. Gerade die Fingergelenke versteifen sehr schnell. Nach vielfacher Erfahrung gilt folgendes Schema:

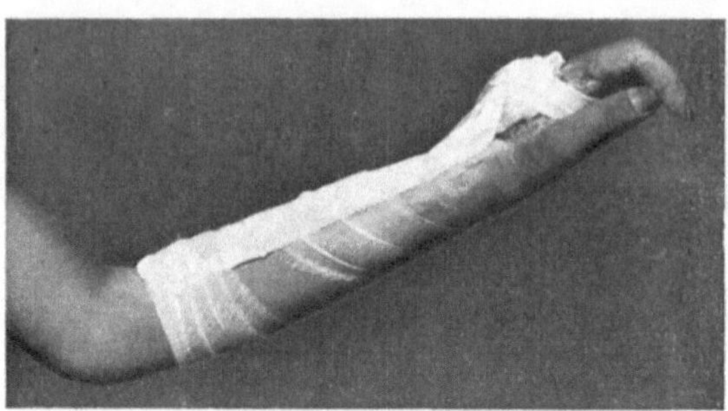

Abb. 5. Dorsale Gipsschiene bei Handgelenksinfektion. Extensionsstellung (Schiene ist unvollständig festgewickelt).

8 Tage ganz ruhiggestellte Finger brauchen mehrere Wochen,
2 bis 3 Wochen „ „ „ „ „ Monate

zur Wiederherstellung ihrer vollen Beweglichkeit. 4 bis 5 Wochen ganz ruhiggestellte Finger sind häufig rettungslos versteift.

Droht der Daumen zu versteifen, so muß er frühzeitig in leichte Beuge- und in Oppositionsstellung (Greifstellung) gebracht werden.

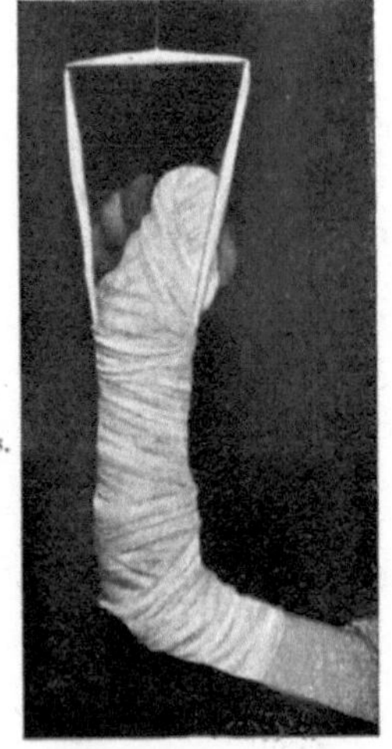

Abb. 6. Suspensionsverband des Armes.

Technik des Suspensionsverbandes.

Suspensionsverband des Armes.

Man führt auch bei Erkrankungen der Finger die Bindentour, welche den Arm hochheben soll, bis über den Ellenbogen hinauf, läßt also den Haltezug am unteren Ende des Oberarms angreifen. Falsch ist es, nur die Hand bis über das Handgelenk einzuwickeln und die Haltebinden von hier aus hochzuführen; denn so ein Verband (s. Abbildung) schnürt immer am Handgelenk und führt naturgemäß zur Blutstauung. Der Arm wird mit Zellstoffwatte eingepackt, welche mit Papierbinden fixiert wird. Sodann wird eine lange Bindentour vom Oberarm bis handbreit über die Fingerspitzen und von dort zurück noch einmal über den Ellenbogen geführt. Diese Haltebinde wird schließlich mit zirkulären Touren festgewickelt. (Widerstandsfähiger wird der Verband durch Umwicklung einer starken Binde.) Man führt die Haltebinde am besten auf der Daumen- und Kleinfingerseite entlang, damit die Finger sich frei bewegen können. Zum letzteren Zweck kann auch ein Sperrbrett am obersten Ende angebracht werden. In die Schlinge oder durch ein Loch des Sperrbrettes wird ein Faden gelegt und dieser an einem Galgen oder an einem Nagel der Zimmerdecke befestigt. Schlecht ist die Befestigung des Fadens an der Wand, weil sich dann der Kranke fast gar nicht bewegen kann, ohne an dem Verband zu zerren.

Ein Galgen läßt sich mit zwei senkrechten und einer quer darüber befestigten Stange an jedem Bett leicht herstellen.

Wie bei jedem Hand- oder Fingerverband, müssen alle gesunden Finger frei bleiben. Der Patient muß angehalten werden, sie möglichst ausgiebig zu bewegen.

Der Suspensionsverband soll so lange liegen bleiben — und solange ist natürlich auch Bettruhe angezeigt —, als die Erscheinungen der Infektion noch bestehen oder die Entzündung fortzuschreiten droht.

Man kann den Arm gewiß auch auf Kissen hochlagern, mit Sandsäcken beschweren und damit eine wirksame Ruhigstellung erzielen. Die Kranken bleiben aber im Suspensionsverband ruhiger liegen und halten die Bettruhe strikter ein.

Der Suspensionsverband ist viel zu wenig bekannt, trotzdem er eigentlich zu den allerwichtigsten Hilfsmitteln gegen die Infektion gehört und die Heilung schwerer Verletzungen an Hand und Unterarm wirksam unterstützt; denn naturgemäß verhindert die Suspension auch manche Nachblutung nach Operationen, welche wir nach Anwendung des Adrenalins in einem gewissen Prozentsatz noch beobachten.

Die Hochschienung des Beins.

Der Blutumlauf ist bei infektiösen Vorgängen und bei der Wundheilung an der unteren Extremität noch mehr als an der herabhängenden oberen Extremität behindert. Blutstrom und Lymphstrom laufen hier entgegengesetzt der Schwerkraft, sie haben bis zum Zentralorgan des Kreislaufs eine sehr weite Strecke zu durchlaufen, und bekanntermaßen fehlen in einem großen Teil der unteren Hohlvenen die Klappen. Daher heilen entzündete Wunden am Unterschenkel nur sehr langsam. Es kommt ferner hinzu, daß die funktionelle Inanspruchnahme (Gang und Stand), welche jeden entzündlichen Vorgang zunehmend gefährdet, an der unteren Extremität praktisch solange nicht ausgeschaltet ist, als die Patienten noch außer Bett sind. Daß die Wunden am Bein nicht schlechter heilen als anderswo, sieht der Chirurg täglich nach großen Operationen (Varizenexstirpation, Gelenkresektionen). Andererseits sitzt das chronische Weichteilgeschwür gerade am Unterschenkel in Gestalt des Ulcus cruris varicosum, und ebenso sehen wir nach den Amputationen wegen Kriegsverletzungen gerade an der unteren Extremität die sogenannten Stumpfgeschwüre zurückbleiben oder entstehen, während sie an der oberen Extremität sehr selten sind.

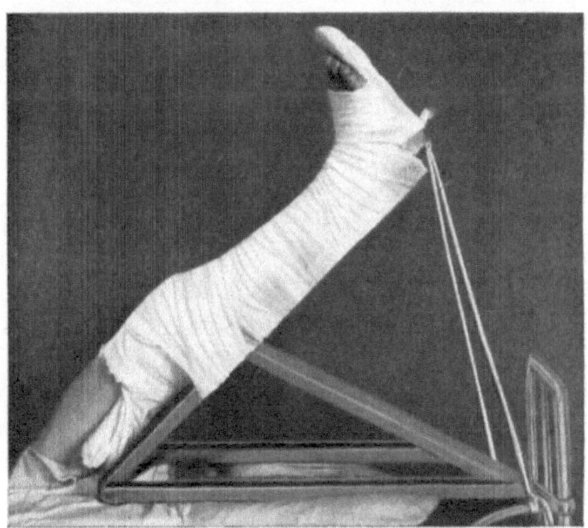

Abb. 7. Hochschienung der unteren Extremität. Das Bein liegt auf T-Schiene, diese ist dem Gestell angewickelt. In der Praxis genügt auch ein einfaches Brett, welches über das Bettende gelegt wird.

Daher muß jede infizierte Wunde am Unterschenkel in erster Linie mit Ruhigstellung (Bettruhe zur Ausschaltung der Funktion) und im akuten Stadium am besten noch mit Hochlagerung behandelt werden. Mit der Hochlagerung beseitigen wir auch am wirksamsten die ödematöse Schwellung der Weichteile und die venöse Stauung. Jeder Patient mit einer noch so unbedeutenden Operationswunde am Bein gehört ins Bett. Die Patienten sträuben sich hiergegen im allgemeinen, und der Arzt muß oft mit großer Energie auf dieser ersten und wichtigsten Forderung bestehen. Bei der Behandlung des Ulcus cruris wird auf die Wichtigkeit der Bettruhe gegenüber dem chronischen Ödem, der chronischen Stauung und der mangelhaften Regenerationskraft des Geschwürs hingewiesen werden.

Technik der Hochschienung des Beins.

Man wickelt das Bein in Zellstoff ein und legt es auf eine Volkmannsche T-Schiene, die exakt gepolstert sein muß. Dazu gehört, daß unter die Ferse (Achillessehne) ein kleines und unter die Kniekehle ein faustgroßes Polsterkissen kommt. Der oberste Rand der Schiene muß gut gepolstert sein, damit sie nicht an der Rückseite des Oberschenkels einschneidet. Der Fuß muß energisch an das Fußbrett angewickelt werden, damit der Hacken im Ausschnitt des Grundbleches frei liegt und hier kein Dekubitus entsteht. Wird der Fuß fest gegen das Fußblech angewickelt, so kann auch kein Spitzfuß entstehen. Die Zehen müssen frei bleiben, einerseits, damit sie bewegt werden, andererseits, damit man sie beobachten kann, wenn sie anschwellen, sich verfärben oder bewegungsunfähig werden sollten. Letztere Anzeichen deuten ebenso wie beim zirkulären Gipsverband darauf hin, daß die Schiene zu fest angewickelt ist oder daß sich unter einem richtig angelegten Verband eine entzündliche Schwellung entwickelt hat. Der praktischen Wichtigkeit wegen sei hier betont, daß abnorme Gefühlsempfindungen (Kribbeln) und livide Verfärbung der Zehen das erste sichere Anzeichen für eine beginnende Zirkulationsstörung darstellen.

Will man den venösen Abfluß erleichtern und ein bestehendes Weichteilödem zurückbringen, so wird das Bein vorteilhafterweise auch noch hochgelagert. Es geschieht dies durch ein einfaches Brett, welches mit dem einen Ende auf der Bettunterlage, mit dem anderen auf der unteren Bettkante (Querbrett) zu liegen kommt. Auf diesem Brett wird die Schiene mit einigen Bindentouren fixiert, damit sie des nachts bei unruhigen Patienten nicht herabgleiten kann. Abb. 7 zeigt die steile Hochschienung des Beins wie wir sie aus bestimmter Indikation mit besonderem Apparat mitunter anwenden.

Ruhigstellung durch den Streckverband.

Bei schweren Verletzungen oder Entzündungen am oder in der Nähe des Hüftgelenks wenden wir häufig den Streckverband an, und zwar in $^1/_3$ Flektion und Abduktion (Semiflektionsstellung). In dieser Stellung sind die Muskeln um das Hüftgelenk herum in ihrer Mehrzahl entspannt und das Gelenk steht in Mittelstellung. Wir beseitigen mit diesem Verband zugleich krankhafte Kontrakturstellungen.

Erfahrungsgemäß mindert der Streckverband die Schmerzhaftigkeit bei Hüftgelenkserkrankungen und wirkt auf den Verlauf einer Infektion, wenn auch nicht so ausgesprochen günstig wie ein Gipsverband, ein.

Feststellung mit dem Gipsverband.

Die Ruhigstellung und Feststellung erkrankter Gelenke und schließlich auch damit der Weichteile wird am exaktesten mit dem Gipsverband erreicht. In der Wundbehandlung wenden wir ihn im allgemeinen als gefensterten Gipsverband an.

Der Gipsverband fixiert ein Gelenk oder eine Extremität nur dann, wenn das oberhalb und unterhalb liegende Nachbargelenk exakt ruhiggestellt sind. Es muß daher ein Gipshüftverband von den Knöcheln bis zum untern Rande des Brustkorbes reichen. Kniegelenk wie untere Lendenwirbelsälue werden erst dann fixiert. Ein ruhigstellender Verband für das Kniegelenk hat den Fuß und das Becken mit einzubegreifen.

Die Technik der großen, besonders der gefensterten Gipsverbände ist nicht einfach, besonders wenn sie dem Zweck entsprechend der Körperoberfläche eng anliegen, also keine zu dicke Polsterung angewandt wird. Wieweit der Arzt in der Praxis solche Verbände noch anlegen darf, hängt nicht nur von seinem technischen Können, sondern auch von der Möglichkeit ab, den Patienten besonders in der ersten Zeit nach der Anlegung häufiger besuchen zu können. Denn die Gefahren des Gipsverbandes zwingen in den ersten Tagen zu einer häufigen Kontrolle, soll nicht jenes katastrophale Ereignis einer ischämischen Kontraktur eintreten. Es empfiehlt sich, daß der Patient oder bei minderjährigen Patienten der Vater desselben einen Revers unterschreibt[1]).

11. Die orthopädische Wundnachbehandlung.

Die Wundbehandlung ist mit der Säuberung, Umschneidung und Naht, mit der klinischen Beobachtung bis zur anatomischen Heilung nicht abgeschlossen und überhaupt durch diese Maßnahmen nicht allseitig erschöpft. Denn diese zielen ja im wesentlichen auf das anatomische Heilergebnis. Es muß aber auch die Funktion der durch Naht aufeinander gelegten Teile, soweit dies nach dem anatomischen Vorgang überhaupt möglich ist, erhalten oder wiederhergestellt werden. Das physiologische Heilergebnis darf dem anatomischen nicht nachstehen. Es gehört hierher auch, daß nicht nur die betroffenen Gewebe, sondern auch der Gesamtorganismus, wenn er mitbetroffen ist, versorgt wird.

Es stellen sich entweder bald oder später bei allen Verletzungen, besonders den schwereren, mit großer Gleichmäßigkeit eine Reihe von Schäden ein, die die Funktion der betroffenen und benachbarten Gewebe mehr oder weniger stören. Von einer Reihe solcher Schäden, die den Verletzten z. B. durch Versteifung der Glieder in ungünstiger Gelenkstellung treffen können, wurde bereits oben gesprochen. Ich möchte jene Maßnahmen und alles, was sonst dazu dient, nach der anatomischen Heilung die Funktion der Einzelteile und des Ganzen zu erhalten oder wieder in Gang zu bringen, als die orthopädische Wundnachbehandlung bezeichnen.

Jeder Arzt, der eine Wundversorgung ausführt und die weitere Wundbehandlung übernimmt, hat auch die Pflicht, jenen mehr mittelbaren Schädigungen anatomischer und physiologischer Art vorzubeugen. Die orthopädische Wundbehandlung beginnt bereits mit der für die spätere Ge-

[1]) Ich bescheinige, darauf aufmerksam gemacht zu sein, daß ich bei Eintritt von Schmerzen, Druckgefühl oder sonstigen Störungen sofort einen Arzt benachrichtigen muß. N. N.

brauchsfähigkeit zweckentsprechenden Schienung, mit der Lagerung der Extremität usw., und sie endet erst, wenn die verletzten Gewebe auf das größtmöglichste Maß ihrer späteren Funktion eingewöhnt sind. Die anatomische und physiologische Schulung befähigen den Arzt in weit höherm Grade als irgendwelche Hilfskräfte, die drohende Verwachsung der Haut, Sehnen und Knochen, die Verwachsung der Synovialhäute, der Sehnenscheiden und Gelenke und die Muskelatrophie von vornherein zu verhindern oder auf das geringste Maß zu beschränken. Niemals darf die erste Wund- oder Narbenmassage, dürfen die ersten Bewegungsübungen, um die ruhiggestellten Sehnen, Muskeln wieder an ihre Funktionen zu gewöhnen, einer Hilfskraft überlassen werden. Solche ersten Übungen der Haut, Sehnen usw. können durch die Hand des Arztes oder unter seiner Anleitung mit sehr viel größerer Gefahrlosigkeit, Sicherheit und Übungsbreite ausgeführt werden, während die Hilfeleistungen, wie z. B. die Massage, auch durch geschulte Hilfskräfte leicht ernste Schäden stiften kann.

Jedenfalls sollte der Arzt nicht die ohne Gegenhandeln unweigerlich eintretenden Versteifungen, die schlechten Gelenkstellungen usw. als unbeteiligter Zuschauer wie etwas Unabwendbares hinnehmen oder abwarten.

Die Bewegungsübungen der Haut über der Unterlage (Sehnen, Knochen), die Gleitübungen der Sehnen in ihrem Sehnenscheidenfach, die Bewegungsübungen im Gelenk, müssen, besonders beim aseptischen Heilverlauf, spätestens nach der festen anatomischen Vereinigung, also in der Regel nach einer Woche begonnen werden.

Die Schrumpfung der Gewebe und Verwachsungen der Gewebsteile untereinander treten viel schneller ein, als im allgemeinen angenommen wird, wie wir dies ja aus der Nachbehandlung und Begutachtung Unfallverletzter in den chirurgischen Anstalten täglich zu sehen bekommen. Die orthopädische Wundbehandlung umfaßt folgende Maßnahmen:

1. Zweckdienliche Lagerung der Extremitäten bei drohender Versteifung in besonderen Gelenkstellungen (s. Abschn. 10),
2. passive Bewegungsübungen der Haut,
3. passive Bewegungsübungen der Sehnen und Muskeln (der Sehnen in ihren Scheiden, der Muskeln in ihren Fächern),
4. die Anleitung zu aktiven Bewegungsübungen,
5. Bewegungen der Gelenke, Belastung der Knochen,
6. Maßnahmen gegen die Erstarrung des Thorax und solche zur Verhütung von Verwachsungen der Pleura und des Peritoneums,
7. Massage des Gefäßsystems,
8. Abhärtung der Gefühlsempfindungen (Nervenmassage),
9. Behandlung des Gesamtorganismus bei übergroßen Wunden, besonders älterer Leute und dekrepider Individuen.

   Hier ist besonders auf Erkrankungen der Lunge, des Herzens und der großen Blutadern (Thrombose) zu achten.

Die Bewegungsübungen d. Haut.

Die wichtigste Bewegungsübung der genähten Haut ist die Verschiebungsmassage, mit der wir ihre Verwachsung auf der Unterlage zu verhindern oder, wenn sie bereits eingetreten ist, wieder rückgängig zu machen suchen. Sie muß nach dem Fadenziehen einsetzen. Die Verschiebungsmassage ist unbedingt angezeigt für die Narben an Hand und Fuß, und zwar besonders an den Greifflächen und Spitzen der Finger, ebenso wie an der Gehfläche des Fußes. Man beginnt unter leichtem Druck die Narbe seitlich zu verschieben und damit Verklebungen mit den darunter liegenden Sehnen, Knochen und Gelenken zu verhindern oder zu beheben.

Von späteren Bewegungsübungen ist fortschreitend mit dem Zeitabstand von der Operation immer weniger zu erwarten. Alte Narben bekommt man nicht mehr durch Massage von der Unterlage los.

Bei Narben im Gesicht sind Bewegungsübungen aus kosmetischen Gründen angezeigt, denn hier kann die Verwachsung der Haut, z. B. mit einem darunter liegenden Knochen, zu recht erheblichen Verzerrungen bei Bewegungen der mimischen Muskulatur führen.

Bewegungsübungen der Sehnen, Muskeln und Gelenke.

Die längerdauernde Ruhigstellung von Sehnen, Gelenkbändern und Muskeln führt in allen diesen Geweben zum Verlust der spezifischen Eigenschaften ihrer Zwischensubstanzen (paraplastischer Substanzen).

Diese verhalten sich ganz wie Gummi, sind sie doch auch Kolloide von fast weicher bis zu fast festen Konsistenz. Bleibt Gummi längere Zeit unbenutzt, so verliert er seine Elastizität und wird brüchig. Ebenso erstarren die Zwischensubstanzen, verlieren ihre spezifische Stütz- oder besser Haltefunktion und werden brüchig, d. h. wenn gewaltsam versucht wird, sie zu dehnen, zerreißen sie, durchbluten und vernarben von neuem. Ich habe an anderer Stelle darauf hingewiesen, daß die verschiedenen spezifischen Eigenschaften der Stützgewebe, wie ihre Binde-, Zug-, Druck- und Abnutzungsfestigkeit, Funktionen des kolloiden Zustandes des Gewebskollagens sind, und daß sich diese Eigenschaften nur unter dem dauernden Einfluß der funktionellen Belastung erhalten.

Der wichtige Zusammenhang zwischen Funktion und anatomischem Aufbau, der uns von den Muskeln und Drüsen so geläufig ist, besteht also auch bei den Stützgeweben, deren spezifischen Elemente (die kollagenen Fasern usw.) ja ihre Bedeutung im wesentlichen in passiven Leistungen haben, eben in ihrer Binde-, Stütz- und Haltefunktion. Die Bewegungsübungen an genähten Sehnen, Muskeln usw. müssen zur Vermeidung der atrophischen Veränderungen und der Erkrankung ihrer paraplastischen Zwischenstoffe möglichst bald begonnen werden. Vor nicht zu langer Zeit galt noch der Grundsatz, genähte Sehnen nicht vor der 3. Woche zu belasten. Nun genügt aber eine Ruhigstellung von einigen Wochen bereits, um die Gleitfähigkeit langer Sehnen sehr erheblich zu hemmen, so daß sie erst nach langer Übung ihre volle Leistungsbreite wieder erlangen. Besonders empfindlich gegen die gewaltsame Ruhigstellung sind alle Sehnen mit langer Sehnenscheide. Für die Muskeln, welche in lockeren Scheiden zu mehreren nebeneinander liegen, gilt dasselbe. Die Bewegungshemmung wird hier ebenso wie auf der Verminderung der Dehnbarkeit der spezifischen paraplastischen Zwischensubstanz (Sarkoplasma), so auch auf der Erstarrung der bindegewebigen Anteile des Muskels und ferner auf Verwachsungen der Muskelscheiden beruhen. Daher belasten wir genähte Sehnen und Muskeln heute weit früher als ehedem.

Wir beginnen in der Erkenntnis der schweren Veränderungen in ruhig gestellten Stützgeweben und der aus diesen resultierenden funktionellen Schäden mit den ersten Bewegungsübungen nach Sehnen-, Muskel- oder Bändernähten bereits nach wenigen Tagen. Schon nach 4 bis 6 Tagen führen wir vorsichtige passive Bewegungen aus, die bei einwandfrei fester Sehnennaht nicht zum Auseinanderreißen führen können. Nach 10 bis 14 Tagen lassen wir vorsichtige aktive Bewegungen ausführen, zugleich den beteiligten Muskeln durch Massage wenigstens eine erhöhte Blutzufuhr zukommen.

Für das Ergebnis einer Sehnennaht ist es sehr wichtig, daß die genähten Sehnen nicht völlig entspannt werden, wie dies früher wohl meist geschah. Denn diese Entspannung hat drei schwere Nachteile:

1. überdehnen wir bei extremen Gelenkstellungen den Antagonisten, der beim Beginn der aktiven Bewegungsübungen dann geschwächt und funktionsuntüchtig geworden ist;

2. erstarren alle zur genähten Sehne gehörigen Anteile (Sehne, Sehnenscheide, Muskeln, Gelenke) und halten später bei Bewegungsübungen die Sehne je nach der Dauer der Feststellung mehr oder weniger unverrückbar fest; gerade dadurch kann es dann zur sekundären Zerreißung der Sehnen kommen;

3. aber ist jede extreme Gelenkstellung für den Gebrauch eines Gliedes immer die schlechteste, besonders, wenn aus irgendeinem Grunde später Versteifung eintritt.

Nur in Ausnahmefällen sind äußerste Gelenkbeuge- und Streckstellungen erlaubt, z. B. dann, wenn die Sehnennaht bei Verlusten von Sehnenteilen oder lange Zeit nach der Verletzung nur unter äußerster Anspannung möglich war.

Die zugehörigen Gelenke sind also nach Sehnennähten in Mittelstellung zu bringen. Diese Mittelstellungen sind im allgemeinen diejenigen, welche das Glied bei völliger Muskelruhe (Entspannung) von selbst einzunehmen pflegt. Bei Verletzungen der Fingersehnen sollen die Finger also nicht in extremer Streck- oder Beugestellung, sondern alle Fingerglieder in leichter Flektion stehen. Dieser Grundsatz gilt auch für die größten Sehnen. Nach der Patellarnaht, bei der wir heute ja das Hauptgewicht auf die Naht des Reservestreckapparates, also der Sehnenplatten neben der Kniescheibe legen, soll das Knie von vornherein nicht in gestreckter, sondern halb gebeugter Stellung gelagert werden. Die Entspannung des Quadrizeps bei der Sehnennaht erzielen wir durch leichte Beugestellung im Hüftgelenk, über welches der Quadrizeps als zweigelenkiger Muskel hinwegzieht.

Zur Entspannung der Achillessehne lassen wir den Fuß nicht in seine Mittelstellung, d. i. die Spitzfußstellung, übergehen, die ja nach Möglichkeit immer vermieden werden soll, sondern beugen das Bein im Kniegelenk (durch untergelegtes dickes Kissen), weil dabei der zweigelenkige Triceps surae entspannt wird. In ähnlicher Weise können wir bei anderen großen zweigelenkigen Muskeln durch Stellungsänderungen der Nachbargelenke die Entspannung vornehmen und das betroffene Gelenk vor einer für die Funktion ungünstigen Stellung bewahren.

Es erhellt ohne weiteres, daß die aktiven Bewegungen der Muskeln, sobald sie möglich sind, die besten Übungen für die Muskel- und Gelenkanteile darstellen; sie können auch nicht durch die Faradisation der Muskeln ersetzt werden, zumal diese doch recht brüske Kontraktionen auslösen.

Was für die Bewegungsübungen der Sehnen und Muskeln gesagt ist, gilt für die Gelenke in gleicher Weise. Versteifungen nach Verletzungen der Gelenke selbst oder ihrer zugehörigen Bänder, Sehnen und Muskeln sind in schweren Fällen, mitunter nur unter Aufwendung größter Sorgfalt und Mühe, zu vermeiden. Kommt es trotz aller dagegen gerichteten Maßnahmen zur Versteifung, so müssen die oben geschilderten Gelenkstellungen unbedingt erreicht werden. Es ist ein schwerer ärztlicher Kunstfehler, wenn nach Abheilung einer Hand- oder Fingerverletzung die Finger in Streckstellung und der Unterarm in Pronationsstellung versteift sind, wie dies leider noch immer nach Anwendung des Armbrettes zu beobachten ist, oder daß ein Handgelenk nach wochenlangem Liegen des Arms in der Mitella in Beugestellung erstarrt ist. Man hat die Mitella wohl das Leichentuch des Arms genannt. Liegt der Arm einige Wochen in ihr, ohne im Schultergelenk bewegt zu werden, so ist dieses meist in kaum noch ausgleichbarer Adduktionsstellung versteift. Für solchen Ausgang ist der „behandelnde" Arzt voll verantwortlich. — Bei bettlägerigen Kranken muß der Fuß vor der Spitzfußstellung bewahrt werden, die durch den Druck der Bettdecke ohne die Anwendung des einfachen Fußzügels unweigerlich eintritt.

Bei schweren Verletzungen an oder in der Nähe der unteren Extremität ist von vornherein solchen ungünstigen Gelenkstellungen entgegenzuarbeiten, welche die Gehfähigkeit behindern. Die Vorbeugung ist auch hier meist leichter zu bewerkstelligen als die spätere Verbesserung oder der Ausgleich

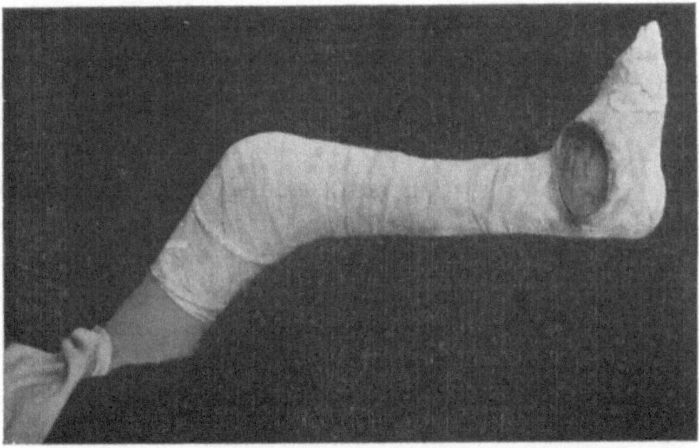

Abb. 8. Gefensterter Gehgipsverband bei Fußtuberkulose (nach Resektion). Pappfensterung s. a. Abb. 32.

von Kontrakturen, die trotz unendlicher Mühe häufig überhaupt nicht mehr oder nur durch größere operative Eingriffe beeinflußt werden können. Droht das Hüftgelenk zu versteifen, so muß ein Streckverband in ganz leichter Flektion und Abduktion angelegt werden. Zur Belastung genügen einige

Pfund, die auch wochenlang ohne Beschwerden ertragen werden. Das Kniegelenk muß zur Erhaltung der Gehfähigkeit in gerader oder ganz leicht gebeugter Stellung versteifen. Bei Patienten im Wachstumsalter ist bei eingetretener und nicht mehr korrigierbarer Versteifung noch jahrelang eine Stützhülse aus Gips oder besser ein Tutor aus Zelluloid anzulegen, da sonst unfehlbar eine Beugekontratur im Kniegelenk eintritt, die nur unter Opferung eines beträchtlichen Längenabschnittes (durch Resektion) wieder ausgeglichen werden kann. Das Fußgelenk darf nach Verletzungen nur in rechtwinkliger Stellung versteifen. Auch der leichteste Spitzfuß macht das Gehen ohne besonders gearbeiteten Schuh fast unmöglich.

Die orthopädische Behandlung der Versteifungen des Thorax, der Verwachsungen der Pleura und des Peritoneums.

Alle entzündlichen Erkrankungen einer Brustseite führen teils durch Narbenschrumpfung, teils durch Zurückbleiben der Atmung zur Thoraxschrumpfung und damit zur Skoliose der Brustwirbelsäule. Die Muskeln und Bänder zwischen den Rippen erleiden eben genau wie die Bindegewebsanteile an den Extremitäten die üblichen Veränderungen unter Verminderung der Dehnbarkeit ihrer längsgerichteten Fasern. Dieselbe Schrumpfung der Thoraxwand tritt auch bei schweren Eiterungen am Schultergelenk und Schulterblatt, besonders wenn der Arm dauernd in der Mitella getragen wird, ein. Hier muß beizeiten der Schrumpfung der Interkostalbänder und Muskeln vorgebeugt werden, indem der Arm seitwärts bis über die Horizontale erhoben wird. Eine gute einfache Übung, die der Patient oder Angehörige ausüben können, ist das Auflegen der Hand auf den Kopf. Dabei ziehen die Muskeln der Schulter die Rippen auseinander und die Skoliose der Wirbelsäule wird beseitigt.

Der narbigen Schrumpfung der Pleura nach Eiterungen im Brustraum kann zu Beginn mit ausgezeichnetem Erfolg durch Blaseübungen vorgebeugt werden. Man läßt die Patienten, sobald der erste Wundschmerz vorbei ist, d. h. nach 2 bis 3 Tagen, einen Luftring aufblasen, in eine große Flasche oder in ein einfaches Glasrohr, das in Wasser getaucht wird, einblasen. Je früher man beginnt, desto weniger dick sind noch die Pleuraschwarten. Die granulierenden Flächen auf der Lunge dehnen sich zu Anfang noch leicht aus und verwachsen an der ebenfalls granulierenden Oberfläche der Pleura costalis auffallend schnell. Sind die Schwarten eines Pleuraempyems aber nach wochenlanger Eiterung schon recht dick, so dehnt sich die Lunge nicht mehr gut aus, und die Wundflächen verwachsen nicht mehr. Es bleibt eine Restempyemhöhle zurück. Auch dann kann die Saugflaschenbehandlung nach Hartert oder die Ansaugung mit dem Wasserstrahlsaugapparat nach Perthes häufig noch gute Erfolge erzielen. In einer Reihe von Fällen müssen aber doch verstümmelnde Operationen (ausgedehnte Thorakoplastiken) vorgenommen werden. Übrigens sind sowohl Blaseübungen wie Saugvorrichtungen ausezeichnete Mittel, das Sekret der Pleuren in vollkommener Weise aus der Empyem höhle zu entfernen. Feste Verwachsungen der Pleura und des Peritoneums sind auch mit operativen Eingriffen kaum radikal zu beseitigen. Leichte Verwachsungen lösen sich sowohl in der Pleura wie in der Peritonealhöhle durch den ständigen rhythmischen Zug der Eingeweide von selbst, doch bleiben häufig strangförmige Verwachsungen (Netz) übrig, die später teils durch Zug Beschwerden machen, teils aber auch zum Ileus führen können. Da gerade die Tamponade des Peritoneums zur üppigen Granulationsbildung reizt und damit die Grundlage zu späteren Verwachsungen abgibt, sollte man Wunden in der Bauchhöhle oder bei Entzündungen des Peritoneums (wie überhaupt aller serösen und synovialen Häute) nicht tamponieren und nur bei Blutungsgefahr von diesem Verfahren, das der Drainage zur Ableitung der Sekrete ja erheblich nachsteht, Gebrauch machen. Verwachsungen in der Bauchhöhle lassen sich im Beginn vielleicht mit der Magnetmethode Payrs mobilisieren. Payr läßt die Patienten Eisenstaub (wie Wismutbrei) einnehmen. Man kann dann nach einigen Stunden mit einem Riesenmagneten die mit Eisenbrei angefüllten Darmteile von einer Stelle zur andern ziehen und leichte Verwachsungen, im Beginn jedenfalls, wohl wieder lösen.

Massage des Gefäßsystems.

Nach Verletzungen der Extremitäten bleiben häufig erhebliche vasomotorische Störungen zurück, die sich in einer chronischen Stauung äußern. Diese Stauung behindert nicht nur die Gebrauchsfähigkeit, z. B. der Finger, erheblich, sie führt auch, wie an den Unterschenkeln, nicht selten zur Geschwürsbildung. Sie ist meist von einem chronischen interstitiellen Gewebsödem begleitet, und häufig kommt es im weitern Verlauf zu richtigen Gewebshypertrophien, d. h. zur Vermehrung des Bindegewebes. Auf der anderen Seite ist der Ausgang einer chronischen Stauung nicht selten die Atrophie der Haut. Wir beobachten sie am Unterschenkel, wo sie häufig mit einer Braunfärbung und glanzartigen Veränderung derselben einhergeht. Aber auch an anderen Körperteilen führt die Stagnation des Blutes und der Gewebelymphe bei längerem Bestand gar nicht selten zu atrophischen Veränderungen, dergestalt, daß eine dünne glänzende bläuliche Haut über den darunter liegenden Phalangen wie angegossen sitzt (Glossy Skin). Damit ist dann meist der Polsterschutz der Haut verloren gegangen (durch den Schwund des Fettes) und die Finger werden zur Greiffunktion in hohem Grade ungeeignet. Die Glanzhaut ist sowohl am Unterschenkel wie an den Fingern leicht verletzlich, und so kommt es, daß kleine, häufig unbemerkte Verletzungen zu geschwürigen Prozessen führen, wie dies ganz besonders am Bein bei gleichzeitiger Entwicklung von Krampfadern der Fall ist.

Gewebsödem und Stauung, die sich häufig an schwere Verletzungen anschließen, stehen in einem engen gegenseitigen Abhängigkeitsverhältnis. Bei langdauernden Eiterungen, z. B. komplizierten Frakturen, kommt es immer zu einem chronischen Gewebsödem. Letzteres behindert auch dann den venösen Abfluß. Infolge dauernder Schädigung erlahmen schließlich auch die vasomotorischen Nerven und die Muskulatur der Gefäße (Vasokonstriktoren) und letztere erlangen, auch nachdem die Heilung äußerlich vollendet ist, nicht ihre Fähigkeit wieder, störungslos zu arbeiten und das Blut abzutransportieren.

Wir können daher als die Folgen schwerer Behinderung der Blut- und Lymphzirkulation zwei Zustände unterscheiden: einerseits die Hyperplasie des Bindegewebes, häufig begleitet und äußerlich verstärkt durch ein erhebliches interstitielles Ödem. Die zweite Folge ist die Atrophie, welche gewöhnlich erst später, nach dem Zugrundegehen der Zellelemente, eintritt und auf der Resorption der kollagenen Fasern des Fettgewebes usw. beruht. Daß die chronische Stauung, wie sie bei traumatischen Affektionen vorkommt, auch im Anschluß an geschwürige Prozesse beobachtet wird, ist sowohl an der äußeren Haut wie auch in inneren Organen zu beobachten. So führt das chronische Ulcus pepticum des Magens in einer Anzahl der Fälle zur hyperplastischen Gewebswucherung, dem Ulcus callosum, und weiterhin die langdauernde Eiterung und chronische Entzündung der Pleura zur Bildung sehr starker bindegewebiger Schwielen. Da das chronische Ödem die venöse Stauung unterhält und verschlimmert, muß sie bei allen Verletzungen so frühzeitig als möglich durch Hochlagerung und später durch energische Massage beseitigt werden. Dann erholen sich in der Regel die Gefäßwandungen, zumal sie durch die Massage direkt beeinflußt werden.

Neben der Massage haben wir in hydrotherapeutischen Maßnahmen ein ausgezeichnetes Mittel, die Gefäßwandungen wieder zur Arbeit zu trainieren. Man läßt die Patienten, z. B. bei chronischer posttraumatischer Stase, am Unterschenkel sogenannte Wechselbäder nehmen. Auch die Behandlung mit Höhensonne unterstützt die Resorption chronischer Ödeme und die Rückbildung von Gewebshyperplasien.

Technik der Wechselbäder in der Praxis.

Zwei Fußbadewannen oder Eimer werden nebeneinandergestellt und mit 15 resp. 38° heißem Wasser gefüllt. Nun hält der Patient den kranken Unterschenkel erst in den Eimer mit kaltem Wasser (1 Minute lang), dann in den Eimer mit heißem Wasser (wieder 1 Minute lang) und so abwechselnd 10 Minuten bis $^1/_2$ Stunde. Das kalte Wasser kann man nach eingetretener Gewöhnung immer weiter abkühlen, unter Umständen bis zum Eiswasser. Das heiße Wasser wird am besten nicht über 38 bis 40° warm benutzt.

Noch wirksamer sind Wechselduschen mit warmem und kaltem Wasser unter Druck. Sie erzeugen eine sehr lebhafte reaktive Hyperämie. Steht eine Wechseldusche nicht zur Verfügung, so kann an ihre Stelle der Wechselguß aus einer „heißen“ (40°) und „kalten“ (ca. 10°) Gießkanne mit oder ohne Brause treten. Bei Wunden muß naturgemäß die Asepsis des Wechselgusses gewahrt bleiben.

Abhärtung der Gefühlsempfindungen.

Die Stützgewebe sind nach langer Ruhigstellung infolge Verletzung oder Entzündung besonders sensibel gegen die normale funktionelle Belastung. Es liegt dies teils an der Entwöhnung, teils aber auch an dem Verlust der Weichheit, Schmiegsamkeit und Elastizität der Haut, Bänder und Gelenkteile durch chronisch ödematöse Zustände. Für den Knochen kommt die Inaktivitätsatrophie mit Resorption der Kalksalze hinzu. Es ist m. E. nicht ausgeschlossen, daß sich auch in den bindegewebigen Anteilen der Weichteile nach längerer Ruhe Resorptionsvorgänge einstellen. Häufig auch müssen Gewebsteile mit ihren Nerven sich erst an eine besondere starke funktionelle Belastung gewöhnen, wenn z. B. nach Amputationen vorher nicht stark belastete Teile der Haut, der Weichteile, des Periosts und Knochens in ganz neuer Weise in Anspruch genommen werden.

Gegen die Entwöhnungsatrophie ist das beste Mittel die beizeiten angewandte Massage. Unter ihr wird die Haut erst gar nicht so empfindlich; als Klopf-, Verschiebungs- und Druckmassage härtet sie die Gewebe und wohl auch die Nerven sehr bald zu großer Belastungsfähigkeit ab. Die sensible Überempfindlichkeit kann so bei zweckentsprechender Behandlung sehr bald zu einer brauchbaren Gefühlsstufe umgearbeitet werden. Notwendig ist die Gefühlsempfindung in der Haut an den Stellen, wo sie belastet wird, immer also im neuen Belastungsgebiet nach Amputationen. Nicht empfindende Hautteile neigen zur Geschwürsbildung.

Behandlung des Gesamtorganismus bei schweren Verletzungen. Über der örtlichen Behandlung darf bei schwer Wundkranken die Beobachtung und Behandlung des Gesamtorganismus nicht vernachlässigt werden. Das gilt besonders für ältere Leute und hoch fiebernde Schwerverletzte. Auch Kinder bedürfen vielfach einer besonderen Wundnachbehandlung.

Für Schwerverletzte bestehen die Gefahren bei länger dauernder Bettruhe im Durchliegen (Dekubitus), der Thrombose, Pneumonie und der Entkräftung infolge mangelhafter Nahrungsaufnahme.

Dem Durchliegen kann durch sorgfältige Krankenpflege, die der Arzt überwachen muß, in der Mehrzahl der Fälle vorgebeugt werden. Die Gesäß-, Kreuz-, Schultergegenden und Fersen müssen mindestens einmal täglich bei Schwerverletzten abgerieben werden, am besten mit einer spirituösen Lösung. Der Arzt überzeugt sich beim Krankenbesuch selbst davon, daß seinen Anordnungen regelmäßig Folge geleistet wird. Der Dekubitus entsteht, wie wir durch neuere Untersuchungen wissen, bei Schwerverletzten keineswegs primär als ein Hautdekubitus, vielmehr nekrotisieren durch den Druck der Körperlast und bei darniederliegendem Blutdruck Schwerkranker die tieferliegenden Gewebe, insbesondere die Muskulatur, zuerst, und nicht selten tritt dann plötzlich eine sehr ausgedehnte Nekrose der Haut über der Tiefennekrose ein. Auf ein solches Vorkommnis muß man bei Schwerkranken gefaßt sein und muß von vornherein, auch wenn äußerlich die Haut keine Veränderungen aufweist, die Behandlung darauf einrichten.

Daß die Thrombose durch mangelhafte Blutzirkulation begünstigt wird, steht wohl fest. Daß aber anderrerseits beim Entstehen der Blutgerinnung im Blut kreisende Bakterien eine sehr wichtige Rolle spielen, glauben wir nach klinischen Beobachtungen jetzt als sicher annehmen zu müssen. Dem Wunsch, die Blutzirkulation möglichst bald durch Bewegungen des Körpers oder der Extremitäten wieder in Gang zu bringen, steht zwar das Bedenken gegenüber, daß eine Thrombose, die wir nicht verhindern konnten, bei Bewegungsübungen zu Embolie führt. Doch glauben wir, der Entstehung der Blutgerinnung in den Gefäßen der unteren Extremität und des Beckens durch Beinübungen schon sehr früh nach großen Operationen wirksam begegnen zu können. Die wirksamste Prophylaxe gegen die Thrombose ist wohl das Frühaufstehenlassen der operierten Patienten, das wir jetzt auch nach großen, selbst nach plastischen Operationen (Leistenbruchoperation, Laparotomien und Magenresektionen) anordnen. Daß wir die Thrombosen bei dekrepiden und älteren Leuten eher erwarten müssen als bei jungen kräftigen Individuen, ist selbstverständlich.

Der Gefahr der Bronchitis und der hypostatischen Pneumonie begegnen wir mit der Anordnung von Atemübungen bei allen bettlägerigen operierten Patienten, besonders denen, die in Narkose operiert worden sind. Wir lassen die Kranken schon am ersten Tage p. O. mehrmals täglich tief durchatmen. Der Arzt oder wenigstens die Schwester leiten zu den Atemübungen an. Am besten überzeugt sich der Arzt bei seiner täglichen Visite von der Ausführung seiner Anordnungen.

Die Nahrungsaufnahme, die ja bei Schwerkranken meist darniederliegt, muß beizeiten und mit allen Mitteln einer sorgfältig ausgewählten Krankenkost unterstützt werden. Bei Verletzten, die keine Nahrung von oben einnehmen können, muß mit dem Tröpfcheneinlauf und mit Nährklistieren nachgeholfen werden.

Der Tröpfcheneinlauf ist mit einem Irrigator, einem Schlauch, Ansatzstück und einem Katheter, event. noch mit einer kleinen Quetschklemme in jedem Haushalt anwendbar. Man füllt den Irrigator mit etwa 40° heißem Wasser, dem man einen Eßlöffel Kochsalz zusetzt, stellt ihn auf eine kleine Kiste am Ende des Bettes und führt den Schlauch zwischen den Beinen hindurch und einen nicht zu dicken Katheter in den Mastdarm ein. Bei der geringen Steighöhe des Wassers (etwa 20 bis 30 cm) läuft dieses in etwa 2 Stunden in den Mastdarm ein. Will man die Tropfenfolge regulieren, so genügt ein einfacher Quetschhahn mit Schraube dazu. Den Irrigator wickelt man, damit sich die Kochsalzlösung nicht abkühlt, in eine wollene Decke ein.

Zu Nährklistieren soll man nur solche Stoffe verwenden, die wirklich resorbiert werden, und soll den Mastdarm nicht mit überflüssigen Nahrungsstoffen belasten. Nach v. Noorden eignen sich folgende Mittel zum Tröpfcheneinlauf:

Nur isotonische Lösungen verwenden (physiologische Kochsalzlösung oder Äquivalente). Der osmotische Druck wird in praxi durch den Salzgehalt bestimmt. Kolloide Lösungen erhöhen ihn so gut wie gar nicht. Daher wird Dextrin als reizlose kolloide Lösung (in der Konzentration von 10 bis 15 %) vom Darm glatt vertragen. In 1 l Tropfklistier kann man 50 bis 150 g Dextrin, aber nur 50 g Traubenzucker unterbringen, da letzterer als Kristalloid osmotisch wirkt (wie Salze). Dextrin ist, wie die ebenfalls verwendbare Stärke, nicht resorbierbar, wird aber durch die Darmdiastase allmählich in Zucker gespalten und gleich nach der Spaltung resorbiert. Auch der Dextrinlösung setzt man am besten Kochsalz bis zur physiologischen Konzentration zu, etwa 8 bis 9 g (= ½ Eßlöffel) auf 1 l Wasser.

Neben den Kohlenhydraten, wie Traubenzucker oder Dextrin, eignen sich auch abgebaute Eiweißstoffe für Nährklistiere, in praxi Witte-Pepton oder Riba; die Eiweißstoffe werden so nicht aufgesaugt, sondern erst, nachdem sie durch die Fäulniskeime des Darmes zu resorbierbaren Aminosäuren usw. umgewandelt worden sind. 75 % des Stickstoffes wird gespalten und verwertbar. Fette werden kaum resorbiert, auch das vielfach verwendete Eidotter neigt im Darm zu stinkender Fäulnis und reizt. Man verwende daher Fette für Nährklistiere überhaupt nicht.

Alkohol bis 3 % ist reizlos, wird gut resorbiert; man setzt am besten 60 ccm Kognak, Rum, Nordhäuser usw. auf 1 l Wasser zu. Nach v. Noorden und Salomon eignen sich folgende Nährklistiere für die Praxis am besten:

Einzelklistiere: I. Klistier = Riba 60 g, Alkohol 9 g, Kochsalz 2,5 g, Wasser 300 g. — II. Klistier = Dextrin 100 g, Alkohol 9 g, Kochsalz 2,5 g, Wasser 300 g. Zusammen am Tage = 57 g N-Substanz, Alkohol 18 g, Kohlenhydrate 100 g, Kalorien 700 g. — Vorraussichtliche Resorption = N-Substanz 40 g, Kohlenhydrat 90 g, Alkohol 18 g, Kalorien 660 g.

Tropfenklistiere; I. Formel: Dextrin 150 g, Kochsalz 7 g, Alkohol 30 g, Wasser 1 l, Kalorien 825 g. — II. Formel: Dextrin 150 g, Riba 50 g, Kochsalz 7 g, Alkohol 30 g, Wasser 1 l, Kalorien 1030 g.

Näheres über rektale Ernährung siehe C. v. Noorden und H. Salomon, Allgemeine Diätetik, S. 1050—1072, Berlin 1919 (J. Springer).

Alte Leute müssen der Gefahr der Pneumonie, der Thrombose und des Decubitus wegen nach Verletzungen und Operationen jeder Art so frühzeitig wie möglich außer Bett gebracht werden. Dabei ist häufig der Widerstand der Patienten selbst und der Angehörigen zu überwinden. Auch bei Kindern können die ärztlichen Verordnungen mitunter nur schwer durchgeführt werden. Hat der Arzt sich aber einmal mit Energie auch gegenüber nicht einsichtigen Angehörigen durchgesetzt und bleibt er konsequent in seinen Anweisungen, so ist gerade die Wundbehandlung bei Kindern mitunter dankbarer als bei unvernünftigen Erwachsenen.

12. Die Ziele der Wundversorgung und Wundbehandlung.

Die Wiederherstellung der äußeren und inneren Körperformen, und zwar so, daß auch die ursprünglichen Leistungen der verletzten Gewebe und Organe wieder möglich werden, ist das Ziel der Wundbehandlung. Wenn dieses Ziel aus rein anatomischen Gründen auch keineswegs immer erreichbar ist, so ist ihm doch nahezukommen, wenn der Arzt bei der Wundversorgung und Nachbehandlung gewissen weiteren Erfordernissen nachgeht.

Die plastische Versorgung der Hautwunde.

Zur Wiederherstellung der äußeren Körperformen ist die Bedeckung des ehemaligen Gewebsverlustes mit widerstandsfähiger, womöglich mit gesunder Haut, unumgänglich nötig. Einen wirksamen Polsterschutz gewährt nur die Haut, die aus dem normalen hochgeschichteten Epithel, ihrer bindegewebigen Unterlage und dem subkutanen Fettgewebe besteht. Sie soll gut ernährt sein und womöglich sensible Nervenfasern führen. An sichtbaren Körperstellen, z. B. an Gesicht, Hals und Händen, sind breite Narben entstellend, besonders wenn die Wunden per granulationem mit Hinterlassung einer dünnen verletzlichen Hautnarbe verheilt sind (kosmetische Bedeutung).

Weit bedeutungsvoller ist aber die Überhäutung der ehemaligen Gewebslücken mit gesunder Haut für die Wiederherstellung der Leistungen der tieferliegenden oder der Nachbargewebe (Muskeln, Sehnen, Gelenke. Knochen). Überall dort, wo die Haut dem Druck, Stoß oder der Dehnung besonders ausgesetzt ist, muß auch die Hautnarbe elastisch dehnbar und polsterartig sein.

An Hand und Fuß darf besonders an den funktionell belasteten Stellen keine straffe, empfindliche oder leicht verletzliche Narbe sitzen (Fingerspitzen, Greif- und Gehflächen). Mit dem Knochen verwachsene Narben, z. B. an Fingerstümpfen, beeinträchtigen nicht nur das Tast-, Greif- und Arbeitsvermögen, sondern machen den Finger vielfach wegen seiner Empfindlichkeit gegen Insulte zu einem unbrauchbaren und sogar störenden Anhängsel. Daher muß der Arzt schon womöglich bei der ersten Wundversorgung seinen operativen Eingriff so gestalten, daß gesunde Haut auf das Ende eines abgeschnittenen Fingers zu liegen kommt, wenn nicht anders, dann durch Opferung eines Teiles der Phalanx. Wir verwenden hier in Göttingen gern einen kleinen Visierlappen aus der dorsalen Fingerhaut, um einen glatt abgeschnittenen Fingerstumpf ohne Opferung eines größeren Teiles des Knochens zu be-

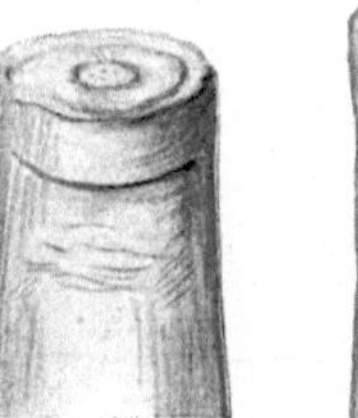

Abb. 9. Dorsaler (oder volarer) Visierlappen bei querer Abtrennung des Fingers.

decken. Klapp empfiehlt den volaren Lappen; bei diesem liegt jedoch die Narbe des Lappendefektes auf der Greiffläche des Fingers.

Die Verwachsung der Haut mit Sehnen ist insbesondere an Hand und Fuß sehr schädlich; durch sie wird die Gleitfähigkeit der hier oberflächlich liegenden Sehnen behindert oder aufgehoben.

Breite und feste Hautnarben in der Nähe der Gelenke schränken die Bewegungsmöglichkeit ein; so sind sie in der Hohlhand und über der Achillessehne besonders störend für die Funktion. Man sieht solche ungünstigen Narben im Anschluß an Phlegmonen der Hohlhand, nach Verbrennungen in dieser und auch besonders über der Achillessehne, wo sie zum Spitzfuß führen können. Neben den Verbrennungen haben aber auch Maschinen- und Kriegsverletzungen oft schwere desmogene Kontrakturen im Gefolge.

Auch die Verwachsungen der Haut mit oberflächlich liegendem Knochen, z. B. dem Schienbein, führten je nach ihrer Ausdehnung zur Minderung der Gebrauchsfähigkeit der Extremität.

Stiefeldruck. Am Fuß müssen, abgesehen von der Gehfläche, alle die Stellen, an welchen der Stiefel scheuern kann (Fußrücken, Knöchel, Ferse, Achillessehne), mit derber, prall elastischer Haut bedeckt sein.

Gesichtsnarben. Abgesehen von der Entstellung führen schlechte Narben im Gesicht häufig zur Auskrempelung der Lider (Ektropium), zur Verziehung der Augenwinkel und damit zum Tränenfluß und zur Gefährdung der freiliegenden Kornea. Am Mund kann es bei Verziehung besonders der Mundwinkel und der Unterlippen zum Speichelfluß kommen.

Am Bauch, Rücken und am Gesäß, ferner an den Teilen der Extremitäten, die mit dicken Weichteilmassen unterpolstert sind, wie Wade, Oberschenkel, Oberarm, werden auch ziemlich ausgedehnte Narben die Gebrauchsfähigkeit weniger beeinträchtigen. Plastische Operationen zum Ersatz solcher schlechten Narben sind hier nur selten erforderlich.

Daher ist bei der ersten Wundversorgung die Bedeckung offener Wunden im Gesicht, an den Händen, Füßen und in der Nähe der Gelenke mit gesunder Haut, als dem besten Schutzorgan des Körpers nach außen, anzustreben. Je frühzeitiger die Wunden mit Haut bedeckt werden desto eher wird die Gebrauchsfähigkeit eines Gliedes wieder erreicht. Möglichst sollte jeder Hautwegfall sofort durch Naht oder plastische Deckung versorgt werden. Häufig läßt sich die Hautplastik im Granulationsstadium nachholen, aber es bleiben doch eine Reihe von Verletzungen übrig, wo die Hautplastik erst nach völliger Vernarbung möglich ist. Die Spätplastik nach völliger Abheilung hat für aseptische Operationen. gewisse Vorteile, aber immer den Nachteil, daß wertvolle Zeit zur funktionellen Belastung der gefährdeten Gewebe (Sehnen, Muskeln und Gelenke) verstrichen ist. Die Transplantation nach Thiersch entweder auf Granulationen oder auf einem weggeschnittenen Narbengrund ist überall dort, wo die Haut mechanisch beansprucht wird, nur ein Notbehelf. Sie ist angezeigt bei übergroßen, langsam heilenden Wunden des Rumpfes, des Halses und gewisser Extremitätenteile, an denen die Knochen nicht unmittelbar unter der Haut liegen. In der Nähe der Gelenke mit weitem

Bewegungsausschlag, über Sehnen und Knochen bleiben nach der Thiersch-schen Transplantation unverschiebliche oder zerrende Narben zurück, die die Bewegungsmöglichkeit mehr oder weniger einschränken. Hier ist die Deckung mit gestielten Hauptlappen die Methode der Wahl.

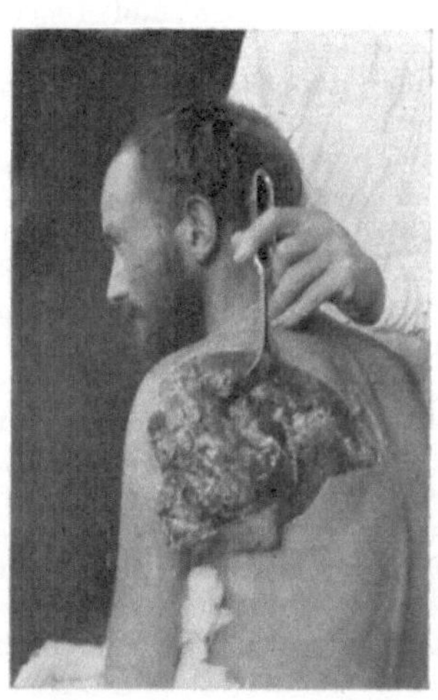

Abb. 10. Schwere Granatverletzung des Schulterblattes, der Rippen und der Pleura. Gasphlegmone.

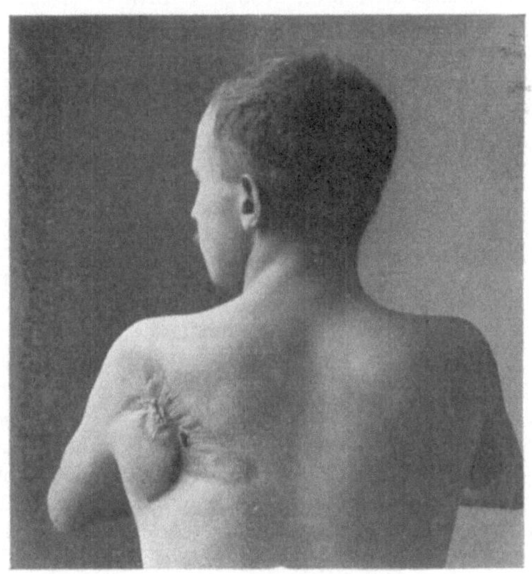

Abb. 10a. Derselbe Fall wie Abb. 10. Geheilt. Der betroffene linke Arm kann bis zur Horizontalen erhoben werden.

Die Versorgung der tiefen Weichteile.

Die Wiederherstellung der inneren Körperformen ist das zweite Ziel der Wundbehandlung. Durchtrennte Sehnen, Muskeln, Faszien, Bänder, Gelenkteile, Gefäße und Nerven müssen so sorgfältig wie möglich wieder aneinander gebracht werden. Für gebrauchsnötige Gewebe muß die Gebrauchsfähigkeit auch möglichst schnell, am besten also durch primäre Naht erreicht werden. Bei den früh in Behandlung kommenden Wunden, auch der tiefen Gewebsteile, ist die primäre Naht nach der Umschneidung der Haut, der Wegnahme zerfetzter und beschmutzter tieferliegender Gewebsteile fast immer möglich, allerdings manchmal eine äußerst mühsame Arbeit. Wir erleben hiernach, wenn nicht grobe Verschmutzung der Wunde vorliegt, in der Regel glatte Heilung und schnelle Wiederherstellung der Sehnenfunktionen.

Was die konservative und aktive Wundbehandlung auch bei übergroßen Wunden leisten kann, ist aus den Erfahrungen der Kriegschirurgie hinlänglich behannt (s. Abb. 10 und 10a). In der Friedenschirurgie sind wir zum Teil günstiger gestellt, mancher Grenzfall, bei dem die Amputation anfänglich in Erwägung gezogen wurde, kann noch ohne verstümmelnde Verfahren zur Ausheilung gebracht werden.

Fälle aus der poliklinischen und klinischen Praxis.

1. Schwere Transmissionsverletzung des Unterarms, komplizierte Fraktur des Unterarms. Oberarmfraktur. Am 13. XII. geriet der 14jährige H. L. in einen Transmissionsriemen. Bei der Aufnahme fand sich die Haut an der Streckseite des Unterarms bis auf die Hohlhand abgerissen, kompl. Doppelfraktur der Elle, einfache Fraktur der Speiche, subkut. Fraktur des Humerus, etwa in der Mitte Wundumschneidung, Naht. Schienenverband. — Einige Tage später ist die ganze losgelöste Haut am Unterarm und in der Hohlhand brandig geworden, so daß jetzt eine Wundfläche von 25 cm Länge und 10 cm Breite vorliegt. Hohes Fieber. Verbandwechsel wegen der doppelten Fraktur am Ober- und Unterarm sehr schwierig und für den Pat. äußerst schmerzhaft. Gefensterter Gipsverband kann nicht angelegt werden. Drahtextension durch die Fingernägel erweist sich schließlich als bestes Verfahren. Wochenlang hohes Fieber. Schließlich Konsolidation der Oberarm- und später auch der Unterarmfrakturen. Die große Wundfläche verkleinert sich langsam. 3 Monate später Muffplastik aus dem Bauch (s. Abb. 11). Der Hautlappen kommt auf den granulierenden Handrücken, wo seinerzeit die Sehnen frei lagen. Nach Durchtrennung des Lappens energische Bewegungsübungen in Hand-, Finger- und im Ellenbogengelenk. Aufenthalt in der Klinik 6 Monate. Nach Untersuchung $^1/_2$ Jahr später: vollkommen freie Beweglichkeit im Ellenbogen- und Handgelenk und auch in allen Fingergelenken. Pat. kann mit der Hand und dem Arm seine Berufsarbeit verrichten.

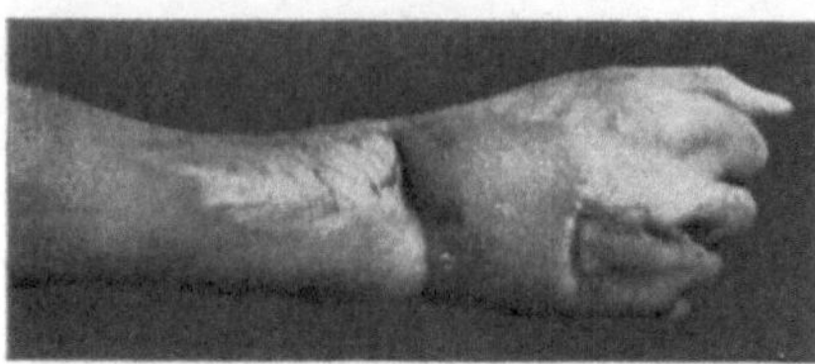

Abb. 11. Muffplastik aus der Bauchhaut bei Versteifung der Hand und Finger in Streckstellung. $^1/_2$ Jahr post op. ist vollkommener Faustschluß möglich.

Gleich zu Anfang und als der Pat. wochenlang hoch fieberte, war die Amputation des Unterarms in Erwägung gezogen worden. Der günstige funktionelle Erfolg ist nicht zuletzt der Transplantation eines Lappens aus der Bauchhaut zuzuschreiben. Unter dem Lappen wurden die Sehnen und Finger, welche vorher in Streckstellung fast versteift waren, beweglich bis fast zu normalen Ausmaßen.

2. Schwere Verletzung des linken Unterarms. Doppelbruch beider Unterarmknochen. Pat. kam beim Dreschen mit dem linken Arm in die Maschine. Er wurde nach 5 Stunden in die Klinik aufgenommen.

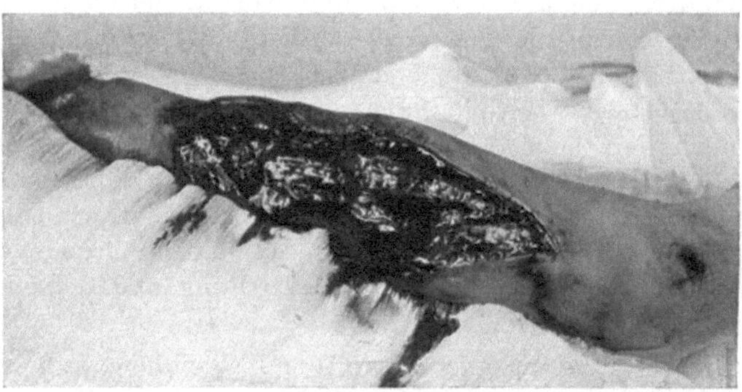

Abb. 12. Schwere komplizierte Unterarmfraktur.

Befund: Unterarm an der Ellenseite vom Ellenbogen bis zum Handgelenk aufgerissen, Muskulatur zerfetzt, Haut zum Teil weggerissen. Die Strecksehnen und zum Teil die Beugesehnen liegen frei, der Radius ist doppelt, die Ulna einfach frakturiert. Umspritzung der Wunden mit Vuzin, 1:1000, Ausschneidung der zerfetzten Haut- und Muskelränder, Naht des größten Teils der Wunde, bis auf eine kleinere Fläche, an der die Haut zur Deckung nicht reicht. Brückengipsverband. Die Wunde heilt, soweit sie genäht ist, p. p. i. Die nicht genähten Wundflächen verkleinern sich, die Eraktur konsolidiert nur langsam, der Wundverlauf ist so gut wie ganz fieberfrei. Nach 4 Monaten wird Pat. mit einer Gipsschiene in poliklinische Behandlung entlassen. 9 Monate nach der Verletzung sind die Unterarmknochen praktisch konsolidiert. Arm und Hand werden immer weitgehender gebrauchsfähig. Die ausgiebige Umschneidung und Naht der Wunden führte hier zu einem ausgezeichneten Ergebnis. Wie die Abb. 12 zeigt, handelte es sich um eine sehr schwere Verletzung durch quetschende Gewalt, trotzdem heilten die genähten Wunden g'att, die komplizierten Frakturen konsolidierten sich ohne Abstoßung von Sequestern. Der Fall ist also ein Beweis für die Bedeutung der primären Wundexzision und Naht, nicht nur bei Weichteilwunden, sondern auch bei komplizierten Frakturen. Sehr bedeutungsvoll ist sicherlich die exakte Ruhigstellung durch den gefensterten Gipsverband gewesen.

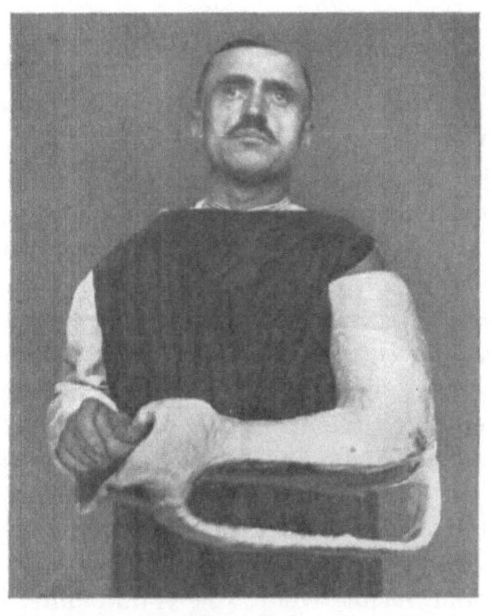

Abb. 12a. Derselbe Fall wie Abb. 12. Gefensterter Gipsverband mit Kramerschienen. Ellbogen im rechten Winkel. Unterarm supiniert; Finger frei außerhalb des Verbandes. 3 Wochen post trauma.

Nicht ganz selten ist der Arzt gezwungen, aus besonderen Gründen weniger konservativ zu sein, als dies dem anatomischen Befunde nach vielleicht nötig wäre. Ein fast abgeschnittenes Fingerglied wird bei einem Schwerarbeiter besser entfernt, denn solche wieder angenähten Glieder sind zu späterem festen Zufassen ungeeignet, weisen trophische Störungen auf usw. Bei einem Geistesarbeiter kann aus kosmetischen Gründen die Erhaltung

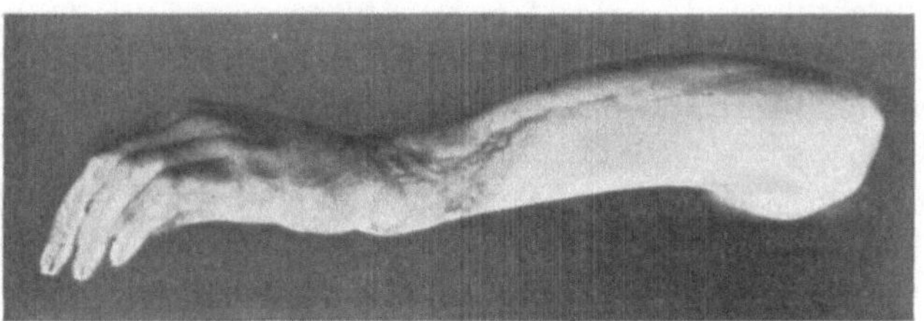

Abb. 12b. Derselbe Fall wie Abb. 12. Geheilt.

solcher Fingerglieder entgegen dem Brauchbarkeitsgrundsatz versucht werden. Im besonderen muß auch der Beruf jedes einzelnen Verletzten immer berücksichtigt werden. Bei einem auf seine Fingerfertigkeit angewiesenen Arbeiter (z. B. einem Musiker) kann die Erhaltung oder die Wiederherstellung eines Fingerendgliedes von entscheidendem Wert dafür sein, ob der Verletzte seinen Beruf beibehalten kann. Hier sind unter Umständen auch plastische Operationen, Bildung der Fingerglieder aus Rippen oder durch Transplantation von Zehen, Sehnenplastiken usw. angezeigt. Dem Schwerarbeiter wird durch Verlust eines oder zweier Fingerglieder die Arbeitsfähigkeit kaum gemindert. Dagegen stört ihn ein nicht gebrauchsfähiges atrophisches Glied, besonders ein in Streckstellung versteifter Finger.

13. Die klinische Beobachtung des Wundheilungsverlaufes.

Der klinischen Beobachtung fällt die Aufgabe zu, die Störungen beim Wundheilungsverlauf rechtzeitig zu erkennen und auch etwaige Erkrankungen des Allgemeinorganismus, die durch den wunden Zustand nur mittelbar bedingt sind (Thrombosen, Pneumonien usw.) festzustellen.

Die gewöhnlichste Störung des Wundheilungsverlaufes ist die Wundinfektion. Aber auch Ansammlungen von Körperflüssigkeiten in der Wundhöhle, Serum und Blut, welche sich sekundär infizieren können, müssen rechtzeitig erkannt werden. Seltener schon tritt bei genähten Wunden unter dem Schutzverband ein Gangrän der zur Wunde gehörigen Gewebsteile, vor allen Dingen der Haut, ein. Sie kann bedingt sein einerseits durch ungenügende Ernährung, andererseits durch die Gewebsinfektion.

Hämatom und Serom.

Da Hämatome und Serome häufig zu einer Infektion ihrer selbst und dann auch des Wundgewebes führen, seien sie in der Betrachtung vorangestellt. Ansammlungen der Körperflüssigkeit bilden sich besonders dann leicht, wenn die Wundhöhle nicht durch exakte Tiefennähte gerafft, die toten, leeren Räume nicht beseitigt worden sind, wenn also ein breiter Wundspalt oder eine Wundhöhle zurückbleibt. Hämatome entstehen nur selten durch Kapillarblutungen, in der Regel vielmehr durch ungenaue Blutstillung. Sie sind bei Verletzten mitunter nicht vermeidbar, wenn der Blutdruck soweit gesunken ist, daß aus kleineren Arterien und Venen kein Blut mehr austritt.

In der Nähe des Herzens können größere Venen bei Hustenstößen ihre Ligatur absprengen, wonach dann große Hämatome entstehen können. Besonders gefürchtet sind diese Art Nachblutungen nach Operationen am Halse (Strumektomien, Unterbindungen der Jugularis). Am besten unterbindet man hier auch Venen doppelt mit Katgut oder mit feiner Seide. Die Gefahr der Ansammlung von Blut und Serum in der Wundhöhle beruht einerseits auf der Verhinderung des Aneinanderwachsens der Wundfläche, andererseits in der häufig eintretenden Infektion der Ergüsse und drittens sind sie oft die Ursache sehr erheblicher Schwartenbildungen (z. B. in der Pleurahöhle).

Größere Hämatome unter der Haut sind gewöhnlich durch die bald auftretende Verfärbung derselben zu erkennen. Liegen aber undurchlässige Gewebsschichten, Faszie usw. über dem Hämatom, so bleibt die Verfärbung der Haut aus. Hier können dann Schwellungen und Druckempfindlichkeit auf die Ansammlungen hinweisen. Bei sehr großen Hämatomen (Frakturen, Luxationen, Décollement) tritt mitunter Fieber ein, welches man als aseptisches Resorptionsfieber, auch Fermentfieber bezeichnet. Es beruht wahrscheinlich auf der Resorption von denaturiertem Bluteiweiß.

Daß die Ansammlung größerer Serome oder Hämatome bei plastischen Operationen das Transplantat meist zum Absterben bringt, daß sich hieran gar nicht selten Fistelbildung und Ausstoßung des Transplantates anschließen, wurde schon erwähnt.

Größere Serome und Hämatome werden am besten durch exakte Wundversorgung vermieden. Ist eine ganz exakte Blutstillung nicht möglich oder erwartet man wegen erheblicher Alteration der Gewebe einen reaktiven Lympherguß, so verhindert man durch Nahtlücken oder durch kurzdauernde Drainage die Sekretansammlung. Hat sich ein größeres Serom oder Hämaton entwickelt, so muß es möglichst in den ersten 2 bis 3 Tagen eröffnet werden, damit es sich nicht sekundär infiziert. In den ersten Tagen kann man sie leicht durch Wegnahme einer Naht oder durch Auseinanderdrängen der verklebten Hautränder mit der Branche einer anatomischen Pinzette entleeren; meist heilt die Wunde danach noch p. p. i. Handelt es sich um eine Nachblutung aus einem größeren Gefäß, so ist die Wunde am besten möglichst frühzeitig ganz zu öffnen, die Koagula sind auszuräumen und das blutende Gefäß ist aufzusuchen und zu unterbinden. Meist kann man die Wunde dann gleich wieder zunähen und braucht höchstens ein Sicherheitsdrain einzulegen.

Die Infektion der Hämatome ist verschieden gefährlich, je nachdem, ob es sich um einfache Höhlenhämatome oder um diffuse interstitielle Hämatome handelt. Das vereiternde Höhlenhämatom ist im allgemeinen harmlos, wird für Abfluß gesorgt, so heilt es schnell aus. Liegt aber das Blut in weiten Gewebsinterstitien, so verläuft der Infektionsprozeß häufig recht schwer und ist unter Umständen lebensgefährlich, z. B. bei kompl. Frakturen oder bei infizierten Hämatomen nach Leistenbruchoperationen. Die letzteren Hämatome erfordern ein energisches chirurgisches Eingreifen, breite Eröffnung und Gegeninzision an distaler Stelle.

Einer besonderen Besprechung bedürfen die Hämorrhagien bei schwerer Cholämie oder bei Hämophilie resp. die Nachblutung aus Operationswunden oder bei Verletzungen, wenn diese Zustände vorliegen. Da hier häufig alle sonstigen chirurgischen Maßnahmen versagen und trotz aller innerlich und äußerlich angewandten Mittel der Tod oft unter den Händen eintritt, sind wir verpflichtet, jedes neue Mittel, das einigermaßen fundiert erscheint, zu versuchen. Von Stephan ist vor kurzem mitgeteilt worden, daß man die Gerinnungszeit des Blutes und die Menge des Fibrinfermentes durch Röntgenbestrahlung der Milz erheblich steigern könne. Es ist auch schon von chirurgischer Seite über Erfolge dieser Methode bei Hämophilie usw. berichtet worden. Haben wir Patienten mit Hämophilie oder Cholämie zu operieren, so dürfte sich in Zukunft die vorherige Bestrahlung der Milz empfehlen. Mit der Diathermiebehandlung der Milz scheinen sich ähnliche Erfolge erzielen zu lassen (Nonnenbruch, desgleichen nach neuen Mitteilungen mit der Röntgenbestrahlung der Leber [Tichy]).

Klinische Erkennung der Wundinfektion.

Die Erscheinungen der Entzündung einer genähten oder offenen Wunde sind uns in der Regel klinisch in ihren vier Kardinalsymptomen erkennbar. Sie sind am einfachsten an der Hand des Tumor, Rubor, Kalor, Dolor zu erörtern.

Tumor.

Die Schwellung, welche auf dem entzündlichen Gewebsödem beruht, beobachten wir bei der aseptischen Wundheilung im allgemeinen nicht. Zwar erfolgt keine Wundheilung ohne entzündliche Veränderung an den Gefäßen und ohne Exsudation, aber das entzündliche Exsudat wird von den leistungsfähigen Blut- und Lymphkapillaren gleich wieder abtransportiert.

An der genähten Wunde erkennt man die beginnende Gewebsinfektion meist schon frühzeitig an dem Einschneiden der Fäden, zwischen welchen die Haut mehr oder weniger emporquillt. In straffen Geweben, z. B. der straff fixierten Haut der Finger, der Hohlhand, der Kopfschwarte, ist das entzündliche Ödem anfänglich nur gering. Es wird durch den Druck des straffen Gewebes zu lockeren Gegenden hingepreßt. Daher tritt bei Infektionen der straffen Haut in der Hohlhand die entzündliche Schwellung zuerst auf dem Hand- oder Fingerrücken auf. Bei infizierten Wunden der behaarten Kopfschwarte ist das Ödem schon frühzeitig an den Augenlidern zu beobachten. Beide Male ist dieses entfernte Ödem ein sehr wichtiges diagnostisches Zeichen.

Rubor.

Die Rötung, meist eine livide Rötung, beruht auf der entzündlichen Erweiterung der Kapillaren. Sie ist als sicheres Zeichen der Wundinfektion zu bewerten, jedoch nur an oberflächlichen Wunden zu beobachten. Bei tiefer Gewebsinfektion kann die Hautwunde ohne jegliche entzündlichen Erscheinungen, also auch ohne Rötung der Haut, verheilen, auch wenn sich in der Tiefe ein Abszeß bildet.

Von erheblicher Bedeutung ist die lymphangitische Rötung, die sich bei schwerer Gewebsinfektion einstellt, besonders wenn das Sekret unter hoher mechanischer oder osmotischer Spannung steht.

Kalor.

Die örtliche Temperatursteigerung, bedingt durch die reichliche Durchblutung der Gewebe, und vor allem die allgemeine Erhöhung der Körpertemperatur geben dem Arzt den wichtigsten Hinweis auf eine schwere Wundinfektion. Daher ist bei jeder größeren chirurgisch versorgten Weichteil- oder Knochenverletzung die Temperatur genau (2 mal täglich) zu messen und der Puls zu zählen. Auch in der Außenpraxis ist eine Temperatur- und Pulskurve anzulegen.

Eine geringe Temperatursteigerung in den ersten Tagen ist allerdings bei größeren Weichteilwunden gar nicht selten, ohne daß es deshalb zur Vereiterung zu kommen brauchte. Auch bei exakt umschnittenen Wunden ist ja die Entfernung aller akzidentellen Wundkeime nicht möglich, und diese Keime bewirken wohl auch bei sonst glattem Verlauf die anfängliche Temperatursteigerung. Erfahrungsgemäß überwinden die Gewebe eine gewisse Menge von Keimen. Man kann also immerhin bei sonst gutem Allgemeinbefinden, besonders wenn der nächtliche Schlaf nicht gestört ist, abwarten. Geht die Temperatursteigerung aber in 3 bis 4 Tagen nicht zurück, hält sie sich über 38, treten erhebliche örtliche Schmerzen auf und leidet das Allgemeinbefinden, so liegt meist eine schwerere Infektion vor. Die Wunde muß dann teilweise oder ganz geöffnet und offen gehalten werden.

Nicht selten, und leider gerade in den Fällen schwerster Wundinfektion, läßt die Beobachtung der örtlichen und allgemeinen Temperatur trotz der drohenden Gefahr einer örtlichen oder allgemeinen Infektion im Stich. Besonders ist das bei der septischen (putriden) Wundinfektion der Fall. Wir vermissen hier das Fieber, während dagegen die Verschlechterung des Pulses auf die Gefahr immerhin aufmerksam macht. Die Überschwemmung des Organismus mit übergroßen Mengen pyrogener Stoffe lähmt das Fieberzentrum; vielleicht fehlen auch bei der septischen Wundinfektion die pyrogenen Stoffe überhaupt. Es wäre eine gefährliche Täuschung, wollte sich der Arzt bei fehlendem Fieber, aber sonst auffälligem schlechten Allgemeinbefinden beruhigen. Stehen das Allgemeinbefinden,, ängstliche eingefallene Züge, trockne Zunge, kalte Nase und Ohren, Unruhe, Schlaflosigkeit und vielleicht auch der örtliche Befund an der Wunde mit der Temperatur im Widerspruch, so ist der Zustand sehr ernst. Häufig wird dann der Puls schon klein und frequent sein, jedenfalls aber mit dem Fehlen der Temperatursteigerung in Widerspruch stehen. Die Gefäßzentren werden durch die septischen Gifte meist sehr frühzeitig gelähmt.

Ist der septische Zustand einmal eingetreten, so muß schnell und gründlich gehandelt werden. Ist die Wunde genäht, so muß sie durch Entfernung der Fäden weit geöffnet werden; bei Extremitätenverletzungen kommt die Amputation in Frage. Ist eine akzidentelle Verletzung durch Auseinanderhalten der Wundränder nicht übersichtlich zu gestalten, so müssen tiefe Taschen breit gespalten und breit (durch Tamponade) offen gehalten werden. Daß in solchen ernsten Fällen mit der Anwendung von Kollargolinjektionen usw. keine wertvolle Zeit versäumt werden darf, ist an anderer Stelle schon besprochen worden.

Dolor.

Eine genähte Wunde schmerzt nach 2 bis 3 Tagen von selbst oder auch auf erheblichen Druck nicht mehr. Daher deutet der pochende, also bei jeder Pulswelle anschwellende Schmerz mit großer Wahrscheinlichkeit auf eine Wundinfektion hin. Der Schmerz ist neben der Temperatursteigerung der wichtigste Hinweis darauf, daß der Heilverlauf gestört ist. Er. ist daher in der Praxis der Wundbehandlung, sowohl in der Klinik wie in der Ambulanz, vielfach ausschlaggebend für unser Handeln. Fehlen kann der Schmerz bei schwerster Wundinfektion. Dieses Fehlen bei sonst schwerem Allgemeinzustand ist wiederum von sehr übler prognostischer Bedeutung. Es weist darauf hin, daß die Gehirnoberfläche für die sensiblen Eindrücke bereits nicht mehr voll empfänglich ist.

Eine größere ärztliche Erfahrung kann den Arzt nur lehren, daß zwar die entzündliche Schwellung im Verein mit der schmerzhaften Rötung und dem Fieber im allgemeinen die Wundinfektion begleiten, daß aber dieses klinische Vierzeichen gerade bei den schwersten Fällen der Überschwemmung des Organismus mit Bakterien und Toxinen häufig nicht vorhanden ist.

Die Nichterkennung des septischen Zustandes gehört zu den schwersten Mißerfolgen in der ärztlichen Praxis, gerade weil das sichere Stellen der Prognose vom Laien in erster Linie verlangt wird.

Von den Erkrankungen, die mehr indirekt durch den wunden Zustand bedingt sind, sind besonders die postoperative Bronchopneumonie und die Thrombose zu erwähnen. Die Bronchopneumonie kann sich besonders bei älteren dekrepiden Individuen ganz ohne Fieber und ohne Expektoration entwickeln. Der Arzt sollte daher bei älteren Leuten, die längere Zeit nach Verletzungen im Bett zu liegen haben, die Lunge regelmäßig untersuchen. Bestand eine chronische Bronchitis schon vorher, so ist von vornherein mit der Möglichkeit der Anschoppung des Sekretes in der Lunge zu rechnen und prophylaktische Atmungsgymnastik zu betreiben (s. u.). Die Patienten sind möglichst früh außer Bett zu bringen oder wenigstens im Bett hoch zu setzen.

Auch die Erkennung der Thrombose ist mitunter schwer. Nicht immer wird die Thrombose der tiefen Beinvenen von ödematöser Schwellung des Beines begleitet. Die Thrombose der tiefen Beckenvenen bleibt überhaupt meist unerkannt. Wohl kann eine geringe Temperatursteigerung, bei sonst aseptischem Wundverlauf vielleicht auch das Hochgehen des Pulses bei niedrigbleibender Temperatur auf eine Gerinnung und Verstopfung der Gefäße hindeuten, aber sicher sind solche Anzeichen nicht. Bei erkennbarer Thrombose sind 5 Wochen Bettruhe einzuhalten. Mindestens auf 3 Wochen ist das betroffene Bein auf eine T-Schiene zu legen.

Literatur.

Stephan, Münch. med. Wochenschr. 1920, Nr. 11. — Nonnenbruch, ebenda, 1920, Nr. 37. — Tichy, Zentralbl. f. Chir. 1920, Nr. 46.

Dritter Teil.

Spezielle Wundversorgung und Wundbehandlung.

14. Antisepsis und Asepsis.

Der Begründer der Antisepsis und Asepsis ist der Deutsch-Österreicher Ignaz Semmelweiß. Bereits 20 Jahre vor Lister wies er wieder und immer wieder auf die Notwendigkeit der Händedesinfektion vor Operationen und geburtshilflichen Eingriffen hin. Er hat die Notwendigkeit der chemischen Desinfektion der Hand weit bewußter als Lister (wenigstens zu Anfang) erkannt und praktisch ausgezeichnete Vorschriften über den Schutz der Hand des Arztes vor infektiösen Stoffen und weiter über ein genügendes Desinfektionsverfahren angegeben. Leider wurde er von seinen Fachgenossen verkannt oder gar nicht beachtet, und trotz seiner leidenschaftlichen Anklagen gegen die Ärzte geriet sein Verfahren ganz in Vergessenheit. Es ist in Deutschland auch heute noch fast unbekannt, daß es ein Deutscher war, der zuerst klare Anschauungen über Asepsis und Antisepsis wohlbegründet vorbrachte und praktisch durchführte.

Erst Lister fand für sein Verfahren der Karbolantisepsis die gebührende Beachtung. Im Vergleich zu der Semmelweißschen Methode ist die von Lister, wenigstens im Anfang, sehr viel umständlicher und von unrichtigen Vorstellungen beherrscht gewesen. Der Siegeszug der Antisepsis und Asepsis datiert vom Jahre 1867, in dem Lister sein Verfahren bekannt gab.

Antisepsis und Asepsis des Arztes.

Die Antisepsis hat im Lauf der letzten Jahrzehnte seit der Entdeckung Listers ganz außerordentliche Wandlungen durchgemacht. Das einst für lange Zeit gültige Verfahren der Karbolantisepsis wurde Schritt für Schritt abgeändert, und unsere heutigen Desinfektionsverfahren kennen das Karbol fast nicht mehr. Die einstige Scheu vor der Luftinfektion, welche dem Listerschen Verfahren noch ganz den Stempel aufdrückte, haben wir verloren; aber auch neuere, theoretisch wie praktisch wohlbegründete Maßnahmen sind aus der tieferen Einsicht in die Wirkungsbreite der Desinfektionsmittel verlassen. Wir wissen heute, daß eine allzu scharfe mechanische Reinigung der Haut nicht nur überflüssig, sondern zum Teil sogar schädlich ist, weil sie die Haut rissig und spröde macht. Das gleiche gilt für die allzu lange Anwendung scharfer Antiseptika. Es ist nicht möglich, alle parasitär lebenden Hautkeime aus den Tiefen der Hautspalten,

Haarbälgen und Hautdrüsen durch Bürsten und Waschen zu entfernen oder durch Antiseptika abzutöten. Wir müssen uns also sowohl in der Dauer der mechanischen Reinigungsverfahren und in der Stärke unserer antiseptischen Mittel gewisse Beschränkungen auferlegen.

Eine weitere wichtige Erkenntnis aus neuerer Zeit ist die, daß die einmal mit infektiösem Sekret verunreinigte Hand auch durch noch so sorgfältige Waschung und Desinfektion mit antiseptischen Lösungen nicht wieder völlig von den infektiösen Keimen befreit werden kann. Daher muß der Arzt, soweit es irgend möglich ist, vermeiden, mit infektiösen Sekreten oder Exkreten in Berührung zu kommen; das heißt eben — Asepsis. Hat er einen Infektionsherd freizulegen, so soll das möglichst ohne Beschmutzung der Finger geschehen, am besten unter Benutzung von Gummihandschuhen, ebenso müssen Rektaluntersuchungen unter dem Schutz des Gummifingers oder des Handschuhs vorgenommen werden[1]).

Hautpflege des Arztes.

Für den Arzt, der überhaupt chirurgisch oder gynäkologisch arbeiten will, ist die einfache persönliche Sauberkeit und Pflege der Haut von großer Bedeutung. In der Praxis gewährt der Wildlederhandschuh einen guten Schutz gegen die Beschmutzung durch Türklinken usw. Die Hand und besonders die Finger bedürfen einer sorgfältigen Pflege, weil sie durch häufige Waschungen, insbesondere mit gewissen Antiseptizis, leicht rissig werden. Die Einrisse entstehen mit Vorliebe an den Nagelfalzen, und hier setzen sich dann leicht infektiöse Keime fest. Entsteht hier ein Panaritium parunguale und subunguale, so ist der Arzt wochenlang zur chirurgischen Untätigkeit verdammt. Über die Hand laufendes Sekret setzt sich zum zweiten leicht an den Haaren und Haarbälgen der Streckseite von Finger und Hand fest, trocknet an und führt hier zu häufig sehr üblen Furunkeln. Daher soll die Hand nach längerdauernder Waschung durch irgendein Gleitmittel geschmeidig erhalten werden. Empfehlenswert ist das Einreiben von Glyzerin und Alkohol ā, am besten zugleich mit dem Seifenschaum, der dann abgetrocknet wird. Ist der Nagelfalz eingerissen, so müssen die harten Hautränder des Einrisses, welche leicht zum Weiterreißen Veranlassung geben, mit einem sehr scharfen Messer sorgfältig weggeschnitten werden.

---

[1]) Man kann in der Praxis mit ganz wenigen Gummihandschuhen für rektale Untersuchungen usw. sehr lange auskommen, wenn folgende Vorschriften eingehalten werden. Als Gleitmittel außen auf dem Handschuh benutzt man Seife oder Seifenschaum (auch Tonseife). Diese läßt sich sehr leicht mitsamt den Sekreten wieder abwaschen, während fettige Substanzen mit den Sekreten verschmieren und am Gummi festhaften. Öl verdirbt jeden Gummi. Nach der rektalen Untersuchung usw. spüle man in fließendem Wasser sofort den Handschuh auf der Hand ab, wasche ihn mit einem stark desinfizierenden Mittel (hochkonzentriertem Lysol), trockne ihn sorgfältig ab und pudere ihn noch auf der Hand ein. Dann ziehe man ihn vorsichtig ab und hebe ihn in einem sauberen Handtuch auf. So ist der Handschuh jederzeit gebrauchsfertig und für alle Untersuchungen sauber genug. Will man Gummihandschuhe für längere Zeit unbenutzt aufheben, so geschieht dies am besten in einer Glyzerinlösung 1 : 3 Wasser mit Zusatz einer geringen Menge Borsäure. Vor Operationen, zu denen man Handschuhe benutzen will, und vor aseptischen Untersuchungen müssen allerdings die Handschuhe ausgekocht oder im Wasserdampf sterilisiert werden.

Waschungen nach einer Operation im infizierten Wundgebiet müssen besonders sorgfältig durchgeführt werden, und womöglich mit Hilfe von Desinfektionsmitteln. Blut und infektiöses Sekret werden mit warmem Wasser, Seifen und Bürsten gründlich entfernt, und erst danach darf ein Antiseptikum angewendet werden; denn die üblichen Desinfektionsmittel (Alkohol und Sublimat) fällen das Eiweiß aus und fixieren so die in der Haut sitzenden Sekrete und Bakterien in den Spalten und unter dem Nagelfalz. Zum Schluß wird die Haut mit Glyzerin-Alkohol geschmeidig gemacht. Diese sorgfältige antiseptische Waschung nach eitrigen Operationen ist für die Praxis außerordentlich wichtig, denn jederzeit nach einer solchen Operation kann ja der Arzt zu einem geburtshilflichen Eingriff geholt werden.

Hat sich der Operateur bei einer Operation im infizierten Gebiet verletzt, so muß die entstandene Wunde sehr energisch desinfiziert werden. Gerade die operativen Infektionen verlaufen häufig außerordentlich schwer.

Die Desinfektion vor aseptischen Operationen.

Während sich der Arzt in der Praxis zur Spaltung eines Furunkels oder einer Phlegmone wohl kaum in sonst vorschriftsmäßiger Weise desinfizieren kann, ist er zu einer sehr sorgfältigen und einwandfreien Desinfektion vor aseptischen Eingriffen verpflichtet. Es gibt eine ganze Reihe verschiedener Desinfektionsverfahren, die sich in ihrem Endergebnis wenig unterscheiden. Im großen und ganzen laufen sie alle darauf hinaus, die Haut mechanisch zu säubern und danach oder unter Umständen zugleich damit (Seifenspiritus) die Hautkeime in den Tiefen der Poren, soweit es möglich ist, abzutöten.

Die an der Göttinger Klinik zurzeit übliche Art der Vorbereitung zu aseptischen Operationen besteht in der mechanischen Säuberung der Hand mit heißem Wasser, Seife und Bürste und in der nachfolgenden Desinfektion mit 70%igem Alkohol. Sie ist einfach und kann dem praktischen Arzt empfohlen werden.

Desinfektionsvorschrift für die Hand.

a) In fließendem Wasser werden die Hände und Unterarme bis über den Ellenbogen hinaus sorgfältig 5 Minuten lang mit Seife und Wurzelbürste gereinigt.
b) Danach sorgfältige Säuberung der Nagelfalze mit einem metallischen Nagelreiniger, Stutzen der Nägel und Abschneiden eventl. losgelöster Hautlamellen.
c) Erneutes Waschen mit Wasser, Seife, Bürste 5 Minuten lang.
d) Abtrocknen und Abreiben der Hand mit einem sterilen groben Tuch, welches halbgelöste Hautlamellen noch wegnimmt.
e) 5 Minuten langes Abreiben mit Mullkompressen, die in 70%igem Alkohol getaucht werden. Danach Anziehen eines sterilen Operationsmantels, Aufsetzen einer sterilen Kopfmütze, Überstreifen von Unterarmschützern aus $^1/_2$ m langen Stücken einer Trikotschlauchbinde.

Bei infektiösen Katarrhen der Nase, des Rachens oder bei Angina wird ein Mund-Nasentuch vorgebunden.

Desinfektion des Operationsfeldes.

Statt aller umständlichen Reinigungsverfahren zur Desinfektion des Operationsfeldes begnügen wir uns heute mit dem einfachen Jodtinkturanstrich (Jodtinktur 10%). Zur Vermeidung von Hautrötungen wenden wir im allgemeinen den zweimaligen Jodanstrich mit einer nur 5%igen (halb verdünnten) Jodtinktur an. Damit die Jodtinktur nicht reizt, muß der Anstrich vor Beginn der Abdeckung vollkommen getrocknet sein. Das Austrocknen des Anstriches ist besonders wichtig am Skrotum, im Gesicht, Augenlidern und Ohren. Bei rotblonden Individuen, die leicht zum Jodekzem neigen, begnüge man sich mit einem einmaligen Jodtinkturanstrich. Gefährlich ist das Einfließen der Jodtinktur in Hautfalten, weil sie hier nicht austrocknet (unter dem Skrotum usw.). Wir vermeiden den Jodanstrich bei Kindern und vor Operationen eines Basedowkropfes. An seiner Stelle verwenden wir die einfache Alkoholabreibung. Nach der Operation waschen wir das Jod von der Haut mit Alkoholtupfern ab, besonders wenn ausgedehnte Hautflächen überstrichen worden waren.

Desinfektion bei Operationen im infizierten Gebiet.

Bei kleinen Eingriffen bemühe man sich, mit der Wunde oder ihren Sekreten gar nicht in Berührung zu kommen. Bei aseptischen Wunden ist das „fingerlose" Operieren von Nutzen für den Patienten. Bei Einschnitten von Furunkeln oder Abszessen ist es bedeutungsvoll für die Asepsis der Hand des Arztes. Zur Spaltung eines Furunkels oder eines oberflächlichen Abszesses ist eine überpeinliche Desinfektion des Arztes unnötig und in der Praxis auch nicht durchführbar. Eine Superinfektion durch die Hand des Arztes ist praktisch wohl nur äußerst selten, und nur möglich, wenn es an der einfachsten persönlichen Sauberkeit beim Operateur gefehlt hat. Daß der Arzt verpflichtet ist, gerade zur Vermeidung von Superinfektionen seine Hände nach einer Operation, bei der Eiter über seine Finger geflossen ist, sorgfältig zu reinigen, wurde schon betont. Darum ist es außerordentlich bedeutungsvoll, daß der Arzt zu seinem Schutz und zum Schutz anderer Patienten bei Operationen im infizierten Gebiet die Verunreinigung seiner Hände tunlichst vermeidet. Es geschieht dies am einfachsten durch die Benutzung von Gummihandschuhen.

Wir benutzen zu aseptischen Operationen keine Gummihandschuhe und beschränken ihre Verwendung auf Operationen, wo wir die Berührung der Hände mit infektiösem Sekret nicht vermeiden können.

Sind die Hände des Operateurs einmal verunreinigt — und in der Praxis läßt sich das nicht immer vermeiden —, so muß die oben bereits erwähnte Nachdesinfektion angeschlossen werden. Nach mechanischer Entfernung von Blut und Eiter durch Bürste, Seife und Nagelreiniger muß eine Desinfektion mit Alkohol, $1^0/_{00}$ Sublimat, $2^0/_0$igem Lysoform oder Karbolsäure folgen. Schließlich ist das Antiseptikum zur Vermeidung von Hautreizung abzuspülen und die Haut mit Glyzerin-Alkohol, Vaseline oder Puder geschmeidig zu machen.

Das antiseptische Denken und Handeln ist niemandem angeboren. Es kann nur durch längere Übung erworben oder anerzogen werden. Daher muß der chirurgisch arbeitende Arzt in seiner Lehrzeit ständig über seine eigne Asepsis und Antisepsis und über die seiner Umgebung nachdenken. In der Praxis ist eine aseptische Operation nicht immer leicht ausführbar, sie muß vorher sorgfältig durchdacht und vorbereitet sein. Auch für kleinere chirurgische Eingriffe ist ein aseptisches und antiseptisches Handeln unbedingt erforderlich. Ohne einen ärztlichen Gehilfen, sei es nun ein Kollege, ein Krankenwärter oder eine Hebamme, lassen sich mittlere Eingriffe überhaupt nicht ausführen. Möglichst sollten die Operationen in örtlicher Betäubung ausgeführt werden. Aber alle diese Schwierigkeiten sind nicht unüberwindlich. Ist alles vorbereitet und der Arzt selbst auf die Operation mit beschränkten Hilfskräften eingearbeitet, so läßt sich auch in der ärztlichen Praxis (Landpraxis) vieles durchführen. Im großen und ganzen kann man sagen: Wer imstande ist, einwandfrei aseptisch geburtshilflich zu arbeiten, kann auch kleinere und mittlere aseptische Eingriffe entweder in der Wohnung des Patienten oder im eigenen Hause durchführen.

15. Die aktiv chirurgische Behandlung der Zufallswunde.

Die Tierversuche und Schlußfolgerungen Friedrichs haben die bis dahin noch unvollkommene Behandlung der frisch zum Arzt kommenden Verletzungen in sehr günstiger Weise beeinflußt. Durch die Ausschneidung und Naht der Wundränder sind wir heute imstande die große Mehrzahl aller Zufallswunden ebenso vollkommen wie aseptische Operationswunden zur Heilung zu bringen.

Das Ausschneidungsverfahren stellt keine übergroßen Anforderungen an die ärztliche Technik. Es setzt die Beherrschung der persönlichen Asepsis, die einfache Nahttechnik für Haut, Weichteile und Sehnen, die einfache Unterbindungstechnik und gewisse anatomische Kenntnisse voraus. Für die meisten Verletzungen genügt die örtliche Betäubung, welche gerade in der allgemeinen Praxis die Anwendung der aktiven Wundbehandlung sehr erleichtert.

Ich gebe im folgenden eine Schilderung der Arbeitsweise bei der aktiven Wundbehandlung wieder, wie ich sie im poliklinischen und klinischen Betrieb in Leipzig (der ehemaligen Arbeitsstätte Friedrichs) kennen gelernt und dann später in der Sprechstundenpraxis und im Hause des Verletzten ausgeübt habe. Auch in Göttingen, wie wohl an den meisten Kliniken und Krankenhäusern, werden die akzidentellen Wunden nach gleichen Grundsätzen versorgt. Aus dieser mehrfachen Erfahrung kann wohl behauptet werden, daß der Ausübung der aktiven Wundversorgung auch in der Praxis keine unüberwindbaren Schwierigkeiten entgegenstehen. Andererseits gewähren die schönen Erfolge der neuzeitlichen Wundversorgung dem Arzt eine hohe Befriedigung, wie er sie sonst vielleicht nur in seiner geburtshilflichen Praxis gewinnen kann.

Wichtigkeit der Wundversorgung in der Landpraxis

Auf dem Lande und in der Kleinstadt, wo in vielen Stunden ein Facharzt nicht erreichbar ist, muß der praktische Arzt die Wundversorgung ausführen. Denn nur im Frühstadium erzielen wir unsere Erfolge. Daher muß in diesem Zeitraum (6 bis 8 Stunden) gehandelt werden. Andernfalls ist ein Verletzter, dem z. B. mehrere Sehnen durchschnitten sind, auf viele Wochen, ja Monate seiner Arbeit entzogen, und das Ergebnis der später ausgeführten Sehnennaht ist nicht entfernt so günstig, wie dasjenige der primären Naht.

Vorbereitung zur asept. Operation. Instrumentarium.

Auf Zufallsverletzungen muß der praktische Arzt gerüstet sein. Das Zusammenstellen der Instrumente, Verbandsstoffe usw. kann im Hochbetrieb der Sprechstundenpraxis nicht im letzten Augenblick geschehen, soll es nicht erheblich die sonstige Berufsarbeit stören. Mir hat sich als besonders vorteilhaft in der ambulanten Praxis folgendes Verfahren bewährt:

In einer kleinen Handtasche (es genügt auch eine Pappschachtel oder handliche Kiste) wird ein fertiges kleines Instrumentarium bereit gehalten. Die Instrumente und Verbandsstoffe werden außer der Arbeitszeit sterilisiert und gepackt. Das Zubehör umfaßt

2 kleine Winkeltücher oder ein größeres Lochtuch (zum Abdecken),
1 kleines viereckiges Tuch (für Instrumente),
1 sterilen Operationsmantel,
1 Fläschchen mit Jodtinktur,
1 Gummibinde zur Blutleere,
1 Rekordspritze, 5 ccm,
1 feine kurze und 1 bis 2 kräftigere und längere Kanülen, Novokain (Pulver zu $^1/_2$ g oder in Tabletten) für $1\,^0/_0$ige Lösung zur Leitungsanästhesie,
1 bis 2 Schälchen (Eierbecher) für die Novokainlösung,
1 (2) kleine gebauchte Messer,
1 (2) Scheren,
2 chirurgische Pinzetten[1]),
6 Gefäßklemmen,
1 Deschampsche Unterbindungsnadel,
1 Sonde,
1 kleinen automatischen Wandsperrer,
Listonsche und Luersche Knochenzange,
6 kleine scharfe Nadeln zur Sehnennaht,
4 mittlere Nadeln zur Hautnaht,
1 einfachen Nadelhalter,
Katgut, Nähseide (oder Zwirn),
Tupfer, Verbandsstoffe, 2 Handbürsten,
1 Flasche mit Spiritus ($70\,^0/_0$), (Unter Umständen Sublimattabletten oder Lysoform statt des Spiritus),
1 Operationsschürze aus wasserdichtem Stoff oder weißem Baumwollstoff (event. Gummihandschuhe und Operationsmantel),
Narkosebesteck.

Bei Operationen im Privathaushalt Bereitstellenlassen von abgekochtem sterilem Wasser, einigen Porzellanschüsseln und Tellern, die ausgekocht, antiseptisch ausgerieben oder mit Spiritus ausgebrannt werden. Zum weiteren Abdecken einige frischgewaschene Servietten oder Handtücher.

Ist der Arzt in der topographischen Anatomie einer verletzten Gegend nicht genau orientiert, so legt er neben den Operationstisch einen aufgeschlagenen anatomischen Atlas[2]). Jedenfalls muß die Wundversorgung genau sein, und das ist in einigen Gegenden ohne Benutzung eines Atlas für den nicht ständig chirurgisch tätigen Arzt schwierig, z. B. wenn dicht über dem Handgelenk eine Reihe der Beugesehnen, Strecksehnen und Nerven durchschnitten sind.

Blutleere, Handtisch.

Wenn irgend möglich, sollte in Blutleere operiert werden. Man benutze am Arm immer nur die breite Gummibinde (am besten den Perthesschen Apparat). Niemals nehme man den dicken Gummischlauch, welcher leicht Lähmungen verursacht. Leider verursacht die länger als eine

[1]) Es ist vorteilhaft, die Hauptgebrauchsinstrumente für etwas größere Eingriffe in der Mehrzahl zum Wechseln vorrätig zu halten.

[2]) Vorzüglich geeignet sind z. B. der Atlas von Bardeleben-Haeckel, aber auch sehr gut die nicht zu umfangreichen und daher praktisch brauchbaren älteren Auflagen z. B. des Heizmann oder Hyrtl.

halbe Stunde liegende Gummibinde ein immer unerträglicher werdendes Druck- oder Schmerzgefühl, so daß sie bei länger dauernden Operationen abgenommen werden muß. Ist eine Hilfsperson zur Hand, so genügen zur Übertäubung des Blutleerenschmerzes einige Tropfen Äther oder Chloräthyl. (Bei der Plexusanästhesie nach Kuhlenkampf tritt der Druckschmerz nicht auf, sie ist allerdings nur selten bei schweren Verletzungen an Hand und Unterarm indiziert.) Bei Verletzungen der Finger genügt die durch die Lokalanästhesie gesetzte Blutleere.

Man legt die Gummibinde am Oberarm über dem Bizeps an. Das mit Wasser angefeuchtete Ende wird 1 bis 2mal glatt ohne Zug um den eine Zeitlang vorher hochgehaltenen und ausgestrichenen Arm gelegt, sodann werden unter scharfem Zug 3 bis 4 Touren gewickelt, der Rest der Binde kann lose umgeschlungen, mit einer Mullbinde festgelegt oder untergeschoben werden.

Für alle Operationen ist der Kranke in horizontale Lage zu bringen. (In der Ambulanz am besten auf einen etwas längeren Tisch.) Neben den Operationstisch kommt bei allen Handverletzungen ein sogenannter kleiner Handtisch (in der Ambulanz Nähtischchen oder Kommode). Der Arzt setzt sich vorteilhafterweise zu länger dauernden Operationen. Ist der Kranke sehr aufgeregt, so bekommt er 1 bis 2 cg Morphium. Bei Handverletzungen sind Fingerringe abzunehmen und ist die Oberkleidung zu entfernen. Bei Beinverletzungen muß Hose und Unterkleidung vorher ausgezogen werden. Der Kragen ist immer abzulegen, der Hosenbund zu öffnen.

Beispiele aus der Praxis.

1. Abschneidung der halben letzten Phalanx durch Beilhieb. Die Haut kann nicht über dem Knochenstumpf vernäht werden. Daher Abtragung von 6 bis 10 mm des Knochens mit Luer oder Liston, Anfrischung der Haut 1 mm vom Wundrand entfernt, Unterbindung zweier spritzender Arterien, Wegnahme des Nagelrestes und des Nagelbettes. Vernähung von Beuge- und Strecksehne. Die Nahtlinie kommt mehr fingerrückenwärts zu liegen.

In der Nähe der Phalangealgelenke exartikuliert man vorteilhafterweise. Reste des Nagels sind immer zu entfernen, und zwar unter gründlicher Ausschneidung des Nagelbettes, da wieder nachwachsende Nagelstummel später meist sehr störend und schmerzhaft sind.

Will man den Knochen nicht opfern, so kann man vom Rücken des Fingers einen kleinen Hautlappen herüberschieben. Es geht dies sehr einfach durch eine breite quere Dorsalinzision etwa 1 cm vom Wundrand entfernt. Nach event. Loslösung dieses Visierlappens von der Unterlage wird derselbe über die Fingerkuppe herübergeschoben und an dem Wundrand auf der Beugeseite mit einigen Nähten fixiert (s. Abb. 9. S. 69). Die dorsal entstehende Wunde kann man entweder gleich durch Thierschsche Transplantation decken oder zugranulieren lassen. Bei querer Abklemmung von Fingeranteilen soll man die sonst zurückweichenden Sehnen entweder am Periost des Knochenstumpfes oder aber, wenn dies möglich ist, Strecksehne gegen Beugesehne über dem Knochenstumpf vernähen. Tut man dies nicht, so bleiben die Endphalangen häufig bewegungsunfähig. Die Vernähung von Beuge- und Strecksehne über dem Knochenstumpf schafft für später auch eine ausgezeichnete Polsterung für die Fingerkuppe.

Die Anästhesie zu solchen kleinen Operationen ist die Umspritzung an der Grundphalanx etwa 5 ccm $^1/_2$- oder $1\,^0/_0$iger Novokainlösung.

2. Fast vollkommene Abtrennung eines Fingergliedanteiles durch glatten Schnitt. Es steht nur noch eine schmale Hautbrücke. Sorgfältige Anfrischung, Sehnennaht und Naht des fast abgetrennten Fingerteiles. Danach erscheint die Ernährung der Fingerkuppe gefährdet. Zur Behebung der venösen Stauung wird quer über die Fingerkuppe parallel zum Nagelrand eine quere bis auf den Knochen gehende Inzision gelegt (Noeßkesche Inzision zur Behebung der posttraumatischen Stauung).

3. Verletzung auf dem Rücken des Daumens, Wegreißung der Haut, Eröffnung des Grundgelenkes (durch Hobelmaschine). Auf dem Fingerrücken bis weit auf den Handrücken ist die Haut bis zu 2 cm breit weggerissen, die Sehne ist zerfetzt und gespalten, aber noch mit einigen Längsbündeln erhalten. Das Grundgelenk ist breit eröffnet, das Gelenkende des Metakarpus gesplittert. In örtlicher Betäubung wird die Haut etwa 2 mm vom Wundrand entfernt umschnitten und ebenso wird das Gewebe des Wundrandes, welches durch Maschinenschmutz ganz schwarz verfärbt ist, überall dort weggeschnitten, wo es zu stark gequetscht ist und nicht mehr lebensfähig aussieht. Auch von der in der Mitte weggerissenen Sehne müssen einige zerfetzte Reste weggeschnitten werden, doch bleiben seitwärts zwei schmale Bündel der Strecksehne stehen. Einige fast lose Knochensplitter vom Gelenkkopf des Metakarpus werden abgetragen. Vollständiger Verschluß der Wunde durch Hautnaht, die allerdings nur unter Spannung und erst, nachdem die Haut am Rande losgelöst worden ist, gelingt. Nach 14 Tagen ist die Wunde p. p. geheilt, abgesehen von einer kleinen linsengroßen Stelle, wo die zu stark gespannte Haut oberflächlich auseinander gewichen ist. Der Daumen kann auch im Grundgelenk leidlich gebeugt und gestreckt werden.

Trotz starker Imprägnierung mit Maschinenschmutz heilten die Wunden p. p. Ohne Versorgung und Wundnaht wäre es zweifellos zur Gelenkinfektion gekommen. Günstig war in diesem Falle, daß der Verletzte sehr früh in Behandlung kam und daß sich die Haut noch trotz Wegreißung eines Teils derselben vernähen ließ. Sonst hätte man wohl seitliche Hilfsschnitte parallel zum Wundrand anlegen müssen oder gleich primär den Defekt durch eine Muffplastik decken müssen.

Von manchen Chirurgen wird in einem solchen oder ähnlichen Falle die Wunde nicht ganz geschlossen. Es werden kleine Tampons in Nahtlücken gelegt, besonders nach einem verletzten Gelenk oder nach einer verletzten Sehne zu. Auch Friedrich empfiehlt dies Verfahren im Handbuch der praktischen Chirurgie, 1913. Wir sehen von der Tamponade bei frisch in unsere Hand kommenden Verletzungen ganz ab. Nur bei ganz grob verschmutzten Wunden (beispielsweise mit Straßenstaub oder Gartenerde verunreinigt) machen wir ausnahmsweise einmal von der Tamponade Gebrauch, entfernen sie aber möglichst frühzeitig (2. bis 3. Tag). Die Tamponade, auch mit ganz kleinen Dochten, schädigt zweifellos das Gewebe. Sie leitet nur solange gut ab, als sie noch nicht von den Wundsekreten durchtränkt ist. Gewöhnlich trocknen diese Wundsekrete im Tampon auch ein und der Tampon verstopft so mehr als er drainiert. Drains lassen sich bei Fingerverletzungen und Handverletzungen meist nicht einlegen, weil die Wundhöhle zu oberflächlich liegt. In der Hohlhand können wir jedoch tiefere Wundhöhlen mit kleinen Streifen, die von einem Drainrohr seitlich abgeschnitten werden, drainieren. Wir ziehen dieses Verfahren der Tamponade immer vor. Im Zweifelsfalle verschließen wir die umschnittene Haut nur mit Situationsnähten.

Gelenke und Sehnen suchen wir möglichst durch Weichteile irgendwelcher Art zu decken. Die ja an den Fingergelenken und am Handgelenk sehr knapp bemessene Kapsel können wir mit Vorteil durch irgendein anderes Gewebe, schließlich auch durch das subkutane, ersetzen. Das gleiche gilt für Sehnen und Sehnenscheiden.

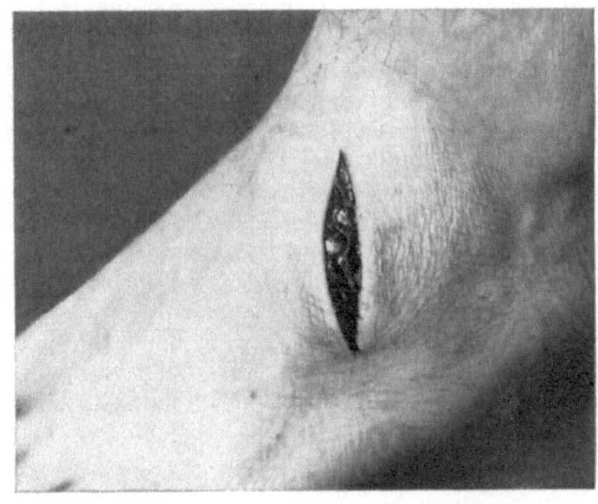

Abb. 13. Beilhiebverletzung des Fußrückens. Trotz kleiner Hautwunde Durchschneidung der 2. bis 5. Strecksehne.

4. Beilhiebverletzung auf dem Fußrücken. Ein Holzarbeiter hackt sich mit einem scharfen Beil durch den Stiefel in den Fußrücken. Er wird mit einer 3 cm langen, quer verlaufenden glattrandigen Hautwunde auf dem Fußrücken 4 Std. p. tr. eingeliefert. Die Zehen, mit Ausnahme der großen Zehe, können nicht gestreckt werden. In örtlicher Betäubung Umschneidung der Wunde und Revision. Es zeigt sich, daß alle Strecksehnen der 2. bis 5. Zehe durchschnitten sind. Sie werden wieder vernäht, die Haut wird vollkommen geschlossen. Die Wundheilung erfolgt glatt. Einige Wochen später kann der Patient alle Zehen bewegen und ist wieder voll arbeitsfähig.

Bei kleinen, besonders Querschnittsverletzungen über Sehnen, die in Funktionsstellung vorspringen, muß immer mit der Verletzung dieser Sehnen gerechnet werden. Es muß daher bei queren Schnittwunden an Hand, Unterarm, Fuß immer eine genaue Funktionsprüfung der Sehnen vorgenommen werden. Sind Sehnen quer durchschnitten, so ist fast ausnahmslos ein Ergänzungs- oder Übersichtsschnitt anzulegen, meist im Längsverlaufe der Sehnen. Die Sehnen schlüpfen, besonders proximalwärts, in der Regel weit zurück. Man kann sie wohl durch Heranstreichen des Muskelbauches oder durch entsprechende Gelenkstellung etwas näher bringen. Auch eine straff über die Muskelbäuche angelegte Gummibinde kann hier nutzen. Besonders notwendig ist der Ergänzungsschnitt für die langen Streck- und Beugesehnen der Finger und Zehen. Im letzten Falle konnte er ausnahmsweise vermieden werden, man muß ihn aber immer anlegen, wenn nur das eine (distale) Ende der Sehne zu Gesicht kommt.

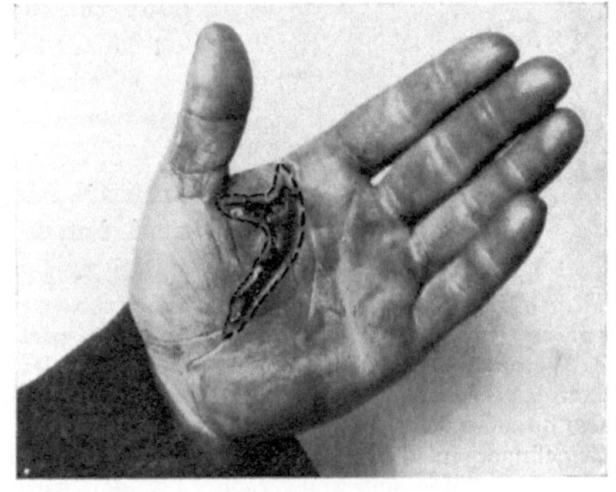

Abb. 14. Umschneidung einer Hautweichteilwunde vor der Naht.

5. Zünderverletzung der Hohlhand. Durch unvorsichtiges Hantieren mit einem noch scharfen Zünder zieht sich der Schlosser X. eine schwere Verletzung an der linken Hand zu. Er kommt 5 Stunden später in poliklinische Behandlung. Er hatte den Zünder in der linken Hand zwischen Daumen, Zeige- und Mittelfinger und arbeitete an ihm, als derselbe losging. Die Beugeseite des Zeigefingers ist weit aufgerissen, hier fehlt die Sehne. Weggerissen ist gleichfalls die Haut der Hohlhand unter dem Zeigefinger. Die Daumensehnenscheide liegt frei, das Grundgelenk des Daumens ist von der Hohlhand her eröffnet. Vielfache Verletzungen an den übrigen Fingern.

Umspritzung der ganzen Wunde mit $^1/_2{}^0/_0$iger Novokainlösung, Umschneidung der Haut, Wegnahme schlechter Weichteile und der Knochenstümpfe der Phalangen. Der Arcus volaris sublimis ist verletzt. Die aus beiden Enden spritzende Arterie wird mit feinem Katgut unterbunden. Der Zeigefinger wird im Grundgelenk exartikuliert, jedoch nur der Knochen ausgeschält und weggenommen, während der Hautlappen zur Deckung des Hohlhanddefektes benutzt wird (s. Abb. 14). — Dauer der Operation 2 Stunden. Die Wunden heilen mit Ausnahme einiger kleiner Stellen p. p. Die Sehnenscheide des Daumenbeugers und das Grundgelenk des Daumens infizieren sich nicht. Nach mehrwöchiger orthopädischer Nachbehandlung ist ein ganz leidliches funktionelles Resultat an den verletzten Fingern und dem Daumen erzielt, so daß der Mann seinen früheren Beruf als Schlosser wieder aufnehmen kann.

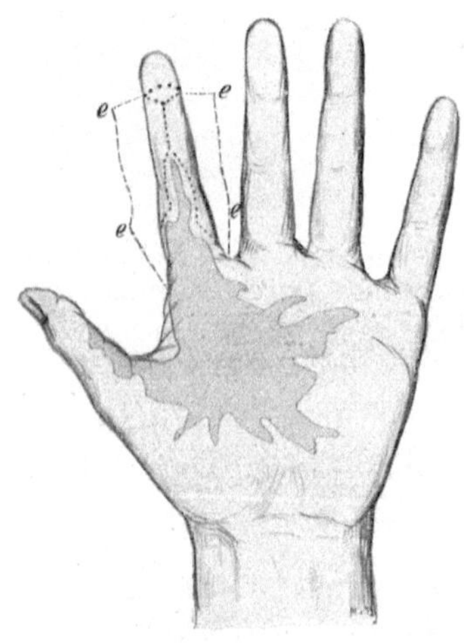

Abb. 14a. Bildung eines Fingerhautlappens (e) zur Deckung eines volaren Defektes.

Sind bei einer Verletzung große Defekte in der Hohlhand oder über Sehnen entstanden, so kann man mit Vorteil die von Becker, D. med. W. 1918, Nr. 52, angegebene Methode der Verwertung der Haut mitverletzter Finger verwenden. Muß z. B. ein Finger in der Grundphalanx exartikuliert werden, so schält man den Knochen aus und verwendet die Fingerhaut zur Deckung von Hohlhanddefekten usw. (s. Abb. 14).

Bei allen tieferen Verletzungen der Hohlhand muß die Blutstillung ganz besonders sorgfältig vorgenommen werden (Arcus volaris sublimis oder profundus). Der Hohlhandbogen muß immer doppelt unterbunden werden.

6. Maschinenverletzung des Zeigefingers, zirkuläre Abreißung der Fingerhaut durch Walze. Bis fast zum Grundglied herunter ist die Haut weggerissen, während Knochen und Sehnen unverletzt sind, die Endphalanx ist zerquetscht. — Wegnahme der Endphalanx bis zum Gelenk, Hautbedeckung des Fingers durch Muffplastik aus der Bauchhaut. Durch zwei Längsschnitte in der epigastrischen Region des Bauches wird eine 5 cm breite Hautbrücke gebildet, die Haut unterminiert, der Zeigefinger in diesen Hautmuff hineingesteckt und an die Fingerhaut mit einigen Situationsnähten befestigt. Nach 14 Tagen wird der Hautlappen an einer Seite durchtrennt, nach weiteren 8 Tagen auf der andern Seite, die Haut wird dann zirkulär um den Finger gelegt und mit einigen Nähten fixiert. Durch zwei kleine Nachoperationen werden überschüssige Hautteile entfernt. Nach im ganzen 3 Monaten ist die Wundheilung abgeschlossen, der Zeigefinger von gut verschieblicher weicher Haut bedeckt, der Finger in seinen beiden Gelenken gut beweglich.

Nur bei besonderer Indikation darf das langwierige Verfahren der Muffplastik bei Fingerverletzungen angewandt werden. Besonders angezeigt ist sie bei Daumenverletzungen für jeden Arbeiter, weil der Faustschluß und das Greifen nur unter Mithilfe des Daumens möglich ist. Die Nachbehandlung nach einer solchen Muffplastik ist recht langwierig und umständlich. Der verletzte Arm muß wochenlang an den Leib fixiert werden. Darum muß man es sich je nach den sozialen Umständen sehr überlegen, ob nicht für den Patienten die Wegnahme des Fingers vorteilhafter ist. Wie gesagt, gelten für den Daumen und unter Umständen für gewisse Berufsarten besondere Indikationen.

7. Durchschneidung sämtlicher Sehnen und Nerven auf der Volarseite des Handgelenkes. Die Köchin N. fällt mit einem Steintopf hin, der zerbricht. Durch eine Scherbe zieht sie sich eine quer über die Volarseite des Handgelenkes ziehende Wunde zu.

Befund: Die Finger können mit Ausnahme des Daumens in ihren Gelenken nicht gebeugt werden. Die Sensibilität ist entsprechend der Verbreitung des N. med. und ulnar. an den Fingern aufgehoben. — Operation in Narkose. T-förmige Erweiterung durch einen Längsschnitt über die Volarseite des Handgelenkes. Es erweisen sich durchschnitten der Flexor carpi radialis, der Palmaris und sämtliche Beugesehnen des zweiten bis vierten Fingers. Ebenso sind der Nervus med. und ulnar. durchschnitten. Sorgfältige Naht aller Sehnen (unter Benutzung eines nebenbei aufgeschlagenen anatomischen Atlanten), sowohl der tiefen wie der oberflächlichen Beugesehnen, Naht der beiden Nerven, vollkommene Hautnaht. Die Wunde heilt p. p. Die Funktion der Beugemuskeln stellt sich überraschend schnell wieder ein, die Nervenfunktion erst nach einigen Monaten. Die Operation wurde in sorgfältiger Blutleere vorgenommen, sie nahm fast $2^1/_2$ Stunden in Anspruch.

Die Verletzung sämtlicher Beugesehnen an der Hohlhandseite ist gar nicht so selten, z. B. ist sie eine typische Suizidverletzung. Bei der volaren Beugung spannen sich die Sehnen straff an und springen scharf vor. Sie werden in dieser Lage auch von nicht ganz scharf schneidenden Instrumenten außerordentlich leicht durchschnitten. Selten ist die Art. rad. oder uln. verletzt. Sollte dies der Fall sein, so kann man diese Gefäße unbedenklich unterbinden, weil genügend Kollateralen für die Hand vorhanden sind. Die Heilung der Sehnenverletzungen erfolgt in der Regel über Erwarten günstig, aber natürlich nur dann, wenn die Patienten frühzeitig in Behandlung kommen. Wie außerordentlich anders sich der Ausgang gestaltet, wenn die Zeit der Frühoperation überschritten, zeigt folgender Fall.

8. Ingenieur X. Querdurchschneidung sämtlicher Beugesehnen und des N. med. und ulnar. Der Patient kommt erst 24 Stunden nach der Verletzung in unsere Behandlung. Die Wunden sehen infiziert aus, sondern ein trüb seröses Exsudat ab. Von einer primären Naht muß daher abgesehen werden. Da die Wunden in der Folgezeit eitern, ist auch die Sekundärnaht nicht möglich. Erst nach Ablauf von mehreren Monaten hätte an sie gedacht werden können. Inzwischen hat sich eine Krallenhand entwickelt, die Finger zeigen trophische Ulzera an den Endphalangen, welche durch Verbrennung bei der Bäderbehandlung entstanden sind. Patient ist noch in Behandlung wegen einer kleinen Granulationswunde. Die Prognose ist absolut schlecht. Ob die Sehnen- und Nervennaht später noch Erfolg verspricht, ist sehr zweifelhaft. Der Zustand kommt dem Verlust der Hand fast gleich.

9. Schußverletzung der Hand durch Schrot. Ein Junge bekommt die ganze Schrotladung eines Teschings in die Hohlhand. Das Röntgenbild zeigt etwa 20 kleine Schrotkörner in verschiedenen Tiefen der Haut liegend. Die Wunde wird oberflächlich gereinigt, weitere Fremdkörper sind offenbar nicht in das Gewebe eingedrungen, einige oberflächlich liegende Schrotkörner werden entfernt, aseptischer Verband. Tetenusantitoxin. Heilung ohne Infektion. Die Wunde ist nach etwa 3 Wochen zugranuliert.

Erfahrungsgemäß heilen kleine Schrotkörner meist reaktionslos ein. Man muß sich davor hüten, ohne Röntgenbild solche Verletzungen anzugreifen, da man doch nicht alle Kugeln entfernen kann. Eine Wundrevision ist meistens anzuraten, denn gerade bei Schrotverletzungen dringt häufig der Filzpfropf der Schrotpatrone mit in die Wunde ein, und an ihm haften häufig Infektionserreger, besonders Tetanuskeime.

Die Injektion von Tetanusantitoxin muß in jedem Falle angewendet werden, wo Erde, Straßenstaub (Pferdemist), Filz, Holzsplitter, Papier usw. in die Wunde gelangt sein können. Nach den Erfahrungen des großen Weltkrieges schützt das Serum mit großer Sicherheit vor der Tetanusinfektion. Erfahrungsgemäß muß auch vor Spätoperationen zur Entfernung solcher Fremdkörper erneut Antitoxin gegeben werden, da auch noch monatelang hinterher in einem solchen Fall Tetanus aufgetreten ist.

10. Steckschuß einer Revolverkugel in der Hand. Röntgenaufnahme in zwei Ebenen. Entfernung der Kugel, die sehr tief zwischen zwei Metakarpen sitzt.

11. Stück einer Nähnadel im Finger. Genaue Röntgenaufnahme in zwei Ebenen. Entfernung des Nadelstückes, das in der Sehnenscheide liegt.

Fremdkörper dürfen nur dann vom Arzt angegriffen werden, wenn sie mit großer Sicherheit lokalisiert werden können. Nur allzuoft ließ man sich verleiten, den Versuch der Entfernung zu unternehmen, weil die Nadel nach dem Gefühl dicht unter der Haut lag, und sie wurde dann nicht gefunden. Nur die Röntgenaufnahme in zwei Ebenen läßt einen Fremdkörper im Finger oder in der Hand sicher lokalisieren. In der Regel ist dann die Entfernung des Fremdkörpers einfach, doch muß sich der Operateur vorher ein genaues plastisches Bild nach den Röntgenbildern gemacht haben, bevor er den Schnitt legt. Auch trotz des Röntgenbildes ist manchmal das Auffinden von Nadeln oder Kugeln, besonders wenn es sich um kleinere Objekte handelt, nicht leicht. Ist es unter Berücksichtigung des Nerven- und Gefäßverlaufes möglich, so lege man den Einschnitt senkrecht auf die Längsachse der Nadel. — Zu beachten ist bei tiefsitzenden Nadelstücken, daß sie in der Sehne sitzen und wandern können, sich also nach der Röntgenaufnahme gar nicht selten noch verschieben. Eine andere Fingerstellung kann sie dann um Zentimeter weit dislozieren. — Will der Arzt auch ohne Röntgenuntersuchung einen Fremdkörper entfernen, so suche er ihn möglichst genau durch Palpation mit einem Sondenknopf vorher zu lokalisieren. Vor einem solchen Versuch ist dringend zu warnen, wenn die Nadel in den Daumen- oder Kleinfingerballen oder tief in die Hohlhand eingedrungen ist.

16. Die Behandlung infizierter akzidenteller Wunden.

Nach 6 bis 8 Stunden wird die Umschneidung und Naht der offenen Zufallswunde in ihrem Erfolge immer unsicherer. Die durch die Gewalteinwirkung in die Wundhöhle und in die oberflächlichen Gewebsschichten eingepreßten Bakterien keimen aus ihrem Außenweltszustand zu voller Körpervirulenz heran und dringen nach dem 6-Stunden-Intervall tiefer in die Lymphspalten der Gewebe ein. Daher kann die einfache Umschneidung nicht mehr alle Keime entfernen. Auch neue Fremdstoffe, die man durch Unterbindung mit Katgut oder Seide in die Wunde hineinbringt, heilen dann nicht mehr aseptisch ein, sondern werden Bakterienbrutstätten. Der Arzt soll es daher in der Praxis vermeiden, Wunden 6 bis 8 Stunden nach der Verletzung noch zu umschneiden und ganz zu vernähen. Im Krankenhaus kann unter Umständen noch der Versuch gemacht werden, auch nach dem ersten Intervall solche Wunden ganz oder teilweise zu verschließen. Hier schützt die genaue Durchführung klinischer Beobachtung und häufiger Kontrollen der Wunde selbst vor einer gefährlichen Tiefeninfektion, welche sich an die Naht solcher Spätwunden anschließen kann.

Es bedarf jedoch bei den spät in Behandlung kommenden Zufallsverletzungen jedesmal einer genauen Überlegung, ob nicht eine genauere Wunduntersuchung (Revision) und unter Umständen operative Maßnahmen nötig sind. Zu solchen nötigt z. B. die grobe Verschmutzung der Wunde mit Erde, weiterhin der Verdacht auf Fremdkörper in der Wunde oder ganz grobe Gewebsquetschungen, welche Teile aus dem Ernährungsverband ganz herausgerissen haben. Auch die unvorteilhafte Gestaltung der Wunden kann Anlaß zum Eingreifen geben. Liegt z. B. eine kleine Hautwunde bei tiefer, weitgehender Gewebszerreißung vor und infiziert sich eine solche Wunde, so besteht kein genügend freier Abfluß für die Wundsekrete (das sich zersetzende Blut usw.). Schwillt besonders der enge Abflußkanal nach außen zu, so muß breit gespalten und aus der tiefen Buchtenwunde eine Muldenwunde geschaffen werden.

Gefahr der Infektion tiefer Buchtenwunden.

Je tiefer die Gewebsquetschung reicht, um so gefährlicher ist die Infektion einer Buchtenwunde mit unvollkommenem Abfluß der Wundsekrete, denn in der Tiefe liegen, z. B. an den Extremitäten, weite lockere Gewebsspalten, wie Muskelinterstitien, Gefäßscheiden, Gewebs- und Lymphspalten. In diesen Interstitien breitet sich die Infektion schnell und versteckt aus. Durch den Bluterguß in den Gewebsspalten wird der Weg sozusagen gepflastert. Hier sind in gleicher Weise sowohl die blutige Infiltration wie die Ansammlung geronnener Massen in den Buchten gefährlich.

Deswegen ist die Infektion komplizierter Frakturen so verhängnisvoll und von vornherein sehr ernst zu nehmen. Gerade nach Zerreißung tiefer Gewebsschichten durch die Knochenbruchstücke entwickeln sich die sogenannten Röhrenabszesse, welche durch das Weiterkriechen der Infektion in den eröffneten Muskelinterstitien entstehen. Solche Röhrenabzesse entwickeln sich, wenn einmal die Infektion eingetreten ist, entsprechend der Vielzahl der anliegenden Muskeln gar nicht selten einer nach dem andern. Sie senken sich bald nach oben, bald nach unten und kommen weit entfernt entsprechend dem Ende des Muskelbauches hier und dort zum Vorschein. Wegen ihrer tiefen Lage sind sie mitunter schwer nachweisbar. Unter einem Gipsverband können sie der Beobachtung ganz entgehen, zumal Fieber und andere klinische Erscheinungen bei den häufig sehr dekrepiden Patienten ausbleiben oder atypisch verlaufen.

Bedeutung der Wundtrümmer für die Infektion tiefer Gewebsspalten.

Die Infektion tiefer Gewebsspalten geht bei (unvollständigem Abfluß der Wundsekrete) praktisch stets von infizierten Blutgerinnseln, Wundnekrosen oder von Fremdkörpern, die dem Bakterienwachstum Rückendeckung gewähren, aus. Die Rolle des anorganischen Fremdkörpers ist auch dem Laien bekannt (Splitter, Nadelverletzung). Je glatter ein Fremdkörper ist (Nadel-, Mantelgeschoß), desto weniger Bakterien haften in der Regel an ihm, desto harmloser ist noch seine Anwesenheit. Je rauher, je poröser, je zersetzlicher er ist, um so gefährlicher wird er bei angehender Wundinfektion, (Granat-, Holzsplitter, Tuchfetzen, Erdstücke, Kot, Steine). Am gefährlichsten sind die Fremdstoffe, welche nicht nur mechanisch den Bakterien Halt gewähren, sondern ihnen zugleich auch als Nährboden dienen, also Blutkoagula und Wundnekrosen. Ein gangränöser Wurmfortsatz, die Gallenblase mit Wundgangrän, das durch bakteriell-embolische Vorgänge brandig gewordene Knochenmark oder die Karbunkelnekrosen beherbergen Milliarden von Bakterien und sind eine unversiegbare Infektionsquelle, der der Organismus auf die Dauer nicht gewachsen ist.

Infizierte Tiefenwunden mit Gelenkeröffnung.

Bei der gangränösen Appendizitis, beim Karbunkel usw. erscheint uns heute die Verstopfung der Infektionsquelle durch Exstirpation des Herdes als das Gegebene. Die Peritonealhöhle oder die Gewebsspalten werden dann nicht mehr von dauernden Bakterienschüben überschwemmt. Auch bei infizierten Tiefenwunden mit Eröffnung synovialer Höhlen gefährdet die Gewebsinfektion und gefährden besonders Bakterienbrutstätten jene sehr empfindlichen Häute in erheblichem Maße. Es wandern beständig von den Brutstätten Bakterien in die Gelenkhöhle, wo sie in der eiweißhaltigen Synovialflüssigkeit einen guten Nährboden finden und schließlich das Gelenk schwer infizieren können. An und für sich kann eine Infektion des Kniegelenks, z. B. mit Staphylokokken, verhältnismäßig harmlos, ja sogar mit Erhaltung der Gelenkfunktion verlaufen, wie wir dies bei metastatischen Eiterungen beobachten. Weit ungünstiger liegen die Verhältnisse, wenn eine Gelenkhöhle von einer infizierten Tiefenwunde aus mit Keimen dauernd überschwemmt wird. Daher sollen paraartikuläre Wunden, die nach außen nicht genügend offen oder muldenförmig sind auch noch später als nach 6 bis 8 Stunden, oder gerade dann gründlich freigelegt werden.

Bei Wunden mit gleichzeitiger Gelenkverletzung, die schon über 6 bis 10 Stunden alt und infiziert waren, haben wir mit Wundausschneidung und Kapselnaht im Kriege die besten Erfahrungen gemacht und sollten das Verfahren auch auf die Friedensverletzungen übertragen.

Paraartikuläre Gewebsverletzungen mit Eröffnung des Gelenks sind an dem Abfluß der fadenziehenden Synovialflüssigkeit leicht zu erkennen. Ist das Gelenk bereits leicht infiziert, so spülen wir es vorteilhafterweise mit 2 bis 3%igem Karbolwasser oder mit 1‰ bis 1%iger Vuzinlösung aus (s. Abschn. 30.). Dem Ausspülen scheint die Füllung der Gelenkhöhle mit einigen ccm Chlumskyscher Lösung gleichwertig zu sein (s. Abschn. 33). Nach der Ausspülung schließen wir die Kapselnaht an, legen möglichst über die genähte Kapsel noch einige gesunde Gewebsschichten und drainieren die übrigen Wunden nur oberflächlich. Reaktive Ergüsse im Gelenk, wie sie besonders nach der Karbol-Kampfer-Injektion auftreten, werden in den folgenden Tagen durch Gelenkpunktionen abgelassen. Das Gelenk aufmachen und drainieren, heißt in der Regel auf die spätere Funktion des Gelenks verzichten. Ob man so versorgte Gelenke durch exakte Ruhigstellung mit weitreichenden Gipsverbänden feststellen soll oder ob man nach dem Vorgang Biers u. a. frühzeitig mit Gelenkbewegungen beginnt und unter Umständen die Stauung anwendet, ist Ansichtssache. Der weitere Heilungsverlauf hängt viel weniger von solchen Maßnahmen, als von der gründlichen ersten Wundversorgung ab.

Besonders gefährlich ist bei den infizierten Gelenkfrakturen und überhaupt bei den komplizierten Frakturen spongiöser Knochen die Nekrose der letzteren. Die Spongiosa nekrotisiert in sehr eigenartiger Weise filzig, worauf Klapp u. a. im Kriege hingewiesen haben. Gehen bei einer infizierten Fraktur in der Nähe des Gelenks Fissuren in das Gelenk hinein, so setzt sich in der Spongiosa häufig eine kaum zu beherrschende fortschreitend infektiöse Nekrose fest und von dieser wird dann das Gelenk meist so schwer infiziert, daß es zur Vereiterung kommt. Leider trotzen diese schweren Gelenkinfektionen häufig jeder Behandlung, so daß in einem großen Anteil der Fälle die Amputation nötig wird,

Infizierte Tiefenwunden am Rumpf und Damm.

Die Tiefenwunden am Rumpf beanspruchen wegen der immer möglichen Verletzungen innerer Organe eine besondere Beachtung. Am Bauch und in der Becken- und Dammgegend können der Darmkanal und die ableitenden Harnwege mit verletzt sein. Ist das der Fall, so kommt es stets zur Infektion der Wunden und bei Eröffnung des Bauchfelles zur Peritonitis.

Die Wunden der Dammgegend sind Pfählungsverletzungen, besonders im landwirtschaftlichen Betrieb nicht selten.

Beispiele aus der Praxis.

Pfählungsverletzung — Mastdarm-, Blasenzerreißung, Peritonitis, Urinphlegmone.

Vor 24 Stunden fiel der 16jährige Junge vom Heuboden herab und auf einen Forkenstiel, der tief in die Dammgegend eintrat, aber sogleich wieder herausgezogen wurde. Seitdem floß der Urin ganz aus dem Mastdarm, nicht mehr durch die Harnröhre ab.

Befund: Sonst kräftiger Junge mit den Erscheinungen der beginnenden Allgemeininjektion. Schmierig belegte Wunde dicht vor dem Anus. Bei der sofort vorgenommenen Rektumuntersuchung zeigt sich, daß der Forkenstiel in den Mastdarm und von da durch die Blase in größere Tiefen eingedrungen war. Der Sphincter ani ist größtenteils zerrissen. Über dem rechten Leistenband befindet sich eine starke Anschwellung (Urininfiltration). Behandlung: Laparotomie, eitrig fibrinöse Peritonitis (Durchwanderungsperitonitis). Übernähung des Peritoneums an der Stelle, wo es über der Urininfiltration schmierig belegt ist. Eröffnung einer jauchigen Urinphlegmone über dem rechten Ligamentum inguinalis. Dauerkatheter. Heilung mit erhaltenem Spinkterschluß und normaler Urinkontinenz. 6 Wochen später entlassen.

Bei den Tiefenwunden am Damm muß stets an die mögliche Verletzung des Mastdarms, der Blase und des Peritoneums gedacht werden. Beachtenswert ist, daß der aseptische Urin längere Zeit (tagelang!) in der Bauchhöhle verweilen kann ohne deutliche Erscheinungen einer Peritonitis zu machen; diese tritt immer erst sekundär ein.

Die Urinphlegmone nach Blasenverletzungen breitet sich mit Vorliebe im Cavum Retzii und im lockeren Gewebe der Leistengegend aus (Vorwölbung daselbst). Bei Verletzungen der Urethra findet sich die Urinphlegmone am Damm und Skrotum. Sichere Handgriffe zur Erkennung der Damm-, Harnröhren- und Blasenverletzungen sind die rektale Untersuchung und der Katherismus. Sie sind bei Dammverletzungen niemals zu unterlassen. Liegt eine Harnröhrenzerreißung vor, so stößt der Katheter auf Widerstand. Bei Blasenverletzungen entleert sich kein oder nur wenig Urin, meist ist derselbe leicht blutig verfärbt, kann aber auch klar sein, wenn keine größere Blasenzerreißung vorliegt, da dann der dauernd nachfließende Urin das Blut wegspült.

Beckenverletzungen.

Die Blase und Urethra werden bei schwerden Beckenbrüchen, besonders des Schambeins, nicht selten verletzt. Der Urininfiltration in den blutig durchtränkten Geweben in der Nähe der Fraktur folgt ohne entsprechende Behandlung ausnahmslos die jauchige Urinphlegmone, welcher der Patient erliegt. Bei jeder offenen oder subkutanen Beckenfraktur ist daher zu untersuchen, ob der Urin auf natürlichem Wege gelassen werden kann. Ist das nicht der Fall, so muß katheterisiert werden. Kommt man in die Blase und es entleert sich blutiger Urin, so liegt eine Blasenverletzung vor (Therapie: Dauerkatheter). Findet sich längere Zeit nach der Verletzung kein Urin in der Blase, so ist mit Wahrscheinlichkeit auf eine intraperitoneale Blasenverletzung zu schließen. Bei Harnröhrenzerreißungen, welche bei Beckenfrakturen vornehmlich in der Pars membranacea sitzen, gelingt der Katheterismus gewöhnlich nicht. (Man darf sich bei dem Katheterismus nicht durch das Abfließen einiger Tropfen Urin, der sich an der Verletzungsstelle angesammelt haben kann, täuschen lassen.) Ist die Harnröhre quer zerrissen, so muß die Urethrotomia externa oder unter Umständen der hohe Blasenschnitt (Sectio alta) ausgeführt werden. Beide Operationen erfordern keine größere chirurgische Technik, aber doch ein ausreichendes Instrumentarium und Assistenz. Die Nachbehandlung und dementsprechend wohl auch meistens die Operation wird am besten in einem Krankenhause ausgeführt. Bei Harnröhrenzerreißung liegen die Urininfiltrate am Damm und im Skrotum. — Neben der Gefahr der jauchigen Urinphlegmone und der Infektion der Bruchstellen droht bei der Beckenfraktur auch nach längerer Zeit noch die Thrombophlebitis der im kleinen Becken sehr zahlreichen Venen, der die Patienten noch nach Wochen erliegen können.

Die Infektion der urin- und blutinfiltrierten Gewebe bei Blasen- und Harnröhrenzerreißungen, ebenso aber auch bei subkutanen Nierenzerreißungen erfolgt durch Keime, welche von den Nieren ausgeschieden werden (Bakterium coli usw.).

Bauchverletzungen.

Alle Bauchwandverletzungen, bei denen der Arzt nicht mit Sicherheit die Verletzung des Peritoneums ausschließen kann, gehören in das Krankenhaus. Die Sicherheit der Beobachtung ist nur durch genaue Wundrevision bis an das Ende des Wundkanals gegeben.

Beispiel aus der Praxis.

Einem Lehrjungen wird von einem Kameraden eine Feile nachgeworfen, die in die linke Lendengegend eindringt. Es wird außerhalb vom Arzt ein aus der Wunde hervorhängender stark blutiger Gewebsfetzen abgebunden und die Wunde mit einem Gazetampon fest austamponiert. Eine genauere Wundrevision wurde nicht vorgenommen. Erst am nächsten Tage wird der Junge in die Klinik mit allen Erscheinungen einer Perforationsperitonitis eingeliefert. Der vorgefallene Gewebsfetzen ist Netz. Bei der Operation zeigt sich, daß das Colon descendens eine kalibergroße (Feile) Verletzung aufweist. Es besteht eine jauchige Peritonitis. Exitus wenige Stunden nach der Operation.

Nur in den ersten Stunden nach einer intraperitonealen Darmverletzung besteht Aussicht, die Verletzten noch durch eine Operation zu retten. Bei den Magen- und Dünndarmverletzten ist das erste Intervall etwas breiter, andererseits führen gerade Dickdarmverletzungen sehr früh zur schweren jauchigen Peritonitis (Anbrütung in dem stagnierenden Dickdarminhalt).

Stumpfe subkutane Bauchverletzungen (Prellungen, Quetschungen, Hufschlagverletzungen) gehören auch bei anfänglich wohl fehlenden peritonitischen Symptomen ebenfalls sofort in ein Krankenhaus, in das sie dann meist mit den sicheren Erscheinungen der Peritonitis und inneren Blutung schon eingeliefert werden. Auch bei nicht sicheren peritonitischen Symptomen wird bei schweren Bauchkontusionen die Probelaparotomie in der Regel vorzunehmen sein. In den ersten 6 bis 10 Stunden ist die Prognose nicht allzu ausgedehnter Darmverletzungen eine recht günstige. Mit jeder weiteren Stunde wird sie schnell ganz ungünstig. Für die Zerreißungen der Leber, Milz und des Mesenteriums, infolge deren es zum Verblutungstod in die Bauchhöhle kommen kann, gilt das gleiche. Unbehandelt führen sie in der Regel zum Tode. Die subkutanen Nierenzerreißungen sind insofern etwas günstiger, als die Blutung nicht in die freie Bauchhöhle, sondern in das pararenale Gewebe erfolgt. Fortschreitende Anämie oder hohe Temperatursteigerung, die auf Verjauchung hinweisen, sind auch hier Anzeichen zur Operation, bei der in der Regel die Niere entfernt wird. Der Urinbefund gibt bei Nierenzerreißungen nicht immer einen ganz sichern Aufschluß. Der anfangs stark bluthaltige Urin kann wieder klar werden, und zwar durch Verstopfung des Ureters der verletzten Niere durch Blutgerinnsel.

Hat der Arzt eine durch den Befund von Blut im Urin erkannte Nierenverletzung draußen zu behandeln, so muß er sich der Gefahren, die dem Patienten auch nach Wochen noch drohen, bewußt sein. Größere Nierensequester demarkieren sich erst nach mehreren Wochen, und noch innerhalb dieser Zeit können sich die Thromben größerer Gefäße bei körperlichen Anstrengungen der Patienten wieder lösen und unter Umständen zu sehr schweren, ja tödlichen Nachblutungen Veranlassung geben. Daher sollen Nierenverletzte mindestens 5 Wochen Bettruhe innehalten, auch wenn der Urinbefund schon ganz normal geworden ist, was schon nach einigen Tagen der Fall sein kann. Es liegt auf der Hand, daß bei der mangelnden Aufsicht im Betriebe der allgemeinen Praxis die Patienten weniger mit Erfolg angehalten werden können, so lange Bettruhe innezuhalten.

Brustwandverletzungen. Da das Lungengewebe keimfrei ist, sind die subkutanen Thoraxverletzungen mit Zerreißungen der Lunge quoad infectionem günstig. Bei offenen Brustwandverletzungen besteht wie bei Gelenken immer die Gefahr, daß die Pleura und die eventuell mitverletzte Lunge von einer infizierten äußeren Wunde mitinfiziert wird. Im allgemeinen ist auch die Pleura gar nicht so widerstandsunfähig gegen Infektionen, jedenfalls widerstandsfähiger als das subkutane Fettgewebe. Infiziert sich aber erst die große Pleurafläche ohne vorherige Verwachsungen, so ist die Prognose recht schlecht. Daher müssen offene Pleuraverletzungen möglichst frühzeitig genäht werden, eventuell unter Einnähung der Lunge und der Heranziehung des Zwerchfelles, oder sie müssen durch Deckung mit benachbarten Weichteilen verschlossen werden. Dann heilen sie, wie uns auch manche schwere Brustwandverletzung im Kriege gezeigt hat, mitunter auffallend günstig. Später vielleicht eintretende Pleurainfektionen sind bei geschlossener Brustwand lange nicht so gefährlich, ebenso wie bei den Gelenken der Verschluß der Kapselwunde zur Ausheilung leichter Infekte zum harmloseren Verlauf wirklicher Infektionen führt. Stich- oder Schußverletzungen der Brusthöhle heilen meist ohne Komplikationen. Gröbere Verletzungen mit Quetschung oder Zerreißung der Weichteile gefährden die mitverletzte Pleura erheblich.

Herzverletzungen. Bei Brustwandverletzungen in der Herzgegend (in Gegend der absoluten und relativen Dämpfung) durch Stich oder Schuß ist größte Vorsicht angezeigt. Entwickeln sich die Erscheinungen des Herzdruckes (kleiner Puls, Verschwinden der Herztöne, Dämpfung nach Art der perikarditischen Ergüsse, Atemnot usw.), so ist das Herz wahrscheinlich verletzt. Es liegt dann eine Blutung in die Perikardialhöhle vor. Der Herzdruck (oder Herztamponade) entwickelt sich in den Fällen, die operativ noch angreifbar sind, mitunter erst nach vielen Stunden, ja nach Tagen. Die Aussichten einer Herznaht nach Stich- und Schußverletzungen mit kleinkalibrigen Geschossen sind gar nicht so ungünstig. Bereits eine große Reihe solcher Verletzungen ist mit Erfolg operiert worden. Daher gehören Verletzte, bei denen die Möglichkeit der Herzverletzung besteht, schnell in das Krankenhaus. — Die Erscheinungen des Herzdruckes können ausbleiben, wenn die Pleura verletzt ist, weil dann das in die Perikardialhöhle eingeflossene Blut in die Pleurahöhle abfließen kann.

Halsverletzungen. Verletzungen am Halse sind in zweierlei Hinsicht gefährlich. Einerseits können die aus der Brusthöhle durch die obere Brustapertur aufsteigenden großen Gefäße verletzt sein. Zum andern besteht die Möglichkeit der Verletzung der Trachea und des Ösophagus, und damit droht Infektion der tiefen Gewebsschichten des Halses. Besonders bei engen Wundkanälen entwickeln sich die gefürchteten Phlegmonen längs der Halsorgane zum Mediastinum herab, die meist tödlich verlaufen. Bei Kehlkopf- und Tracheaverletzungen droht durch das Ödem der Stimmbänder und Epiglottis der Erstickungstod (rechtzeitige Tracheotomie).

Die Ösophagusverletzungen sind häufig am Abfluß des Schleims aus der äußeren Wundöffnung zu erkennen. Besteht bereits eine Infektion der Wunde, so muß bis zum Ösophagus breit gespalten und dann durch die Nase ein nicht zu dicker Magenschlauch eingeführt werden. Die

Weichteilwunde ist durch breite lockere Tamponade offenzuhalten. Drains sind in den tiefen Gewebsschichten des Halses wegen der Gefahr der Druckusur an den großen Gefäßen kontraindiziert. — Bei frisch in die Behandlung kommenden Ösophagusverletzungen ist vor dem vollkommenen Wundschluß zu warnen, wenn auch der Ösophagus primär genäht werden könnte. Ein Sicherheitstampon ist angezeigt.

Verletzungen der Zunge u. des Mundbodens.

Die offenen Verletzungen der Zunge und des Mundbodens infizieren sich von der keimhaltigen Mundhöhle aus stets. Sind die Verletzungen tief, so besteht immer die Gefahr des Glottisödems, der beizeiten durch Tracheotomie vorgebeugt werden muß. Im allgemeinen heilen aber die Verletzungen der Zunge und des Mundbodens und der Wangen infolge ihrer reichlichen Blutgefäßversorgung sehr schnell und trotz der Infektion ohne weitere Komplikationen. Neben dem Blutgefäßreichtum ist hier wohl der feuchtwarmen Temperatur eine besondere heilsame Wirkung zuzuschreiben. Sind Zähne abgebrochen, so muß frühzeitig ein Zahnarzt zugezogen werden, damit sich die Wurzelkanäle nicht infizieren. Auch an ihrem Grund abgebrochene Zähne können durch Stiftkronen ersetzt werden. Lockere Zähne sind in den ersten Stunden wieder einzukeilen, da sie gar nicht selten glatt anheilen. Unter Umständen müssen sie mit Draht an Nachbarzähne befestigt werden. Quer- oder Schrägbruch des horizontalen Unterkieferastes dürfen nicht übersehen werden, sie gehören nicht in ärztliche, sondern in zahnärztliche Behandlung (Zahnschienung).

Bei Verletzungen und nach Operationen in der Mundhöhle verwenden eine große Reihe von Chirurgen, wenn tamponiert werden muß, die Jodoformgaze, analog der Vaginaltamponade post abortum usw. Sie scheint hier tatsächlich gegenüber der einfachen aseptischen Gaze den Vorzug zu haben, daß sich die aufgesaugten Sekrete in ihr nicht so schnell zersetzen, resp. daß die Fäulnisbakterien der Mundhöhle sich nicht so leicht in ihr festsetzen.

Verletzungen der Wange und des Ductus parotideus.

Die einfachen Verletzungen im Gesicht bieten keine Besonderheiten. Sie sind jedoch, wie die Verletzungen der Nase, des Ohres und der Augenlider, aus kosmetischen Gründen durch möglichst sorgfältige Naht zu versorgen. Da die Heilkraft in diesen Gegenden eine recht beträchtliche ist, kann bei übersichtlichen Rißwunden der Lider und des Ohres auch noch später als 6 bis 8 Stunden nach der Verletzung die Naht angewendet werden. Vorteilhafterweise legt man dann einige Situationsnähte an, die bei den Augenlidern auch noch aus dem Grunde indiziert sind, daß falsche Stellungen der Lider durch Kratzwirkung der Wimperhaare die Kornea gefährden können. Der Umscheidung ist dann, wenn bereits eine Wundinfektion besteht, zu widerraten, ebenso natürlich auch die allzu enge Naht. Fast ganz abgerissene Augenlider müssen, auch wenn sie nur noch einen schmalen Hautstreifen haben, unbedingt wieder angenäht werden. Sie heilen in der Regel an.

Bei den äußeren Wangenverletzungen wird nicht selten der Ductus parotideus verletzt. Wird diese Verletzung bei der Wundnaht übersehen, so schwillt die Backe meist unförmig an, und bald entwickelt sich eine äußere Speichelgangsfistel, deren chirurgische Beseitigung je nach ihrem Sitz leicht, aber auch sehr schwierig sein kann. Erkennt man die Verletzung, so führt man am besten eine Sonde in den Speichelgang vom Munde aus ein und näht den Gang durch feine Katgutnähte zusammen, oder aber man präpariert ihn etwas heraus und führt ihn, besonders bei perforierten Verletzungen, an der nächstgelegenen Stelle in die Wangentasche ein, wo er mit einigen Katgutnähten zu fixieren ist.

Die Verletzungen des Auges und des Gehörganges bedürfen frühzeitig der fachärztlichen Behandlung. Perforierte Hornhautverletzungen müssen mit gestielten Bindehautlappen gedeckt werden. Der Arzt soll solche Patienten möglichst bald dem Augenarzt überweisen, da die Gefahr der sympathischen Ophthalmie bei Verletzungen des einen Auges droht und die Verantwortung in einem solchen Falle groß ist. Ebenso sind Verletzungen des inneren Gehörganges in der Regel dem Facharzt zuzuführen.

Die Verletzungen der Kopfschwarte u. des Gehirnschädels.

Die häufigen Verletzungen der Kopfschwarte haben für den Arzt eine große praktische Bedeutung. Nicht selten verbirgt sich hinter einer anscheinend harmlosen Hautwunde eine Verletzung des Schädeldaches, der Dura oder des Gehirns. Jede Kopfwunde muß deshalb genau revidiert werden. Dazu ist die Entfernung der Kopfhaare in der Umgebung der Wunde unbedingt nötig (besonders auch bei Frauen). Die Wundrevision läßt sich ausnahmslos in örtlicher Betäubung vornehmen (nur bei Kindern ist der Ätherrausch vorzuziehen). In der Kopfschwartenwunde liegen an behaarten Stellen fast stets abgerissene Haarbüschel, Blut und je nach der verletzenden Gewalt Schmutz und Fremdkörper. Diese werden weggetupft und der Wundgrund wird danach durch Auseinanderhalten mit scharfen Haken (in der Praxis mit einem automatischen Wundsperrer) übersichtlich gemacht. Man kann dann immer leicht erkennen, ob das Periost oder der Knochen verletzt ist. Ist das Periost auch nur weggerissen, so empfiehlt sich stets die Wegnahme der äußeren Knochenschicht mit einigen flachen Meißelschlägen. Nur zu leicht infiziert sich der Knochen von einem mitunter kaum sichtbaren Knochenspalt aus und es kommt zur eitrigen Osteomyelitis der Diploe, bei tiefen Fissuren auch zu einem epiduralen Abszeß, der das Gehirn und damit das Leben gefährden kann.

Versorgung einer komplizierten Schädelfraktur.

Die Technik der Versorgung einer komplizierten Schädelimpressionsfraktur gestaltet sich folgendermaßen: Die rasierte Kopfhaut wird gejodet. Man kann auch den meist verschmutzten Wundgrund und den Knochen jodieren. Die Wunde wird einige Zentimeter vom Wundrand entfernt mit $^1/_2$%iger oder 1%iger Novokainlösung umspritzt. Die Kopfschwarte wird umschnitten. Periostfetzen werden weggenommen. Der Knochen wird bei Fissuren mindestens bis in die Diploe hinein weggemeißelt. Liegt hier ein Hämatom, so wird auch die Diploe, unter Umständen die Tabula interna mit dem Meißel und der Luerschen Zange weggenommen, damit die Dura genau besichtigt werden kann. Bei gröberen Knochenverletzungen kann die Dura durch Internasplitter verletzt sein, daher empfiehlt sich bei vielfachen Splitterungen immer die Entfernung der Interna. Ist die Dura zerrissen, so muß der Schädelknochen bis an die Grenze der Durarisse weggenommen werden. Der zerfetzte Rand der harten Hirnhaut ist wegzuschneiden. In der Regel ist bei Duraverletzung auch das Gehirn verletzt (Contusio cerebri) und blutiger Gehirnbrei quillt meist unter starkem Druck hervor. Die Erweichungshöhle des Gehirns ist sorgfältig auszutupfen und auf etwa hineingesprengte Splitter zu revidieren. Zur Revision auf Splitter benutzt man entweder einen feinen Draht (Kanülendraht nach Payr) oder aber den Finger. Man desinfiziert sich dazu am besten vorher noch einmal und tastet vorsichtig mit dem Finger die Erweichungshöhle aus. Bei dieser Technik entgehen einem kaum die in der Erweichungshöhle sitzenden Splitter. (Leider werden aber auch in die gesunde Hirnsubstanz gar nicht selten Knochenteile sehr tief eingesprengt, die noch spät Abszesse verursachen können.) Nachdem aller Hirnbrei ausgetupft ist, wird die Wundhöhle mit steriler Gaze locker austamponiert.

Konnte die Verletzung frühzeitig versorgt werden, so darf man die Hautwunde großenteils verschließen. Der Tampon wird zu einem Wundwinkel hinausgeleitet. Bárány hat im Kriege bei Schädel-Hirnverletzungen nach vorheriger Wundrevision ohne Tamponade die Haut vollkommen zugenäht. Diesem Vorgehen haben sich aber nur wenige Chirurgen angeschlossen.

Der praktische Arzt wird nur unter besonderen Umständen schwere Schädelhirnverletzungen in der oben geschilderten Weise draußen versorgen, zumal ja auch die Nachbehandlung langwierig und verantwortungsvoll ist. Er sollte aber zum mindesten jede Kopfverletzung, die er überhaupt in Behandlung übernimmt, vorher genau revidieren, damit nicht ein verhängnisvolles Übersehen einer tieferen Verletzung unterläuft. Stellt sich bei der Wundrevision heraus, daß Knochen, Dura und Gehirn verletzt sind und will er die Wundversorgung nicht übernehmen, so sollte zum mindesten die Umschneidung der Kopfschwarte gleich primär vorgenommen und der Verletzte dann mit einem aseptischen Verband möglichst umgehend einem Facharzt überwiesen werden. Gerade von der verschmutzten und infizierten Kopfschwartenwunde wandern die Keime schnell in die Knochen und Gehirnwunde ein. Ihre frühzeitige mechanische Entfernung durch Umschneidung verhindert die Masseneinwanderung.

17. Die chirurgische Behandlung und Nachbehandlung geschlossener Infektionsherde.

Die geschlossenen Infektionsherde, die operativ eröffnet worden sind, erfordern vielfach eine gleiche oder ähnliche Nachbehandlung wie infizierte Wunden. Auch lassen Infektionsherde (Panaritien, Phlegmonen) ja in der Regel granulierende oder nicht granulierende Wundflächen zurück, welche eine gleiche Behandlung erfordern wie die infizierten Wunden oder das Geschwür.

Da die Behandlung der inzidierten Panaritien, Furunkel und Abszesse mit Erfolg nur durchgeführt werden kann, wenn vorher der richtige Schnitt angelegt worden ist, da ferner bei fortschreitender Infektion häufig zweite Einschnitte angelegt werden müssen, kann die Nachbehandlung der operativ eröffneten Infektionsherde nur dann allseitig erschöpfend besprochen werden, wenn auch das Nötige über den ersten Eingriff gesagt wird.

Das Panaritium subcunateum.

Die Hautpanaritien entstehen durch Einwanderung von Bakterien in kleine Risse der Fingerhaut oder wie beim Arzt durch Infektion kleiner meist unbemerkter Wunden mit Eiter usw. Auch kleine Fremdkörper, wie Holzsplitter, Dornen, sitzen mitunter im Zentrum des Infektionsherdes. Das eigentliche Panaritium entwickelt sich nur an der Hohlhandseite der Finger und der Hand. Die Kutis und Subkutis ist an der Hohlhandfläche nur wenig verschieblich, und zwar deswegen, weil derbe senkrechte und schräg zur Oberfläche verlaufende Gewebszüge der Kutis die für die Greiffunktion erforderliche Festigkeit geben. Die derbe Verflechtung des subkutanen Gewebes, die auch das Fettgewebe mit einbegreift, bedingt die meisten charakteristischen klinischen und anatomischen Veränderungen bei der panaritiellen Entzündung (den Spannungsschmerz, das dorsale Ödem, die frühzeitige Nekrotisierung des Gewebes usw.).

Der Sitz eines Panaritiums ist im Beginn mitunter schwer feststellbar. Die dicke Epidermis läßt die zentral erweichte Stelle nicht durchscheinen (und auch nicht durchbrechen). Man erleichtert sich die Feststellung der Mitte des Infektionsherdes durch Abtasten mit einer Sonde. An der empfindlichsten Stelle hat der Einschnitt zu erfolgen. Die Inzision sei besonders bei den noch nicht vollkommen erweichten Panaritien nicht zu klein. Um eine schnellere Wundreinigung zu erzielen, kann man gelblich erweichte Gewebsteile wegschneiden.

Der Einschnitt muß bei den Fingerpanaritien wegen des Gefäß- und Nervenverlaufes längs angelegt werden. An der Fingerbeere ist die quere Inzision besonders bei Knochenpanaritien vielfach vorteilhaft. Die örtliche Betäubung wenden wir nicht als Infiltrationsanästhesie, sondern als Leitungsanästhesie an. Bei Panaritien an den Endphalangen umspritzen wir den Finger an der Grundphalanx (3 bis 4 ccm einer 1 bis 2%igen Novokainlösung). Grundsätzlich sollte die Operation in Blutleere vorgenommen werden. Nur dann kann man die Ausdehnung der eitrigen Infiltration erkennen und in zweifelhaften Fällen sicher entscheiden, ob ein kutanes oder vielleicht schon ein beginnendes Sehnenscheiden- oder Knochenpanaritium vorliegt. Eröffnung einer noch nicht infizierten Sehnenscheide ist peinlich zu vermeiden. Leider gehen dem Facharzt hin und wieder Sehnenscheidenentzündungen zu, die mit großer Wahrscheinlichkeit durch eine operative Infektion nach zu tiefer Spaltung kutaner Panaritien entstanden sind.

Schwielenabszesse u. Hohlhandphlegmonen.

Unter den Schwielen an der Basis der Finger entwickeln sich nicht selten tiefliegende Abszesse, die sich bei weiterer Ausbreitung zu den gefährlichen Hohlhandphlegmonen ausbilden können. Gewöhnlich aber kriechen die von einem Panaritium oder einem Schwielenabszeß ausgehenden Phlegmonen entsprechend dem sich nach dem Dorsum der Finger entwickelnden Ödem auch auf den Fingerrücken über. Während die anfangs hochgradige Schwellung bei einem Panaritium, welche nicht volar, sondern dorsal sitzt, nicht dazu verleiten darf, dorsal zu indizieren und den volaren Infektionsprozeß zu übersehen, müssen die seitlich um die Finger herumkriechenden Phlegmonen an entsprechender Stelle eröffnet werden. Soweit die eitrige Einschmelzung der Subkutis reicht, müssen mitunter vielfache kleine Inzisionen angelegt werden. Die Wunden werden durch kleine

Gummistreifen oder Tampons auseinandergehalten, doch sind letztere möglichst bald zu entfernen. Um die Wegnahme des Tampons und überhaupt des Verbandes schmerzlos zu gestalten, läßt man die Patienten, besonders zum ersten Verbandwechsel, ein heißes Handbad nehmen.

Bei ungenügender Spaltung kann die Infektion weitergehen. Schmerzen, Temperatursteigerung, event. Lymphangitis und zunehmendes Ödem indizieren dann einen neuen operativen Eingriff.

Von den basalen Panaritien und den Schwielenabszessen kriecht mitunter die Eiterung in dem derben Geweben der Hohlhand weiter proximalwärts. Diese Hohlhandphlegmonen müssen beizeiten erkannt und ausgiebig eröffnet werden. Man hüte sich hierbei vor der Verletzung des oberflächlichen arteriellen Hohlhandbogens. Die Hohlhandphlegmonen können den gemeinsamen volaren Sehnenscheidensack infizieren und damit naturgemäß die sämtlichen Beugesehnen in Gefahr bringen.

Ob man ein indiziertes Panaritium mit feuchten oder trockenen Verbänden nachbehandelt, ist Geschmackssache. An der Göttinger Klinik wird der einfache trockene Verband angewendet, doch legen auch wir in der Nachbehandlung Gewicht auf die Anwendung ganz heißer Bäder (Seifenbäder). Die Wärme und Feuchtigkeit beeinflussen sichtlich die Abstoßung der Nekrosen. Daß der Infektionsverlauf durch Suspension des Armes günstig beeinflußt wird, dürfte allgemein anerkannt sein. Betont sei hier noch einmal, daß in der Nachbehandlung die nicht betroffenen Finger von vornherein aktiv und passiv bewegt werden müssen, daß deshalb das Miteinbinden der benachbarten Finger, wenigstens über das akute Stadium der ersten Tage hinaus, als Kunstfehler anzusehen ist. Im heißen Seifenbade sollen die Patienten angehalten werden, auch den betroffenen Finger fleißig zu bewegen.

Das Panaritium subunguale.

Die Nagelbetteiterung beginnt häufig mit einer parungualen Infektion, die von kleinen Einrissen am Nagelfalz ausgeht. Selten bekommt der Arzt das Nagelpanaritium in diesem Zustand zu sehen und kann durch einen kleinen Eingriff das schon im Beginn meist recht schmerzhafte Leiden kupieren. Liegt bereits eine eitrige Nagelbettinfektion vor, so geht häufig der Nagel verloren. Liegt der Abszeß seitlich, so kann man die Haut loslösen, den Nagel mit ein wenig Gaze unterpolstern und so Heilung erzielen. Ist die ganze Nagelwurzel vereitert, so nimmt man am besten den ganzen Nagel weg. Die Heilung ist dann in 8 Tagen abgeschlossen. Mitunter gelingt es allerdings auch durch Wegnahme eines basalen Teils des Nagels die Entzündung zur Abheilung zu bringen.

Das Panaritium ossale.

Das Panaritium ossale sitzt in der großen Mehrzahl der Fälle an den Endgliedern der Finger und entsteht nach tiefen Splitter- und Stichverletzungen mit unsauberen spitzen Gegenständen. Gewöhnlich rauben in den ersten Tagen fast unerträgliche Schmerzen den Patienten den Schlaf und weisen von vornherein auf die Diagnose hin. Das Knochenpanaratium kennzeichnet sich durch hochgradige Anschwellung rings um das Fingerendglied. Wir eröffnen es mit einem ausgiebigen Schnitt quer über die Fingerkuppe. Von diesem Schnitt aus läßt sich die Ausdehnung der Infektion gut übersehen, der Abfluß des Eiters ist frei. Im Beginn ist keineswegs immer die ganze Phalanx osteomyelitisch nekrotisiert, es findet sich häufig ein bohnengroßer Herd an der Volarseite. Wird dieser gründlich ausgekratzt oder mit der Luerschen Zange weggenommen, so können die übrigen Teile des Knochens erhalten bleiben.

Ist die ganze Phalanx nekrotisch, so ist der Verlauf gewöhnlich recht langwierig. Im allgemeinen ist die Demarkation des Knochens in der 5. bis 6. Woche vollendet. Er wird dann durch einen zweiten Eingriff leicht entfernt. Man kann aber auch bei einem ersten Eingriff den sicher nekrotischen Knochen schon entfernen, doch bilden sich dann mitunter noch kleine Restsequester. Meist geht bei einem Panaritium ossale der Nagel mit verloren man entfernt ihn daher, wenn eine subunguale Eiterung bereits vorhanden ist, gleich beim ersten Eingriff. Er wächst später nach, verkrüppelt aber beim Verlust der Endphalanx.

Legt man ein Panaritium ossale gründlich (in Blutleere) frei, so findet sich der Endansatz der langen Beugesehnen meist ebenfalls in eitriger Entzündung. Man lasse sich dann nicht verleiten, die Sehnenscheide zu eröffnen. Diese ist unbeteiligt, da sie erst über der zweiten Phalanx beginnt. Die Behandlung des Panaritium ossale erstreckt sich, besonders wenn der Knochen ganz nekrotisiert ist, über mindestens 6 bis 8 Wochen.

Die luetische Affektion der Finger.

Der luetische Primäraffekt am Nagelbett oder sonst am Finger hat schon häufig zu Verwechslungen mit einer gewöhnlichen panaritiellen Affektion Veranlassung gegeben. Der eigenartige Verlauf einer solchen luetischen Nagelbettaffektion, die Schwellung der regionären Drüsen und die Unwirksamkeit der therapeutischen Maßnahmen sichern auch bei anfangs unklarem Befund bald die Diagnose. Tritt ein typisches Exanthem auf, ist die Wassermannsche Reaktion positiv, so ist mit der antiluetischen Kur zu beginnen, nach der der Primäraffekt gewöhnlich schnell abheilt.

Unguis incarnatus. Das sehr lästige und meist auch sehr schmerzhafte Leiden des eingewachsenen Nagels kann man versuchen durch konservative Behandlung zur Ausheilung zu bringen. Man schiebt unter den Nagelrand, welcher auf den wunden seitlichen Nagelgrund drückt, sehr vorsichtig ganz kleine Portionen aseptischer Watte oder antiseptischer Gaze, und zwar in den ersten Tagen nicht zu viel. Die Watte oder Gaze kann, wenn keine stärkere Eiterung eintritt, lange liegen bleiben, mitunter so lange, bis der Prozeß ausgeheilt ist. Wünschenswert ist bei der konservativen Behandlung, daß die Patienten im Bett liegen. Kommt man so nicht zum Ziel, so wird am besten der Nagel entfernt und das seitliche Nagelbett bis in die Matrix entfernt. Das geschieht durch eine keilförmige Exzision, die $^1/_2$ cm unter den Nagelfalz reicht. Antiseptisches Pulver und Druckverband. Die kleine Operation läßt sich ambulant durchführen. Verbandwechsel nach 10 Tagen, zu welcher Zeit die Wunde schon überhäutet zu sein pflegt.

Das Panaritium tendinosum.

Auch die Sehnenscheidenentzündung entwickelt sich meistens von einer wenn auch mitunter nur schwer erkennbaren äußeren Verletzung. Ich bin der Ansicht, daß sich die Sehnenscheidenentzündung in der Regel nicht primär nach Verletzungen entwickelt, sondern von einer dem Synovialsack anstoßenden nekrotisierenden Gewebsinfektion, und daß durch die dauernde

Keiminvasion von einer solchen Bakterienbrutstätte die schweren Phlegmonen der Sehnenscheiden ausgehen.

Wie bei jeder Entzündung besteht auch bei der Tendovaginitis in den ersten Tagen eine seröse Exsudation, die erst allmählich in die eitrige Form übergeht. Die verschiedene Qualität des entzündlichen Ergusses erfordert auch verschiedene Behandlungsarten; sie bedingt auch eine verschieden günstige oder ungünstige Prognose. Nur bei rein eitrigem, unter Spannung stehendem Exsudat ist die Sehne mit Wahrscheinlichkeit bereits abgestorben, und nur in diesem vorgeschrittenen Stadium darf die mediane Spaltung über die ganze Länge der Sehnenscheide ausgeführt werden. Bei dieser Schnittführung geht die Sehne immer verloren.

Wie die Streptokokkeninfektion überall im Gewebe eine mehr seriöse Exsudation verursacht, der erst ziemlich spät das eitrige Stadium folgt, so kann auch bei noch trüb serösem Exsudat die Sehne durch die Streptokokkeninfektion schon abgetötet sein. Die Streptokokkenphlegmonen sind also prognostisch ungünstiger als die Staphylokokkenphlegmonen.

Die verderbliche Wirkung der Sekretstauung und der übermäßigen Gewebsspannung tritt gerade bei der eitrigen Sehnenscheidenentzündung sehr markant hervor. An dieser Wirkung ist wohl nur zum Teil der mechanische Druck des Sekretes schuld, während der hohe osmotische Druck des eitrigen Exsudates als weit bedeutsamer angesprochen werden muß. Während der normale osmotische Druck der Körperflüssigkeiten von den niederen Meerestieren aufwärts bis zu den Wirbeltieren außerordentlich konstant ist und in allen Körpersäften, z. B. im Blut, sehr gleichmäßig erhalten wird[1]), steigt Delta in eitrigen Exsudaten auf 1,44 an. Solche Druckänderungen vertragen tierische Zellen nicht, sondern gehen zugrunde. Die normale Gefrierpunktserniedrigung im Blute von 0,58 entspricht einer Kochsalzlösung von 0,8%, während der im Eiter auf 1,44 für Delta steigende Wert einer 4,5%igen Kochsalzlösung gleichkommt.

Dazu kommt, daß die Sehnen in ihrem zarten Paratenon (dem „Mesenterium“ der Sehnen) wohl für den physiologischen, im Sehnengewebe ja nur äußerst geringen Stoffwechsel genügend ernährende Körperflüssigkeiten zugeführt bekommt. Wird aber dieses zarte paratendinöse Gewebe bei wachsendem Binnendruck teils durch mechanische, teils durch osmotische Druckwirkungen geschädigt, so schwimmt schließlich die Sehne auf der einen Seite im Eiter, andererseits stirbt das ernährende Paratenon ab. Jedenfalls ist so weder das Paratenon noch die Sehne selbst imstande, sich gegen die Infektion durch Bildung eines Granulationswalles, wie er sonst überall im Körper gegen Bakterien aufsproßt, zu schützen. Daß an und für sich die Sehnenscheide und das Sehnengewebe gar nicht so widerstandsunfähig gegen Infektionserreger ist, wurde schon oben betont. (Vergleiche die Beobachtung, daß nach schweren Kriegsverletzungen freiliegende Sehnen trotz arger Verschmutzung nicht absterben, sondern ein Granulationsgewebe aussprossen und je nach den anatomisehen Verhältnissen erhalten bleiben.)

---

[1]) Die Gefrierpunktserniedrigung des Blutes oder Delta ist normalerweise = 0,58.

Wesentlich ist jedenfalls bei den Sehnenverletzungen, auch bei denen mit teilweiser Eröffnung der Sehnenscheide, daß keine Sekretretention, kein Empyem der Sehnenscheide entsteht.

Die Behandlung der Sehnenscheidenphlegmonen ist je nach dem Grade des Exsudates verschieden. Im Beginn des Entzündungsvorganges kann man durch beiderseitige mehrfache Einschnitte (Klapp) das noch lebensfähige Sehnengewebe und das Paratenon von dem Druck des Exsudates entlasten und Ausheilung ohne wesentliche Schädigung der Funktion erzielen.

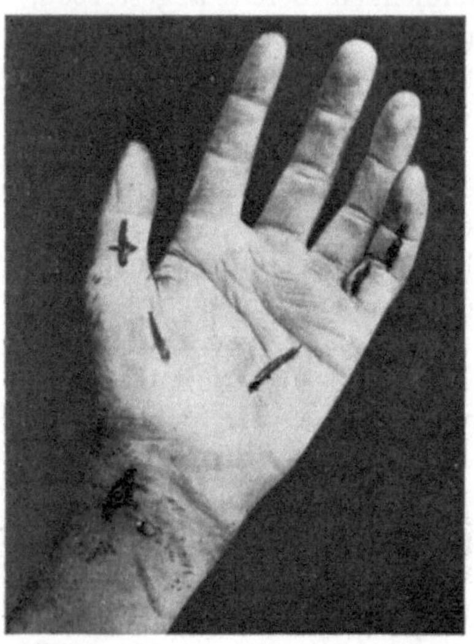

Abb. 15. V- oder Y-Phlegmone, ausgehend von einer kleinen Schnittverletzung am Daumen (+). Abgeheilt nach Einschnitten längs der Sehnenscheiden und über dem gemeinsamen Sehnenscheidensack. Am kleinen Finger seitliche Einschnitte.

Die Einschnitte sollen zu jeder Seite der Sehnenscheide so angelegt werden, daß die Querbänder in den Gelenkbeugen der Finger, welche die Sehnen in ihrem Fach zurückhalten, geschont bleiben. Wir sind an der Göttinger Klinik in der Regel mit einseitiger Inzision ausgekommen, wobei wir den distalsten Einschnitt auf die Daumenseite, den folgenden auf die andere usw. legen. Ist die Sehne bereits abgestorben, was bei rein eitrigen Exsudaten in der Regel der Fall ist, so wird mit den seitlichen Einschnitten kein Erfolg mehr erzielt. Man wird dann, wenn auch der Versuch der seitlichen Inzision gemacht worden ist, meist im Verlaufe der nächsten Wochen gezwungen, die Sehnenscheide ganz zu spalten. Naturgemäß ist dann die Sehne verloren und stößt sich durch eitrige Demarkation im Laufe von Wochen ab. Der Finger heilt nach dem Verlust der Beugesehnen gewöhnlich in versteifter Streckstellung aus und ist dann nicht nur unbrauchbar, sondern stört vielmehr dadurch, daß sich die Patienten an ihm stoßen usw.

Ein in Streckstellung versteifter Zeigefinger z. B. bedingt daher, da er das Zugreifen erheblich erschwert, eine Rente. Man sollte ihn nach Abheilung der Wunde im Grundgelenk exartikulieren. Häufig gehen die Patienten später auf den Vorschlag zur Exartikulation nicht mehr ein, man sollte diese daher noch während der Behandlung vornehmen.

Die V- oder Y-Phlegmone.

Besonders gefährlich sind die Phlegmonen der Sehnenscheide des Daumens und des kleinen Fingers, denn diese reichen bis zum gemeinsamen Sehnenscheidensack an der Handwurzel, mit dem sie häufig kommunizieren. Es kann also eine eitrige Phlegmone der Daumensehnenscheide sowohl auf den gemeinsamen Sack, wie auf die Sehnenseheide des kleinen Fingers übergreifen. Man erkennt die drohende Gefahr leicht an der Druckempfindlichkeit über der Volarseite des Handgelenkes und über den gefährdeten Sehnenscheiden der Gegenseite. Besteht diese Druckempfindlichkeit, so soll die zuerst erkrankte Sehnenscheide so früh und gründlich wie möglich eröffnet werden. Findet sich dann schon rahmiger Eiter, so macht man nicht erst einen Versuch mit konservativen seitlichen Einschnitten, sondern legt die meist ja doch schon verlorene Sehne weit frei und spaltet unter Umständen bis zum Ligamentum carpi volare herunter. Quillt auch schon aus dem gemeinsamen Sehnenscheidensack auf Druck Eiter hervor, so führe man eine feine Sonde durch das Sehnenscheidenfach hindurch und inzidiere jenseits des Ligamentum carpi volare (s. Abb. 15). So gelingt es uns in der Regel, die drohende Gefahr der V-Phlegmone abzuwenden. Auch wenn die Sehnenscheide der Gegenseite (Daumen oder Kleinfinger) bereits infiziert ist, kommt man bei gründlichem chirurgischem Vorgehen meist noch zum Ziel.

Ist bei ganz vernachlässigten Fällen die V-Phlegmone schon voll entwickelt, quillt überall rahmiger Eiter hervor und sind wegen hohen Fiebers ausgiebige Spaltung, vor allem die Durchscheidung des Ligamentum carpi volare nötig geworden, so ist das Endergebnis ein äußerst übles. Die Sehnen nekrotisieren alle und stoßen sich ab und die Hand und sämtliche Finger versteifen in Beugestellung. Damit sind sie zu jeglicher Verrichtung unbrauchbar. Die Krallenhand wird am besten amputiert.

Nicht selten durchbricht die Phlegmone den gemeinsamen Sehnenscheidensack und breitet sich in den tiefen und lockeren Gewebsschichten zwischen den Unterarmbeugemuskeln schnell aus. Dann ist der Zustand bereits lebensgefährlich. Nur frühzeitige tiefe und lange Einschnitte am Unterarm, die am besten auf der durchgeführten Kornzange angelegt werden, können die Allgemeininfektion verhüten. Unter Umständen muß aus vitaler Indikation die Amputation des Unterarms sofort durchgeführt werden.

Während wir bei der örtlichen Infektion an den Fingern (Panaritien, Furunkeln) die Ruhigstellung mit dem Suspensionsverband zu erzielen suchen und im allgemeinen auch am wirksamsten erreichen, wenden wir die Suspension nicht an, wenn eine Infektion in den tiefen Gewebsschichten längs der Finger oder des Unterarms fortzuschreiten droht. Es besteht bei der Hochschienung in solchen Fällen die Gefahr, daß sich der Eiter in den lockeren tiefen Gewebsschichten der Schwere nach senkt, daß wir also das zuletzt beschriebene Durchbrechen der Phlegmone über ihre Scheide hinaus direkt begünstigen.

Furunkel, furunkulöser Abszeß.

Die **Behandlung der Furunkel** ist je nach ihrem Sitz sehr verschieden. Die von einem Haarbalg aus in die Tiefe der Kutis und Subkutis eindringenden Bakterien treffen je nach der Körperregion auf sehr verschieden gelagerte und verschieden mächtige Bindegewebs- und Fettmassen. Je nach den Spannungsverhältnissen, je nach der Menge der Haarbälge, die sekundär infiziert werden können, verläuft auch anatomisch und klinisch die Entzündung recht wechselnd. Erfahrungsgemäß kann man daher auch nicht von *einer* Behandlungsart der Furunkel sprechen. Je nach der Gefahr für die Gewebe und für den Allgemeinorganismus können wir aus rein praktischen Gründen folgende Skala aufstellen;

1. Furunkel am Arm und am Rumpf (häufig),
2. " an den unteren Extremitäten (seltener),
3. " auf dem Hand- und Fingerrücken,
4. der Nackenfurunkel, Nackenkarbunkel, der Gesäßfurunkel,
5. der Gesichtsfurunkel und Gesichtskarbunkel.

An den Armen und am Rumpf verlaufen die Furunkel im allgemeinen harmlos. Sie heilen unter dem aseptischen Schutzverband wie auch bei Behandlung mit Kataplasmen, unter Salben oder schließlich auch feuchten Verbänden aus, ohne daß ein Einschnitt nötig wird. Auch die Behandlung mit dem Jodanstrich, der wie die vorhergehenden Behandlungsarten hyperämisierend wirkt, genügt in der Regel. Wichtig ist bei der Behandlung der einfachen Furunkel, daß bei Neigung der benachbarten Haarbälge zur Entzündung hiergegen vorgegangen wird. Kleine beginnende Furunkel kann man sehr vorteilhafterweise mit dem Thermokauter (ebensogut mit jeder glühenden Nadel) kupieren. Denselben Zweck der Lokalisierung verfolgen die gerbenden und zugleich desinfizierenden Verbände oder Anstriche mit Jodtinktur, Formalin oder Glyzerinkollodium. Bei nicht zu großen Furunkeln kann man den zentralen Bakterienherd durch Injektion eines Tropfens konzentrierter Karbolsäure sterilisieren. Man wähle für diese Behandlungsmethode aber nur rein örtliche Furunkel aus ohne jede erhebliche Infiltration der Umgebung.

Eine spezifische Wirkung auf die Staphylokokken soll dem Kaliumpermanganat zukommen. Das Kaliumpermanganat in $10^0/_0$iger Lösung (es ist in Wirklichkeit eine Emulsion, da sich das Mittel nur 6 : 100 löst) ist von Wederhake und Mayer warm empfohlen worden. Es desinfiziert in sehr energischer Weise und wurde von uns im Felde auch bei den äußerst hartnäckigen Kratzekzemen und Kratzgeschwüren (Läusekratzeffekten) mit Erfolg angewandt. Weiterhin scheint es gegen impetiginöse Erkrankungen fast spezifisch zu wirken. Auch bei Schweißdrüsenabszessen in der Achselhöhle hatten wir anscheinend mit der $10^0/_0$igen Lösung bessere und schnellere Erfolge als mit andern Mitteln. (Schmutzflecke in der Wäsche sind mit $1^0/_0$iger Essigsäure leicht zu entfernen.)

Wendet man den feuchten Verband an, so ist unbedingt, soweit der Verband reicht, die Haut einzusalben, damit unter der wasserdichten Unterlage kein Ekzem entsteht. Zweifellos wirkt der feuchte Verband mit und ohne wasserdichten Stoff (Technik s. Abschn. 28) gegen das Spannungsgefühl, weiterhin hyperämisierend und erweichend; er beschleunigt die eitrige Einschmelzung.

Wird einmal ein Furunkel am Arm oder Rumpf größer und macht erhebliche Beschwerden, so schafft ein Längsschnitt oder unter Umständen ein Kreuzschnitt meist schnelle Besserung. Nach gründlicher Spaltung kann man den Verband einige Tage liegen lassen. In der Regel läßt sich dann der gelöste Eiterpfropf mit der in die Schnittwunde eingelagerten Gaze abheben, ohne dem Patienten Schmerzen zu verursachen. Wechselt man den Verband am zweiten Tag, so geschieht dies am besten durch Abweichen des Verbandes im heißen Seifenbade.

An der unteren Extremität verläuft die Heilung der Furunkel, wie ja überhaupt jeder Heilungsvorgang, nur langsam, wenn die Kranken umhergehen. Der Arzt sollte, so schwer sich dies auch meist in der Praxis durchführen läßt, bei jeder ernsteren Entzündung an den Beinen darauf dringen, daß die Kranken sich ins Bett legen und die Extremität auf Kissen hoch lagern. Häufig ist dann der Prozeß in wenigen Tagen abgeschlossen, während er beim Umhergehen wochenlang dauern und zur Infektion der regionären Drüsen führen kann.

Die Furunkel am Rumpf entstehen meist an Scheuerstellen, also über den Beckenschaufeln und auf dem Rücken, während sie auf der Bauch- und Brustseite selten sind. In der derben Rückenhaut bilden sich leicht breite perifurunkulöse Infiltrate. Der Einschnitt ist hier häufiger nötig als an den Extremitäten. Nicht selten entwickeln sich hier konglomerierende Furunkel oder Karbunkel.

Furunkel an Scheuerstellen muß man, auch wenn sie operativ eröffnet worden sind, sorgfältig vor Druck und vor dem Scheuern schützen. Am besten geschieht das durch einen Zellstoffring, der mit Mastisol festgelegt wird (s. Abb. 32).

Die Furunkel an Hand- und Fingerrücken sind häufig von vornherein recht schmerzhaft, sie entwickeln sich mit besonderer Vorliebe bei Ärzten und dem Pflegepersonal. Lymphangitis, lebhafter Schmerz und Fieber drängen hier eher zur Inzision. Mitunter entstehen sie unter dem Handgelenk durch das Scheuern eines Ärmels oder der Manschetten oder wie die Nackenfurunkel durch das Scheuern des Kragens oder der schmutzigen Halsbinde.

Der Nackenfurunkel rezidiviert leicht, es kommt am Hals gar nicht selten zur lokalen Furunkulose.

Im derben, schwieligen Gewebe der Nackenhaut entstehen mitunter derbe Infiltrate, die wegen ihrer Schmerzhaftigkeit einen Einschnitt erforderlich machen. Jenseits der Haargrenze geben die Kreuzschnitte recht häßliche, sichtbare Narben.

Ebenso wie in der derben und fettgepolsterten Nacken- und Rückenhaut dringen die Gesäßfurunkel leicht in die Tiefe und ebenso leicht metastasieren sie in der Umgebung. Es kann von ihnen eine hartnäckige lokale oder allgemeine Furunkulose ausgehen. Der Schutz der Nachbarschaft durch Jod-, Thymol- oder Kaliumpermanganat-Anstrich ist hier deshalb besonders angezeigt. Der Verband muß fest sitzen, darf ja nicht scheuern.

Aus einem Furunkel wird durch Erweichen und Einschmelzen tiefer Gewebsteile bei ungenügendem Abfluß des Eiters nach außen ein furunkulöser Abszeß. Ist die Erweichung schon vollkommen, so genügt meistens schon eine kleine Stichinzision zur Ausheilung. Ebenso heilen die multiplen furunkulösen Abszesse der Säuglinge nach kleinen Stichinzisionen meist schnell ab.

Einer besonderen Behandlung bedürfen die furunkulösen Abszesse, welche von den perianalen Haarbälgen ausgehen. Diese sogenannten periproktitischen Abszesse breiten sich schnell unter die lockere Analschleimhaut aus, und wenn man sie nicht gründlich bis ans Ende spaltet, (radiäre Inzision), so bleibt in der Regel eine lästige Fistel zurück.

Die Analfisteln, welche im Anschluß an periproktitische Prozesse zurückbleiben, müssen vom Arzt gründlich bis an ihr Ende, d. h. meist bis in die Analschleimhaut hinein, gespalten werden. Man umspritzt am besten in der von Braun angegebenen Vorschrift mit 100 ccm $^1/_2$ $^0/_0$iger Lösung den ganzen Anus und das untere Analrohr samt Sphinkter und Schleimhaut und dehnt den Sphinkter. Dann sondiert man (Hohlsonde), stellt den Verlauf der Fistel fest und spaltet bis an das Ende hinein. Die Ausheilung der Fistelwunde nimmt auch hiernach noch einige Wochen in Anspruch. Sie ist durch peinliche Sauberkeit der Patienten nach jedem Stuhlgang (Abwaschen mit warmem Wasser oder Kamillentee) und weiterhin durch die Anwendung von Schwarzsalbe oder Pellidolsalbe zu beschleunigen.

Auf die Behandlung der inneren Fisteln und der in einem Anteil der Fälle auf tuberkulöser Basis entstandenen Fisteln, welche um den Sphinkter herumgehen und sich tief in das Beckenbindegewebe, ja bis zu den Beckenknochen senken können, soll hier nicht näher eingegangen werden. Man exzidiert solche Fisteln am besten, doch handelt es sich dann um keineswegs kleine Eingriffe. Der Sphinkter muß geschont werden. Man kann vor der Operation nie mit Sicherheit feststellen, ob nicht gewundene oder gabelförmig gespaltene Gänge vorliegen, die man außerhalb des Krankenhauses schlecht versorgen kann. Es sei daran erinnert, daß neben dem Anus auch Senkungsabszesse von tuberkulösen Wirbeln her erscheinen können, die vielfach aus falscher Diagnose inzidiert werden und naturgemäß nicht ausheilen. Im Gegensatz zu diesen tuberkulösen Fisteln gehen die von den periproktitischen Abszessen entstandenen Analfisteln so gut wie niemals um den Sphinkter herum, man kommt also nicht in Gefahr, diesen zu verletzen.

Karbunkel. Infizieren sich von einem Furunkel aus, sei es durch äußere Infektion oder durch subkutan weiterkriechende Bakterien, mehrere Haarbälge, so entstehen der Karbunkel. Der Karbunkel entwickelt sich mit Vorliebe an Scheuerstellen, an denen gerade wegen der mechanischen Inanspruchnahme die Kutis und das subkutane Fettgewebe von groben Bindegewebszügen durchwirkt ist. Seine Prädilektionsstelle ist der Nacken, Rücken und das Gesäß. Wir behandeln den großen Karbunkel aktiv chirurgisch. Durch radiäre Kreuzschnitte wird die infizierte Kutis und Subkutis bis ins Gesunde hinein, und zwar meist bis auf die Faszie gespalten. Die Spaltsegmente werden mit scharfem Haken angezogen und von der Faszie losgeschält. Von den losgelösten Lappen schneidet man die mit Eiterpfröpfen durchsetzten Gewebsteile mit dem Messer weg, da sie in der Regel doch nur nekrotisieren. Die eitrige Durchsetzung des subkutanen Gewebes geht gewöhnlich weiter unter die Nachbarhaut, als es nach der Infektion der Haarbälge scheint. Ist entsprechend den die Faszie perforierenden Blut- und Lymphgefäßen die darunterliegende Muskulatur bereits durchsetzt, so ist die Prognose ungünstig, während der gewöhnliche Karbunkel nach gründlicher Spaltung eine gute Prognose gibt.

Wir greifen den Karbunkel stets radikal an (Äther- oder Chloräthylrausch). Halbe Maßnahmen verschlimmern häufig den Zustand. Allerdings ist der operative Eingriff bei sehr großen Karbunkeln ein sehr erheblicher. Die Blutung ist beträchtlich, in der Hauptsache aber venös, und steht größtenteils auf Kompression. Die nach der Kompression noch spritzende Arterie umsteche man am besten, da Ligaturen in dem starren ödematösen Gewebe nicht halten. Die große Wunde wird locker austamponiert, der Tampon nicht zu früh gewechselt. Hat man die Nekrosen weggeschnitten, so kann der tiefe Verband bis zum 4. bis 6. Tage liegen

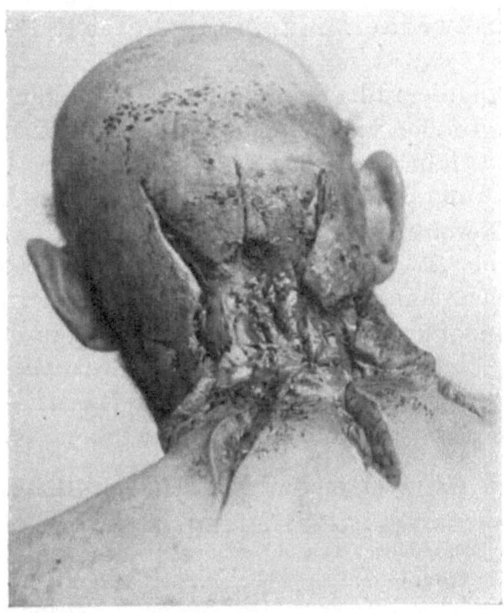

Abb. 16. Nackenkarbunkel mit radiären Inzisionen und Exzision behandelt.

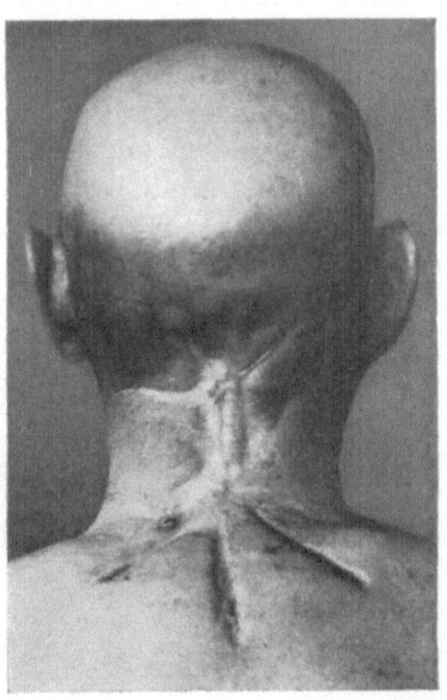

Abb. 16a. Nackenkarbunkel, abgeheilt. Der obere Teil der Narbe wird später durch die nachwachsenden Haare überdeckt sein.

bleiben. Die Tamponade wird nur dann erneuert, wenn sich noch Gewebsnekrosen abstoßen wollen. Granulieren aber der Wundgrund und die losgelösten Hautlappen, so ist nur noch ein äußerer Verband nötig. Da die meist großen Wunden zu Anfang recht empfindlich sind und beim Abnehmen des einfachen trockenen Verbandes leicht bluten, verwenden wir in diesem Stadium gern Salbenlappen. Die Anheilung der Lappen erfolgt schnell, doch bleibt in der Mitte leicht ein Defekt zurück, der sich nur langsam zu überhäuten pflegt. Granuliert dieser Defekt frischrot, so transplantiere man nach Thiersch.

Gesichtsfurunkel u Gesichtskarbunkel

Die Gesichtsfurunkel sind von vornherein mit großer Vorsicht zu behandeln. Am Naseneingang, an der Ober- und Unterlippe, aber auch auf der Wange werden sie häufig zu außerordentlich bösartigen Karbunkeln, die das Leben unmittelbar bedrohen. Hier vermag auch die aktive chirurgische Therapie den tödlichen Ausgang in einer großen Zahl der Fälle nicht abzuwenden. Die Oberlippen- und Naseneingangsfurunkel führen in einem gewissen Prozentsatz zur Thrombophlebitis der Vena ophthalmica, die zum innern Augenwinkel und durch die Orbita verläuft und in den Sinus cavernosus an der Schädelbasis einmündet. Diese eitrige Thrombophlebitis ist besonders gefährlich und nur im Beginn durch tiefe Spaltung noch zu beherrschen. Bei Infektionen des Sinus cavernosus ist der tödliche Ausgang unabwendbar. Gar nicht selten schließen sich an die Thrombophlebitis Metastasen an andern Körperstellen an.

Naturgemäß scheut sich der Arzt, im Gesicht so radikal zu inzidieren, wie etwa am Nacken oder am Gesäß, doch gilt gerade für die Gesichtsfurunkel und Karbunkel die Regel, daß schon beim ersten Eingriff sehr gründlich inzidiert werden muß. Zaghafte Eingriffe schaden nur.

Wir haben an der Göttinger Klinik die radikale operative Behandlung der Gesichtsfurunkel und Karbunkel wegen der hohen operativen Mortalität zurzeit verlassen. Wir stauen mit einer Gummibinde nach Bier (s. Abb. 20), salben die Haut zur Entspannung ein und legen heiße Kataplasmen auf, um die Erweichung der infiltrierten Gewebsmassen zu befördern. Bilden sich Abszesse, so werden sie mit kleinen Stichinzisionen eröffnet. Unsere Resultate sind mit dieser Behandlungsmethode anscheinend besser geworden, doch ist es naturgemäß schwer, hier ein objektives Urteil abzugeben. Ganz schwere Fälle mit eitriger Thrombophlebitis geben mit jeder Behandlungsart eine sehr schlechte Prognose.

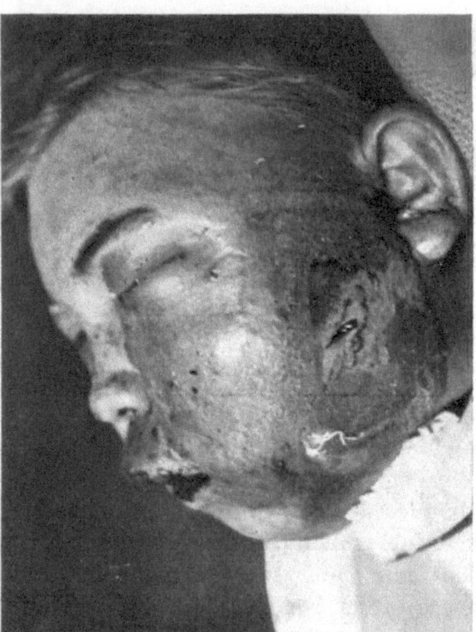

Abb. 17. Gesichtskarbunkel unter Stauungsbehandlung geheilt. Metastatische Abszesse.

Beobachtung aus der Göttinger Klinik.

H. S. 17. I. 19 aufgenommen. Schwerer Gesichtsfurunkel, ausgehend von einem Stippchen an der linken Oberlippe. Temperatur: um 40. Behandlung: 22 Stunden Dauerstauung, 2 Stunden Abnahme der Stauungsbinde. Die ödematöse Schwellung nimmt schließlich den ganzen Kopf ein. Fieber 10 Tage lang um 39, dann langsam heruntergehend. Nach 8 Tagen werden fluktuierende Abszesse unter dem linken Auge, dann hinter dem linken Ohr gespalten. In den folgenden Wochen und Monaten vielfache Metastasen überall am Körper. 29. I. 19. Lungeninfarkt, Pleuritis. Infektion des Sternoklavikulargelenks. 3. 2. 19. Großer Glutäalabszeß. 14. 2. Großer Abszeß am rechten Oberschenkel. 21. 2. Neuer Weichteilabszeß am linken Oberarm, vom Ellenbogengelenk bis zum Schultergelenk reichend. Nach 3 Monaten fieberfrei geheilt entlassen. Wieder 3 Monate später erneute Aufnahme wegen eines großen Abszesses der linken Gesichtshälfte, der vom Mund aus inzidiert wird. Ein Jahr später Abszeß am Gaumen. Seitdem anscheinend völlig wiederhergestellt. In allen metastatischen Eiterherden wurde der Staphylococcus pyogenes aureus nachgewiesen.

Die pyämischen Metastasen bei Furunkeln und Karbunkeln.

Der Arzt tut gut, bei Gesichtsfurunkeln und Karbunkeln den Angehörigen gegenüber die Prognose stets als sehr ernst hinzustellen und die Behandlung im Krankenhaus durchführen zu lassen; sonst muß er die Patienten mindestens täglich zweimal besuchen und sich von der genauen Ausführung seiner Anordnungen (Stauungsbinde, Kataplasmen) überzeugen.

Bei Furunkeln und Karbunkeln, die mit schweren Allgemeinerscheinungen einhergehen, besteht immer eine echte Bakteriämie. Die im Blut kreisenden Staphylokokken können überall im Körper in den Kapillaren hängen bleiben und zu metastatischen Eiterungen führen. Erfahrungsgemäß sitzen die pyämischen Metastasen am häufigsten im perirenalen Gewebe, am Gesäß und in den Gelenken, seltener im subphrenischen Raum. Gar nicht selten ist der primäre Furunkel lange abgeheilt oder kaum bemerkt worden, wenn an entfernter Stelle eine schwere metastatische Eiterung in die Erscheinung tritt. Tritt demnach bei einem Kranken, dessen Furunkel bereits in Abheilung begriffen ist, Fieber auf, so untersuche man nicht einmal, sondern wiederholt die beiden Lendengegenden, die Gesäßgegenden und achte auf die Gelenke und auf die Lungen.

Kommt es bei der pyämischen Allgemeininfektion zur eitrigen Thrombophlebitis und überschwemmen losgelöste Thromben das Blut (Schüttelfrost), so ist die Prognose ernst. Hier treten mitunter auch Lungenabszesse auf, aber auch durch den kleinen Kreislauf hindurch und auf dem Wege des großen Kreislaufs kommt es zu multiplen metastasierenden Eiterungen, denen gegenüber die chirurgische Therapie meist machtlos ist.

Schweißdrüsenabszesse.

Ist schon der einzelne Schweißdrüsenabszeß für den Träger recht lästig und erschwert die Gebrauchsfähigkeit des zugehörigen Armes erheblich, so ist die auf immer neue Schweißdrüsen weitergreifende Infektion wegen ihrer Schmerzhaftigkeit und Langwierigkeit außerordentlich unangenehm und beschränkt die Arbeitsfähigkeit weitgehend. Mitunter genügt ja bei dem einfachen Schweißdrüsenabszeß die einfache Stichinzision, häufig aber werden sekundär andere Drüsen ergriffen und die Erkrankung zieht sich in vernachlässigten Fällen über Monate hin. Ich kann die oben erwähnte Behandlung mit konzentrierten Lösungen Kal. hyp. mang., die man zur Einpinselung der ganzen Achselhöhle und zur Tamponade der inzidierten Abszesse verwendet, hier nur empfehlen. Die einfachen Inzisionen lassen bei der universellen Schweißdrüseninfektion meist im Stich, verhindern jedenfalls nicht das Weitergreifen. Nützlich erweist sich in leichteren Fällen die Höhensonnenbehandlung. Eine geradezu kupierende Wirkung hat die Röntgenbestrahlung. In wirksamer Dosis bringt sie auch die multilokuläre Infektion fast sofort zum Stillstand. Sonst gibt es wohl nur ein wirksames Mittel, die multiplen Schweißdrüsenabszesse zu beseitigen, nämlich die Exstirpation der Haut der ganzen Achselhöhle mitsamt den Schweißdrüsen. Man muß sich nur hüten, hierbei die mit den Schweißdrüsen verbackenen axillaren Lymphdrüsen mit zu entfernen, da gar nicht selten darnach chronische Lymphstauung und Elephantiasis des Armes beobachtet worden ist.

Der heiße Drüsenabszeß.

Die Infektion der regionären Lymphdrüsen schließt sich am Arm, besonders am Bein, mitunter an recht unbedeutende Infektionsherde an, so an intertriginöse Ekzeme, Scheuerblasen usw. Sonst beobachten wir den Lymphdrüsenabszeß am Hals, ausgehend von den Zähnen oder den Mandeln. Da das Lymphdrüsengewebe eine gewisse Anzahl von Bakterien abzutöten vermag, gelingt es vielfach, durch entsprechende Behandlung des Primärherdes die Lymphadenitis zum Rückgang zu bringen, wenn sie noch nicht in eitrige Erweichung übergegangen ist. Auf die Drüsenpakete selbst legen wir einen feuchten Prießnitzverband, um durch seinen hyperämisierenden Einfluß die Resorption zu beschleunigen oder um die vielleicht nicht mehr rückgängig zu machende eitrige Einschmelzung zu begünstigen. Gewinnt man den Eindruck, daß die Drüsenaffektion zur Abszeßbildung führt Fieberanstieg, zunehmende Schwellung und Rötung der Haut, Verschwinden der vorher isoliert fühlbaren Drüsen), so wendet man heiße Kataplasmen an. Anstatt der Leinsamenkompressen kann man ebensogut Kartoffelbrei, heißen feuchten Sand oder auch eingeweichten Zellstoff, welchen man in ein Tuch einschlägt, benutzen. Auch die trockene Wärme tut ihre guten Dienste. Das alte Hausmittel, Kirsch- oder Pflaumenkerne stark zu erhitzen und in einem Säckchen aufzulegen, ist um deswillen vorteilhaft, weil sich dieser Sack den Körperformen bequem anschließt und weil die getrockneten Kerne sehr leicht sind. Auch halten die Kerne der Steinfrüchte Wärme recht lang, länger jedenfalls als die mit Wasser gefüllte Wärmflasche. Zu Verbrennungen führen sie niemals.

Auch elektrische Heizkissen (Stangerothern) kann man, wenn sie zur Verfügung stehen, anwenden lassen. Sie sind sehr bequem und sauber.

Sind die Abszesse, welche zu Anfang in den einzelnen Drüsen isoliert liegen, konfluiert, so genügt meist eine kleine Stichinzision. Man legt dann ein kurzes, weiches Drain ein, das mit einem gelochten Heftpflasterstreifen zu befestigen ist.

Inzidiert man zu früh, so fällt das Fieber mitunter nicht ab, weil noch isolierte Drüsenabszesse bestehen, die nach der Inzision nicht so ohne weiteres in die drainierte Höhle perforieren. Man erlebt das besonders bei Streptokokkeninfektionen, welche nicht die große Neigung zur eitrigen Einschmelzung haben wie die Staphylokokkeninfektionen. Bekannt sind in der Beziehung die Drüseninfektionen am Hals nach Scharlachangina. Da hierbei meist hohes Fieber besteht und die Gefahr der metastasierenden Gelenkinfektion droht, ist das Abwarten für den Arzt recht unangenehm und die Entscheidung, ob schon inzidiert werden soll, im einzelnen Falle schwierig. Die Fluktuation bei den Drüsenabszessen nach Scharlachangina ist meist schwer nachweisbar, da gerade die tiefen Halslymphdrüsen infiziert sind. Wenn irgend möglich, warte man so lange, bis man einen konfluierten Abszeß in der Tiefe mit einiger Wahrscheinlichkeit nachweisen kann und behandle bis dahin mit Kataplasmen usw. Die Streptokokkeninfektionen in den Drüsen heilen gewöhnlich auch nach der Inzision recht langsam aus.

Drüsenabszesse kann man, besonders wenn keine bedrohlichen allgemeinen Erscheinungen bestehen, mit Punktion und Injektion antiseptischer Lösungen zur Ausheilung bringen. So kann man die Leistendrüsenabszesse, wie eigene Erfahrungen gezeigt haben, durch Injektion von

1 bis 2 ccm Karbolkampfer ohne Einschnitt mit Erfolg behandeln. Gewöhnlich muß man am nächsten oder übernächsten Tag, da sich die Abszeßhöhle wieder anfüllt, erneut punktieren. Es entleert sich dann eine blutig seröse Flüssigkeit. Letztere findet allerdings gar nicht selten durch den Stichkanal den Ausgang nach draußen, so daß die Heilung im wesentlichen so erfolgt wie nach einer kleinen Stichinzision. Nach den Erfahrungen anderer Chirurgen kann man Abszesse nach vorheriger Entleerung des Eiters auch mit Eukupin- oder Vuzinlösung füllen und so zur Ausheilung bringen. (Näheres s. Abschn. 30.)

Der peritonsilläre Abszeß.

Bildet sich nach einer Angina eine einseitige (seltener doppelseitige) ödematöse Schwellung des weichen Gaumens aus, so entwickelt sich meistens ein peritonsillärer Abszeß. Das wieder ansteigende Fieber und die charakteristische Nasalsprache weisen auf die Abszeßbildung hin. Der Einschnitt hat auf der Höhe der Anschwellung des weichen Gaumens von oben nach unten zu erfolgen, wobei es mitunter vorkommt, daß man den Eiterherd nicht gleich trifft. Mit einer gebogenen kräftigen Sonde oder mit einer Kornzange kommt man allerdings in der Regel auch bei kleinen Abszessen in diese hinein. Man mache den Einschnitt nicht zu klein, da er so wie so in der Regel am nächsten Tag wieder verklebt ist und von neuem durch Spreizen einer eingeführten Kornzange eröffnet werden muß. Auch am 3. Tag kann dies erneut nötig werden. Das Lösen der Verklebungen, wie überhaupt auch der Einschnitt ist meist nicht schmerzhaft und kann ohne Narkose erfolgen.

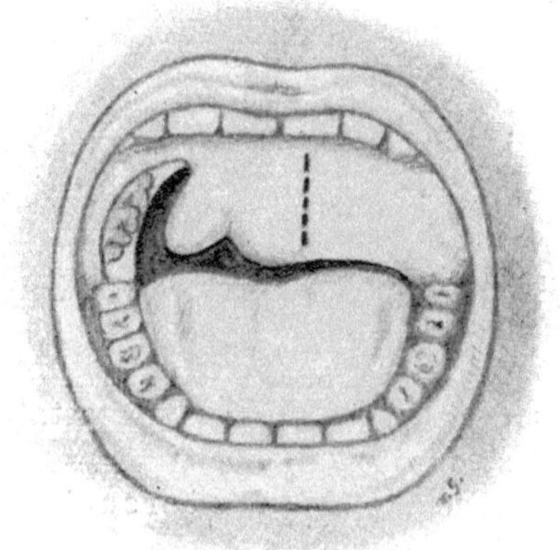

Abb. 18. Einschnitt beim peritonsillären Abszeß.

Mammaabszesse.

Die bei der Mastitis entstehenden Abszesse werden gewöhnlich durch eine radiäre Inzision eröffnet. Nicht selten handelt es sich um phlegmonöse Prozesse, die mehrere Drüsenlappen ergriffen haben, oder gar um Phlegmonen unter der ganzen Mamma zwischen ihr und der Pektoralisfaszie. Dann werden Gegeninzisionen nötig, die möglichst am tiefsten Punkte der Eiteransammlung angelegt werden müssen. Manche Chirurgen haben vorgeschlagen, bei den retromammären heißen Abszessen einen Bogenschnitt in der untern Falte der Mamma anzulegen, von dem aus etwaige besondere Abszesse gespalten und nach unten drainiert werden. Der kosmetische Effekt ist hierbei besser.

Es ist das Verdienst Biers, darauf hingewiesen zu haben, daß die Mammaabszesse mit kleinen Stichinzisionen und nachfolgender Saugbehandlung der ganzen Mamma in der Regel ohne kosmetische Schädigung glatt ausheilen. (Näheres s. Abschn. 18.)

Der Glutäalabszeß und der paranephritische Abszeß

Die Glutäalabszesse sind häufig metastatischer Natur. Bei gründlicher Untersuchung entgehen sie kaum der Aufmerksamkeit, doch können sie immerhin bei sehr dekrepiden Patienten ganz ohne Fieber verlaufen und so unentdeckt bleiben; oder auch die Fieberkurve besagt deshalb nichts Besonderes, weil an andern Stellen Eiterungsprozesse vorhanden sind. Ihre Behandlung besteht in Inzisionen und Drainage. Sie heilen meist auffallend schnell ab.

Die gleichfalls häufig metastatischen Abszesse im perirenalen Fettgewebe sind durch einen Einschnitt neben den breiten Rückenmuskeln leicht zu eröffnen. Auch sie heilen meist schnell und ohne Komplikationen. Der Arzt kann die Eröffnung eines solchen paranephritischen Abszesses sehr wohl auch außerhalb des Krankenhauses ausführen. Das Instrumentarium besteht in einem Messer, zwei Wundhaken, einer Kornzange und einigen Gefäßklemmen; dazu einige Katgutfäden. Der Äther- oder Chloräthylrausch genügt.

Der Prostataabszeß.

Große Schwierigkeiten in der Diagnose können mitunter die Prostataabszesse vor allem im Beginn ihrer Entwicklung machen. Der akute Prostataabszeß schließt sich meist an eine Zystitis, auch an eine Prostatitis (auch die gonorrhoische) an. Harndrang, erschwertes Urinieren und die meist außerordentlich heftigen Schmerzen leiten noch am ehesten auf die richtige Diagnose. Meist besteht hohes Fieber und Eiterbeimengung zum Urin. Die Schmerzen strahlen mitunter nach entfernter Stelle (Kreuzbein) aus, das Wasserlassen kann ganz aufgehoben sein, der Katheterismus ist wegen der Schmerzen mitunter nur in Narkose möglich. Nicht selten ist der Prostataabszeß metastatischer Natur, ebenso führt er aber auch selbst zur Pyämie.

Die rektale Untersuchung klärt auch für den geübten Untersucher im Anfang die Diagnose nicht mit Sicherheit. Entwickelt sich aber eine weiche, nach dem Rektum vorspringende Schwellung, so muß beizeiten vom Rektum oder vom Damm aus inzidiert werden. Auch der Durchbruch des Eiters durch die Prostatakapsel nach dem Damm zu kommt vor.

Beispiele aus der Praxis.

1. Ein 40jähriger Pat. wird wegen Harnbeschwerden auf die urologische Abteilung eingeliefert. Es bestehen hohes Fieber, eitrig getrübter Urin und ausstrahlende Schmerzen nach der Glans penis, mehrfache rektale Untersuchungen klären nicht die Diagnose. Mehrere Tage später entwickelt sich in der Dammgegend ein Abszeß, der gespalten wird. Heilung.

2. Ein 56jähriger Mann wird vom Arzt in die Göttinger Klinik geschickt, nachdem er seit 10 Tagen Beschwerden beim Wasserlassen und außerordentlich heftige Schmerzen über dem Steiß- und Kreuzbein gehabt hat. Befund: Überfüllte Blase, starke Druckempfindlichkeit über dem Steißbein, rektal: leicht teigige Vorwölbung über der Prostata. Behandlung: Katheterismus, Einschnitt vom Rektum aus. Es entleert sich reichlich Eiter, glatte Heilung.

3. 50jähriger Pat., vor $^3/_4$ Jahr an Prostatasabszeß operiert und geheilt. Seitdem entwickelten sich vielfache metastatische Eiterungen überall im Körper, die inzidiert wurden und dann ausheilten. Bei der Einlieferung besteht eine Infektion des Sternoklavikulargelenkes, das reseziert werden muß. Heilung. Zufällig war die Infektion des Sternoklavikulargelenkes der letzte metastatische Herd.

Die Prostataabszesse, welche nicht frühzeitig genug inzidiert werden, können spontan zum Durchbruch kommen und auch so ausheilen. Gar nicht selten aber hinterlassen sie sehr schwere Folgezustände, wie Fistelbildungen zwischen Blase, Urethra und Darm, oder sie führen zu dauernden Urinfisteln nach außen. In einem recht hohen Prozentsatz kommt es zur Pyämie infolge Thrombophlebitis der um die Prostata sehr zahlreichen Venen. Die Prognose ist daher beim Prostataabszeß stets mit Vorsicht zu stellen.

Osteomyelitis, Appendizitis.

Die Behandlung der Osteomyelitis, des appendizitischen und des Hirnabszesses soll hier nicht eingehender besprochen werden, da ihre Behandlung sich in der allgemeinen ärztlichen Praxis aus äußeren Gründen verbietet. Die allgemeine Pathologie dieser Abszesse bietet aber so bemerkenswerte Besonderheiten, daß deren Kenntnis uns für das Verständnis einiger der oben erwähnten Krankheitsbilder wertvoll ist.

Die osteomyelitische Infektion spielt sich in dem geschlossenen Raum der Knochenmarkshöhle ab, diese hat kein Sicherheitsventil für den hohen Druck, unter dem sich das eitrige entzündliche Exsudat ansammelt. Wir wissen aus der Kolloidchemie, daß Quellungsvorgänge — und um solche handelt es sich neben den exsudativen Vorgängen bei der Entzündung — unter außerordentlicher Kraftentfaltung vor sich gehen. Die Quellungsvorgänge haben vielleicht ihren Sitz auch in den Zellen des entzündlich veränderten Gewebes, hauptsächlich aber in den paraplastischen Substanzen der Stützgewebe. Das Knochenmark kennen wir als einen außerordentlich quellgeneigten Körper. An den offenen Amputationswunden schwer infizierter Kriegsverletzungen quillt ganz regelmäßig das Knochenmark pilzförmig hervor und überdeckt den ganzen Knochenquerschnitt.

Die Quellungsvorgänge haben den besonderen entzündlichen Stoffwechsel eingeleitet, und sie gehen, wenn sie einmal angeregt sind, mit um so größerer Kraftentfaltung vor sich, so daß in kurzer Zeit, wenn die umgebenden Gewebe nicht ausweichen können, das befallene Gewebe oder Organ schon um deswillen nekrotisiert, weil ihm die Blutzufuhr abgeschnitten wird. Der im osteomyelitischen Herd herrschende Druck preßt das Fett des Knochenmarks durch die Haversschen Kanäle hindurch, so daß es bei der Inzision eines osteomyelitischen Abszesses im Eiter obenauf schwimmt und in zweifelhaften Fällen die Diagnose „Osteomyelitis" sichern kann. Der hohe Druck kennzeichnet sich klinisch in sehr lebhaften Schmerzen (vielleicht Gefäßschmerzen), die so lange bestehen, als die Gewebe vom Druck des Exsudates durch Inzision oder noch wirksamer durch Eröffnung der Knochenmarkshöhle mit dem Meißel noch nicht befreit sind. Ähnliche Beispiele für die verderbliche Wirkung des Quellungsdruckes in den Geweben bieten auch andere geschlossene Infektionsherde, so die eitrige Entzündung des Mittelohrs, des Warzenfortsatzes, der Nebenhöhle der Nase, die Zahnpulpa oder das Periost einer entzündeten Zahnalveole. Im Warzenfortsatz und in der Pulpa geht die eitrige Entzündung, wenn nicht frühzeitig die Knochenhöhle oder die Pulpa operativ eröffnet wird, stets mit einer Nekrotisierung der eingeschlossenen Gewebe einher.

Unter dem hohen exsudativen und Quellungsdruck gehen die in ihrem Sauerstoffwechsel sehr empfindlichen tierischen Gewebe sehr schnell zugrunde, während die anspruchslosen Bakterien sich in den absterbenden Markteilen usw. gerade um deswillen schnell vermehren und weiterwandern, weil die Abwehrkräfte in dem absterbenden Gewebe nur gering sind oder fehlen.

Gelangen einmal nur geringe Mengen von Bakterien oder solche geringer Virulenz in das Knochenmark, so ist dieses, wie auch andere Gewebe, imstande, den Infektionsherd durch eine pyogene Membran abzugrenzen und ihn mitunter jahrelang zu beherbergen, ohne daß lokale oder allgemeine Erscheinungen auftreten. Nach metastasierenden Allgemeininfektionen bleiben gar nicht selten solche kleinen osteomyelitischen Abszesse zurück, wobei in ihnen mehr oder weniger virulente Infektionserreger eingeschlossen sind. Nach dem Typhus abdominalis ebenso wie nach Paratyphus sind Herde von bis 21jähriger Latenz beobachtet worden. Dieser Zustand der ruhenden Infektion kann durch ein Trauma (Durchbrechung der Membran) oder durch eine fluktionäre Schwankung (Erkältung) plötzlich behoben werden und in akute Entzündung übergehen. So sehen wir solche alten osteomyelitischen Knochenabszesse noch weit jenseits des Wachstumsalters plötzlich klinische Erscheinungen machen.

Wir haben an dieser Stelle die in praxi recht häufigen chronischen Knochenfisteln, wie sie nach früher überstandener Osteomyelitis zurückbleiben oder unter akut entzündlichen Erscheinungen neu entstehen, zu besprechen. Bei jugendlichen Individuen ist die Mehrzahl solcher Fisteln durch einen operativen Eingriff zu beseitigen. Wir führen hier entweder die radikale oder die konservative sogenannte physiologische Sequestrotomie aus. Bei der ersteren flachen wir die Ränder der Knochenhöhle, in der meist ein oder mehrere kleinere Sequester liegen, radikal ab, so daß die Weichteile sich in die Höhle legen können. Bei Herden in der Nähe der Gelenke, also dicht an oder gar in den Epiphysen, ist die Ausfüllung der Höhle nicht einfach. Doch gelingt es meist mit besonderen Weichteillappen und besonderer Schnittführung (nach Lexer), die tief und ungünstig liegenden Wundhöhlen zum Verschluß zu bringen. Bei älteren Individuen empfehlen sich größere Operationen nicht, da sie meist nicht zum Ziel führen und dann nach wochen-, ja monatelanger Behandlung doch noch Fisteln zurückbleiben. Hier sequestrotomiert man am besten physiologisch, d. h. man entfernt die vorhandenen Sequester möglichst ohne Knochenwegnahme in schonendster Weise und kratzt auch die Granulationen nicht aus.

Gehirnabzesse.

In ähnlicher, für den Gesamtorganismus aber viel gefährlicherer Weise erfolgt das Wiederaufflackern einer ruhenden oder glimmenden Infektion bei obsoleten Hirnabszessen. Besonders nach den Schußverletzungen des Schädels, wo kleinste Knochensplitter mit anhaftenden Bakterien in die Tiefe der Hirnsubstanz eingeschleudert werden und dann die Ursache zu einem sich langsam entwickelnden Abszeß abgeben, beobachtet man dieses Spätaufflackern noch nach vielen Jahren. Das mehr oder weniger foudroyante Aufflackern der Infektion, das Wachsen der Abszesse oder ihr Durchbruch in die Hirnsubstanz oder die Ventrikel tritt mitunter so plötzlich auf, daß jeder operative Eingriff zu spät kommt. Hierzu kommt noch, daß die Nachbargewebe den plötzlich ausbrechenden Bakterien gegenüber ganz unvorbereitet dastehen. Das Gehirn, als sehr bindegewebsarm, bildet ja überhaupt nur sehr langsam einen Granulationswall. Andererseits sind die Ventrikel ähnlich wie die Gelenke außerordentlich empfindlich gegen Infektionserreger.

Beispiel aus der Praxis.

Ein 24jähriger Pat. hatte 1915 eine Schußverletzung des Schädels erlitten, an die sich eine langwierige Hirneiterung anschloß. Anfang 1916 Knochenplastik nach König, gutes Wohlbefinden seit dieser Zeit bis November 1919. Wird unter den Erscheinungen des Hirnabszesses eingeliefert und operiert.

Unter der alten Schädellücke findet sich ein Abszeß. Nach 4 Wochen wird ein zweiter, tiefer liegender Abszeß gespalten. Exitus am 15. 12. 19. Bei der Obduktion findet sich ein dritter Hirnabszeß, dicht dem Ventrikel anliegend.

Es ist eine allgemeine Erfahrung, daß diese Spätthirnabszesse leider nicht isoliert, sondern häufig zu mehreren auftreten. Man eröffnet dann wohl den einen oder andern, während ein dritter verborgen bleibt und zum Exitus führt. Insofern ist der obige Fall ein klassisches Paradigma.

Geschlossene Infektionsherde in der Bauchhöhle.

Auch die appendizitische Infektion, ja der appendizitische Abszeß kann lange Zeit den Charakter einer glimmenden Infektion darbieten. Ebenso kann bei der akuten Cholezystitis plötzlich und ganz unvermutet eine Perforation in die Bauchhöhle eintreten. Dem Gynäkologen ist der Durchbruch obsoleter Pyosalpingitiden etwas ganz Geläufiges. Je nach der Virulenz der Erreger, je nach ihrer Menge und je nach dem vorherigen Reizzustand und damit auch der Widerstandskraft des Peritoneums verläuft die Infektion letal oder kann noch vom Organismus überwunden werden. Je unvermuteter die Perforation eintritt, um so gefährlicher ist sie und führt unbehandelt mehr oder weniger schnell zum Exitus.

Bei der unzweifelhaft großen Gefährdung des Organismus durch solche Herde ruhender oder glimmender Infektion muß der Arzt, der nicht in der Lage ist, selbst Hirnabszesse anzugreifen oder den Bauchschnitt auszuführen, bei leisestem Verdacht auf das Bestehen solcher Abszesse die Kranken umgehend einer chirurgischen Anstalt überweisen. Bei alten komplizierten Schädelverletzungen deuten zunehmender Kopfschmerz, Hirndruckerscheinungen und unter Umständen auch Fieber auf einen Hirnabszeß hin, doch kann wie bei allen, gegen den Körper durch einen Granulationswall abgeschlossenen Infektionsherden das Fieber ganz fehlen oder nur gering sein.

Das Pleuraempyem.

Die operative Behandlung der Pleuraempyeme läßt sich im Privathaushalt des Kranken mit einer gewissen Einschränkung durchführen. Die Empyeme sind nach ihrer Ätiologie nicht gleichwertig.

Wir haben zu unterscheiden die postpneumonischen Empyeme (durch Pneumokokken), die Kinderempyeme, die Grippeempyeme, das schwere jauchige Empyem und das tuberkulöse Empyem. Die verschiedenen Behandlungsarten sind die wiederholte Punktion, die Bülausche Heberdrainage, die Saugspülbehandlung nach von Reyher und die Rippenresektion.

Die postpneumonischen Empyeme lassen sich, wenn sie nicht zu groß sind, mitunter durch einmalige oder wiederholte Punktion zur Ausheilung bringen. Diese Behandlung kann bei kleinen Empyemen der Erwachsenen immerhin in der allgemeinen Praxis einmal versucht werden. Die postpneumonischen Empyeme der Kinder heilen sogar in einem relativ hohen Prozentsatz der Fälle durch die Punktionsbehandlung aus. Die Behandlung mit der Bülauschen Heberdrainage kann ebenfalls nicht allzu große Pneumokokkenempyeme ohne Rippenresektion zur Ausheilung bringen.

Man stößt an dem durch vorherige Punktion festgestellten tiefsten Punkt der Empyemhöhle einen recht dicken Troikart zwischen zwei Rippen ein, führt nach Wegnahme des Troikartstachels einen dicken Katheter ein und zieht die Troikarthülse über den Katheter heraus. Der Katheter wird an der Brustwand befestigt und mit einem zwischengeschalteten Glasstück an einen langen Gummischlauch angeschlossen; dieser taucht in ein größeres Gefäß mit Borsäurelösung. Solange der Katheter dicht schließt, besteht eine Heberwirkung. Liegt er zu locker, so kann man ihn wechseln und einen dickeren Katheter einführen. In einer Reihe von Fällen wird man schließlich doch noch gezwungen, die Rippenresektion auszuführen.

Die gewöhnlichen Pneumokokkenempyeme heilen nach der Rippenresektion im allgemeinen recht schnell aus. Mit einem Assistenten kann der Arzt diese Operation auch in der Privatpraxis ausführen.

Die Rippenresektion wird bei freiem Exsudat in der hinteren Axillarlinie an der 8. oder 9. Rippe in typischer Weise vorgenommen. Das Drain näht man am besten wasserdicht ein (zur Vermeidung des Pneumothorax) und läßt besonders bei großen Empyemen nicht gleich allen Eiter ablaufen. Das letztere gilt besonders für die ganz großen Empyeme nach Grippepneumonien. Die Patienten sind häufig so geschwächt, daß sie die plötzliche Druckänderung in der Pleurahöhle nicht mehr vertragen und nach dem operativen Eingriff zum Exitus kommen. Man nimmt die Eröffnung der Pleurahöhle in folgender Weise vor:

Nach Wegnahme der Rippen punktiert man nochmals, um sich zu vergewissern, daß man über der Höhle ist. Dann macht man in die Pleura eine kleine Stichinzision und führt in diese, ehe Luft eindringen kann, sofort einen etwa 50 cm langen, starkwandigen Schlauch ein (6 bis 8 cm) tief. Dieser ist an der Außenseite mit einem Holzstöpsel verschlossen. Dann näht man das Drain wasserdicht ein und befestigt es mit einer Sicherheitsnadel an einem über den Drainschlauch geführten zweiten Gummirohr. Wenn der Patient wieder im Bett ist, schließt man ein Glasstück und einen Schlauch wie bei der Bülauschen Heberdrainage an und führt den Schlauch in ein wassergefülltes Gefäß, das auf den Fußboden zu stehen kommt. So kann zwar der Eiter nach außen abfließen, es dringt aber keine Luft in die Empyemhöhle ein.

Kleinere Empyeme heilen natürlich auch ohne die Heberdrainage nach der einfachen Rippenresektion aus. So genügt bei den metapneumonischen Empyemen die übliche Rippenresektion und Drainage fast stets. In wenigen Wochen ist die Heilung abgeschlossen, zumal wenn mit frühzeitig einsetzenden Blaseübungen die Ausdehnung der Lunge befördert wird. Drainiert man, so muß das Drain gegen Wegrutschen in die Pleurahöhle durch eine Sicherheitsnadel und gegen das Herausfallen durch einen gelochten Heftpflasterstreifen gesichert werden (s. Abb. 32).

Sind die Patienten sehr geschwächt, ist die Herzkraft schlecht, so ist vor der sofortigen Rippenresektion zu warnen, man tut vielmehr besser, gerade bei großen Empyemen den Eiter zunächst durch mehrmalige Punktionen abzulassen und einige Tage bis zur Rippenresektion zu warten. Man kann auch die Bülausche Drainage für die ersten Tage anwenden, doch ist die Technik nicht ganz einfach. Wir erachten die Punktionsbehandlung in solchen Fällen der Heberdrainage für gleichwertig. Die Rippenresektion wird selbstverständlich in örtlicher Betäubung ausgeführt (rhombenförmige Umspritzung, Leitungsausschaltung der Nervi intercostales, Anästhesierung der Pleura und des Periostes, auch an der Rückseite der Rippen).

Bei der großen Grippeepidemie 1918 bis 1919 sind in der Göttinger Klinik ausgedehnte Versuche unternommen worden, die Grippeempyeme mit Punktionen und Vuzinspülungen (1 : 5000) zur Ausheilung zu bringen. In einigen Fällen ist dies wohl gelungen, doch mußte in der großen Mehrzahl die Rippenresektion angeschlossen werden.

Auch mit der Saugspülbehandlung ohne Rippenresektion nach von Reyher haben wir bisher nicht die günstigen Erfolge gehabt, wie sie v. Reyher im Zentralblatt für Chirurgie 1919, Nr. 13, beschrieben hat. v. Reyher führt im Zwischenrippenraum an der untersten Grenze des Empyems einen Triokart ein, verbindet ihn durch einen Schlauch mit einer Saugflasche nach Perthes oder Hartert. Dann sticht er eine oder zwei Rippen höher eine 2 mm dicke Kanüle ein und spült von hier aus mit Vuzinlösung (1 : 5000) oder reiner Kochsalzlösung (beide Lösungen körperwarm) die Empyemhöhle durch; starker Druck ist hierbei zu vermeiden. Nach 5 bis 6 Tagen soll kaum noch Eiter aspiriert werden können und dementsprechend wird dann die Aspirationskanüle entfernt. Für die Praxis ist dieses Verfahren jedenfalls noch nicht reif.

Hartert empfiehlt die Empyeme in der oben beschriebenen Weise zu eröffnen, den Schlauch luftdicht einzunähen und dann sofort eine Saugbehandlung mit einem Doppelflaschensystem einzuleiten. Er hat dies Verfahren mit ausgezeichnetem Erfolg auch zur Nachbehandlung alter Empyemhöhlen benutzt. (Es ist diese Methode jedenfalls der beste Ersatz der Saugbehandlung nach Perthes, der Thoraxgummimanschette und der Wasserstrahlpumpe. Wegen Gummimangels können wir diese bisher wohl beste Methode der Nachbehandlung des Empyems, insbesondere für veraltete Empyeme, zurzeit nicht ausführen.) Auch wir benutzen die Hartertsche Saugflasche und haben bisher recht Günstiges von ihr gesehen. Allerdings haben wir doch in einigen ganz veralteten Fällen zur Beseitigung der Empyemhöhle die Thorakoplastik nach Schede ausführen müssen. Wir exzidieren nach dem Vorgange von Melchior die parietalen Pleuraschwarten nicht, sondern benutzen sie zur Plombierung besonders der nach hinten oder nach oben unter die Skapula sich erstreckenden Empyemkuppeln (über Blaseübungen während der Nachbehandlung s. Abschn. 11).

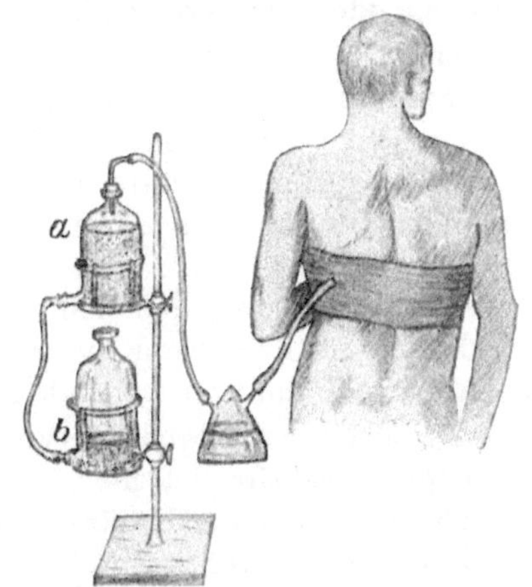

Abb. 19. Saugflaschenbehandlung des Empyems nach Hartert. Die Behandlung wird gewöhnlich im Bett durchgeführt. Die Niveaudifferenz der Wasserspiegel beträgt 20 bis 60 cm.

Bei den Grippeempyemen ist uns ein besonderer Fall von Charakteränderung der Pleurawunden, wie ihn Brunzel in letzter Zeit bei einem Karbunkel beschrieben hat, begegnet: Brunzel beobachtete, daß sich in der Exzisionswunde eines Karbunkels sekundär eine tuberkulöse Infektion entwickelte.

In unserm Falle handelte es sich um ein typisches Grippeempyem, in dessen Eiter Streptokokken nachgewiesen wurden. Die Rippenresektion wurde in der typischen Weise, nachdem längere Zeit erfolglos Vuzinspülungen vorgenommen waren, ausgeführt. Nach Monaten hatte sich die Höhle wohl verkleinert, zeigte dann aber gar keine Neigung mehr zur Ausheilung. Der Pat. erholte sich nicht mehr recht. Die Saugbehandlung war ganz erfolglos. Der Pat. reagierte hierauf wie auf Injektionen mit Beckscher Paste regelmäßig mit Fiebersteigerungen. Daher wurde nach über einem halben Jahr eine ausgedehnte Thorakoplastik vorgenommen. Die Untersuchung der über 1 cm dicken Pleuraschwarte ergab ausgesprochene Tuberkulose. Auch nach der Thorakoplastik heilte die frühere Empyemhöhle nicht aus, entsprechend den Rippenstümpfen bildeten sich multiple kleine Fisteln. Der früher sehr kräftige Pat. wurde immer elender. Es entwickelte sich eine Bronchialfistel. Die Nachbehandlung erfolgte nun mit Röntgenbestrahlungen, die einen günstigen Einfluß auf den Krankheitsprozeß auszuüben schienen, jedenfalls schlossen sich die über den Rippenstümpfen entstandenen Fisteln. Das Körpergewicht stieg an. 2 Jahre später lebt der Pat. in gutem Allgemeinbefinden bei noch bestehender kurzer Fistel.

Der Patient war vorher ganz gesund, in sehr gutem Kräfte- und Ernährungszustand, allerdings war ein Jahr vorher ein Sohn von ihm an Lungentuberkulose gestorben. Höchstwahrscheinlich hat auch unser Patient, wie der Patient von Brunzel, einen latenten Tuberkuloseherd im Körper gehabt, der dann durch die Grippeinfektion florid wurde und die Superinfektion oder Charakteränderung verursachte.

Die jauchigen Empyeme.

Zu den schwersten Pleurainfektionen gehört die Verjauchung eines Hämatothorax, wie wir sie gar nicht selten im Felde nach Schußverletzungen zu beobachten Gelegenheit hatten. Die mit Gasbildung einhergehende Verjauchung führt in wenigen Stunden zu hochgradiger Verdrängung des Mediastinums nach der gesunden Seite und bedingt damit Lebensgefahr. Hier ist sofortige Operation angezeigt, die zur Not im einfachen Interkostalschnitt und dem Einführen eines Drains bestehen kann. In der Friedenspraxis dürfte nur selten Gelegenheit sein, solche jauchigen Empyeme zu beobachten und zu behandeln.

Die tuberkulösen Empyeme.

Die tuberkulösen Empyeme dürfen nicht operativ angegriffen werden. Die Rippenresektion ist hier streng kontraindiziert. Denn ausnahmslos entwickelt sich nach der Eröffnung der Pleurahöhle eine Sekundärinfektion mit Staphylokokken oder Streptokokken, und diese ist bei der Größe der tuberkulösen Empyeme von unmittelbarer Lebensgefahr für die Patienten. Ist der Arzt im Zweifel, ob es sich im gegebenen Falle um ein tuberkulöses Empyem handelt, so wird die Diagnose durch die bakteriologische Untersuchung des durch Punktion gewonnenen Eiters gesichert. Dieser erweist sich beim einfachen Kulturverfahren als steril. Erst im Tierversuch lassen sich die Tuberkelbazillen nachweisen.

Das tuberkulöse Empyem wird durch Punktion und Ablassung des Eiters behandelt, und zwar ist diese Therapie sehr wohl in der Praxis durchzuführen. Die Punktionen sollen möglichst schräg durch die Brustwand vorgenommen werden, damit sich keine Pleurafisteln entwickeln, die sehr gern den Weg durch den Stichkanal nehmen. Die Prognose ist bei einem schweren tuberkulösen Empyem schlecht, aber keineswegs aussichtslos. Sie hängt zum großen Teil von einer zugleich bestehenden Lungentuberkulose ab.

Physikalisch richtige Drainage.

Wenn es möglich ist, soll das Drainrohr immer vom tiefsten Punkt des Infektionsherdes das Sekret nach außen ableiten, damit dieses mit einer Art Gefälle abfließt und nicht gegen die Schwere über eine gewisse Höhe hinweg braucht. Daher resezieren wir beim Rippenempyem in der hinteren Axillarlinie eine tief liegende Rippe, wir legen bei Abszessen und Phlegmonen besonders an den Extremitäten Gegeninzisionen nach hinten unten an, wobei wir die horizontale Lage mit berücksichtigen müssen. Den Douglasabszeß nach Appendizitis inzidieren wir vom Rektum oder der Vagina, wonach er gewöhnlich in wenigen Tagen ausheilt. Dagegen heilen die von der vorderen Bauchwand aus inzidierten Douglasabszesse ebenso wie die retrokökalen Phlegmonen nur sehr langsam aus. Letztere müssen durch eine Gegeninzision in der Lendengegend physikalisch richtig drainiert werden.

Auch für die Gelenkempyeme wird neuerdings der Weg der hinteren Drainage empfohlen (Riedel, Payr, Läwen, Kroh). Über Behandlung der Gelenkinfektion s. Abschn. 16 und Abschn. 33.

18. Die Stauungsbehandlung von Wunden und Infektionsherden.

Unter den ärztlichen Maßnahmen, welche die örtliche Widerstandskraft des Organismus gegen eingedrungene Krankheitserreger anregen sollen, nimmt die Biersche Stauungsbehandlung eine theoretisch wie praktisch ganz besondere und bedeutsame Stellung ein. Die Stauungsbehandlung wird von den verschiedenen chirurgischen Schulen nicht überall in gleicher Weise geschätzt. So sehen eine Reihe von Ärzten nach der Stauungsbehandlung der verschiedenen Infektionserkrankungen wesentliche Fortschritte und Heilungen, während andere solche Erfolge nicht beobachten oder annehmen, daß der Heilverlauf durch andere äußere und innere Faktoren beeinflußt wird.

Die Beurteilung der Wirkung unserer Heilmaßnahmen gegen Infektionskrankheiten und auch bei der Wundheilung ist ja überhaupt nicht einfach, abgesehen von den sinnfälligen Erfolgen der rein chirurgischen Therapie. Ich erinnere nur daran, wie schwer es ist, ein Werturteil über unsere konservativen Heilmethoden gegen die chirurgische Tuberkulose abzugeben. Wie schroff stehen weiterhin die Ansichten über den Heilwert der verschiedenen Tuberkuline, neuerdings wieder über das Friedmannsche Mittel, einander gegenüber. Die Wirksamkeit des Jodoforms wird von den meisten Chirurgen als spezifisch gegen das tuberkulöse Gewebe angesehen; dabei wissen wir über die Wirkung des Jodoforms im Gewebe noch so gut wie nichts Sicheres. In andern Ländern behandelt man kalte Abszesse usw. nicht mit Jodoform, sondern mit anderen chemischen Antiseptizis. Von der Jodoformgaze gilt das gleiche. Manche Chirurgen und Gynäkologen glauben nicht ohne sie auskommen zu können, andere benutzen sie gar nicht. So sind wir uns über den Wert der Jodkalibehandlung gegenüber der Aktinomykose noch ganz im unklaren. Die Reihe dieser Beispiele, die den jungen Ärzten vor Augen führen kann, wie sehr wir in unserer Beurteilung von Heilmitteln und Heilmethoden subjektiv gebunden sind, ließe sich nach Belieben vermehren. Die Beurteilung des Wertes unserer Maßnahmen hängt eben nicht nur von mitunter gar nicht übersichtlichen äußeren und inneren Bedingungen, die den Heilverlauf beeinflussen können, ab, sondern auch reichlich ebensosehr von der chirurgischen Denkart, die zum Teil anerzogen ist, und dann vom Temperament des Einzelnen.

Wie wir uns über die Bedingungen, unter denen die Wundheilung fortschreitet und weiterhin über die einzelnen Faktoren, von denen die Überwindung einer Infektion bestimmt wird, noch gar nicht recht im klaren sind, wie wir uns weiter über viele Seiten des Entzündungsvorganges noch in den Anfangsstadien der Erkenntnis befinden, so sind naturgemäß auch die theoretischen Anschauungen über den Einfluß der Stauungsbehandlung auf die Stoffwechselvorgänge im Gewebe und über die Beeinflussung der in den Körper eingedrungenen Bakterien nur erst zum Teil geklärt.

Wir müssen es uns versagen, auf die theoretischen Grundlagen der Stauungsbehandlung hier ausführlicher einzugehen. Aus dem, was in den Abschnitten 5, 22 und 23 besonders auch über den Zustand der traumatogenen Stase gesagt ist, dürfte hervorgehen, daß eine so wesentliche Veränderung im Blut- und Lymphkreislauf am Orte der Verletzung und Infektion in den Wundstoffwechsel sehr erheblich eingreifen muß.

Wir können unterscheiden einerseits die mechanische Wirkung der angelegten Stauungsbinde und ihre mehr mechanischen, unmittelbaren Folgen, und andererseits die erst nach Ablauf eines gewissen Zeitraumes eintretenden mehr sekundären Folgeerscheinungen. Mechanisch wirkt die Stauungsbinde durch die Behinderung des venösen Rückflusses, der den venösen Gefäßabschnitt, das Kapillargebiet und sicherlich auch die präkapillaren Arterien zur Entfaltung bringt (venöse Hyperämie). Parallel damit kommt es sehr bald zu einer unter Umständen außerordentlichen Vermehrung der Gewebslymphe. Diese Vermehrung der Gewebslymphen ist wohl zum Teil auch rein mechanisch bedingt; dabei ist zu bedenken, daß die Kapillarwandungen in geschädigten Gebieten, besonders in Entzündungsherden, vermehrt durchlässig sind für die Bestandteile des Blutplasmas. Weiterhin können wir annehmen, gemäß der Ascherschen Theorie von der Attraktion der Lymphe durch die Gewebe selbst, daß die krankhaft vermehrten Gewebsteile von vornherein, unbeeinflußt durch die Stauungshyperämie, die Lymphe in vermehrtem Maße anziehen. Dafür spricht die bemerkenswerte Tatsache, daß das Stauungsödem um so stärker auftritt, je mehr Gewebsnekrosen im gestauten Gebiet liegen. Mit der Ausheilung der Infektionsherde geht das Ödem noch unter der Stauungsbehandlung zurück, und zwar bis zu dem geringen Grade der Lymphstauung, den auch an der gesunden Extremität die venöse Hyperämie erzeugen kann. Ich glaube auch, daß bei der Schwellung der erkrankten Gebiete Quellungsvorgänge des Kollagens eine wichtige Teilrolle spielen; quellbare Anteile werden die Gewebslymphe als Quellwasser anziehen und festhalten. Umgekehrt wird es bei der Heilung zur Entquellung und dabei zur Ausstoßung des Quellwassers kommen.

Eine weitere und gleichfalls unmittelbare Folge der Stauungsbehandlung ist das Aufhören des Schmerzes am Infektionsherde. Ob es sich hier um eine Verdünnung der Bakterientoxine handelt oder ob, wie Ritter meint, diese seröse Durchdringung der Gewebe die Schmerzempfindlichkeit der sensiblen Nerven herabsetzt, ist nicht sichergestellt.

Den Einfluß der Stauungshyperämie auf den Ablauf eines Infektionsprozesses erklären wir uns zweckmäßig durch Analyse der sichtbaren Teilwirkungen der Stauung. Ihre Teilwirkung, die Erweiterung, die Entfaltung der kapillaren Venen, Arterien und Arteriolen bessert die Ernährungsbedingungen der bedrohten Gebiete, schafft also für die Stoffwechselvorgänge hier nötige Nährstoffe (einschließlich auch des Sauerstoffes) herbei. Gewebsteile, deren zugehörige Gefäße vorher durch die entzündliche Spannung komprimiert waren, erhalten durch die Entfaltung der Gefäße wieder Sauerstoff und frische Plasmabestandteile. Wie weit die Vermehrung der Kohlensäure und der Ionen anderer Säuren den Stoffwechsel beeinflußt, bleibe hier unerörtert.

Die Anstauung der Gewebelymphe, welche stets auch mit einer Ansammlung von Leukozyten verbunden ist, kann in mehrfacher Hinsicht den Infektionsherd beeinflussen. Die frische Gewebelymphe (transsudativer wie exsudativer Art) wirkt abtötend oder wachstumshemmend auf die Bakterien ein, da sie die Immunstoffe des Blutes mit sich führt. Da bei der vollkommenen Stockung des Lymphstromes die bakteriziden Stoffe an Ort und Stelle bald aufgebraucht sind, ist zu fordern, daß die Lymphströmung bei der Stauungsbehandlung noch möglich ist. Stauen wir nach Vorschrift mit leichtem Anziehen der Binde, so wird der venöse Rückstrom nur etwas gehemmt, aber nicht aufgehoben. Dann kann aber ein Teil der Lymphe in die venösen Kapillaranteile resorbiert werden und dadurch Platz zum Nachströmen neuer Lymphe werden. Dem Abströmen der Gewebelymphe dient auch das Aussetzen der Bindenstauung auf längere oder kürzere Zeit.

Durch die vermehrte Lymphansammlung und den vermehrten Lymphstrom tritt nun eine Verdünnung der an Ort und Stelle produzierten Bakterientoxine wie auch der giftigen Gewebszerfallsprodukte ein.

In der Beseitigung der Entzündungsschmerzen können wir den Ausdruck für die Milderung der Gewebsschädigungen erblicken. Für die Kranken bedeutet das Aufhören der Schmerzen einerseits eine subjektive Erleichterung, andererseits gestattet uns aber das Nachlassen des entzündlichen Schmerzes, wie z. B. bei gonorrhoischen und anderen entzündlichen Gelenkerkrankungen, schon frühzeitiger als sonst mit Bewegungsübungen zu beginnen. An anderer Stelle habe ich ausgeführt, daß die Stauungsbehandlung in den ersten Tagen der Wundheilung oder der Regenerationsvorgänge den zu dieser Zeit vorherrschenden Abbau der Gewebsstoffe (Dissimilation) beschleunigen dürfte. Wenn keine erheblichen Gewebsnekrosen vorhanden sind, so kann es zur vollkommenen Resorption kommen; sind sie vorhanden, so dürfte die Einschmelzung schneller eintreten. Diese intensivierende und beschleunigende Wirkung auf den Gewebsstoffwechsel hat die Stauungsbehandlung mit anderen hyperämisierenden Maßnahmen gemein (vgl. Abschn. 28 und 41). Gegenüber der Behandlung mit Kataplasmen, feuchten Verbänden usw. haben wir in der Stauungsbehandlung ein Mittel, Krankheitsherde auch in größeren Gewebstiefen noch zu beeinflussen.

Was wir an anderer Stelle über die Bedeutung des freien Abflusses der Wundsekrete gesagt haben, gilt auch für die Stauungsbehandlung, wenn auch im beschränkten Maße. Wirklich konfluierende Abszesse müssen eröffnet werden, denn auch unter der Stauungsbehandlung darf der Gewebedruck eine gewisse Höhe nicht übersteigen, und es dürfen weiterhin die verdauenden Einflüsse der Leukozytenfermente nicht allzu lange auf gefährdete Gewebe einwirken, sonst kommt es zu ausgedehnten Gewebseinschmelzungen. Bei der chirurgischen Tuberkulose sehen wir die Gewebseinschmelzung, d. h. das Auftreten größerer kalter Abszesse, sogar durch die Stauungsbehandlung ausgelöst werden. Bier hat gegen das unerwünschte Auftreten dieser Abszesse neuerdings die Jodkalibehandlung empfohlen (s. Abschn. 19). Es sei hier darauf verwiesen, daß Ärzte, die in der Behandlung der chirurgischen Tuberkulose eine sehr große Erfahrung haben, in dem Auftreten der kalten Abszesse keineswegs ein ganz ungünstiges Anzeichen sehen, daß sie vielmehr die Ansicht vertreten, der Körper sei gerade dann noch in der Lage, Abwehrstoffe zu bilden, und versuche, den Krankheitsherd durch Demarkation zu eliminieren.

Technik der Stauungsbehandlung. Bei der Behandlung der bei uns in Frage kommenden Erkrankungen haben wir nur die milde oder Dauerstauung anzuwenden. Sie ist bei richtiger Technik gefahrlos und kann auch außerhalb des Krankenhauses vom Arzt in gewissen Fällen angewandt werden. Wir legen die Stauungsbinde (ein 5 bis 6 cm breites, nicht zu dickes Gummiband) am Oberarm oder Oberschenkel mit einigen ganz leicht angezogenen Touren fest, unterpolstern vielleicht vorher mit einigen Gaze- oder Flanellbindetouren. Die Stauung soll so mäßig sein, daß nur eine ganz leichte, livide Rötung der Haut eintritt. Die Hautverfärbung kann man mitunter nur vergleichsweise zur anderen Extremität erkennen. Ein ganz zweckdienlicher Prüfstein dafür, ob die Binde richtig liegt, ist, daß man ein bis zwei Finger ohne große Gewalt unter die Binde schieben kann. Wir lassen die Stauungsbinde 22 von 24 Stunden Tag und Nacht liegen und nehmen sie nur 1 bis 2 Stunden weg, um die Hyperämie zurücktreten zu lassen. Während des Liegens der Binde darf niemals Schmerz oder Kriebeln in den Fingern oder Zehen auftreten, denn dann liegt die Binde zu fest. Den Patienten ist also einzuschärfen, daß sie bei eintretenden Schmerzen oder bei Taubwerden der Finger die Binde sofort abnehmen. Die gestaute Extremität ist bei Bettruhe auf weichem Spreukissen zu lagern, bei umhergehenden Patienten in die Mitella zu legen. — Nach Bier kann man bei Gelenk- und Sehnenscheideninfektionen während der Stauung auf die Fixation durch Schienen verzichten und frühzeitig mit Bewegungsübungen beginnen. Bier verzichtet auch bei der Knochen- und Gelenktuberkulose auf fixierende Verbände.

Kopfstauung: Um z. B. bei Gesichtsfurunkeln die Stauung anzuwenden, legt man ein schmales Gummibändchen um den Hals und legt darunter auf die Gegend der Vena jugularis (am vorderen Rande des Sternokleidomastoideus) je einen kleinen Bausch Watte oder Zellstoff. Das

Gummibändchen soll wie bei der Bindenstauung an den Extremitäten ebenfalls nur leicht angezogen sein. Eine zu straffe Stauung am Hals lassen sich die Kranken wohl kaum je gefallen, so daß die Gefahr der Überstauung bei Kopferkrankungen wohl nicht gegeben ist.

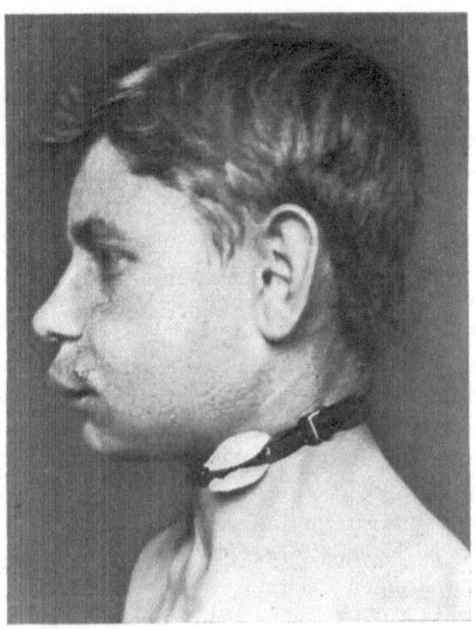

Abb. 20. Halsstauung bei Lippenfurunkel. Als Stauungsbinde ein schmales Gummiband mit Schnalle. Auf die Jugularis kommt beiderseits ein kleiner Gazebausch.

Rhythmische Stauung. Als eine besondere Abart der Hyperämiebehandlung hatte A. Thies 1916 die sogenannte rhythmische Stauung bei Kriegsverletzungen angewandt. Um eine rhythmische Stauung zu erzielen, d. h. eine Stauung von gewisser Dauer mit einer staufreien Zeit abwechseln zu lassen, wird eine Staumanschette nach Art des Perthesschen Apparates um die Extremität gelegt. Durch Kohlensäurestrom wird in der Manschette der nötige Druck erzeugt und unter Zwischenschaltung eines Reduktionsventils die regelmäßige Unterbrechung und Zuführung der Kohlensäure besorgt. Stauungszeit und Stauungspause sind am günstigsten im Verhältnis von 60 : 90 bis 120 Sekunden. Die Stauungsbehandlung wird solange angewandt, bis die bedrohlichen entzündlichen Erscheinungen vorübergegangen sind. Allzulang anhaltende Stauung erzeugt leicht ein chronisches Ödem, welches dann nicht mehr bakterizid wirkt, ja unter Umständen das Eintreten eines Erysipels begünstigt. Im allgemeinen wurde nach 5 bis 10 Tagen die Stauung abgebrochen, mitunter genügen 2 bis 3 Tage, um der Entzündung Herr zu werden. Für das Aussetzen der Stauung gibt der örtliche Befund den Ausschlag. Bedeutungsvoll ist vor allem der Rückgang des Ödems, das Runzeln der Haut auch noch während der Stauungsbehandlung, eine Erscheinung, auf die oben schon hingewiesen wurde. Thies hat auch bei chirurgischen Infektionen, die unabhängig von Verletzungen auftraten (Phlegmonen, Abszesse), die rhythmische Stauung angewandt. Auf die Ruhestellung hat auch Thies entsprechend den Vorschriften Biers meist verzichtet, wenn auch nicht immer. Er betont, daß die Inzision bei Abszeßbildung zur rechten Zeit und am rechten Platz nicht versäumt werden soll.

Der Anwendung der Stauungsbehandlung in der ärztlichen Praxis stehen leider verschiedene Schwierigkeiten gegenüber. Wer die Stauungsbehandlung in allen ihren Konsequenzen anwenden will, muß seine Patienten ständig unter Augen oder wenigstens in der Nähe haben. Das ist in der ärztlichen Praxis, besonders in der ländlichen, nicht immer möglich. Unintelligente Patienten sollte man in der Außenpraxis keinesfalls mit Stauung behandeln. Das ergibt eine gewisse Einschränkung für die Anwendungsmöglichkeit der Stauung. Diese wird im allgemeinen bei ernsteren infektiösen Erkrankungen nur im Krankenhause oder in der Ambulanz dann angewandt werden dürfen, wenn der Arzt den Patienten schnell besuchen kann oder umgekehrt.

Unbedingt zu fordern ist, daß der Arzt ein gutes Verständnis für die von ihm zu behandelnden chirurgischen Erkrankungen besitzt, denn die Beurteilung eines gestauten Infektionsherdes wird durch die vorhergehende Stauungsbehandlung erschwert und damit auch die Indikation zu einem vielleicht nötig werdenden operativen Eingriff. Insbesondere kann das Stauungsödem eine in der Tiefe zustande kommende Einschmelzung verdecken. Man muß sich hierfür also ein besonderes diagnostisches Können erst erwerben. Der in Stauungsbehandlung erfahrene Facharzt wird hier zur richtigen Zeit eingreifen. Der Arzt aber, welcher die Stauungsbehandlung nicht sehr gründlich erlernt hat und über ein sicheres chirurgisches Können nicht verfügt, wird nicht selten großen Schwierigkeiten gegenüberstehen und Fehlschläge erleben, die nicht der Methode zur Last zu legen sind. Mit dem richtigen Anlegen der Stauungsbinde ist keineswegs alles getan, die chirurgische Behandlung (Abszeßspaltung usw.) ist daneben zum mindesten ebenso verantwortungsvoll. Vor allem möchte ich davor warnen, daß der Arzt bei irgendwie bedenklichen chirurgischen Erkrankungen „versuchsweise" die Stauungsbehandlung anwendet. Ein gründliches theoretisches Studium an der Hand der aufgeführten Arbeiten über die Stauungsbehandlung ist zum mindesten vorher erforderlich, und die nötige Sicherheit in der Stauungsbehandlung erwerbe man sich, mangels anderer Möglichkeiten, zuerst bei einer gonorrhoischen Arthritis oder bei gefahrlosen chirurgischen Erkrankungen, nicht aber bei einem schweren Fall von Phlegmone oder bei einem Gesichtsfurunkel.

In der Wundbehandlung werden wir verhältnismäßig selten Veranlassung haben, die Stauungsbehandlung anzuwenden. Die chirurgischen Maßnahmen, in erster Linie die Wundversorgung, stehen hier im Vordergrund der ärztlichen Maßnahmen. Ob der Arzt bei infektionsverdächtigen oder bereits infizierten Wunden stauen soll, hängt von den äußeren Umständen, von der Vertrautheit des Arztes mit der Methode und auch natürlich vom Verletzungsbefund ab. Ich habe im Kriege eine ganze Reihe von infektionsverdächtigen Wunden nach der chirurgischen Versorgung mit Stauungshyperämie behandelt und den Eindruck gehabt, dadurch den Ausbruch der zu erwartenden Infektion verhindert zu haben. Insbesondere habe ich bei Verdacht auf Gasphlegmone gestaut. Weiterhin wurden vor der Vuzinära operativ eröffnete Gelenke gestaut. So konnte ich bei einem infizierten Granatsplittersteckschuß des Kniegelenks (Einkeilung des Splitters zwischen den Kondylen des Femur und der Tibia) die Gelenkinfektion zum Stillstand bringen. Die Kapselwunde konnte bis auf einen kleinen Schlitz vernäht werden, aus welchem in den nächsten 2 Wochen eine große Menge serös eitrigen Sekretes ablief. Das Bein wurde nur auf Kissen gelagert, nicht festgestellt. Die Kapselwunde schloß sich und das Gelenk kam mit vollständiger Funktion zur Ausheilung. Ich bin nicht im Zweifel, daß es ohne die Stauung zur Gelenkvereiterung gekommen wäre.

Im Frieden haben wir nur selten Verletzungen, die den Kriegsverletzungen gleichzusetzen sind, abgesehen vielleicht von den schweren verschmutzten Zermalmungswunden bei Straßen- und Eisenbahnunfällen usw. Naturgemäß hat hier die chirurgische Behandlung vorauszugehen. Wird gestaut, so muß der Arzt die Verletzten unbedingt dauernd unter Augen haben, damit der Ausbruch einer malignen Infektion beizeiten erkannt und unter Umständen radikal chirurgisch vorgegangen wird. Es wird sich hier immer um Grenzfälle handeln zwischen der erhaltenden und opfernden Chirurgie, bei denen die Beurteilung des Erfolges aus der Therapie sicherlich schwer ist. Ich kann nicht raten, daß der Arzt solche Fälle in der Außenpraxis mit der Stauung behandelt.

Ob der Arzt geschlossene Infektionsherde oder kleinere infizierte oder infektionsverdächtige Wunden stauen soll, hängt von recht vielen äußeren Umständen ab, die oben zum Teil besprochen worden sind.

Unbedingt zu empfehlen ist dem Arzt die Stauungsbehandlung bei der gonorrhoischen Gelenkinfektion. Hier ist sie das souveräne Mittel, die sehr starken Schmerzen zu beseitigen und dadurch Bewegungsübungen überhaupt erst zu ermöglichen, so daß dem Gelenk wenigstens ein Teil seiner Funktion erhalten wird. Die leichte Bindestauung kann hier auch unbedenklich in der Außenpraxis angewandt werden.

Für die Behandlung der puerperalen Mastitis mit der Saugglocke hat Zangemeister die Indikation folgendermaßen aufgestellt. Die frische Entzündung im Verlauf der ersten 2 Wochen des Puerperiums soll nicht gestaut werden. Droht eine Mastitis zu entstehen, so wird das Stillen ausgesetzt, die Milch wird nicht abgesaugt, vielmehr das Aussetzen der Milchsekretion durch einen oder mehrere Tage hindurch gegebene größere Mengen von Bittersalz erreicht. Mechanische Ruhestellung durch ein Suspensorium mammae dabei erzielt einen Rückgang von 80% und Heilung. Bei der Saugbehandlung kommt es nach Erfahrung von Zangemeister dagegen häufiger zur Vereiterung.

Dagegen wird von Zangemeister die Saugbehandlung des Mammaabszesses warm befürwortet. Der Abszeß wird durch eine kleine Stichinzision eröffnet und die Saugbehandlung danach angewandt. Die zurückbleibenden Narben sind kaum zu sehen. Versagen tut das Saugverfahren mitunter, wenn der Entzündungsprozeß noch frisch ist. Hier kann das Weiterkriechen der eitrigen Einschmelzung begünstigt werden.

Daß sich in der Anwendung der Stauung bei chirurgischer Tuberkulose neue, wichtige Wandlungen vollzogen haben, wird weiter unten besprochen werden. Es sei hier nur erwähnt, daß die Stauungsbehandlung bei tuberkulösen Prozessen auch von den Hochgebirgschirurgen neben den übrigen klinotherapeutischen Maßnahmen als ein wertvolles Mittel angesehen wird.

Literatur.

Bier, Hyperämie als Heilmittel. VI. Aufl. 1907.
Joseph, Lehrbuch der Hyperämiebehandlung akuter chirurg. Infektionen. 1912.
Thies, Münch. med. Wochenschr. 1916, Nr. 32.

19. Die Behandlung tuberkulöser Wunden sowie der geschlossenen oder fistelnden tuberkulösen Herde.

Nach den Entbehrungen des Krieges scheint die chirurgische Tuberkulose in allen Schichten des Volkes immer mehr um sich zu greifen. Dem Arzt erwächst darum mit zwingender Notwendigkeit die Aufgabe, das tuberkulöse Leiden dem augenblicklichen Stande unseres Wissens und Könnens entsprechend zu erkennen und frühzeitig entweder selbst zu behandeln oder die Erkrankten rechtzeitig einer geeigneten Anstalt zuzuführen. Die Grundzüge der chirurgischen Indikationsstellung zur Operation müssen dem Arzt aus gleichen Gründen bekannt sein. Unsere Aufgaben gegenüber der chirurgischen Tuberkulose sind besonders bei den fortgeschrittenen Krankheitsfällen nicht leicht zu erfüllen, da die Hilfsmittel des Staates zurzeit unvollkommen sind, die Ernährungsfrage noch im argen liegt und insbesondere ein Ausbau der in Deutschland vor dem Kriege schon recht weit entwickelten Tuberkulosefürsorge aus äußeren Gründen nicht möglich ist (Schwierigkeiten der Ernährung und der Errichtung von Heilstätten, Solarien usw.).

Die Drüsentuberkulose.

Einen tuberkulösen Infektionsherd beseitigen wir zweifellos am sichersten durch die Ausschneidung im Gesunden, doch ist dies Verfahren aus anatomischen Gründen nur in einer gewissen Anzahl der Fälle möglich. Selbst bei der Drüsentuberkulose, die noch bis vor etwa 15 Jahren mit der Ausräumung aller makroskopisch erkrankten Drüsen in den chirurgischen Kliniken behandelt wurde, haben wir nicht immer den erwünschten Erfolg erzielt. Oft nach wenigen Monaten schon konnten wir ausgedehnte Rezidive beobachten, wenn auch in der Mehrzahl der Fälle Heilung eintrat. Unerfreulich war die aktivchirurgische Therapie aus äußeren Gründen, weil große Narben zurückblieben und weil schließlich auch manche Akzessoriuslähmung bei dieser Operation unterlief. Die Drüsenerkrankung als eine relativ gutartige Form der chirurgischen Tuberkulose ist schon seit langer Zeit auch mit konservativen Methoden behandelt worden, in letzter Zeit vor allem mit den Röntgenstrahlen. Es ist das Verdienst von Iselin und Wilms, die Röntgenbestrahlung der tuberkulösen Lymphome zur souveränen Behandlungsmethode erhoben zu haben. Wir erzielen mit ihr ausgezeichnete Erfolge, die auch kosmetisch einwandfrei sind.

Die Behandlung der tuberkulösen Lymphome ist an der Göttinger Klinik wie wohl auch andrerorts von folgenden Grundsätzen geleitet. Alle geschlossenen oder fistelnden Drüsenschwellungen tuberkulöser Natur werden mit großen Dosen stark gefilterter Röntgenstrahlen behandelt. Je nach der Leistungsfähigkeit des Instrumentariums bekommen die Kranken ihre volle Dosis in ein- oder mehrmaligen Sitzungen und werden nach einigen Wochen erneut bestrahlt. Operativ werden nur angegriffen die verkästen und vereiterten Drüsen, da erfahrungsgemäß die nekrotischen Drüsenmassen unter Einwirkung der Strahlen wohl erweichen, aber nicht resorbiert werden. Die verkästen und verkalkten Lymphome werden exstirpiert, die vereiterten mit Stichinzisionen und gründlicher Auskratzung behandelt. Sind wir einmal beim Auskratzen, so nehmen wir die dem scharfen Löffel leicht weichenden schwammenden Granulationen in der unterminierten Haut gleich mit weg.

Die sogenannten Schüppelschen Lymphome, d. i. die granulierende, nicht verkäsende Form der Drüsentuberkulose tritt meist in Gestalt weniger, sehr großer Drüsenknollen auf. Da sich diese Drüsen erfahrungsgemäß sehr leicht auslösen lassen, entfernen wir sie gern mit dem Messer, Rezidive beobachtet man gerade bei den Schüppelschen Lymphomen nur ausnahmsweise.

Vorsicht bei der Bestrahlung ist gegenüber den vor dem Ohr liegenden Lymphomen geboten, weil bei großen Dosen Röntgenstrahlen auch die Parotis atrophiert und die Speichelsekretion damit versiegt.

Nachdem geschlossene verkäste Drüsen oder Drüsenabszesse mit dem scharfen Löffel ausgekratzt sind, reiben wir den Wundgrund mit Jodoformbrei aus und spülen mit Sublimatlösung (1:1000) das überflüssige Jodoform aus. Danach nähen wir im allgemeinen, wenn die Haut nicht zu sehr verdünnt ist, primär zu, sonst tamponieren wir mit Jodoformgaze bis zur Heilung der Höhlenwunden.

Neben der Röntgenbestrahlung wenden wir in ausgedehntem Maße die Bestrahlung mit der Höhensonne an, teils in Form örtlicher, vor allem aber auch mit Ganzbestrahlungen. Wir sehen danach häufig eine Besserung des Allgemeinzustandes und damit einhergehend auch eine Besserung des örtlichen Befundes. Ganz besonders verdient die Höhensonnenbehandlung bei den multiplen fistelnden und die Haut vielfach unterminierenden Formen der Halsdrüsentuberkulose angewendet zu werden. Ebenso ist sie angezeigt, wenn nach der chirurgischen Behandlung oder nach der Röntgenbestrahlung nur langsam heilende Fisteln zurückbleiben.

Gleichfalls zur Nachbehandlung, vielfach aber auch als souveräne Methode bei der skrofulösen Form der Drüsentuberkulose des frühen Kindesalters verordnen wir die Schmierseifenbehandlung nach Kappesser (Technik derselben s. Abschn. 41). Innerlich wird daneben von einigen Autoren (Groß) Syrup. ferri jod. und chinin gegeben. Ebenso wie gegenüber den Lymphomen erzielt die Schmierseifenbehandlung auch bei andern Affektionen der chirurgischen Tuberkulose mitunter recht günstige Erfolge. Als unterstützendes Mittel sollte sie jedenfalls, ebenso wie die Jodmedikationen, vom Arzt immer angewandt werden.

Die Sehnenscheiden- u. Schleimbeuteltuberkulosen.

Die Sehnenscheiden und Schleimbeutel können isoliert oder beim Durchbruch einer tuberkulösen Infektion von einem Knochen oder Gelenkherd aus erkranken. Die letztere Form hat naturgemäß eine ungünstigere Prognose. Die isolierte Sehnenscheidentuberkulose beobachten wir besonders an den Beuge- und Strecksehnen über dem Handgelenk, und zwar als die sogenannten Zwergsackhygrome. Diese Sehnenscheidenerkrankung ist eine relativ gutartige Form der Tuberkulose, die nicht zur ausgedehnten Verkäsung, sondern zur hyperplastischen Zottenbildung führt. Die Zotten können sich abstoßen und als Reiskörperchen in großen Mengen im Hygrom liegen. Die Sehnen selbst werden erst bei sehr langem Bestehen des Leidens ergriffen und zerstört.

Mit unseren konservativen Maßnahmen „Röntgenstrahlen, Jodoform-Glyzerin-Injektionen, Höhensonne, Schmierseifenbehandlung usw. ist ein relativ großer Prozentsatz dieser verhältnismäßig gutartigen Weichteiltuberkulose zur Ausheilung zu bringen. Man wird die konservative Behandlung in der Regel zuerst versuchen (besonders bei älteren Leuten); bleibt aber die Besserung aus oder tritt sie nur langsam ein, so zögere man nicht, das Leiden operativ anzugreifen.

Die operative Behandlung gibt ein ausgezeichnetes funktionelles Resultat. Sie besteht in der Ausschneidung der erkrankten Sehnenscheiden und der Befreiung der Sehnen von den ihnen anhaftenden Wucherungen, einem etwas mühsamen, aber technisch nicht schwierigen Verfahren. Die Heilung verläuft meist glatt, Rezidive treten sehr selten ein.

Operationstechnik für Sehnenscheidenhygrome der Hand.

Blutleere, Plexusanästhesie oder Äthernarkose. Längsschnitt über die ganze Ausdehnung der Schwellung, event. mit T- oder Y-förmigem Hilfsschnitt. Beim Hygrom der Beugesehnenscheide Durchtrennung des Ligamentum carpi volare. Gründliche Ausschneidung der verdickten Sehnenscheidenwand, Herauspräparieren der Sehnen aus den ihnen anhaftenden Wucherungen. Hierbei fallen mitunter größere Querschnittsanteile der Sehne weg, so daß diese nur $^1/_2$ bis $^1/_3$ ihrer früheren Dicke behält. Für die spätere Funktion macht das nichts aus. Sehr sorgfältige Blutstillung nach Abnahme der Blutleere, Naht der durchschnittenen Bänder (Ligamentum carpi volare oder dorsale), Hautnaht, Kompressionsverband. Suspension des Armes. Mit Bewegungsübungen nach 6 bis 8 Tagen beginnend.

Die Sehnenscheidentuberkulose am Kniegelenk (Sehnenscheide der langen Beuger) oder am Fußgelenk (Tibialis, Peronäus) entsteht wohl meistens durch Infektion von tuberkulösen Herden des Knies oder Fußgelenks resp. der zugehörigen Knochen. Das relativ gutartige isolierte Hygrom beobachten wir hier verhältnismäßig selten. Es ist daher im allgemeinen nicht ratsam, die Sehnenscheidentuberkulose in der Nähe des Knie- und Fußgelenks für sich allein anzugreifen, da auch die radikale Entfernung aller erkrankten Weichteilmassen ohne gleichzeitige chirurgische Behandlung des Knochen- oder Gelenkherdes das Rezidiv nicht verhüten kann. Da man nun nicht immer vorher sagen kann, ob wirklich der Knochen oder das Gelenk miterkrankt sind, lasse man in der allgemeinen Praxis solche Fälle unberührt und schicke sie in das Krankenhaus.

Die Tuberkulose des präpatellaren Schleimbeutels wird wie das sehr häufige chronische (nicht tuberkulöse) Hygrom am besten radikal operativ angegriffen. Mitunter sind hier kleine Herde in der Patella der ursprüngliche Krankheitsherd, diese müssen selbstverständlich mit dem Meißel oder scharfen Löffel fortgenommen werden.

Auch die Tuberkulose der Hüftschleimbeutel, die wir am häufigsten in der Bursa trochanterica und der Bursa iliaca beobachten, können isoliert als Hygrom oder als ein Nebenherd bei tuberkulösen Hüftgelenkentzündungen auftreten. Ist sie isoliert, so wird sie am besten radikal mit dem Messer entfernt. Bei der nahen Lage der Schleimbeutel zum Hüftgelenk kann dieses leicht eröffnet werden. Der operative Eingriff ist groß und sollte nur im Krankenhaus ausgeführt werden.

Die kalten Senkungsabszesse und die Drüsenabszesse.

Von praktisch außerordentlicher Bedeutung ist die rechtzeitige Erkennung und richtige Behandlung der tuberkulösen Abszesse. Diese treten oft weit entfernt von dem primären Krankheitsherd unter der Faszie oder der Haut hervor, sie erscheinen aber auch unmittelbar über dem erkrankten Knochen oder Gelenk, besonders wenn diese nicht durch dicke Muskelmassen und starre Kapseln, Bänder und Faszien überlagert sind und mehr oberflächlich liegen. Durchbrechen die kalten Abszesse noch die Haut, so entwickeln sich chronische Fisteln oder Geschwüre, die sich in der Regel mit den gewöhnlichen Eitererregern sekundär infizieren.

Die noch geschlossenen kalten Abszesse dürfen niemals durch einfache Inzision eröffnet werden. Der Einschnitt stiftet sowohl für den Kranken wie für die Allgemeinheit einen Schaden, der meist nicht wieder gutzumachen ist. Denn fast ausnahmslos tritt bei solchen inzidierten Abszessen die Sekundärinfektion mit den gewöhnlichen Eitererregern ein. Es wird dann aus einer bis dahin noch relativ harmlosen Monoinfektion (mit den Tuberkelbazillen) eine Polyinfektion geschaffen. Bei Sekundärinfektion sind spätere radikale operative Eingriffe (Gelenkresektionen) sehr erschwert bzw. unmöglich oder nur als verstümmelnde Operationen (Amputationen) vorzunehmen.

Leider gehen den chirurgischen Kliniken mit großer Regelmäßigkeit solche inzidierten tuberkulösen Abszesse zu, sei es, daß es sich um Senkungsabszesse oder um Durchbruchsabszesse über oberflächlich liegenden Knochen- oder Gelenkherden handelt, deren spezifische Natur von dem behandelnden Arzt nicht erkannt wurde.

Der kalte Abszeß darf nur inzidiert werden, wenn daneben das ganze Rüstzeug der operativen Chirurgie zur Hand ist, wenn mit Messer, Löffel, Meißel oder Säge das erkrankte Gewebe radikal entfernt und die Haut durch Naht möglichst hinterher geschlossen wird. Dieses radikale Vorgehen ist bei vielen Senkungsabszessen aus anatomischen Gründen gar nicht möglich, wie z. B. bei einer Wirbeltuberkulose.

Senkungsabszesse bei Wirbeltuberkulose.

Die Senkungsabszesse, welche von einer Wirbelkaries ausgehen, werden zum Teil wohl deswegen als solche nicht vom Arzt erkannt und inzidiert, weil die Wirbelkaries im Beginn lange Zeit ohne auffällige örtliche Störungen verläuft und nicht entdeckt wird. Zum andern Teil treten die Senkungsabszesse nicht immer an typischer Stelle hervor, sondern erscheinen an weit entfernten Stellen, wo man sie nicht ohne weiteres als solche erkennen kann.

An den verschiedenen Teilen der Wirbelsäure sind die gewöhnlichen und die selteneren Senkungswege und die Stellen, an denen sie nach zum Teil sehr langem Senkungsverlauf zum Vorschein kommen, folgende:

Halswirbelsäule: Unter der Schleimhaut der hinteren Pharynxwand (retropharyngealer Abszeß), Hinterwand des Ösophagus, Supraklavikulargrube, Achselhöhle (Mediastinum).

Obere Brustwirbelsäule: Die Abszesse bleiben meist örtlich, selten senken sie sich längs der Rippen bis zum Sternum, relativ häufig (10 bis 15 %) ist die Kompression des Rückenmarks (Lähmungen!). Ausnahmsweise begleiten die Abszesse die Aorta, steigen unter Umständen erst neben der Aorta empor, durchbrechen dann im

Hiatus aorticus das Zwerchfell und gelangen mit der Iliaca bis zur Darmbeinschaufel, wo sie palpabel werden können. Mit der Femoralis können sie unter dem Leistenband erscheinen, ja sich bis in die Kniekehle senken und hier als fluktuierende Vorwölbungen auftreten. Oder sie begleiten die von der Arteria iliaca abgehenden Äste, erscheinen oberhalb des Leistenbandes im Skrotum, in der Glutäalgegend neben dem Anus (Verwechslung mit periproktitischen Abszessen) oder schließlich an der Rückseite des Oberschenkels.

Lendenwirbelsäule und untere Brustwirbelsäule: Der klassische Weg ist längs des Psoas. Der Psoasabszeß erscheint entweder unter dem Ligamentum ing. an der vorderen medialen Seite des Oberschenkels oder bei Einbruch in die Adduktorengruppe an der inneren Seite des Oberschenkels. Weiterhin ist beobachtet worden der Einbruch des Eiters in das Faszienfach des Quadratus lumborum. Dann erscheinen die Abszesse hinten zwischen Rippen- und Beckenschaufel, längs des Musculus transversus in der vorderen Bauchwand oder am Nabel. Von den unteren Lendenwirbeln aus kann der Senkungsweg längs des Musculus iliacus bis auf die Vorderseite des Oberschenkels oder bis in die Sartoriusscheide gehen und dann der Abszeß an der Innenseite des Knies erscheinen. Häufig sind die Senkungsabszesse der Lendenwirbelsäule doppelseitig, Charakteristisch ist für die Psoasabszesse, auch wenn sie noch hoch oben stecken, die Kontraktur dieses Muskels (Beugung des Oberschenkels im Hüftgelenk).

Die seltenen Abszesse der kariösen Wirbelbögen oder Dornfortsätze erscheinen meist neben dem Processus spin., oft beiderseitig.

Erscheint an irgendeiner dieser erwähnten Stellen ein fluktuierender, nicht besonders schmerzhafter Abszeß, so muß der Arzt in erster Linie, schon um keinen Schaden zu stiften, an eine Erkrankung der Wirbelsäu › denken und letztere genau untersuchen. Meist wird sich ein leichter Gibbus, eine lokale Klopfempfindlichkeit, Stauchungsschmerz und Steifigkeit der Wirbelsäule auch bei den diagnostisch schwerer zu beurteilenden Fällen nachweisen lassen. Erwähnt sei, daß der Stauchungsschmerz, den man durch plötzlichen kurz ausgeübten Druck auf Kopf oder Schulter prüft, bei beginnenden Fällen bei sitzenden Patienten leich er als bei stehenden Patienten auszulösen ist. Da die Senkungsabszesse, außer vielleicht einmal ein pharyngealer Abszeß, im allgemeinen keine akuten bedrohlichen Krankheitserscheinungen machen, ist die übereilt vorgenommene Inzision niemals zu rechtfertigen. Bei zweifelhaftem Befund sichert die Probepunktion mit dicker Kanüle leicht die Diagnose. Auch ohne bakteriologische Untersuchungen kann man aus der Art des Eiters, aus beigemengten käsigen Bröckeln oder gar aus kleinen Knochensequestern die spezifische tuberkulöse Natur mit Wahrscheinlichkeit erkennen[1]).

Ist die Diagnose gesichert, so muß der Arzt mit allen Mitteln der konservativen Therapie sowohl die Abszesse wie die Wirbelsäulenerkrankung selbst behandeln. Tatsächlich heilt die Wirbelkaries doch in einer ganzen Reihe von Fällen bei sachgemäßer und operativer Behandlung aus. Dagegen wird die Prognose außerordentlich schlecht, sobald die Senkungsabszesse nicht mehr geschlossen sind, sondern entweder von selbst oder durch Einschnitte zu fistulösen Wunden geworden sind.

---

[1]) Calot schreibt: „Aux tuberculoses fermées la guérison sûre; ouvrir les tuberculoses ou les laisser s'ouvrir, c'est ouvrir une porte par laquelle la Mort entrera souvent.“

Konservative Behandlung der Wirbeltuberkulose.

Die zur konservativen Behandlung notwendigen Maßnahmen sollen hier nicht ausführlicher besprochen werden; sie bestehen in den besonderen Arten der Ruhigstellung für die erkrankte Wirbelsäule, der allgemein kräftigenden Behandlung und den Maßnahmen, die Senkungsabszesse zur Ausheilung zu bringen. Bettruhe, Extension mit der Glissonschen Schlinge (obere Wirbelsäule, bei Lähmungserscheinungen auch an der unteren Wirbelsäule), Extension an den Beinen (untere Wirbelsäule), Kissenunterpolsterung, Stützapparate, Gipsbett, Stützkorsett, Korsett aus Gips oder nach Hessing sind je nach dem Sitz der Erkrankung in entsprechender Weise zu variieren und je nach dem Fortschreiten oder Stillstand des Leidens anzuwenden oder zu wechseln. Von ganz außerordentlicher Bedeutung ist, wie ja überhaupt bei der Tuberkulose, die Kräftigung des Allgemeinzustandes. Bernhard, Rollier u. a. erzielten durch die Sonnenbehandlung im Höhenklima mit Unterstützung auch der andern Behandlungsmethoden Erfolge, die alle andern weit übertreffen. Auch in unsern deutschen Mittelgebirgen, ja selbst in der Ebene kann die Sonnen- und Allgemeinbehandlung bei der chirurgischen Tuberkulose mit einem erfreulich günstigen Erfolge durchgeführt werden. Nach den Berichten Biers und v. Kisch aus Hohenlychen i. d. Mark stehen die dortigen Erfolge sogar hinter denen, die im Hochgebirge erzielt werden, kaum zurück.

Albeesche Operation.

Bei der Spondylitis der Jugendlichen haben wir heute in der Operation nach Albee eine Operationsmethode, welche die Feststellung der Wirbelsäule am Orte der Erkrankung durch eine Knochenüberpflanzung erzielt. Durch diese Feststellung wird der Heilungsverlauf in hervorragendem Maße begünstigt. An der Göttinger Klinik ist die Albeesche Operation, welche in einer Transplantation eines geraden und gebogenen Tibiaspans in die gespalteten Dornfortsätze der erkrankten und benachbarten Wirbel besteht, in einer großen Reihe von Fällen ausgeführt worden. Unsere Nachuntersuchungen ergaben ein überraschend günstiges Resultat, jedenfalls Erfolge, die den bisherigen konservativen Behandlungsmethoden entschieden überlegen sind. Besonders bei Kindern waren unsere Erfolge recht günstig, doch gehen wir auch bei Erwachsenen die Spondylitis mit der Albeeschen Operation an, wie dies von anderen Autoren schon mit Erfolg geschehen ist. Nach der Operation haben die Kranken noch mindestens 6 bis 8 Wochen das Bett zu hüten und müssen noch mindestens $^1/_2$ Jahr ein Stützkorsett tragen. (Des näheren sei auf die aus unserer Klinik in Bruns Beiträgen Bd. 118, 1919 erschienene Arbeit von A. Fromme verwiesen.)

Es scheint jedenfalls, daß nach der Albeeschen Operation das jahrelange Tragen eines Apparates überflüssig ist. Der implantierte Span gibt der Wirbelsäule für lange Zeit die Festigkeit wieder, welche für die Ausheilung des Prozesses im Sinne der Ruhigstellung von großer Bedeutung ist. Die Operation hat, wie auch Fromme hervorgehoben hat, eine große soziale Bedeutung, weil sie auch für die nicht bemittelten Schichten der Bevölkerung zugeschnitten ist. Denn die Behandlung im Hochgebirge, kostspielige und im Wachstumsalter oft zu wechselnde Stützapparate, ja selbst Pflege, Wartung und gute Ernährung sind hier ja leider meistens unerschwingbare Heilmittel.

Die Punktion der Senkungsabszesse.

Die Punktion der Senkungsabszesse nehmen wir mit einer dicken Kanüle oder mit einem mitteldicken, bei sehr grobkörniger Beimengung mit dickem Troikart vor. Verstopft sich der Troikart mit Bröckeln, so macht man ihn mit einer Sonde leicht wieder durchgängig. Bei dickem Troikart wird mitunter eine kleine Stichinzision durch die Haut nötig. Manche Chirurgen legen zur Vermeidung der Infektion des Stichkanals den Troikart vorher in $4^0/_0$ige Karbollösung und spritzen auch während des Herausziehens des Troikarts von der Karbollösung langsam ein. Die eventuelle Stichwunde wird nach der Punktion durch eine Naht oder Mickelsche Klammer verschlossen.

Zur Vermeidung von Fistelbildungen dürfen die Punktionen unter keinen Umständen auf der Höhe des Abszesses vorgenommen werden, wo die Haut meist stark verdünnt ist. Vielmehr muß der Troikart seitlich und möglichst schräg durch eine dicke Hautschicht hindurchgestoßen werden.

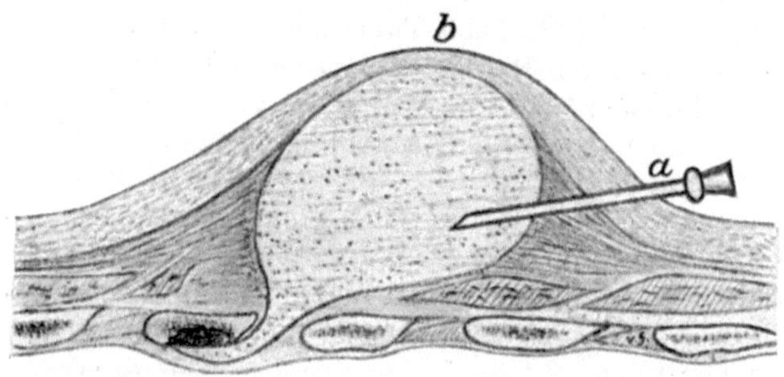

Abb. 21. Punktion eines kalten Abszesses bei Rippentuberkulose. Schräge Punktion durch die Weichteile (a). Unrichtige Punktionsstelle auf der Höhe des Abszesses (b).

Punktiert man die verdünnte Haut auf der Höhe des Abszesses, so quillt der Eiter aus dem kurzen Stichkanal leicht nach und infiziert die Hautwunde. In der Regel entwickelt sich dann bald eine tuberkulöse Fistel und von dieser aus infiziert sich dann der kalte Abszeß in der gleichen Weise sekundär mit den gewöhnlichen Eitereregern wie andere kalte Abszesse nach der Inzision oder dem spontanen Durchbruch. An dieser Sekundärinfektion, die in den langen Gängen eines Senkungsabszesses mit keinem Mittel mehr zu beseitigen ist, geht die Mehrzahl der an Spondylitis erkrankten Patienten früher oder später zugrunde.

Nach dem Ablassen des Eiters spritzen wir von einer $10^0/_0$igen Jodoform-Glyzerinlösung 10 bis 30 ccm ein, wobei wir größere Dosen, wegen der Intoxikation, nur selten und ungern anwenden. Die Intoxikation beruht meistens auf einer Glyzerinvergiftung, die zu einer Nephritis führt. Nach den Literaturangaben ist auch diese Glyzerinvergiftung nicht sehr gefährlich und auch nach Dosen von 100 ccm nur sehr selten beobachtet worden. Eine echte Jodoformintoxikation soll hierbei extrem selten sein.

Die Entleerung der Abzesse durch Punktion und die erneuerte Jodoforminjektion wird wiederholt, sobald sich der Abszeß wieder deutlich vorwölbt, was zu Anfang meist schon nach 8 bis 10 Tagen der Fall ist. Der anfangs mitunter recht dicke und mit Käsepartikelchen durchmengte Eiter wird nach der Jodoform-Glyzerininjektion bald dünnflüssig und mehr und mehr rein serös. Bis zur definitiven Heilung der Abszesse vergehen je nach der Ausheilung des primären Herdes Monate bis Jahre.

Nach Rolliers Angaben gibt die Spondylitis mit Senkungsabszessen keineswegs eine ungünstigere Prognose als die Spondylitis ohne Abszeß. Vielleicht haben wir in dem Auftreten der Senkungsabszesse den Ausdruck dafür zu erblicken, daß der Organismus genügend Abwehrkräfte, wenigstens zur Verflüssigung des absterbenden Materials, bereit hat. Es kommt nach Schulz, Kobert und Rößle der Kieselsäure eine ausgezeichnete heilsame Wirkung gerade auf die chirurgische Tuberkulose zu. Da die Kieselsäure ein regelmäßiger Bestandteil des Bindegewebes ist und besonders in wachsenden Geweben einen verhältnismäßig hohen Prozentsatz der Aschenbestandteile ausmacht, da sie ferner von Rößle in ausgeheilten Tuberkuloseherden in erheblichen Mengen nachgewiesen wurde, nehmen die obigen Autoren an, daß sie im Stoffwechsel der Bindesubstanzen und auch bei Heilungsvorgängen eine wesentliche Rolle spielt. Vielleicht ist die Kieselsäure gerade dasjenige, was dem Organismus zu seiner Widerstandskraft gegen den Tuberkulosebazillus fehlt. Nach Kobert wird durch die Kieselsäure die fibröse Schwielenbildung unterstützt, zugleich eine „heilsame Leukozytose" angeregt. Die Kieselsäurebehandlung ist gefahrlos und billig, in Form von Kieselwasser sogar angenehm. Schulz und Kobert empfehlen die Kieselsäure in Form des Tees von Scheuerkraut zu geben (Equisetem arvense) 3mal täglich eine Tasse (Abkochung von je 5 g Herba equiseti minoris), wobei der Patient 0,1 bis 0,2 g gelöste Kieselsäure erhält. Merkwürdigerweise findet sich die Kieselsäure besonders reichlich im Fibrin, dessen Asche bis zu 30% Kieselsäure enthält. Nach den neueren Anschauungen müssen wir ja dem Fibrin bei allen Wundheilungsvorgängen (Bergel, Bier, Marchland) eine sehr bedeutsame Rolle zusprechen. Es scheint das Gewebswachstum in allen mesodermalen Geweben chemotaktisch anzuregen. Vielleicht ist hier die Kieselsäure das wirksame ätiologische Moment.

Die Senkungsabszesse bei Karies der Halswirbelsäule sind wir mitunter gezwungen operativ zu eröffnen, nämlich dann, wenn sie sich in der hinteren Pharynxwand stark vorwölben und die Atmung und das Schlucken behindern. Die Prognose in einem solchen Falle ist wegen der Gefahr der Sekundärinfektion natürlich schlecht. Man achte bei der Inzision des Abszesses darauf, daß Kopf und Oberkörper sofort nach vorn gebogen werden, damit der Eiter aus dem Munde abfließt und nicht aspiriert wird. Auch die Pharyngealabszesse sollen, wenn irgend dazu Zeit und Möglichkeit, besser von der Seite, d. h. vom Hals aus inzidiert oder punktiert werden.

Was für die Senkungsabszesse der Wirbelsäule zu gelten hat, gilt auch für alle anderen, von den Knochen oder Weichteilen ausgehenden kalten Abszesse; sie dürfen niemals inzidiert, sondern nur in der vorschriftsmäßigen Weise punktiert werden. Bei zweifelhafter Diagnose soll punktiert und der Eiter zur bakteriologischen Untersuchung eingeschickt werden. Schon nach wenigen Tagen gibt uns die Antwort, daß der Eiter „steril" ist, darüber Aufschluß, daß es sich nicht um eine Infektion mit den gewöhnlichen Eitererregern handelt. Damit ist die Diagnose so gut wie sicher. Die absolute Gewißheit kann allerdings nur nach Abschluß eines Tierversuchs (6 Wochen) gegeben sein.

Latente Knochenherde.

Nicht selten entwickeln sich bei Patienten, die früher an einer unbekannten Knochenerkrankung operiert worden sind, von alten Herden latenter Infektion neue Abszesse. Ist die Natur der früheren Erkrankung durch ärztliche Angabe nicht festzustellen, so kann die Entscheidung, ob es sich um eine rezidivierende Osteomyelitis oder um ein Rezidiv an einem tuberkulösen Herd handelt, recht schwierig sein. Der Sitz der alten Narbe (Epiphysen- oder Diaphysengegend), die Art der örtlichen oder allgemeinen Reaktion, als Rötung und Fieber, die Empfindlichkeit und schließlich die Probepunktion werden die Diagnose in der Mehrzahl der Fälle doch stellen lassen. Die Erkennung der spezifischen Natur der Abszesse ist für die Behandlung naturgemäß wichtig. Rezidivierende Tuberkuloseherde der Knochen und Weichteile können wir unter Umständen in toto exstirpieren (wie einen bösartigen Tumor im Gesunden). Man kann danach die Haut schließen und erlebt nicht selten Heilung p. p. Bei der rezidivierenden Osteomyelitis kann dagegen der Herd nur freigelegt und ein event. Sequester entfernt werden. Der vollkommene Hautschluß ist aber nicht anzuraten. Während wir uns bei der Entfernung eines alten tuberkulösen Knochenherdes nicht zu scheuen brauchen, die Knochenhöhle voll Blut laufen zu lassen und darüber die Haut zu verschließen, müssen wir beim osteomyelitischen Knochenherd in der Regel die hochstehenden Ränder abflachen und die Weichteile gegen diese Knochenmulde anzulegen versuchen (s. jedoch Abschn. 34 und 40).

Hüftgelenkstuberkulose. Die Senkungsabszesse bei der Tuberkulose des Hüftgelenks kommen gewöhnlich an der Außen-, Vorder- und Innenseite des Oberschenkels oder unter den Glutäen zum Vorschein, doch können sie sich auch weithin zum Unterschenkel senken. Ihre Lage entspricht oft dem Sitz des primären Gelenkherdes (vorn, außen usw.). Bei Pfannenherden kann der Eiter in das kleine Becken und von hier aus in Blase, Darm und in die Scheide durchbrechen oder in der Dammgegend als kalter Abszeß erscheinen. Die Punktion und Jodoform-Glyzerininjektion wird bei den Abszessen in der üblichen Weise vorgenommen, bei Gipsverbandbehandlung immer während der Zeit des Verbandwechsels. Auch bei der Coxitis tbc. verschlechtert der Durchbruch der Abszesse (Fistelbildung) die Prognose erheblich, wenn diese auch nicht so sehr ungünstig wird wie bei der Wirbelkaries. Infizieren sich allerdings die Abszesse bis zu den Sequesterlagern oder bis ins Hüftgelenk hinein und stellt sich damit hohes Fieber ein, so ist die Prognose recht ernst. In den schwer mischinfizierten Fällen gibt die Resektion eine schlechte Aussicht.

Die konservative Behandlung der frisch zum Arzt kommenden Koxitis hat zuerst etwa schon eingetretene Kontrakturen auszugleichen, was im Anfang durch den einfachen Streckverband mit geringer Belastung in einigen Wochen gelingt (Belastung 5 bis 15 Pfund, je nach dem Alter). Besteht besonders bei älteren Fällen eine so starke narbige Fixation in schlechter Stellung, daß der Ausgleich durch den Streckverband nicht möglich ist, so vermeiden wir es, diese Stellung durch gewaltsames Einrichten auszugleichen, weil hierdurch ruhende Herde aufflackern können oder auch eine Miliartuberkulose zum Ausbruch gebracht werden kann. Sind Abszesse vorhanden, so werden sie wie üblich punktiert. Ist die Kontrakturstellung durch den Streckverband soweit als möglich ausgeglichen, so wird ein entlastender Gipsverband mit Gehbügel nach Lorenz-Kapeller angelegt, der möglichst lange sitzen bleiben soll ($^1/_4$ Jahr).

Unser Ziel ist in erster Linie die Ausheilung des tuberkulösen Prozesses. Diese wird im allgemeinen nur erreicht, wenn eine Ankylose im Hüftgelenk eintritt. In zweiter Linie suchen wir eine für die spätere Funktion möglichst günstige Stellung im Hüftgelenk zu erzielen. Für den Sitz und

Gang ist die Versteifung in ganz leichter Flexion und Abduktion am günstigsten. Vorher nicht ausgleichbare schlechte Kontrakturstellungen beseitigen wir niemals gewaltsam, sondern erst nach Eintritt der Ankylose durch Osteotomie. Den großen Gehgipsverband belassen wir so lange, bis das Gelenk unempfindlich geworden ist (bei Gegenstoß auf den Hacken). Ist das der Fall, so genügt zur Erhaltung der Stellung der Lorenzsche Badehosenverband, der nur die Hüfte und den Oberschenkel bis zum Knie einbegreift. Durchschnittlich beträgt die Behandlungsdauer bei diesem Verfahren etwa 2 bis 3 Jahre.

Die feste Ankylose sehen wir am Hüftgelenk lieber, als eine leichte Beweglichkeit, denn gerade bei der vollkommenen Ruhigstellung werden kleine latente tuberkulöse Restherde viel eher abgekapselt bleiben, als bei vorhandener Beweglichkeit. Weiterhin ist ein bewegliches Gelenk mehr Insulten ausgesetzt, es reagiert auf diese mit Schmerzen und schließlich kommen eben latente Herde nicht zur Ruhe und können die Gelenkinfektion zum Wiederaufflackern bringen.

Mißerfolge bei sachgemäßer konservativer Behandlung haben ihren Grund meist in dem anatomischen Befund, vor allen Dingen in großen Sequestern sei es des Hüftgelenks, des Halses oder der Pfanne. Sind außer den Gelenkanteilen und der Kapsel auch die paraartikulären Weichteile ergriffen, bestehen vielfache und weithin gesenkte Abszesse, und sind diese womöglich fistulös geworden und sekundär infiziert, so führt die konservative Behandlung häufig nicht zum Ziel.

Die Indikation zur Hüftgelenksresektion ist also im allgemeinen nur bei den schweren Formen gegeben, bei denen die konservative Behandlung mit Streckverbänden, Gipsverbänden und vor allem auch die Allgemeinbehandlung nicht zum Ziel geführt haben. Weiterhin werden wir zur Resektion auch bei einer fortschreitenden Verschlechterung des Allgemeinbefindens, bei dauerndem hektischen Fieber und fortschreitender Gewichtsabnahme gedrängt. Und diese Indikation gilt dann sowohl für Erwachsene wie für Kinder. Die Prognose ist naturgemäß bei der Schwere dieser Fälle keine gute. Nur $^1/_3$ der resezierten Fälle ergab in der Garrèschen Statistik ein funktionell gutes Resultat, $^1/_3$ starb im Laufe der folgenden Jahre an Tuberkulose.

Kniegelenkstuberkulose.

Bei der Kniegelenkstuberkulose gibt die Resektion so ausgezeichnete Heilresultate und einen so guten funktionellen Erfolg, daß wir sie nur in besonderen Fällen unterlassen. Wir sehen von der Resektion nur im allerersten Stadium, bei reiner Synovialtuberkulose ohne Beteiligung des Knochens, bei der sogenannten trockenen Form und beim einfachen Hydrops tuberculosus ab. Nach Garrés Statistik wurde bei 188 resezierten Patienten, die zur Nachuntersuchung kamen, in 92 % Ausheilung des tuberkulösen Prozesses erreicht. Das ist ein Erfolg, wie wir ihn bei keinem andern Gelenk erreichen. Daß bei diesem Resultat die Versteifung und in der Regel eine leichte Verkürzung von einigen Zentimetern in Kauf genommen werden muß, besagt nichts dem gegenüber, daß die Patienten bald wieder arbeitsfähig werden und von einem verhältnismäßig schweren tuberkulösen Herd des Körpers dauernd befreit sind. Eine erhebliche Verkürzung tritt bei Jugendlichen nur dann ein, wenn wir bei der Resektion gezwungen sind, die Epiphysenfuge mit vorzunehmen. Das ist nur nötig, wenn die Epiphyse selbst durch den Knochenfungus schon er griffen ist. Angesichts der recht ungünstigen Prognose bei den konservativen Verfahren gegenüber der Kniegelenkstuberkulose resezieren wir daher auch prinzipiell bei Kindern in so gut wie jedem Lebensalter. Bei Kindern muß dann aber durch das Tragen einer Schutzhülse (Tutor) der Gefahr der Beugekontraktur vorgebeugt werden. Der Tutor (Gipsverband oder Schienenhülsenapparat) ist im Wachstumsalter unbedingt nötig, während wir ihn bei Erwachsenen bei eingetretener Ankylose weglassen können. Nach Garrés Erfahrungen tritt übrigens jenseits des 13. Lebensjahres die Beugekontraktur nach der Resektion auch bei Adoleszenten nur noch selten ein.

Wir nehmen die Resektion nicht mehr vor bei älteren Individuen über 45 Jahren. Bei diesen kommt es infolge mangelhaften Regenerationsvermögens nicht mehr zur knöchernen Ankylose. Es bleibt uns also jenseits dieser Altersgrenze, jedenfalls bei vorgeschrittenen Fällen, nur noch die Amputation übrig. Zwingt der Allgemeinzustand nicht gerade hierzu, so kann man, wenn die äußeren Verhältnisse dies zulassen, mit den konservativen Methoden eine Besserung oder einen Stillstand zu erzielen suchen. Zur Ausheilung wird es damit allerdings kaum jemals kommen. Auch bei jugendlichen Individuen können weitgehende Zerstörungen der Knochen und weithin verlaufende Senkungsabszesse die Amputation nötig machen. Weiterhin zwingt bei jeder Altersstufe das hektische Fieber, Verschlechterung des Allgemeinbefindens und dauerndes Sinken des Körpergewichts zur Amputation.

Die paraartikulären Abszesse bei der Kniegelenkstuberkulose erscheinen entweder in Gelenkhöhe oder senken sich unter die Wadenmuskulatur, bzw. kriechen unter die Oberschenkelmuskeln empor. Bei der konservativen Behandlung punktieren wir sie in der üblichen Weise und injizieren Jodoform-Glyzerin in die Abszesse und in das Gelenk. Für die Gelenke wählen wir als Injektionsstellen den äußeren oder inneren Rezessus, nehmen die Dosis bis zu 10 ccm Jodoform-Glyzerin und bewegen nach der Injektion das Knie, um das Mittel überall im Gelenk zu verteilen. Wird nicht die Stauungsbehandlung angewandt, so legen wir einen zirkulären Gipsverband mit möglichst geringer Polsterung von den Hüften bis zu den Knöcheln an.

Fußgelenkstuberkulose.

Nicht ganz so günstig wie bei der Kniegelenkstuberkulose sind wir bezüglich unserer Heilresultate beim Fußgelenk gestellt. Die anatomischen Verhältnisse bringen es mit sich, daß auch nach anscheinend radikaler Beseitigung aller Knochen- und Gelenkkapselherde lokale Rezidive in einer gewissen Anzahl eintreten. Behandeln wir diese Rezidive aber weiterhin mit kleinen Nachoperationen, wie Auskratzungen, so steigt der Prozentsatz nach der Heilung doch erheblich an. Garré berichtet, daß er abgesehen von 6 Nachamputationen mit Ausnahme eines Falles 50 Resektionen schließlich zur Ausheilung bekommen habe. Das funktionelle Resultat war in der Mehrzahl der Fälle ein recht gutes. Wir haben nach Garré die konservative Behandlung nur auf frische Fälle bei gutem Allgemeinbefinden, weiter auf solche ohne ausgedehnte Knochenzerstörungen und ohne Sequester und drittens auf Patienten im vorgerückten Alter zu beschränken, die sonst vielleicht nur durch die Amputation zu heilen wären. Bei den leichten Fällen ist man nach Stich berechtigt, die Behandlung mit Jodoform-Glyzerin und fixierenden Verbänden zuerst zu versuchen. Die Behandlungsdauer ist auch dann recht lange und etwa in der Hälfte der Fälle muß die Resektion später doch noch vorgenommen werden. Eine von Stich angegebene Kontraindikation gegen die konservative Behandlung verdient in der heutigen Zeit mit ihren Verkehrsschwierigkeiten wieder besondere Beachtung: Es wird dem Patienten nicht möglich sein so oft wie es nötig ist, die Klinik zwecks Kontrolle und Behandlung aufzusuchen. — Sind die Entfernungen vom Wohnort bis zur Ambulanz recht weit, so kann diese soziale Indikation die Resektion erforderlich machen. Aus dem letzterwähnten Grunde dürfte es wünschenswert sein, daß die Technik der konservativen Behandlung wie die Jodoform-Glyzerininjektion, der fixierende Gipsverband möglichst auch vom praktischen Arzt beherrscht sind (s. Abb. 8). Denn es ist möglich, die leichten Fälle besonders im Beginn der Erkrankung auch ohne Operation zur Ausheilung zu bringen. Der Arzt muß aber beizeiten feststellen können, ob die konservative Behandlung nicht besser abzubrechen und die Resektion vorzunehmen ist, damit die Patienten in nicht zu weit vorgeschrittenem Stadium ihrer Erkrankung zur Operation kommen, die dann vielleicht in einer Amputation zu bestehen hat.

Die Abszesse bei der Fußtuberkulose erscheinen fast ausnahmslos auf dem Fußrücken oder an den seitlichen Partien des Fußes. Stich gibt als Erklärung dafür die anatomische Tatsache, daß die Faszien und Bänder auf der Volarseite des Fußes weit kräftiger sind und dem Durchbruch des Eiters länger widerstehen, als die mehr lockeren und dünnen Gewebsschichten auf dem Fußrücken.

Es muß hervorgehoben werden, daß gerade diese kalten Abszesse am Fuß recht häufig inzidiert in unsere klinische Behandlung kommen. In der Mehrzahl der Fälle wird die Natur des Leidens nicht richtig erkannt worden sein. Auch läßt sich der Arzt vielleicht durch die bestehenden Schmerzen und bei dem drohenden Durchbruch der Abszesse verleiten, den Einschnitt vorzunehmen. Den Durchbruch sowohl wie die Schmerzen können wir aber durch die ganz gefahrlose Punktion der Abszesse in der Mehrzahl der Fälle beseitigen oder hintanhalten. Gänzlich verfehlt sind die nur unvollkommen, jedenfalls bei vorgeschrittenen Fällen niemals radikal ausführbaren Auskratzungen bei der geschlossenen oder schon fistelnden Gelenktuberkulose. Sie werden daher am besten unterlassen. Daß sie in der Nachbehandlung nach Resektionen mitunter nötig sind, wurde schon erwähnt. Hier handelt es sich aber in der Regel nur um unbedeutende örtliche Rezidive. Selten einmal ist es möglich, einen noch isolierten Knochenherd bei noch intaktem Gelenk radikal zu beseitigen. Mosetigplombe, freie Fettransplantion zur Defektausfüllung, Vollaufenlassen der Höhle mit Blut (Heilung unter dem feuchten Blutschorf nach Schede sen.) lassen sich nur bei noch geschlossenen Fällen ausführen. Bei der konservativen

Behandlung werden wir im allgemeinen das Gelenk durch einen Gipsverband oder durch doppelte Gipsschiene (s. Abbildung) fixieren. Wird die Stauung angewandt, so soll zur Vermeidung des Entstehens großer kalter Abszesse innerlich Jod gegeben werden. Sind keine größeren Sequester vorhanden, so kann eine sehr intensive Röntgenbestrahlung den Heilungsverlauf beschleunigen. Denselben Zwecken dienen Schmierseifenbehandlung, Besonnung mit der Quarzlampe und Heilstättenbehandlung, als deren idealste Form wir die Sonnen- und Freiluftbehandlung im Höhenklima kennen.

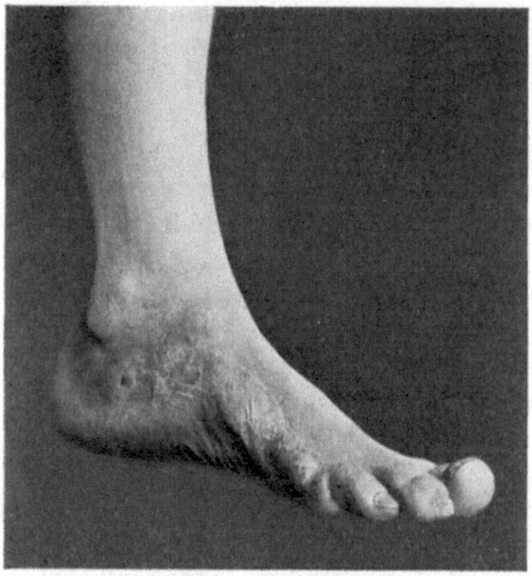

Abb. 22. Partielle Fußresektion wegen Tuberkulose des Metatarsus IV und V des Os cuboideum. Dauerheilung.

Leider nötigen der anatomische Befund, insonderheit das Ergriffensein der Mehrzahl der Fußwurzelknochen, vielfache Abszesse und Fisteln und darniederliegender Allgemeinzustand mitunter zur Amputation. Da die Fußwurzelknochen meist an zwei oder drei Gelenken anatomisch beteiligt sind, ist es verständlich, daß die Resektionen mitunter nicht sehr konservativ bleiben können, ja schließlich durch die Amputation ersetzt werden müssen.

Bei der seltenen Tuberkulose der vorderen Fußwurzelknochen ist die Resektion des ganzen Fußquerschnittes nach Stich[1]) für die Heilung günstiger als die isolierte Resektion. Wir erzielen mitunter auch mit der partiellen Wegnahme ganzer Teile des vorderen Fußskeletts recht gute funktionelle Resultate (s. Abbildung).

Die Schultergelenkstuberkulose.

Die Schultergelenkstuberkulose ist verhältnismäßig selten, wir werden sie bei Kindern eher konservativ behandeln dann aber darauf Gewicht legen, daß der Arm in einer günstigen Stellung, d. h. in starker Abduktion, versteift. Bei der Schultergelenkstuberkulose sind die primären Resektionsresultate häufig nicht sehr günstige, auch wenn schließlich die erwünschte Ankylose eintritt, mindert die bereits vorher eingetretene schwere Muskelatrophie das funktionelle Resultat. Garré fand aber bei seinen Spätnachuntersuchungen, daß die Heilerfolge bei den operierten Kranken zu seiner Überraschung unerwartet günstig waren und daß die Patienten ihren Beruf, in dem sie ihren Arm gebrauchen mußten, ohne erhebliche Einschränkung ausführen konnten. Wir sind daher geneigt, auch bei der Schultergelenkstuberkulose in der aktiv chirurgischen Behandlung eine berechtigte Behandlungsmethode zu sehen, wenn es sich nicht um Kinder oder um ganz leichte Fälle und um die bei allen Gelenktuberkulosen re-

---

[1]) Bruns Beitr. Bd. 45, 1905.

lativ gutartige fibrös trockene Formen handelt. Wie immer bestimmen uns größere Knochenherde, ausgedehnte Abszeßbildung, erhebliche Schmerzhaftigkeit und schlechtes Allgemeinbefinden zum aktiven Vorgehen.

Die seltene Tuberkulose der Mittelfußknochen greifen wir mit atypischen Resektionen oder mit Entfernung der Metakarpalknochen an. Bei noch geschlossenen Tuberkulosen kann die Implantation einer Mosetigplombe uns das konservative Vorgehen erleichtern und die partielle Resektion ermöglichen. Nach Exstirpation der Metakarpalknochen transplantieren wir wie bei der Spina ventosa der Mittelhandknochen einen Knochenspan aus der Tibia, um das ganze Knochengefüge zu erhalten, bzw. wiederherzustellen. Wenn der tuberkulöse Herd radikal entfernt worden ist, so heilt die Knochenplombe oder der Knochenspan meist glatt ein und das kosmetische und funktionelle Resultat ist ein recht gutes. Tritt allerdings ein örtliches Rezidiv ein, so kommt es gewöhnlich zur Fistelbildung, und zur Ausstoßung.

Ellenbogen- und Handgelenkstuberkulose.

Die Ellenbogen- und Handgelenkstuberkulose gibt auch bei konservativer Therapie eine relativ günstige Prognose. Wir sind daher besonders bei Kindern und sonst gesunden Individuen mit der Resektion sehr zurückhaltend. Jodoform-Glyzerininjektionen, fixierende Verbände und die ganze Summe der konservativen Hilfsmaßnahmen lassen doch eine große Reihe der Fälle von Ellenbogengelenkstuberkulose zur Ausheilung kommen.

Ohne Schiene lassen wir auch Kinder nicht gern, da wir Versteifungen in ungünstiger Stellung befürchten. Wo die Anstaltsbehandlung in Solarien oder Heilstätten möglich ist, mag die fixationslose Behandlung ohne Gefahr sein. Bei der poliklinischen Behandlung, wie wir sie in Göttingen ausüben müssen, legen wir immer Gipsschalenverbände an, und zwar entweder als einfache oder als doppelte Gipsschalen. Bier sieht bei gleichzeitiger Stauungsbehandlung und Jodmedikation von der Ruhigstellung ab und berichtet über Ausheilung mit beweglichem Gelenk.

Bei Erwachsenen gehen wir im allgemeinen operativ vor und resezieren, wenn es sich um schwere fungöse Formen mit starker Schmerzhaftigkeit handelt und besonders wenn schon paraartikuläre Abszesse vorhanden sind. Wir suchen dann durch entsprechende Knochenzustutzung nach Möglichkeit die Bildung eines neuen Gelenkes vorzubereiten. Tritt nach der Resektion eine Ankylose ein, so kann gerade beim Ellenbogengelenk später die Mobilisation vorgenommen werden, wenn dies von dem Patienten aus Berufsrücksichten usw. für nötig erachtet wird.

Bei der Ellenbogengelenkstuberkulose erzielen wir auch durch partielle Resektionen häufig ein ausgezeichnetes funktionelles Resultat. Wir entschließen uns zu der partiellen Resektion aber niemals, wenn nach dem anatomischen Befund die Gefahr eines Rezidivs erwogen werden muß.

Die Injektion der Abszesse nehmen wir dort vor, wo sie erscheinen, die Punktion und Injektion am Gelenk selbst wird am besten über dem Radiusköpfchen oder hinten neben dem Olekranon ausgeführt. Wie immer wählen wir auch hier einen schrägen oder abgebogenen Verlauf des Punktionskanals, um Fistelbildung zu vermeiden, führen die Kanüle schräg durch die Haut in den Abszeß oder erst schräg durch die Haut und dann in das Gelenk ein. Bei Fisteln benutzen wir vorteilhafterweise Spritzen mit olivenförmigem Ansatz (es genügt die gewöhnliche Tripperspritze).

Bei der Ellenbogen- und Handgelenkstuberkulose sind besonders von Wilms, Iselin u. a. mit der Röntgenbestrahlung ausgezeichnete Erfolge erzielt worden. So gibt Wilms an, daß er nur noch ausnahmsweise reseziert habe. Daß Bernhard und Rollier im Höhenklima gerade bei diesen Tuberkuloseformen besonders gute Erfolge erzielt haben, weist weiterhin darauf hin, daß hier die Neigung zur Ausheilung eine größere ist, als beispielsweise bei der Kniegelenkstuberkulose. In der Ebene werden wir auch gegenüber diesen relativ gutartigen Formen der Gelenktuberkulose schon aus äußeren (sozialen) Gründen immer operativ vorgehen müssen, wenn eine schwerere Zerstörung des Knochens vorliegt und das Gelenk und die umgebenden Weichteile ausgedehnt mit ergriffen sind.

Bei der Handgelenkstuberkulose führt die typische Resektion meist zur fast völligen Gebrauchsunfähigkeit der Hand, da die Sehnen nach dem Wegfall der Karpalknochen zu lang werden und verwachsen. Gerade hier werden wir möglichst frühzeitig partielle Auskratzungen und Plombierungen vornehmen. Diese versprechen allerdings auch nur dann einen günstigen Erfolg, wenn keine allzu schwere Knochen- und Weichteilerkrankung vorliegt und wenn vor allen Dingen keine Mischinfektion durch Fisteln eingetreten ist. Die Ausheilung mit Versteifung des Handgelenks hat in leichter Dorsalflexion bei halbsupiniertem Unterarm zu erfolgen, damit der Faustschluß und die Greiffähigkeit der Finger möglichst gewahrt bleiben. Wir erzielen diese Stellung sehr leicht mit einer dorsalen Gipsschiene (s. Abb. 5).

Die Tuberkulose der Mittelhand- und Fingerknochen suchen wir, so lange es sich noch um geschlossene, nicht fistelnde Formen handelt, durch radikale Exstirpation und wenn möglich mit sofortiger Implantation eines Knochenspanes zu behandeln. Bei kleinen Kindern, bei denen die chirurgische Tuberkulose in der Regel auffallend gutartig verläuft, kommen wir bei der Spina ventosa meist mit der konservativen Behandlung (Ruhigstellung, Allgemeinkräftigung) aus. Nur ausnahmsweise, wenn z. B. der Durchbruch eines Abszesses droht, müssen wir inzidieren und exkochleieren. Dann resultiert gewöhnlich eine erhebliche Verkrüppelung der Finger.

Becken-tuberkulose.

Die Behandlung der Kreuzbein- und Beckentuberkulose bzw. der von diesen Knochen ausgehenden Abszesse gestaltet sich je nach dem Befund recht verschieden. Abszesse und Fisteln sind in der üblichen Weise mit Jodoform-Glyzerininjektionen zu behandeln. Die Frage der Radikaloperation der Beckentuberkulose ist nicht immer leicht zu entscheiden, da der Knochen häufig sekundär vom Hüftgelenk aus erkrankt ist. Gerade an der Darmbeinschaufel lassen sich noch am besten operative Eingriffe, event. unter ausgedehnter Wegnahme der Schaufeln, ausführen. Die einfache Eröffnung und Auskratzung von außen genügt besonders dann nicht, wenn die Abszesse sowohl inerhalb wie außerhalb der Schaufel liegen (Zwergsackform).

Rippen-tuberkulose.

Bei der Rippentuberkulose kann sich der Eiter in der allerverschiedensten Weise längs der Rippen unter den langen Brust- und Rückenmuskeln, bei den untersten Rippen auch in der Rektusscheide weit nach unten senken, ja schließlich in der Leistengegend erscheinen. Unter der Mamma sitzende tuberkulöse Abszesse gehen nicht selten von einer Erkrankung der Rippen aus. Bei langen Eitergängen kann die Auffindung der erkrankten Rippe bei der Operation recht schwierig sein, zumal der kariöse Herd gar nicht selten an der Innenfläche der Rippe sitzt (s. Abb. 2) und daher leicht übersehen wird. Die operative Behandlung besteht bei geschlossenen Herden, die sich noch nicht zu weit gesenkt haben, in der Exstirpation des Weichteilfungus mitsamt dem erkrankten Rippenanteil.

Die Rippentuberkulose wird bei Erwachsenen immer operativ anzugreifen sein. Nur bei jugendlichen Individuen ergeben auch die konservativen Behandlungsmethoden relativ gute Erfolge.

Dasselbe gilt im großen und ganzen für die Brustbeintuberkulosen. In der Mehrzahl der Fälle kommt die Sternumtuberkulose bereits in fistelnder Form in chirurgische Behandlung. Sie ist entsprechend radikal unter Wegnahme des erkrankten Knochens anzugehen.

Tuberkulöse Empyeme.

Wie für die kalten Abszesse gilt auch derselbe Grundsatz für die tuberkulösen Empyeme: Niemals ohne vitale Indikation operative Eröffnung nach außen! Die Diagnose wird durch die Probepunktion sichergestellt. Ist der Eiter dünnflüssig, finden sich in ihm keine pyogenen Bakterien, so handelt es sich mit größter Wahrscheinlichkeit um Tuberkulose. Der Tierversuch klärt sicher die Diagnose.

Entwickeln sich bedrohliche Kompressionen und Verdrängungserscheinungen (Mediastinum, Herz), so muß rechtzeitig durch Punktion und Ablassung des Eiters für Entlastung Sorge getragen werden. Die Punktionen werden nach Bedarf wiederholt.

Bei den mischinfizierten tuberkulösen Empyemen, deren tuberkulöser Grundcharakter mitunter vorher nicht zu erweisen ist, ist man gezwungen, doch die Rippenresektion vorzunehmen. Die Prognose ist dann bezüglich der Ausheilung schlecht, jedoch nicht ganz aussichtslos, wenn sekundär Thorakoplastik vorgenommen wird (Sauerbruch). Entwickelt sich eine tuberkulöse Pleuritis nach dem freien Durchbruch einer Kaverne in die Pleurahöhle, so kann ein Ventilpneumothorax entstehen. Die Pronose ist schlecht, zumal Mischinfektion häufig im Spiele ist.

Peritonealtuberkulose.

Über den Einfluß der Laparotomie auf die tuberkulöse Peritonitis gehen die Ansichten recht auseinander. Zweifellos sind die unmittelbaren Erfolge der Operation bei der exsudativen Form, die wir allein mit Aussicht auf Erfolg operativ angreifen, recht gute. Der Eingriff in Gestalt der Eröffnung der Bauchhöhle und des Austupfens des serösen Exsudates ist recht unbedeutend und kaum gefährlich. Wir erleben danach, daß die Kranken wieder aufblühen und daß sich in der Mehrzahl der Fälle der Erguß nicht wieder ansammelt. Daß nach der Operation und ebenso, wenn diese nicht vorgenommen wird, der Organismus durch entsprechende Allgemeinbehandlung zum Widerstand gegen die Infektion gekräftigt werden muß, gilt auch für die Peritonealtuberkulose.

Die adhäsive, tumorbildende und die ulzeröseitrige Form der tuberkulösen Peritonitis erfahren durch die Operation kaum eine Besserung, sie haben naturgemäß auch eine recht schlechte Prognose.

Sehr ungern geht der Chirurg an die Laparotomie wegen akuter und chronischer Ileuserscheinungen bei der tuberkulösen Peritonitis. Die Ileuserscheinungen sind meist durch Verwachsungen oder Knickungen des Darmes bedingt, und im Gewirr dieser verwachsenen Darmschlingen findet man sich bei der Operation nur schwer zurecht. Darmresektionen sind meist unmöglich und der Ort der Enteroanastomose ist meist schwer zu bestimmen. Die Ileuserscheinungen treten bei der tuberkulösen Peritonitis im allgemeinen auch nicht so akut und bedrohlich auf, daß ein operativer Eingriff aus vitaler Indikation angezeigt wäre; meist gehen sie auf hohe Einläufe, Atropingaben, Wärmflasche usw. zurück.

Die strikturierende Form der Darmtuberkulose gibt mitunter recht gute operative Resultate; wir haben vor kurzem in Göttingen einen Patienten operiert, dem 16 Jahre vorher wegen einer tuberkulösen Striktur eine Enteroanastomose angelegt worden war. Jetzt war er unter erneuten Erscheinungen der gestörten Darmpassage wieder zur Aufnahme gekommen. Es wurden ihm drei strikturierende Ulzera des Dünndarms exstirpiert. Es trat Heilung ein.

Die Ileozökaltuberkulose können wir im Beginn der Erkrankung ebenfalls mit Exstirpation des betroffenen Darmabschnittes zur Ausheilung bringen. Ist die Ileozökaltuberkulose, wie recht häufig, eine isolierte Erkrankung des Darmes, so gibt die Operation eine gute Prognose.

Die Urogenitaltuberkulose.

Die Urogenitaltuberkulose kann, wie überhaupt viele der oben beschriebenen tuberkulösen Herde in Knochen und Weichteilen nach dem Einbruch eines sonst ganz latenten Herdes (alte verkäste Lymphdrüse) in die Blutbahn und durch Embolie entstehen und den einzigen floriden Tuberkuloseherd des Körpers darstellen. So kann sich z. B. durch Einschwemmung eines Käsebröckels in einer Arteriole der Niere oder des Nebenhodens ein zu Anfang ganz lokalisierter Prozeß entwickeln, während die andere Niere oder der andere Hoden ganz frei bleiben. Diese lokalisierten Herde bringen jedoch immer die zum Urogenitalsystem gehörigen andern Abschnitte in Gefahr, dergestalt, daß von einer Niere, die Blase, Prostata und dann unter Umständen aszendierend auch die andere Niere erkrankt, oder daß bei vorgeschrittener einseitiger Hodentuberkulose auch der andere Hoden infiziert wird (in $^2/_3$ der Fälle). Die Herde gefährden aber auch den Allgemeinorganismus durch Prostration der Kräfte oder durch sekundäre Metastasen.

Die Nierentuberkulose führt in der Regel zur Zystitis. Jede nicht gonorrhoische Zystitis erweckt dringend den Verdacht auf Nierentuberkulose (s. u.).

Die Hodentuberkulose sitzt zu Beginn des Leidens im Nebenhoden und Vas deferens und ergreift erst spät den Hoden. Nur die isolierten Herde des Nebenhodens lassen sich noch durch konservative Operation in Gestalt der gründlichen Exzision beseitigen. Bestehen bereits größere Abszesse oder Fisteln, so darf mit der Wegnahme des erkrankten Hodens, Nebenhodens und Vas deferens nicht gezögert werden, damit nicht auch der andere Hoden, Prostata oder Blase erkranken. Mit Jodoform-Glyzerininjektionen ist bei der abszedierenden Nebenhodentuberkulose kein Erfolg zu erzielen. Sind beide Hoden und Nebenhoden schwer erkrankt, so wird man sich besonders bei jüngeren Leuten zur Kastration nur schwer entschließen und versuchen, das Hodengewebe auf der einen Seite noch zu erhalten (also hier nur Exstirpation des Nebenhodens). Ausfallserscheinungen treten erfahrungsgemäß nach der Kastration bei älteren Individuen kaum, bei jüngeren Individuen auch nicht immer auf. Die ausgedehnte Wegnahme des Nebenhodens bringt den event. zurückgelassenen Hoden wegen der Durchschneidung der ernährenden Gefäße meist in Nekrosegefahr. Man hat daher auch versucht, noch gesundes Hodengewebe an andere Körperstellen (Bauchhaut) frei zu transplantieren.

Blasentuberkulose.

Die Blasentuberkulose soll der Arzt nicht mit Spülungen usw. zu behandeln versuchen. Besteht eine auf Tuberkulose verdächtigte Zystitis mit häufigem quälenden Harndrang, der sich bis zum Harnträufeln steigern kann, so muß eine eingehende klinische Untersuchung vorgenommen werden, die in der Regel den Sitz des Leidens feststellen kann. Meist lassen sich durch Färbung oder durch Tierversuche die Tuberkelbazillen nachweisen. Von größter Bedeutung für die einzuschlagende Therapie ist die Untersuchung mit dem Zystoskop und dem Ureterenkatheter. Ist der Sitz des Leidens durch den Ureterenkatheterismus in einer Niere sichergestellt, so muß die Nierenexstirpation vorgenommen werden. Das Heilresultat ist häufig ein glänzendes. Nicht nur heilt die Blasentuberkulose nach der Nierenexstirpation meist von selbst aus, es hebt sich auch der Allgemeinzustand, und die Kranken können klinisch völlig gesunden. Erweist sich bei genauerer Untersuchung, daß beide Nieren erkrankt sind, so muß sehr genau abgewogen werden, ob nicht die stärker erkrankte Niere doch noch exstirpiert werden soll, denn wie schon oben gesagt, ist die zweite Niere häufig nur sekundär und nur leicht erkrankt und gar nicht selten heilt sie nach Entfernung des Hauptinfektionsherdes spontan aus.

Bleibt nach Entfernung der kranken Niere, wie das gewöhnlich der Fall ist, die tuberkulöse Zystitis noch längere Zeit bestehen, so ist eine besondere Behandlung angezeigt. Wir erzielen allerdings mit den gewöhnlichen Blasenspülmitteln hier nur sehr langsam Erfolg. In letzter Zeit haben wir des öfteren das von Hofmann und Picard angegebene 1%ige Eukupinöl verwandt. Die Behandlung ist sehr einfach. In die vollkommen entleerte Blase werden 5 bis 10 ccm injiziert und von dem Patienten möglichst lange gehalten. Die Blasenkapazität nimmt danach schnell zu, besonders lassen die schmerzhaften Blasentenesmen nach (Münch. med. W. 1920, Nr. 28).

Allgemeinzustand.

Bei allen chirurgischen Eingriffen muß durch genaue klinische Untersuchung festgestellt werden, ob der anzugreifende Herd die Hauptinfektionsstelle im Organismus darstellt oder ob auch an andern Orten schwere tuberkulöse Veränderungen, beispielsweise in den Lungen, vorhanden sind, die sich im progressiven Stadium befinden. Im letzteren Falle hat die Operation zu unterbleiben und die konservativen Methoden, wie Jodoform-Glyzerininjektionen bei Abszessen, Gipsverbandbehandlung bei Gelenk- und Knochentuberkulose, Stauung nach Bier und vor allen Dingen die Allgemeinbehandlung sind dann am Platze.

Bei der multiplen Knochentuberkulose muß je nach dem Befunde entschieden werden, welches Verfahren am aussichtsreichsten erscheint, ob z. B. nicht doch einer der verschiedenen Herde durch einen einfachen radikalen Eingriff beseitigt werden kann.

Bei der allgemeinen Tuberkulose werden wir mit Gelenkresektionen sehr zurückhaltend sein und bei schwerer Eiterung lieber die Amputation vornehmen.

Es sei hier nochmals betont, daß bei gutem Allgemeinzustand gerade die isolierte chirurgische Tuberkulose in einer großen Reihe von Fällen nach der Beseitigung des Herdes eine relativ günstige Prognose bietet, ja, daß sich auch bei schwer darniederliegendem Kräftezustand nach Beseitigung beispielsweise einer schwer veränderten Niere die Heilung einstellt. Hier zu individualisieren und die richtige Prognose zu stellen, ist die Kunst des Arztes und des Chirurgen.

Die Behandlung der chirurgischen Tuberkulose mit lebenden Kaltblütertuberkelbazillen, welche von Friedmann angegeben worden ist, eignet sich vor der Hand noch nicht für die Allgemeinpraxis. Es ist abzuwarten, bis eine größere Reihe von Nachprüfungen den Wert oder Unwert dieser Behandlungsmethode nachgewiesen haben.

Behandlung der Fisteln mit Beckscher Paste.

Von dem deutsch-amerikanischen Chirurgen Beck ist für die chronisch tuberkulösen Fisteln eine relativ einfache Behandlungsmethode angegeben worden, die noch der Erwähnung bedarf. Beck hat empfohlen, chronische Fisteln mit einer Wismutpaste zu behandeln, die in die Fistelkanäle injiziert wird. Liegen die Verhältnisse günstig, d. h. handelt es sich um relativ kleine Herde mit kleinsten Sequestern, bleiben nach Resektionen oder Sequestrotomien Restherde zurück, so kann man zu diesen Herden führende Fistelgänge wenigstens in einem gewissen Prozentsatz durch die Injektionsbehandlung mit der Wismutpaste zur Ausheilung bringen.

Nach den Erfahrungen von Brandes, der sich in Deutschland hauptsächlich mit dem Verfahren von Beck beschäftigt hat, heilen die tuberkulösen Fisteln nach Injektion der Paste nur in einem gewissen geringen Prozentsatz aus, und dann häufig auch nur vorübergehend. Sie öffnen sich wieder und entleeren den Wismutbrei und damit vielleicht kleinste Sequester, die die Ursache des verzögerten Fistelschlusses waren. (Näheres s. Abschnitt 34.)

Wir haben an der Göttinger Klinik zur Behandlung langer tuberkulöser Fistelgänge dünne 10 cm lange Jodoformstäbchen im Gebrauch. Die etwas biegsamen Stäbchen werden in die Fistel eingeführt; sie lösen sich langsam und das Gewebe bleibt längere Zeit mit dem Jodoform in Berührung.

Chirurgische Tuberkulose als Volksseuche.

Da die Kranken mit offener chirurgischer Tuberkulose, zu der auch die Nierentuberkulose gehört, ebenso wie die Kranken mit offener ulzeröser Lungentuberkulose große Mengen von Bazillen dauernd ausscheiden, so sind sie für ihre Umgebung und damit für die Allgemeinheit von großer Gefahr. Die Ansteckungsgefahr ist auch bei der chirurgischen Tuberkulose, da ja die Tuberkelbazillen ebenso wie bei der Lungentuberkulose in den Staub der Wohnung hineingelangen, recht groß. Erstrebenswert wäre es daher, sie aus der Familie dauernd entfernen und bis zur Heilung in Anstalten unterbringen zu können; denn nur hier können die Tuberkelbazillen, die in den Sekreten und Verbandstoffen sitzen, hygienisch einwandfrei vernichtet werden.

Die Tuberkulose als Volksseuche können wir nur dadurch erfolgreich angreifen, daß wir die Erkrankten in Volksheilstätten unterbringen. Da die Hilfskräfte der Familie und der engern Gemeinschaft versagen, muß der Staat und die Allgemeinheit diese dezimierende Krankheit zu bekämpfen suchen und ihrer Verbreitung entgegenarbeiten. Wünschenswert wäre es, daß nicht nur die noch heilbar Erkrankten, sondern auch die schweren desolaten Fälle, insbesondere die fistelnden, abgesondert und behandelt würden. Der Boden für diese Auffassung von der Allgemeingefährlichkeit der chirurgischen Tuberkulose ist noch keineswegs genügend vorbereitet. Während die Erkenntnis von den Gefahren der offenen Lungentuberkulose bereits Allgemeingut ist, wird die offene chirurgische Tuberkulose als Ansteckungsquelle noch gar nicht eingeschätzt.

Leider haben wir in Deutschland erst eine sehr geringe Anzahl von Heilanstalten für chirurgische Tuberkulose, besonders fehlen sie uns als höhenklimatische Anstalten. Es wurde schon erwähnt, daß nicht nur im Höhenklima des Hochgebirges, sondern auch in unsern Mittelgebirgen in geschützten Tälern, ja, daß auch in den trockenen Kiefern- und Tannenwäldern der Ebene ausgezeichnete Erfolge gegenüber der chirurgischen Tuberkulose mit konservativen Maßnahmen zu erzielen sind. Es muß in der Zukunft Aufgabe aller Ärzte der Praxis wie der leitenden Stellen in den Ministerien sein, unablässig auf die soziale und volkswirtschaftliche Bedeutung solcher Heilstätten für Kranke mit chirurgischer Tuberkulose hinzuweisen und diese Ideen in allen Schichten der Bevölkerung zu verbreiten. Wir müssen ebenso wie für die Lungenkranken überall in Deutschland Heilstätten mit entsprechend geschultem ärztlichen Personal errichten. Die Zahl der Kranken mit chirurgischer Tuberkulose wächst ständig.

In der Folgezeit werden wir weiterhin, rechnend mit den äußern Verhältnissen, die mehr oder weniger radikal chirurgische Therapie bei den schweren Formen der Knochentuberkulose ausüben müssen. Wir werden Sequestrotomien, Exzisionen, Resektionen und leider auch Amputationen ausführen. Alle diese Operationen auch zum Teil deswegen, weil der Platz in unsern Krankenhäusern beschränkt ist und weil die Kosten eines monate- und jahrelangen Aufenthaltes für die Angehörigen oder zahlungspflichtigen Stellen nicht erschwinglich sind. Die chirurgische und die orthopädische Behandlung werden wir weiterhin nach Möglichkeit kombinieren mit medikamentösen und physikalischen Maßnahmen, soweit sie uns zurzeit zu Gebote stehen (Röntgenstrahlen, Sonnenbehandlung, Freiluftbehandlung usw.).

20. Milzbrand und Rotz.

Der Milzbrand ist in den verschiedenen Gegenden Deutschlands wechselnd häufig. Wir kennen ihn als Berufskrankheit bei den Fleischern, die Gelegenheit haben, milzbrandkranke Rinder abzuhäuten, oder bei Fellarbeitern. In Leipzig sahen wir eine ganze Reihe von Milzbranderkrankungen an den Händen und im Gesicht bei den in der Fellindustrie beschäftigten Arbeitern. Da sich die Milzbrandsporen sehr lange in den Fellen der seinerzeit gefallenen oder geschlachteten Tiere halten, bestehen eine Reihe gesetzlicher Vorschriften für diese Industrie. Sie werden aber wohl häufig nicht eingehalten.

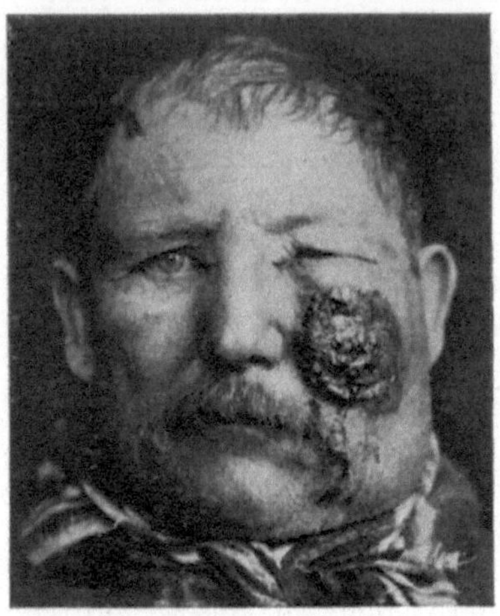

Abb. 23. Milzbrandkarbunkel des Gesichts, bei einem Fleischer, der eine milzbrandkranke Kuh geschlachtet hatte, aus einem Kratzeffekt entstanden.

Die Milzbranderkrankung ist im Beginn, wo sich ein kleines Hautbläschen mit serösem Inhalt bildet, das von einem dunkelblauroten Hof umgeben ist, nicht immer leicht zu erkennen, doch finden sich schon sehr frühzeitig in dem serös-hämorrhagischen Inhalt der Bläschen die sehr leicht zu erkennenden Milzbrandbazillen in größeren Mengen. Sie können im einfachen Ausstrichpräparat, welches mit Methylenblau gefärbt wird, leicht nachgewiesen werden. Wächst die Pustel, so trocknet das Zentrum zu einem schwarzen charakteristischen Schorf ein, während sich am Rande des Schorfes neue Bläschen oder ein bullöser Saum bildet. Fließt der Inhalt der Blase über die benachbarte Haut, so kommt es mitunter zur Ausbildung vielfacher Pusteln und des Milzbrandkarbunkels. Ich beobachtete an einem Patienten, der beim Schlachten einer kranken Kuh die stark vergrößerte Milz aufgeschnitten hatte und dem die weiche Milzpulpa über den Unterarm gelaufen war, an beiden Unterarmen zahlreiche Pusteln. Im Gesicht entsteht die Milzbrandpustel wohl stets durch das Kratzen mit infizierten Fingernägeln. Die Erkrankung verläuft im Gesicht meist mit sehr starker ödematöser Schwellung der Weichteile (s. Abb. 24).

Die Prognose ist in jedem Falle mit Vorsicht zu stellen. Es kann zur Allgemeininfektion kommen, der die Patienten etwa in einem Fünftel der Fälle erliegen. Während die gutartigen Formen meist ohne Fieber verlaufen, weist der Anstieg der Körpertemperatur auf die drohende Allgemeininfektion hin.

Die Milzbrandpustel und der Milzbrandkarbunkel sind in jedem Falle ein noli me tangere für den Arzt. Durch den operativen Eingriff kann die Allgemeininfektion hervorgerufen werden. Die Kranken gehören ins Bett, der befallene Arm wird suspendiert. Auf die Pustel oder den Karbunkel selbst kommt ein Salbenlappen. Bei dieser ruhigstellenden und schonenden Behandlung heilt die Mehrzahl der Fälle ab. Wir hatten in Leipzig den Eindruck, daß das Sobernheimsche Milzbrandserum einen günstigen Einfluß auf den Verlauf der Infektion hatte. Nach neueren Untersuchungen enthält das Serum auch der normalen Rinder Schutzstoffe gegen den Milzbrandbazillus. Man ist also berechtigt, an Stelle des spezifischen Serums normales Serum zu injizieren und kann in der Praxis Diphtherie- und Antitetanusserum benutzen. Vielleicht ist diese Therapie dann ihrer Wirkung nach zu der unspezifischen Immunisierung durch Protoplasmaaktivierung zu rechnen.

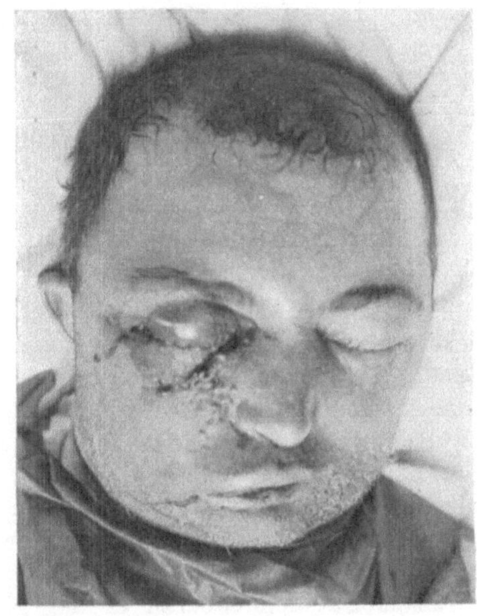

Abb. 24. Milzbrandphlegmone des Gesichts. Ausgeheilt ohne späteren chirurgischen Eingriff.

Der feuchte Verband sollte bei der Pustula maligna nicht angewandt werden, da unter ihm der trockene Schorf erweicht und das Sekret der sich öffnenden Blase auf die Nachbarhaut verrieben wird. Gerade um die aus den Bläschen auf die Nachbarhaut gelangenden Bazillen abzutöten, kann man von antiseptischen Mitteln eine Wirkung erwarten. Ich beobachtete einen Fall, wo bei einem Milzbrandkarbunkel der Hand ständig neue Eruptionen von Pusteln am Unterarm auftraten. Erst nachdem der Patient protahierte Unterarmbäder in Sublimat 1 : 1000 nahm, hörte die Nachbarinfektion auf.

Rotz. Auch beim Menschen kann sich durch die Übertragung von rotzkranken Pferden eine Infektion der Nase, des Mundes und der Konjunktiven, und von diesen ausgehend der Rotzknoten und das Rotzgeschwür des Gesichts entwickeln. Es bilden sich in der Umgebung der Nase oder an anderen Stellen des Gesichts meist von Kratzwunden ausgehende knotige Infiltrate, welche zerfallen und später in Geschwürsform mit derben unterminierten Rändern übergehen. Die Prognose ist immer sehr ernst, besonders wenn sich die akute schwere phlegmonöse Form mit metastatischen Abszessen in den inneren Organen entwickelt. Die chronisch infiltrativen Formen des Rotzknotens können gegenüber dem Gumma, der Hauttuberkulose und der Hautaktinomykose Schwierigkeiten in der Diagnostizierung machen. Man sah günstige Erfahrungen mit der Autovakzinebehandlung (O. Fischer, Deutsche med. W. 1920, Nr. 3).

Maul- und Klauenseuche. Vom erkrankten Vieh kann auch diese Seuche auf den Menschen übertragen werden. Nach dem Genuß unabgekochter Milch oder der Butter aus solcher Milch sind in bis jetzt gar nicht so seltenen Fällen Kinder und Erwachsene erkrankt. Es bilden sich nach vorausgehender Schwellung schmerzhafte Bläschen und Geschwüre auf Lippen und Zunge. An Fingern und Zehen können Paronychien auftreten, die zum dauernden Nagelverlust führen. Die Nahrungsaufnahme ist erschwert. Unter Fieber und Dyspnöe kann sich ein septischer Zustand entwickeln. Bei Erwachsenen scheint die Erkrankung milde, bei Kindern häufiger schwer zu verlaufen. Todesfälle sind beobachtet. Die Therapie besteht in Gummischlauchernährung, milden antiseptischen Mundspülungen und n. N. in Exzitantien. . Salvarsan und Silbersalvarsan schienen in einzelnen Fällen schwere Formen zur Ausheilung zu bringen.

Literatur.

Veiel, Münchn. med. Wochenschr. 1920, Nr. 30. — Kröncke, ebd. — Kopp, ebd. 1920, Nr. 36.

21. Die Wunddiphtherie.

Die Diphtheriebazillen siedeln sich mitunter auch in akzidentellen und Operationswunden an. Die Bedingungen dazu sind gegeben, wenn sich die Bazillen auf der Rachenschleimhaut desselben Patienten befinden, oder wenn sich in der Nähe eines Wundkranken Diphtheriekranke oder Bazillenträger aufhalten. Herrscht gerade eine Diphtherieepidemie, sind auch vielleicht bei einer besonderen Witterung die Bedingungen für die Übertragung günstig, so kann die Wunddiphtherie gehäuft auftreten und eine nicht zu unterschätzende Gefahr für die Kranken in den Krankenanstalten werden.

So berichtet Anschütz, daß in Kiel bei einer erheblichen Zunahme der Rachen- und Kehlkopfdiphtherie auch die Wunddiphtherie sowohl bei den klinisch wie aber auch ganz besonders bei den ambulant behandelten Patienten gehäuft auftrat. Auch aus verschiedenen anderen Städten sind im letzten Jahre die gleichen Beobachtungen mitgeteilt worden. Die Infektion ist nicht überall in der gleichen Erscheinungsform aufgetreten. Während Läwen und Reinhardt nur Superinfektionen von verhältnismäßig leichtem, wenn auch langwierigem Verlauf beobachteten, auch keine Lähmungen sahen, berichtet Anschütz aus Kiel über schwere ulzeröse und phlegmonöse Wunddiphtherien und über typische postdiphtherische Lähmungen. Die Wunden brauchen kein charakteristisches Aussehen zu bieten. Besonders gekennzeichnet ist nach Anschütz nur die ulzeröse und die phlegmonöse Form, bei der sich ein roter Wundsaum oder in schweren Fällen eine weitgehende dunkelscharlachrote bis blaurote Verfärbung und eine harte Infiltration der Umgebung zeigte. Von anderer Seite sind schwere Infektionsformen nach Art des Noma beschrieben worden.

Man kann es einer Wunde nicht immer ansehen, ob sie Diphtheriebazillen beherbergt, die typischen Pseudomembranen, der progrediente Zerfall fehlen häufig. In harmlos aussehenden Wunden können dabei voll virulente Bakterien sitzen, die zu schwerer Rachendiphtherie an demselben Individuum, an anderen Kranken, Wärtern und Ärzten führen. Schwere Lähmungen haben mitunter erst auf die spezifische Wundinfektion hingewiesen.

Auch aseptische Operationswunden wurden von schwerer Wunddiphtherie ergriffen. Im allgemeinen aber werden bereits vorhandene, vor allem chronische Ulzera und fistelnde Wunden befallen. Der Wundcharakter ändert sich, die Granulationen werden glasig und speckig und es bilden sich Pseudomembranen, die bluten, wenn man sie abzuziehen versucht. In anderen, besonders den progredienten Fällen kommt es zum schmierigen Zerfall des Wundgewebes. Die Sekretion ist anfangs mehr serös. Auch in alten, vernarbten Hautstellen, die wieder aufbrechen, kommt es zur fortschreitenden Infektion, und schließlich wird auch die gesunde Haut der Nachbarschaft in den schweren Fällen ergriffen. Der Wundrand ist bei den progredienten Fällen immer von einem scharfroten Saum umschlossen. Angedeutet ist dieser auch bei den leichteren Fällen von Wunddiphtherie. Häufig bilden sich in diesem Randsaum Blasen. In den schwersten Fällen wird die Wundumgebung hart infiltriert, die Haut verfärbt sich dunkelblaurot und zerfällt mitunter außerordentlich weitgreifend, so daß riesige Geschwürsflächen entstehen. Diese ulzerös phlegmonöse Form, wie sie Anschütz und andere beschreiben, gibt eine schlechte Prognose.

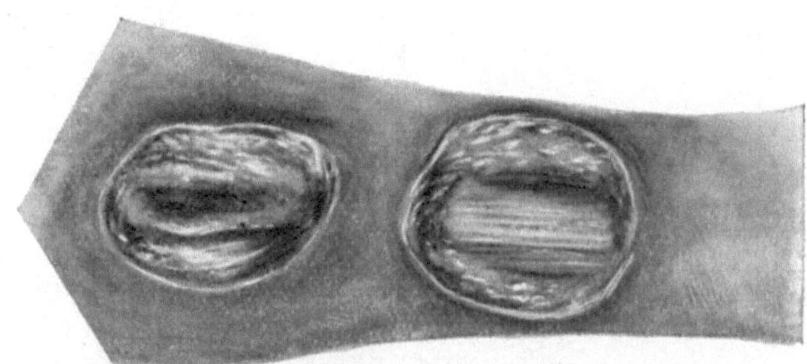

Abb. 25. Phlegmonös-ulzeröse Form der Wunddiphtherie. Entstanden in tuberkulösen Hautfisteln. Heilungsverlauf über 1 Jahr (Beobachtung der Göttinger Klinik).

Wir können annehmen, daß zur Zeit der Infektionswelle eine viel größere Anzahl von Wunden mit Diphtheriebazillen befallen worden sind, als klinisch festgestellt werden konnte. Systematische Untersuchungen haben ergeben, daß auch ganz harmlos aussehende Wunden Bazillen beherbergten. Das klinische Bild ist so wechselvoll und mitunter auch ganz uncharakteristisch, so daß die Superinfektion der Wunde, wenn es sich nicht gerade um die schwere Form gehandelt hat, vielfach übersehen worden ist. Mit Sicherheit läßt sich die Diagnose nur auf Grund der bakteriologischen Untersuchung stellen, und zwar muß diese mehrfach vorgenommen werden, da die Diphtheriebazillen vorübergehend aus den Sekreten verschwinden und später wieder auftauchen können.

Nach den Erfahrungen der Göttinger Klinik findet man die Bazillen nur selten in den schmierig belegten Wundflächen, mit größerer Sicherheit dagegen am Rand, besonders unter der hier bullös abgehobenen Haut.

Die Wundheilung wird durch die Diphtheriesuperinfektion aufgehalten, wenn auch im allgemeinen nicht schwer kompliziert. Die Bazillen sind schwer aus den Granulationen, besonders der Tiefenwunden zu vertreiben.

Die örtliche Behandlung der infizierten Wunden ist in ihrem Erfolg sehr zweifelhaft. Wirksam sollen essigsaure Tonerde, Eukupin, Dakinsche Lösung und die Pyozyanase sein. Bei unseren Fällen sicherer Wunddiphtherie versagte aber schließlich jedes dieser Mittel im besonderen Fall. Uns schien immerhin noch am besten die rote Quecksilbersalbe, besonders bei den kleinen Infektionen an Händen und Füßen, zu wirken. Die Dakinsche Lösung versagte in einem Fall von schwerer progredienter Wunddiphtherie vollkommen, das Eukupin bei einer subungualen Infektion ebenfalls. Anscheinend gute Erfolge sahen wir von der Auwendung der künstlichen Höhensonne. Über die Behandlung mit Farbstoffantiseptizis s. Abschn. 27. Das Diphtherieserum sollte bei festgestellter Wunddiphtherie zur Verhütung der Lähmungen gegeben werden. Auf die Wundheilung selbst wirkt es nicht ein. Wichtig ist die Isolierung der Erkrankten, die systematische und wiederholte Untersuchung des Rachens und der Wunde selbst, damit nicht Bazillenträger eine Hausendemie verursachen.

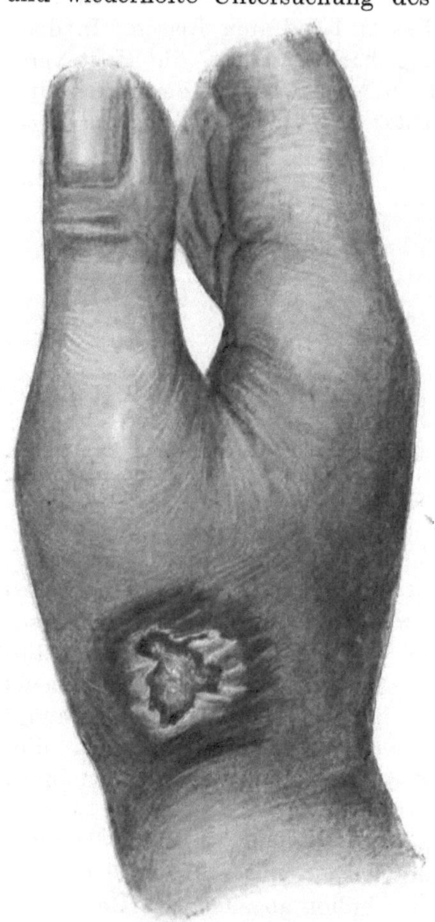

Abb. 26. Wunddiphtherie, aus einer kleinen Hautwunde entstanden. Di-Bazillen durch Tierversuch nachgewiesen.

Läwen und Reinhardt glauben, daß eine Wunde erst dann als bazillenfrei erklärt werden kann, wenn eine dreimalige, in mehreren Pausen vorgenommene Untersuchung keine Bazillen mehr ergeben hat.

Die Prognose ist je nach dem Befund recht verschieden. Die Anwesenheit der Bazillen allein scheint verhältnismäßig harmlos zu sein, doch kann man von schweren Lähmungen, ja von plötzlichen, tödlich verlaufenden Herzlähmungen auch bei geringem Befund überrascht werden. Eine schlechte Prognose geben die ulzerösen, phlegmonösen Formen.

An der Göttinger Klinik wurden nur wenige Fälle von Wunddiphtherie beobachtet, jedenfalls konnte hier nicht von einem epidemischen Auftreten die Rede sein. Wir haben an unserem poliklinischen Material in 2 Monaten (September—Oktober 1919) 150 Wunden systematisch auf Wunddiphtherie untersucht. In der Untersuchungszeit war auch in Göttingen die Rachendiphtherie in der Stadt vermehrt aufgetreten. Bei diesen 150 Fällen wurden 13 mal durch Tierversuch Diphtheriebazillen sicher festgestellt. Der gleichzeitig entnommene Rachenabstrich war stets negativ, bis auf einen Fall, wo auch in der Wunde Diphtheriebazillen nachgewiesen wurden. Im übrigen saßen die Bakterien in Wunden so gut wie überall, in Fingerwunden nach Verletzungen und Panaritien, in Empyemfisteln, tuberkulösen Rippenfisteln, an der Lippe, am Unterschenkel im Handrücken usw.

Gelegentlich eines Rachendiphtheriefalles auf einer Station wurden sämtliche Wunden von 16 Patienten untersucht, 2 mal war der Befund positiv (eine Rippenfistel und eine infizierte Fingerwunde). Bemerkenswert ist der positive Befund bei einer Kratzwunde am Unterschenkel; die Patientin hatte ihre an Rachendiphtherie erkrankte Schwester gepflegt. Einmal stellten wir neben einem positiven Befund im Rachen eine Wunddiphtherie am Mundwinkel und der rechten Hand fest.

Wir haben unser Material im bakteriologischen Institut untersuchen lassen. Als sicher wurden nur die Fälle angesehen, bei denen der Tierversuch positiv ausfiel. Bei der Mehrzahl der zur Untersuchung eingeschickten Proben wurden sonst diphtheroide Stäbchen oder Pseudo-Diphtheriebazillen nachgewiesen.

Als verdächtig sind uns bei unserem poliklinischen Material impetiginöse Veränderungen im Umkreis der Wunden erschienen, die von infizierten Verletzungen der Hand, des Gesichts, der unteren Extremitäten usw. ausgingen. Um die Verletzung herum entwickelt sich ein bullöser Rand und aus dem serösen Sekret der umgebenden Epidermis wurden die Diphtheriebazillen in den positiven Fällen gezüchtet.

An schweren Fällen von Wunddiphtherie haben wir in Göttingen nur zwei Fälle beobachtet (Fall 1 s. Abb. 25).

Fall 2. Eine schwere Unterschenkelphlegmone von ganz eigenartigem klinischen Verlauf haben wir mit großer Wahrscheinlichkeit als diphtherische Erkrankung angesprochen, wenn auch bei wiederholter Untersuchung im Wundsekret nicht Diphtheriebazillen, sondern Pseudo-Diphtheriebazillen nachgewiesen werden konnten. Die bakteriologische Prüfung wurde erst in einem späteren Stadium, als wir durch die Mitteilungen von anderer Seite aufmerksam geworden waren, vorgenommen.

Es handelt sich um einen Patienten, der bereits zwei Jahre vorher eine ganz gleiche, sich monatelang hinziehende phlegmonöse Erkrankung an der einen Hand und am Unterarm durchgemacht hatte. Diesmal entstand bei ihm im Anschluß an eine kleine Verletzung am Unterschenkel eine Phlegmone der Kutis und Subkutis von den Knöcheln, um den ganzen Unterschenkel herumgehend und in der Kniekehle bis zum halben Oberschenkel heraufreichend. Die sich langsam, manchmal eruptionsartig verschiebende Hauterkrankung wies immer jene eigenartige, blaurote, wallartige Randzone auf, in der sich die Haut anfangs ähnlich wie beim Herpes veränderte, dann aber in dem phlegmonösen Prozeß unter profuser, schmieriger Eiterung zugrunde ging. Membranen wurden nicht beobachtet. Dabei nekrotisierte die Haut nie in großen Flächen auf einmal, sondern der diphtherische Zerfall ließ doch noch einige kleine Hautinseln stehen, von denen dann später die Überhäutung des sehr großen Substanzverlustes erfolgte. Es bestand zeitweise hohes Fieber, starke Schmerzhaftigkeit. Im Wundsekret wurden bei mehrmaligen Untersuchungen die gewöhnlichen Eitererreger und Pseudo-Diphtheriebazillen nachgewiesen. Auch im Rachen fanden sich keine Diphtheriebazillen.

Es sei hier auch kurz auf die reine Hautdiphtherie hingewiesen, die bei kleinen Kindern hinter dem Ohr und in den Hautfalten am Halse auftritt. Nässende Ekzeme, die auf die gewöhnlichen Behandlungsmethoden nicht zur Heilung kommen, erwecken den Verdacht auf Hautdiphtherie. Der spezifische Charakter dieser Hauterkrankung ist in der Göttinger Kinderklinik im letzten Jahre recht häufig einwandfrei nachgewiesen. Nach neueren Untersuchungen sind die Diphtheriebazillen gar nicht so selten Schmarotzer auch der gesunden Haut. Es ist leicht erklärlich, daß sie bei den häufigen intertriginösen Ekzemen der Kinder eine Superinfektion verursachen können.

Wir halten es nicht für ausgeschlossen, daß eine ganze Reihe der in der Literatur beschriebenen Fälle von Wunddiphtherie bakteriologisch doch nicht so einwandfrei durchuntersucht worden sind. Andererseits ist es nicht von der Hand zu weisen, daß die im letzten Jahre gehäuften Beobachtungen von Wunddiphtherie eine parallele Erscheinung zum gehäuften Auftreten auch der Rachendiphtherie darstellen.

Wir[1]) haben uns hier auf den Standpunkt von Laewen und Reinhardt gestellt, daß eine Wunddiphtherie nur dann als sicher positiv anzuerkennen sei, wenn auch der Tierversuch positiv ausfalle. Wir sind weiterhin der Ansicht, daß die Diphtheriebazillen für sich, und die Pseudo-Diphtheriebazillen ebenso für sich eine Gruppe bilden und keinerlei Verwandtschaft miteinander aufweisen.

Die Wunddiphtherie wird nicht so bald in Deutschland verschwinden. Wir müssen darauf gefaßt sein, daß parallel zum gehäuften Auftreten der Rachendiphtherie auch die Wunddiphtherie epidemisch in den Hospitälern oder in der Ambulanz zur Beobachtung kommen wird. Der Arzt wird also in Fällen von gestörter Wundheilung ohne recht erkennbare sonstige Ursache an Wunddiphtherie denken und die unter Umständen wiederholte bakteriologische Untersuchung vornehmen lassen müssen.

Die Literatur findet sich in der aus unserer Klinik erschienenen Arbeit von Balhorn, Bruns Beiträge Bd. 120 und bei W. Löhr, D. Zeitschr. f. Chir. Bd. 157, 1920 ausführlich wiedergegeben.

22. Das Ulcus cruris varicosum.

Auf dem Boden eines chronischen Krampfaderleidens entwickelt sich das Ulcus cruris das eine Mal ohne äußere Veranlassung, das andere Mal nach geringfügigen Verletzungen, wie Kratz-, Scheuerwunden usw. Gewöhnlich ist der Boden für die Entstehung des Ulkus durch besondere Entartung der Haut bereits vorbereitet; sie ist im präulzerösen Zustand. Dieser präulzeröse Zustand beruht auf den anatomischen Veränderungen, die mit der Erweiterung der Venen, der dadurch bedingten Blut- und Lymphstauung und mit der durch die vorhergehenden Zustände bedingten Degeneration der Haut des Unterschenkels in Zusammenhang stehen.

Wir wissen, daß in den varikös erweiterten Venen die gegen den Rückstrom gerichteten Klappen nicht mehr schließen und daß infolgedessen bei aufrechter Haltung das Blut der Schwere nach auf den Venenwandungen des Unterschenkels und Fußes lastet. Durch den statischen Druck der venösen Blutsäule werden die vielleicht schon in der Anlage oder durch chronisch entzündliche Veränderungen schwachen und nachgiebigen Venenwandungen immer mehr erweitert. Die Erweiterung durch die mechanische Wirkung der belastenden Blutsäule auf die Venenwand tritt in knotenartigen Formen, in Girlandenform bei den größeren subkutanen Venen oder, wie man dies besonders am Fuß beobachtet, als Erweiterung aller subkutanen und kutanen Venen auf, so daß eine fast kavernomähnliche Veränderung der Kutis und Subkutis eintritt.

---

[1]) Eine ausführliche Bearbeitung unseres Materials erfolgt durch Herrn Dr. Balhorn, Chirurg. Klinik, und Herrn Dr. Sander, Hygien. Institut, Göttingen.

Die sich diffus oder knotig erweiternden Venen arrodieren das Nachbargewebe in ganz gleicher Weise wie z. B. das Aortenaneurysma, sie verdünnen die Kutis, bringen durch Druck das Fett- und Bindegewebe der Haut zum Schwund. Die Haut platzt mitunter bei ganz leichten Traumen, so daß es zu einer heftigen Blutung aus einem Varixknoten kommen kann, oder es entsteht ein kleines Geschwür, das bei ungenügender Behandlung zum typischen Ulcus cruris wird.

Die Blutung aus einem Varixknoten wird in der Regel durch Hochlagerung und einen Kompressionsverband leicht gestillt. Von Laien wird häufig die Abbindung des Beins oberhalb vorgenommen, was zu heftigen venösen Stauungsblutungen Veranlassung geben kann.

Eine zweite Folge der Belastung der Venen ist die Rückstauung des Blutes bis in die Kapillaren und Präkapillaren hinein. Unter dieser Rückstauung leidet die normale Blutversorgung der Gewebe ganz erheblich. Da der Abstrom durch die Venen stark verlangsamt ist, kann das arterielle Blut in den Kapillaren nicht ausreichend nachströmen. So entsteht eine recht erhebliche venöse Stauung, bei welcher das arterielle Blut nur pulsierend nachströmt, aber nicht recht weiterkommt, weil eben aus dem erweiterten venösen Stauungssee der Abstrom des Blutes nur sehr langsam und unvollständig erfolgt.

Die hyperplastische Degeneration d. Kutis.

Die langdauernde venöse Stauung kann zu einem mehr oder weniger hochgradigen Gewebsödem führen, und durch dieses können wieder sehr bemerkenswerte Veränderungen in den Stützgeweben ausgelöst werden. Zum ersten kann es unter dem Einfluß der Stauung zu einer richtigen Gewebshyperplasie kommen, wie wir sie infolge der venösen Stase auch anderswo am Körper beobachten[1]).

Wir sehen, daß sich eine elephantiastische Hyperplasie der Haut des Unterschenkels einstellt, die auf einer Neubildung von Bindegewebe beruht. Die elephantiastische Verdickung geht auch nach längerer Hochlagerung nicht zurück. Wohl schwindet das begleitende interstitielle Ödem, aber der auf der Gewebshyperplasie beruhende Anteil der Schwellung geht nicht zurück. Zum Teil besteht bei der Gewebshyperplasie eine Verkümmerung und sekundäre Quellung der kollagenen Fibrillen in Kutis und Subkutis. Das Kollagen degeneriert hyalin oder schleimig und erhält ein anderes Wasseraufsaugungsvermögen, man kann sagen, es quillt unter gleichzeitiger Veränderung seiner kolloiden Natur. Das krankhaft veränderte gequollene Bindegewebe kann man besonders an den Rändern alter kallöser Ulcera cruris unter dem Mikroskop nachweisen. Man findet hierbei in der Kutis weite Strecken, wo die Bindegewebskerne fehlen, wo die Kollagenbündel ihre Fibrillenform verloren haben und zu hyalinen Bändern degeneriert sind, die sich stark mit Eosin färben. Die dauernde Stauung und das chronische interstitielle Ödem schädigen durch die Behinderung der normalen Blutversorgung in erster Linie die empfindlichen Zellen und dann erst die paraplastischen Substanzen der Stützgewebe. Vielleicht tritt

[1]) Unter dem Einfluß der venösen Stauung kann es zur Bildung von Gewebshyperplasien kommen, die sich von den echten Geschwülsten kaum unterscheiden.

die Veränderung der kollagenen Fasern auch erst ein, wenn die Zellen erkrankt oder abgestorben sind.

Degenerative Atrophie der Kutis.

Die Gewebsstauung führt außer zur Gewebshyperplasie auch zum Schwund der Stützgewebe in der varikös veränderten Haut. Diese Atrophie setzt mitunter primär, meist jedoch sekundär nach anfänglicher Schwellung ein. Sie beruht ihrerseits nun wieder auf jenen schon beschriebenen degenerativen Veränderungen von Zellen und paraplastischen Substanzen in der Kutis. Das vital minderwertige verkümmerte Gewebe kann sich im lebenden Körperverbande nicht halten, das seiner Zellen verlustig gegangene oder hyalin degenerierte Gewebe wird resorbiert. Wir haben uns den Vorgang vielleicht so vorzustellen, daß bei der Ruhelagerung des Beins in der Nacht die reparativen Vorgänge das tote oder halbtote Gewebe ausmerzen und daß dieser Vorgang langsam, aber unaufhörlich geschieht, so daß sich im Laufe von Jahren jene atrophischen Veränderungen in der Unterschenkelhaut einstellen. Ebenso wie das kutane und subkutane Bindegewebe schwindet auch das Fett der Subkutis. Die Haut wird dünn und glänzend, kann auf der Unterlage nicht mehr recht verschoben werden, schließlich neigt sie zu ekzematösen Veränderungen und nach Traumen oder auch ohne dieselben zur Geschwürsbildung.

Die operative Behandlung des Krampfaderleidens.

Je nach der Ausbildung der Venenerweiterung und der sekundären Folgezustände hat die Behandlung des Krampfaderleidens und der atrophischen Zustände eine verschiedene zu sein. In jenen immerhin recht seltenen Fällen, wo es sich noch um einfache Klappeninsuffizienz des Hauptvenenstamms der Saphena handelt, kann die hohe Unterbindung dieses Blutgefäßes allein (nach Trendelenburg) Besserung erzielen und der zunehmenden Erweiterung der Venen vorbeugen. Sind aber die Seitenvenen der Saphena schon stark erweitert, so genügt die einfache Unterbindung nicht, sondern es muß dann auch die Ausschneidung der varikösen Venen vorgenommen werden. Wir bedienen uns zu diesem Behuf in neuerer Zeit der Methode nach dem Amerikaner Babcock, bei der wenigstens in den unkomplizierten Fällen nur einige kleine Schnitte angelegt werden brauchen.

Die Saphena wird dicht vor ihrem Eintritt in die Schenkelvene durch einen kleinen queren Hautschnitt freigelegt und zentral unterbunden. Dann wird in das periphere Ende ein an beiden Enden mit einem Knopf versehener Kupferdraht eingeführt und soweit wie dies je nach der Schlängelung der Venen möglich ist, nach unten vorgeschoben. Kommt man nicht weiter, so wird hier ein neuer kleiner Hautschnitt angelegt, die Vene eröffnet und der Draht herausgezogen. Zugleich wird vor dem Knopf am andern Ende des Drahts ein Faden straff um die Venenwand herumgelegt und nun die ganze Vene nach unten herausgerissen. Das letztere ist ohne erhebliche Blutung möglich, weil die Seitenäste unter Einrollung ihrer Intima abreißen. An stark geschlängelten und dünnwandigen Venen gelingt diese sonst vorzügliche Methode meist nicht. Hier tritt die sorgfältige Exstirpation und peinliche Unterbindung aller Seitenäste (nach Madelung) in ihr Recht. — Um in Blutleere arbeiten zu können, muß man sich vor der Operation die auszuschneidenden Venen markieren. Die Haut wird mit einem angefeuchteten Tintenstift überfahren, nach der Jodpinselung tritt die Markierung deutlich hervor. — Große Schwierigkeiten bereitet die diffuse kavernöse Phlebektasie am Fuße, in der Knöchelgegend und auf dem Fußrücken. Soweit die Ernährung der Haut es gestattet, und soweit man es wagen darf, Narben auf den dem Stiefeldruck ausgesetzten Gegenden entstehen zu lassen, sollte man auch hier versuchen, die Venen zu exstirpieren; doch sind hier der operativen Therapie schließlich Schranken gesetzt.

Bei sehr ausgedehnter Erweiterung der subkutanen Venen am Unterschenkel ist von Rindfleisch der Spiralschnitt empfohlen worden, über den wir an der Göttinger Klinik haben Erfahrungen sammeln können. Es kommen für den immerhin großen Eingriff nur schwere Fälle sehr ausgedehnter Varikositäten in Frage. Nach unseren und nach den Erfahrungen anderer ist die genaue Einhaltung der Vorschriften von Rindfleisch für den Erfolg unbedingt erforderlich: Elevation der Extremität. Spiralschnitt von der Peripherie beginnend. Unterbindung aller Gefäße, und zwar der vorher sichtbaren durch doppeltes Dechampieren. Kleine Gefäße, stehen schließlich durch Kompression. Der Hautschnitt wird bis auf die Faszie geführt und auf keinen Fall genäht, sondern durch Tamponade offen gehalten. Ein eventuell vorhandenes Ulkus wird vom Schnitt in das Spiralfeld genommen. Die Ulzera heilten in unseren Fällen meist sehr schnell ab. Nach der Operation steile Hochlagerung. Die Wundheilung soll also auf jeden Fall per secundam und langsam erfolgen, damit auch die kleineren Venen obliterieren. Der Spiralschnitt ist meist nach 4 bis 5 Wochen verheilt. Funktionell sind mit der Methode ausgezeichnete Resultate zu erzielen, kosmetisch lassen sie zwar zu wünschen übrig.

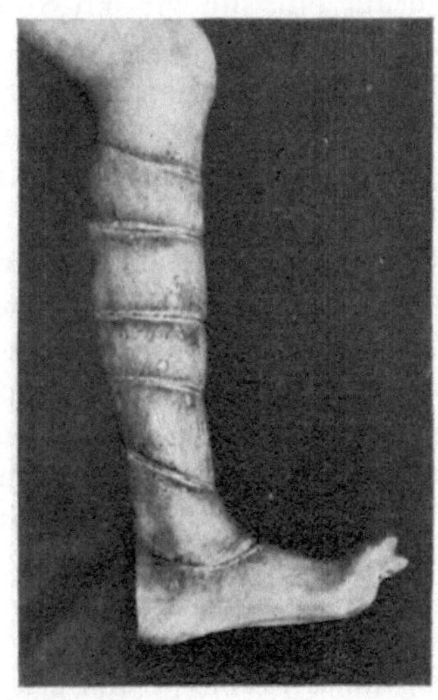

Abb. 27. Spiralschnitt nach Rindfleisch zur Behandlung sehr ausgedehnter Varizen.

Zur Technik der hohen Saphenaunterbindung sei noch bemerkt, daß die Vene von nicht erfahrenen Operateuren meist zu weit vorn gesucht wird. Bei Anlegung eines Querschnittes etwa 2 Finger einwärts vom Puls der Femoralis und ungefähr handbreit unter dem Leistenband kann man sie kaum verfehlen. In Kniehöhe liegt sie hinter dem innern Kondylus des Oberschenkels.

Es sind besonders in letzter Zeit eine Reihe anderer als rein chirurgischer Methoden zur Beseitigung der varikösen Venen angegeben worden, die aber alle nicht die gleiche Sicherheit des Erfolges wie die operativen Verfahren erzielen. Unzureichend erscheint uns das Einklemmen der Venen mit Michelschen Klammern. Wieder empfohlen wurde die perkutane Umstechung der Venen und auch die schon früher angewandte Injektion ätzender Substanzen in die Vene. Vor solchen Injektionen mit differenten Mitteln ist ganz nachdrücklich zu warnen. Der Arzt lasse sich durch die Leichtigkeit und die angebliche Gefahrlosigkeit der Verfahren nicht verleiten, die Injektionsmethoden anzuwenden, welche die Thrombosierung und die Organisation des Thrombus zum Ziel hat. Es wurde z. B. die Injektion von Sublimat (in 1 bis 2%iger Lösung!) in mehrtägigen Intervallen empfohlen. Schon sind tödlich verlaufene Fälle im Anschluß hieran durch

Sublimatvergiftung worden. Wir sahen hier in Göttinger nach auswärts vorgenommener Sublimatinjektion schwere Hautnekrosen.

Behandlung des Ulcus cruris mit hyperplastischem Untergrund.

Die hyperplastischen Verdickungen am Unterschenkel mit gleichzeitig bestehenden Geschwüren behandeln wir am besten nicht ambulant. Die Patienten müssen auf längere Zeit ins Bett. Die Abschwellung und zum Teil auch die Resorption des entarteten subkutanen Gewebes erreichen wir am besten anfangs durch steilgestellte Beinschiene, später durch Kissenhochlagerung (s. Abb. 7). Auch sehr große Geschwüre reinigen sich durch Hochlagerung und Bettruhe meist überraschend schnell, der Geschwürsgrund beginnt zu granulieren und bald setzt auch die Epithelialisierung ein, die wir mit Scharlachrot- und Pellidolsalbe beschleunigen können. Auch wir haben den Eindruck, daß sich nach diesen zur Epithelialisierung spezifischen Salben die Epidermis kräftiger und widerstandsfähiger regeneriert als nach andern Behandlungsmethoden.

Ob wir im übrigen während der Heilung feuchte, Salben- oder Pulververbände anwenden, ist nicht so wesentlich. Es reagiert nicht jeder Geschwürsgrund gleich gut auf das eine oder andere Mittel. Der Wechsel der verschiedenen Mittel in bestimmten Zeitabständen ist sehr zu empfehlen. Man sieht dann auch, ob nicht dieses oder jenes Mittel im einzelnen Falle besonders wirksam ist. In hartnäckigen Fällen wirken komprimierende Verbände mit Trikotschlauch oder Gummibinde unterstützend auf die Resorption.

Wie bei allen Patienten, die längere Zeit das Bett hüten müssen, dürfen wir nicht vergessen, die Muskulatur der Beine funktionskräftig zu erhalten. Es besteht sonst leicht die Gefahr, daß die späteren Gehversuche schmerzhaft sind, daß der muskuläre Halt für das Fußgewölbe fehlt und sich ein Plattfaß entwickelt, zu dem eine ganze Reihe von Patienten mit Varizen sowieso veranlagt sind (Habitus asthenicus Stiller). Die Patienten sollen daher so viel als möglich auch im Bett die Beine und Füße bewegen. Die Bewegungsübungen müssen zu Anfang mit den Patienten eingeübt werden. So ist das Fußrollen eine sehr wirksame Übung, um die Muskulatur des Unterschenkels, welche das Fußgewölbe hochhält, zu kräftigen. Tretübungen frei im Bett und gegen eine am Fußende eingestellte Kiste stärken die Zehen- und Wadenmuskulatur. Die Muskelübungen dienen auch zur Kräftigung des Gefäßsystems, sie kräftigen die in den tiefen Wadenmuskeln verlaufenden Venen, welche ja für den Rückfluß des Blutes beim Versagen der äußern Abflußwege von großer Bedeutung sind. Zudem sind die regelmäßig und streng durchgeführten orthopädischen Übungen für die Patienten eine Erleichterung ihres Aufenthaltes im Bett.

Behandlung des Ulcus cruris auf atrophischem Gewebsgrund.

Haben wir ein mehr oder weniger großes Ulcus cruris in einer atrophisch degenerierten Haut vor uns, besteht in der Nachbarschaft ein Ekzem und sind die Venen der Haut in großer Ausdehnung, z. B. auch auf dem Fußrücken und bis über das Knie hinauf erweitert, so ist die souveräne Behandlungsmethode der Kompressionsverband in seinen verschiedenen Abarten.

Zum Kompressionsverband benutzen wir die Teufelsche Idealbinde, Flanellbinden, gewirkte, Trikotschlauch- und Gummibinden oder auch einmal einen gutsitzenden Gummistrmpf. Wir geben den erkrankten Venen durch die Kompression einen äußeren Halt, da sie den inneren Halt verloren haben. Es kommt dabei, wie so oft in der Heilkunde, weniger darauf an, daß wir uns auf nur eine Behandlungsmethode versteifen, das Wesentliche ist vielmehr, daß wir die gewählte Behandlungsart sorgfältig mit Geschick und großer Geduld und vor allen Dingen energisch gegen den Unverstand der Kranken durchführen. Ich habe seinerzeit bei einem Facharzt für Beinkranke die Wicklung des Unterschenkels mit den gewöhnlichen, angefeuchteten Mullbinden kennengelernt. Diese Binden wurden nach vorheriger halbstündiger Hochlagerung des Beins mit genau liegenden Renversés angewickelt. Die Geschwüre wurden sehr sorgfältig und schonend gereinigt, die Borken und ekzematösen Krusten in der Geschwürsumgebung entfernt und auf den Geschwürsgrund selbst kam ein indifferentes Pulver oder ein Salbenlappen. Der Verband wurde alle 3 bis 4 Tage gewechselt. Die Behandlung geschah ambulant.

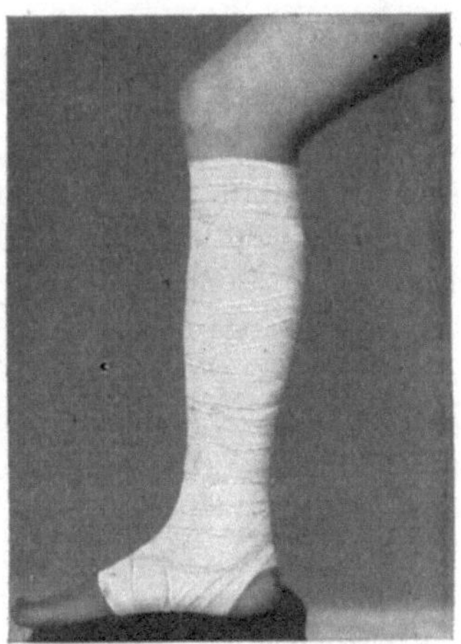

Abb. 28. Zinkleimverband mit Fußbügel zur Behandlung der Krampfadern und ihrer Folgezustände (Ekzem, Ulkus).

Ausgezeichnet sind die Erfolge der Behandlung mit dem Unnaschen Zinkleimverband, die wir in der Göttinger Poliklinik als Methode der Wahl anwenden[1]). Auf die gereinigte Haut des Unterschenkels, in ganzer Ausdehnung der Varizen, wird nach vorheriger $^1/_2$stündiger Hochlagerung der erwärmte flüssige Zinkleim mit einem Pinsel aufgestrichen; dann kommt eine Lage sorgfältig angewickelter Bindentouren, auf diese wird wieder Zinkleim gestrichen, so daß drei Lagen aus Zinkleim und Mullbinden sich decken. Wir nehmen bei der Einwicklung den Fuß in Form von Steigbügeltouren mit, die Patienten können danach sichtlich besser gehen. Unbedingt nötig ist die Einwicklung des Fußes bei der varikösen Erweiterung der kleinen Fußvenen. Nicht zu große Geschwüre werden unberücksichtigt gelassen, mit Zinkleimbinden überwickelt. Man kann ein leicht antiseptisches Pulver (Zinkpuder, Salizylsäure oder Borsäure mit Bolus alba 1:3) auf den Geschwürsgrund streuen. Der Verband kann wochenlang liegen bleiben, das Durchnässen über dem Geschwür ist harmlos. Zur Vermeidung des üblen Geruches ist es empfehlenswert, die durchnäßten Stellen ab und zu mit Spiritus anzufeuchten.

Die von uns früher geübte Umwicklung mit der von Heußnerschen Klebrobinde ist sehr bequem in ihrer Anwendung. Die Binde ist elastisch, läßt die Wundsekrete durch und der Klebstoff löst sich weder in kaltem noch in heißem Wasser, so daß nebenbei der Unterschenkel gebadet werden kann. (Die Binden wurden früher von der Firma W. J. Teufel, Stuttgart,

---

[1]) Zinkleim: Zinci oxydati, Gelatine ā 10,0, Glycerini, Aquae dest. ā 40,0. (Im Sommer setze man Gelatine 15,0 bis 20,0 hinzu.)

hergestellt, leider sind sie zurzeit nicht erhältlich.) Der Zinkleimverband usw. hat viele Ähnlichkeit mit der Wundverklebung (s. Abschn. 40).

Für die Praxis empfiehlt sich die Varikosanbinde, eine fertige Zinkleimbinde, die nach Erweichen in warmem Wasser sofort gebrauchsfertig ist.

Sowohl die Behandlung mit dem Zinkleimverband wie mit der Klebrobinde kann ambulant durchgeführt werden.

Bei dem hohen Preis der zum Zinkleim gehörigen Chemikalien erscheint uns folgende von Solmsen empfohlene Methode beachtenswert:

Das Bein wird mit Mastisol bestrichen, auf die Wunde und deren nächste Umgebung kommt etwas Zinkpaste, eine Minute nach dem Mastisolanstrich wird eine Idealbinde straff übergewickelt und über letztere kommt eine feuchte Stärkebinde.

Bestehen in der Umgebung der Geschwüre ekzematöse Veränderungen der Haut, so muß diese vor Anlegung eines Dauerverbandes erst gründlich gereinigt werden. Danach wird der Unterschenkel mit irgendeinem Streupulver eingepudert.

Wohlgemuth empfiehlt als Streupulver angelegentlich das Chininpräparat Dymal. Dieses wird auf die Geschwüre und die ekzematösen Partien mit dem Pulverbläser aufgeblasen und dann wird das Bein mit einer Trikotschlauch- oder Flanellbinde von den Zehen bis zum Knie in ziemlich starker gleichmäßiger Kompression eingewickelt. Wie schon erwähnt, heilen die Ekzeme in der Umgebung des Geschwürs schneller bei Bettruhe und Hochlagerung, als bei ambulanter Behandlung.

Nachbehandlung. Hat man das Ulkus zur Heilung gebracht, so muß der Patient lange Zeit, bei sehr ausgedehnten Varizen dauernd das Bein richtig wickeln.

Unter ziemlich kräftigem Zug wird eine elastische Binde von den Zehen bis zum Knie oder über dasselbe hinaus angewickelt und nach Bedarf neu angelegt. Die Patienten lernen das Anlegen der Binde bald selber, mancher versteht es auch, mit einer einfachen Mull- oder Flanellbinde eine einwandfreie Kompression auszuüben. Ein guter Gummistrumpf kann an die Stelle dieser Bindenwicklung treten. Wichtig ist bei allen Methoden, daß die Haut sehr sorgfältig gepflegt, d. h. gereinigt, gepudert oder eingefettet wird.

Rezidive. Leider brechen die Ulzera nicht selten in den alten Narben wieder auf oder es entstehen an andern Stellen neue Geschwüre. Nach dem, was wir über den anatomischen Befund in alten Geschwürsnarben oben gesagt haben, ist dieses Rezidivieren nicht verwunderlich. Es bleiben eben unter der geschlossenen Epidermis in dem schwieligen Narbengewebe kleine Herde latenter Infektion zurück. Um kleine nekrotische Gewebstrümmer oder auch um Verbandstoffreste findet man mikroskopisch kleinzellige Infiltrationen. Diese latenten Herde können früher oder später wieder aufflackern und die Haftfähigkeit des Epithels vernichten.

Die ganz großen kallösen Ulzera trotzen vielfach jeder Behandlung. Gehen sie zirkulär oder fast zirkulär um den Oberschenkel herum, sind die Geschwürsränder und die Umgebung elephantiastisch verdickt, so bleibt mitunter, um die Patienten wieder arbeitsfähig zu machen, nichts anderes übrig, als das Bein zu amputieren. In den alten kallösen Geschwüren entwickelt sich in seltenen Fällen ein Karzinom.

Zahllos ist die Anzahl der Mittel, welche zur Behandlung der Krampfadergeschwüre empfohlen worden sind und immer neu empfohlen werden. Zu feuchten Umschlägen sind zu verwenden die essigsaure Tonerde (cave zu starke Lösung wegen der Ekzemgefahr, cave wasserdichte Stoffe! — Einen Eßlöffel der käuflichen Lösung auf ein Glas Wasser). Borwasser (in Wasser bis zu 4% löslich), Bleiwasser, Wasserstoffsuperoxyd, Formalin (20 Tropfen auf eine Tasse Wasser), Levikowasser, schwaches Opiumwasser gegen die Schmerzen (1 Teelöffel Tinct. op. simpl. auf 100 aq. dest. mehrmals täglich heiße Umschläge). (Knotte, Münch. med. Wochenschr. 1907, Nr. 2.) Die örtliche Behandlung des Ulcus.

Zur Behandlung des Ekzems sind Farbstofflösungen empfohlen worden (Methylenblau, Pyoktanninlösungen beschmutzen die Wäsche).

Der feuchte Verband soll nur bis zur Geschwürsreinigung angewandt werden. Man tut gut, auch bis dahin mit Salben- oder Pulververbänden des öfteren zu wechseln. Als Pulver kann man benutzen: Jodoform (subtile pulveris.), Tierkohle (zur Beseitigung des üblen Geruches) und die verschiedenen andern Streupulver mit Jod- oder Wismutkomponenten: Xeroform, Airol, Vioform usw., alle diese verrieben auch mit Bolus alba. Zur Erzielung gesunder Granulationen eignet sich auch das Granugenol.

Aus den erwähnten Streupulvern lassen sich Salben zusammenstellen; meist genügt die Borsalbe, Zinksalbe und die altbewährte Billrothsche Schwarzsalbe (Arg. nitric. 1,0, Bals. peruv. oder Peruol 10,0, Vas. flav. ad 100). Gegen übermäßige Granulationsbildung sind Ätzungen mit dem Argentumstift oder mit 10%iger Argentumlösung angezeigt. Gegen starke Ulkusschmerzen ist nach unserer Erfahrung das Anästhesin in Pulverform sehr zu empfehlen. Die Epithelisierung wird durch Scharlachrot- oder Pelliodolsalbe beschleunigt.

Hat man große, bereits granulierende Ulzera vor sich, so kann mitunter die Thierschsche Transplantation die Heilung beschleunigen und eine festere Hautnarbe erzielen.

23. Die Behandlung der Gewebsnekrosen und des Brandes.

Der Gewebstod tritt uns in der Form des trockenen und feuchten Brandes entgegen. Beim trockenen Brand kann die Abstoßung des toten Gewebes so gut wie ganz aseptisch vor sich gehen, besonders wenn sie nach Art der trockenen Schorfheilung eintritt. Stoßen sich jedoch größere tote Gewebsteile an, so wandern in der Regel auch beim trockenen Brand an der Demarkationsgrenze die parasitär lebenden Hautkeime ein und verursachen eine meist gefahrlose Eiterung. Die Auflösung des Körpergewebes an der Demarkationsgrenze findet beim trockenen Brand unter dem Einfluß körpereigner Fermente statt. Die mesodermalen Gewebe (Bindegewebe, Fett, Sehnen, Faszien, Knochengewebe) bilden überall eine Grenzschicht junger Zellen, und diese im Verein mit Leukozyten lockern den anfangs noch festen Gewebszusammenhang. Die autolytischen Fermente des absterbenden Gewebes dürften bei der Demarkation keine besondere Rolle spielen. Wir haben also beim trockenen Brand eine nach kürzerer oder längerer Zeit eintretende scharfe Abgrenzung durch den Demarkationswall.

Beim feuchten Brand oder der Gangrän dringen neben den Hautkeimen vor allen Dingen Fäulniserreger in das absterbende oder tote Gewebe ein. Dies Eindringen ist im allgemeinen auf eine fehlende oder falsche Behandlung zurückzuführen. Die Fäulniserreger vermehren sich ungemein schnell in dem toten und damit ganz widerstandsunfähigen Gewebe. Ihre Toxine gelangen in großen Mengen in den Blutkreislauf. An Ort und Stelle kommt es zu einem mächtigen Ödem und die Grenze der Nekrose verwischt sich, die Gangrän wird häufig progredient. Der Organismus wird durch die Toxinüberschwemmung (Sepsis!) und die alle Gewebsinterstititien ergreifende Phlegmone erheblich gefährdet. Ein wesentlicher Unterschied gegenüber dem trockenen Brand liegt insofern vor, als die Fäulniserreger das Gewebe durch ihre verdauenden Fermente auflösen und verflüssigen. Sie unterscheiden sich dadurch von den Eitererregern, die das Gewebe nur nekrotisieren. Auch leben die Fäulniserreger gerade im toten oder absterbenden Gewebe, während die Eitererreger ein noch lebensfähiges Gewebe als Nährboden brauchen. Während daher die Eiterbakterien nur im lebenden Gewebe an der Demarkationsgrenze gedeihen, ist den Fäulnisbakterien das tote Gewebe gerade der günstige Nährboden.

Der Brand oder die Nekrose der Gewebe kommt durch verschiedene Einflüsse zustande. Wir unterscheiden:

a) die traumatische Nekrose,
b) die Nekrose durch Kälte- oder Hitzewirkung oder durch andere Strahlenarten (Röntgenstrahlen, elektrischer Starkstrom usw.),
c) die Nekrose durch Einwirkung chemischer Gifte (durch Bakteriengifte, wie bei Milzbrand, Gasbrand, Noma oder durch Chemikalien, Karbol, Säuren, Salze usw.),
d) die Nekrose durch Gefäßerkrankungen,
e) die Nekrose bei Nervenerkrankungen,
f) die Nekrose durch übermäßiges Wachstum, bei dem die Blutversorgung versagt (Myome, Sarkome, Karzinome).

Bei der aseptischen Nekrose, die wir auch als trockenen Brand beobachten, können Teile des nekrotischen Gewebes noch wieder in den Körper aufgenommen werden, wenn auch nur in Form ihrer Bausteine, die unter der Einwirkung der körpereignen Fermente entstehen und körperwärts resorbiert werden. Die Resorption der bei der Fäulnis entstehenden giftigen Abbauprodukte führt zu schwerer Schädigung insbesondere der Kreislauforgane. Entstehen im Körperinnern aseptische Nekrosen, fernab der äußeren Haut und Schleimhaut, so kann das ganze zerfallene Gewebe vom Körper resorbiert werden.

Die traumatische Gewebsnekrose.

Werden bei Verletzungen Gewebsteile stark gequetscht oder ihre ernährenden Gefäße durch Zerreißung oder Thrombose derselben beraubt, so verfallen die betroffenen Abschnitte der Nekrose. Diese kann bei offenen Verletzungen und bei Anwesenheit von Fäulnisbakterien in die feuchte Gangrän übergehen. Bei subkutanen Verletzungen kann das Gewebe aseptisch nekrotisieren und resorbiert werden, wie dies wohl bei schweren Quetschungen der Weichteile recht häufig der Fall ist. Nicht selten wird in der Verletzungschirurgie aus einer im Beginn aseptischen Nekrose durch unzweckmäßige Behandlung eine feuchte Gangrän.

Beispiele aus der Praxis.

1. Feuchter Brand. Schwere Unterarmverletzung durch Transmissionsriemen, wobei die Haut sehr weit losgelöst ist. Schon nach einigen Tagen zeigt sich, daß die Haut nekrotisch wird und sich abstößt.

2. Aseptisch trockener Brand. Bei einer Kniegelenksresektion wird die Haut durch einen bogenförmigen Schnitt nach oben hochgeklappt. Unter der Haut liegende tuberkulöse Abzesse machen die Wegnahme der Faszie und des miterkrankten subkutanen Gewebes ausgedehnt nötig. Es erfolgt zwar Heilung p. p., doch wird ein 2 cm breiter Streifen der stark verdünnten Haut nekrotisch. Auch die Gelenkresektionswunde heilt ohne Infektion, trotzdem die Hautnekrose durch demarkierende Eiterung abgestoßen wird.

3. Feuchter Brand. Überfahrung des Fußes. Luxation desselben im Talokruralgelenk nach hinten. Hautabschürfung. Keine tiefere Hautverletzung, Einlieferung 12 Stunden p. tr.' Reposition. Einige Tage später Gangrän des ganzen Fußes mit hohem Fieber, Schwellung, Blauschwarzverfärbung des Fußes. Amputatio cruris. Die Art. tib. post. war bei der Verletzung zerrissen, die Tibialis ant. durch die Luxation des Fußes nach hinten zu lange komprimiert gewesen.

Daß kleine Gewebsteile, besonders Hautlappen, bei Verletzungen durch Quetschung nekrotisch werden, beobachtet man häufig. Die Demarkation ist nach einigen Tagen meist soweit ausgesprochen, daß man die Haut an der Grenze zum Gesunden wegschneiden kann. Dieses Wegschneiden der nekrotischen Gewebsteile, besonders wenn sie feucht gangräneszieren, sollte man immer vornehmen, da sich in den nekrotischen Gewebsanteilen leicht Fäulnisbakterien festsetzen. Auch wird die Demarkation der sich erfahrungsgemäß nur langsam abstoßenden Gewebsteile durch das Wegschneiden beschleunigt (Sehnen und Faszien). Werden vorstehende Knochenteile nekrotisch, so muß man bis zur Demarkation 4 bis 6 Wochen warten. Zu diesem Zeitpunkt muß aber auch der Kronensequester, den wir nach aseptischen Operationen im Felde häufig sahen, oder der sonstwie gestaltete Sequester weggenommen werden; denn später kann die Kalluswucherung in der Umgebung die Wegnahme erschweren. Bei der osteomyelitischen Knochennekrose wartet man mit der Sequestrotomie je nach der Größe des betroffenen Knochens verschieden lange. Bei Kindern kann man im Röntgenbild schon nach Wochen, auch an langen Röhrenknochen, den Sequester markiert finden. Bei Erwachsenen dauert es bei den langen Röhrenknochen Monate, ja bis zu einem Jahr, ehe eine feste Totenladenbildung und eine scharfe Sequestration eingetreten ist. Zu frühe Wegnahme des Sequesters schafft häufig neue Knochennekrosen. — Die Sequester bei Knochenpanaritien sind gewöhnlich nach 4 bis 6 Wochen reif zur Wegnahme.

Plastische Hautlappen, die zu schmal oder langgestielt waren, werden mitunter infolge ungenügender Blutversorgung nekrotisch. In Grenzfällen kann man durch Stichelung solcher Lappen die gefährliche venöse Stase noch heben und die Lappen retten (s. Abb. 29).

Brand durch Kälte oder Hitzeeinwirkung.

Im Kriege (an der Ostfront) beobachteten wir häufig die Frostnekrose. Diese tritt nicht nur bei hohen Frostgraden, sondern bei feuchtem Wetter schon um 0 Grad ein, wenn der Blutkreislauf durch nasses und zu enges

Schuhwerk sehr erheblich behindert war. Die Entscheidung, wie weit nach der Erfrierung die Gewebe nekrotisch werden, ist zu Anfang nicht leicht, meist erholt sich das Gewebe, welches vollkommen gegen Nadelstiche anästhetisch war, nicht wieder. Der Brand durch Kälteeinwirkung ist, wie wohl überhaupt die meisten Brandarten, eine ischämische Nekrose. Die Gefäße und vor allen Dingen die Gefäßnerven werden soweit geschädigt, daß das Blut nur sehr verlangsamt oder überhaupt nicht mehr fließt. Ich möchte bei der Frostgangrän der Intimaschädigung, besonders für die sekundären Thrombosen, die hauptsächlichste ursächliche Bedeutung zumessen. Ist die Intima so weit geschädigt, daß das kolloidflüssige Blut nicht mehr an ihr vorbefließen kann, ohne zu gerinnen, so setzt eben die Stase ein.

Die Prästase. Für die Hemmung des Blutkreislaufs in den Gefäßen irgendwie geschädigter Gewebe müssen wir verschiedene Umstände als Ursachen verantwortlich machen; als eine der wichtigsten muß das reaktive Ödem, welches auf die irgendwie geartete Schädigung auftritt, angesprochen werden. Das Ödem komprimiert die Abflußwege des Blutes in den Kapillaren und postkapillären Venen und begünstigt somit die schon durch die Gefäßwandschädigung eingeleitete Blutstauung. Die Kapillar- und Venenkompression kann natürlich ebensogut durch ein mächtiges Hämatom oder, wie schon oben erwähnt, durch mechanischen Druck, beispielsweise eines Knochens auf die Gefäße, zustande kommen.

Im allgemeinen dürfte aber bei Verletzungen und Entzündungen die ischämische Nekrose folgendermaßen zustande kommen: Die irgendwie geartete Schädigung führt zu Veränderungen der Gefäßwandungen dergestalt, daß diese durchlässiger werden. Das nun entstehende Ödem komprimiert die Kapillaren, führt zur Verlangsamung oder schließlich auch zur Stase und Gerinnung des Blutes, und letztere wiederum hat den Gewebstod zur Folge. Bei der Behandlung der drohenden Nekrose werden wir meistens in der Lage sein, das Gewebsödem durch therapeutische Maßnahmen zu behandeln (Stichelung, Inzisionen).

Aus dem Grunde, weil wir den Zustand der durch das Ödem behinderten Blutzirkulation noch therapeutisch beeinflussen können, sei auf die Vorgänge, welche vor der Stase des Blutes in den Gefäßen liegen, etwas näher eingegangen.

Ricker hat diesen Zustand, der in die Stase überzugehen droht, mit dem sehr treffenden und klinisch für uns sehr bedeutsamen Namen der Prästase bezeichnet. Zwischen der vollkommenen Gerinnung, welcher der Gewebstod folgt, und den geringsten, schnell wieder ausgeglichenen Kreislaufstörungen liegt dieser Zustand der herabgesetzten Zirkulation, der in der Regel mit einer Erweiterung der Gefäße und dem Austritt der sonst nicht durch die Gefäßwand hindurchtretenden Blutbestandteile verbunden ist. Wir haben es im wesentlichen hier mit den Graden der schweren venösen Stauung zu tun. Infolge der Verlangsamung des Blutstroms leidet die Ernährung der zugehörigen Gewebsabschnitte. Die Kohlensäure staut sich, die zur Verfügung stehende Sauerstoffmenge nimmt schnell ab. Damit kommen natürlich auch die Gefäßwandungen selbst unter unzureichende Ernährungsbedingungen, es erlahmen zuerst die empfindlicheren Gewebsanteile, d. h. die Nerven und Muskeln, die zum konstriktorischen Apparat gehören. Der dilatorische Apparat ist nicht so empfindlich, und es kommt also schon hierdurch zur weiteren Ausprägung der Dilatation und damit der Stauung. Der Gefäßinhalt dickt sich durch Austritt der flüssigeren Bestandteile des Blutplasmas ein, die Blutkörperchen beginnen zu koagulieren, es können die ersten Plättchenthromben entstehen. Zugleich setzt die Auswanderung der zelligen Elemente ein.

Im Grenzfalle, wo der allgemeine Gewebstod droht, sind in praxi stets einige Gefäßgebiete bereits vollkommen thrombosiert, während sich andere noch im Zustande der Prästase befinden. Durch die vollkommene Thrombosierung wird aber der sonst durch ein reichliches Anastomosennetz immer mögliche Ausgleich erheblich behindert und schließlich geht die Prästase überall in die vollkommene Stase über. So bilden Gefäßwandschädigung, Gewebsödem, Gefäßkompression, sekundäre Stauung und der dadurch wieder veranlaßte Austritt von Blutflüssigkeit einen Circulus vitiosus. Dieses automatische Ineinandergreifen von primärer Schädigung und sekundärer Behinderung läßt das Gewebsweiterleben schließlich nicht mehr zu. Das Leben der Zellen wird durch Kohlensäureanschoppung und Behinderung des Sauerstoffzustroms unmöglich gemacht.

Den vor der völligen Unterbrechung des Blutkreislaufs liegenden Zustand der Prästase beobachten wir bei allen Gewebsschädigungen mechanischer, thermischer, chemischer oder entzündlicher Art, und zwar dann am ausgesprochensten, wenn nicht gerade die großen Arterien, sondern hauptsächlich die Kapillaren im prä- und postkapillaren Gebiet betroffen werden. Bei allen von den Geweben gerade noch ertragbaren Schädigungen füllen sich die Kapillaren ad maximum mit Blut, das schnell die Beschaffenheit des mit Kohlensäure übersättigten Erstickungsblutes annimmt. Wir sehen die venöse (blaue), Hyperämie, und zwar immer vergesellschaftet mit einem starken Ödem bei der Entzündung um einen Furunkel, ausgesprochener beim Karbunkel und am ausgesprochensten bei der Milzbrandpustel und der Gasphlegmone. Wie im Experiment erkennen wir das langsame Entstehen der venösen Stauung bei der Erfrierung, bei welcher eine chemische Veränderung in den Geweben wie bei der Verbrennung nicht eintritt. Während sich in der Zone der Erholung sehr bald eine lebhafte (allerdings auch leicht venöse) Hyperämie einstellt, beginnen die gefährdeten Gliedabschnitte (Zehen und Füße) sich bläulich zu verfärben, und zwar um so dunkler, je erheblicher die Stauung oder die Blutanschoppung ist. Aus den gestauten Gefäßen tritt das Blut in die Gewebe über und infarziert dieselben. Trocknen dann solche infarzierten Gewebsabschnitte ein, was meist nach 6 bis 8 Tagen zu beginnen pflegt, so sehen sie bläulichschwarz aus, und zwar um so dunkler, je langsamer der Gewebstod eingetreten ist, weil sich nur im Zustand der Prästase die starke hämorrhagische Infarzierung der Gewebe einstellt. Die Gewebsnekrose ohne Infarzierung beobachten wir nur bei vollständiger und plötzlicher Abschneidung der Blutzufuhr.

Und so beobachten wir überall dort, wo die Gewebsnekrose langsam eintritt, wo also noch Zeit dazu war, daß sich die Kapillaren strotzend mit Blut anfüllen konnten, stets den blauschwarzen Gewebstod der Körperteile, welcher zu der Bezeichnung „Brand" geführt hat. Wir sehen dieses Absterben ebenso bei der Erfrierungsnekrose wie an dem gestielten Hautlappen, der langsam nekrotisch wird, und bei der langsam einsetzenden arteriosklerotischen Zehennekrose, während der embolische Verschluß der Arteria femor. oder tib. zum blassen Gewebstod führt. Dagegen weist auch beim blassen Gewebstod die Grenzzone die bekannte hämorrhagische Infarzierung auf, welche hier durch rückläufige Kapillarenstauung mehr oder weniger weit in die nekrotisierten Gebiete hineinreicht. Natürlich bedarf es zur Entstehung der Infarzierung auch hier eines gewissen Zeitraumes.

Der Schmerz in absterbenden Geweben.

Als eine der letzten Lebensäußerungen des absterbenden Gewebes beobachten wir meistens einen intensiven Schmerz. Wo dieser Schmerz im absterbenden Gewebe lokalisiert ist, läßt sich schwer sagen. Ich habe den Eindruck, daß gerade die Gewebsischämie auch in den Gefäßen zu äußerst heftigen präagonalen Krämpfen führt, also zu Gefäßkoliken. Wir sehen ja auch sonst, daß die krampfhafte Kontraktion sowohl an den quergestreiften Muskeln wie ganz besonders an den glatten Muskeln (Darm, Drüsenausführungsgänge usw.) zu den heftigsten Koliken, die wir kennen, führt. Wie außerordentlich lebhaft der Schmerz bei der Gefäßkontraktion ist, kann man leicht an sich selbst beobachten, wenn man den Strahl der Wasserleitung über die Gegend des Radiuspulses laufen läßt oder wenn man den Fuß in etwa 4 Grad kaltes (Eiswasser) eintaucht. Bekannt ist auch der Gefäßschmerz beim Wiederauftauen erfrorener Hände.

Die Behebung des Gewebsödems und der Stauung.

Es ist das Verdienst Nösskes, die verderblichen Folgen der venösen Stauung, welche über das Stadium der Prästase in das der vollständigen Stase fortschreitet, klar erkannt und eine besondere Behandlungsart gegen sie angegeben zu haben[1]). Zuerst für Verletzungen gedacht, haben sich die Stichelungen und Inzisionen in nekrosegefährdeten Gewebsgebieten auch als außerordentlich vorteilhaft zur Behandlung der Frostgangrän, der drohenden Gangrän eines gestielten Lappens usw. erwiesen. Nösske legt bei Extremitätenanteilen, insbesondere bei Finger und Zehen, die nach der Wundversorgung nicht ausreichend ernährt scheinen oder die sich im weiteren Verlauf der Behandlung blaurot anstauen, quere Inzisionen bis auf den Knochen an. Er tamponiert darnach locker mit Kampferölgaze.

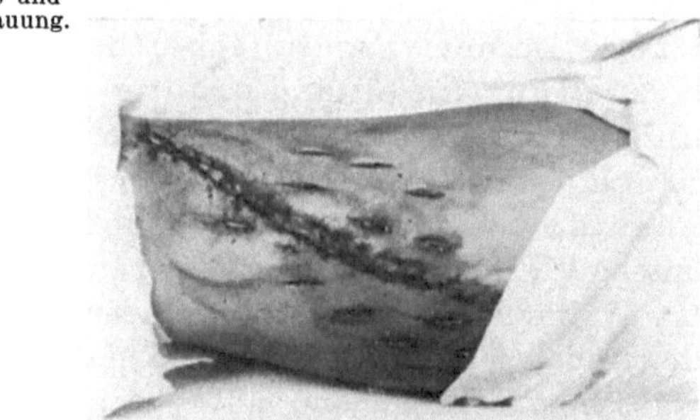

Abb. 29. Stichelung der Haut nach Nösske. Ausschälung eines großen subkutanen Angioma cavernosum. Nekrosengefahr der Haut.

[1]) Nösske, Zentralbl. f. Chir. 1909, Nr. 40.

Behandlung der Frostnekrose.

Wir sahen im Stellungskrieg des Ostens die Erfrierungen an den Füßen besonders zur Zeit der Schneeschmelze, beobachteten sie aber auch in großer Anzahl im Bewegungskrieg des Winters 1914 bis 1915, wo die Soldaten, insbesondere die Verwundeten, bei ungenügenden Unterkunfts-, Kleidungs- und Transportverhältnissen draußen liegen mußten. Die Außentemperatur jener Wintertage bewegte sich meist um 0 Grad. Ich habe die Nösskeschen Inzisionen schon damals in ausgedehntem Maße angelegt und diese Behandlungsmethode auch im Stellungskriege des öfteren bei Erfrierungen der Füsse angewandt. Besonders bei vergleichender Beobachtung, wenn von den symmetrisch erkrankten Füßen der eine mit Inzisionen behandelt war, trat die sehr wirksame Beeinflussung der drohenden Gangrän durch diese Inzisionen hervor. Die Einschnitte wurden nach vorheriger Alkoholdesinfektion der Haut stets nur in den ernstlich bedrohten, bei den Einschnitten meist ganz unempfindlichen Gebieten angelegt, an den Zehen bis auf den Knochen, auf dem Rücken der Zehen, auf dem Fußrücken und auf der Fußsohle bis tief in das Unterhautgewebe, wobei die Haut über den Sehnen geschont wurde. Auch die gerade noch etwas empfindlichen Hautgebiete wurden zur wirksamen Entlastung inzidiert. In der ganz unempfindlichen Haut floß aus den Kapillaren meist kein Blut mehr ab, aus den noch empfindsamen Stellen nur langsam eine geringe Menge.

Die Inzisionen wurden möglichst früh und sogleich bei der Einlieferung angelegt. Im Frühstadium sahen die erfrorenen Füße gar nicht sehr auffällig verändert aus. Nach bald gewonnenen Erfahrungen gaben die Gefühlsempfindungen die Indikationen für die Begrenzung der Inzisionen ab. Die Haut zeigte sich in den peripheren Gliedabschnitten zu Anfang meist nur wenig livide verfärbt, etwa so, wie man dies bei den Pernionen beobachtet. Gleich primär oder auch noch in den nächsten Tagen entleerte sich aus den Einschnitten blutig verfärbtes Serum. Die Blasenbildung als eine sekundäre reaktive Erscheinung trat an den erfrorenen Gliedabschnitten immer erst nach einigen Tagen auf, und keineswegs auch bei späterer Gangrän immer.

Die Veränderungen in den erfrorenen Gewebsabschnitten spielten sich nun folgendermaßen ab: War die Erfrierung, und das war meistenteils der Fall, nur auf die Füße beschränkt, so nekrotisierten in der Regel die Zehenspitzen. Sie trockneten nach einigen Tagen ein und wurden vollkommen schwarz. Im Verlaufe der nächsten Wochen stießen sich dann die Kuppen der Zehen oder bei den schwereren und von vornherein nicht aktiv behandelten Fällen ganze Zehen oder Teile des Vorderfußes ab.

Bei den mit Einschnitten behandelten Fällen gingen die Zeichen der beginnenden Gangrän langsam zurück und es erholten sich weitere Gewebsabschnitte, als dies bei den konservativ behandelten Fällen geschah. Auch Hautpartien, welche gänzlich gefühllos waren, erholten sich größtenteils, sie wurden wieder warm und rot und mit dem Eintritt der reaktiven Hyperämie kehrte die Gefühlsempfindung wieder, jedoch mitunter erst nach Wochen.

Eine Infektion der Inzisionswunden habe ich niemals beobachten können. Das ist immerhin auffällig, da man ja annehmen müßte, daß ein auf der Grenze zur Nekrose befindliches oder schon nekrotisiertes Gewebe besonders empfänglich für die Infektion sei. — Nach den Inzisionen wurde die drohende Frostgangrän in den ersten Tagen entweder mit Alkoholverbänden oder mit einfachen trockenen Verbänden behandelt. Die Einschnitte wurden nicht tamponiert, jedoch jeden Tag mit der Sonde wieder geöffnet, da sie sonst verklebt waren. Mit gutem Erfolg wurde auch die offene Wundbehandlung durchgeführt.

Wie sich besonders bei vergleichsweiser Betrachtung ergab, hatten die Nösskeschen Inzisionen zweifellos einen günstigen Einfluß auf die Abgrenzung der Gangrän. Die Extremität schwoll, besonders wenn gleichzeitig Hochlagerung angewandt wurde, durch das Ablaufen des Ödems ab. Vielleicht trug auch die Eröffnung der gestauten Kapillaren zur Erholung der Gewebe von den gefährlichen übermäßigen venösen Stauungen bei. Allerdings sahen wir eine erhebliche Nachblutung, die für einen solchen therapeutischen Effekt gesprochen hätte, in der Regel nicht. Ich habe doch den Eindruck, daß das Wesentliche bei der Behandlung der Abfluß des Stauungsödems war.

Da in der Regel bei den Erfrierungen die Haut am ausgedehntesten nekrotisierte, während sich die tiefen Weichteile, vor allen Dingen die Knochen erhielten, stand nach Abstoßung der nekrotisch gewordenen Gewebsteile ein granulierender Stumpf vor. Dieser mußte abgetragen werden, so nicht eine Lappentransplantation vorgenommen werden konnte.

Der Verlust der Extremitätenenden ist leider nicht die einzige, ja nicht einmal die Hauptfolge schwerer Erfrierungen an den Füßen. Viel übler als der Verlust der Zehen oder eines Teiles des Vorderfußes sind die vasomotorischen Störungen und die chronisch degenerativen Veränderungen in den durch die Erfrierung geschädigten Hautteilen. Das Fettpolster der Subkutis und die Kutis selbst atrophieren im Verlaufe von mehreren Monaten. Wahrscheinlich werden die Zellen dieser Gewebe durch die Kälteeinwirkung abgetötet und die zwischen ihnen liegenden paraplastischen Substanzen (Fett und kollagenes Gewebe) können sich nicht halten und werden aus dem lebenden Verbande resorbiert.

Die vasomotorischen Störungen beruhen zum Teil auf Verödungen weiter Kapillargebiete und auf endarteriitischen Veränderungen in den Arteriolen (wie ich bei einigen Nachoperationen mikroskopisch nachweisen konnte), zum andern Teil aber auf der Lähmung der Vasomotoren in der Gefäßwand, wobei die Vasokonstriktoren als die empfindlicheren Anteile schwerer geschädigt wurden als die widerstandsfähigeren Dilatatoren.

Die Hautatrophie betrifft häufig den ganzen Fuß, nicht selten auch noch den Unterschenkel. Die Kutis ist dann verdünnt, gespannt, glänzend und livide, wie nach alten Fingerverletzungen oder Phlegmonen. Die Haut schilfert nicht selten ab oder ist schwer ekzematös verändert. In einer so degenerierten Haut entstehen leicht Ulzera und in der kalten Jahreszeit bekommen die Patienten erneut Schmerzen und neue Ulzera.

Die Behandlung dieser üblen Spätfolgen nach Erfrierungen, welche übrigens sehr den Veränderungen nach schweren Venenthrombosen gleichen, ist wenig erfreulich. Sie muß sich auf den Schutz der Haut vor groben Schädigungen und vor neuen Kälteeinwirkungen beschränken. Wicklung mit warmhaltenden Binden, Einpudern oder Einfetten der Haut, hydrotherapeutische Maßnahmen, besonders Wechselbäder, sind angezeigt. Mitunter sehen wir von der Bierschen Stauung und der Heißluftbehandlung recht gute subjektive und objektive Besserungen.

Nur in der Zeit, wo den Soldaten nach der Erfrierung die einfachsten ärztlichen Hilfeleistungen versagt blieben, wo ein längerer Transport auf schlechten Wegen, mit ungenügendem Kälteschutz, nötig war, haben wir im Osten schwere phlegmonöse Entzündungen der erfrorenen Füße zu sehen bekommen. In der Regel gelang es auch hier, die beginnende Phlegmone durch vielfache kleine Einschnitte in die Haut zum Rückgang zu bringen. In einigen Fällen war aber auch die frühzeitige Amputation nicht zu umgehen, da die Patienten septisch wurden.

Die Behandlung der Verbrennung.

Die Verbrennung, das andere Extrem einer abnormen Temperatureinwirkung, gleicht der Erfrierung nur in den ersten zwei Graden ihrer Erscheinungsformen an den Geweben, also nur im Stadium der Rötung und daneben der Blasenbildung. Dagegen verändert die Hitze die Gewebe des Körpers bei intensiver Einwirkung besonders in Form der Flamme sowohl chemisch wie physikalisch sehr weitgehend, so daß bei der Verbrennung 3. Grades in Körpersäften und im Gewebe Eiweißzersetzungen vor sich gehen, die den Körper vergiften. (Pfeiffersche Versuche: Der Urin verbrannter Tiere tötet, schon in geringen Mengen injiziert, gesunde Kaninchen.)

Schwerste Grade der Hitzeeinwirkung führen bis zur Verkohlung. — Analoge Gewebsveränderungen durch Kälteeinwirkungen kennen wir nicht.

Die Behandlung der Verbrennungen 1. und 2. Grades (Rötung, Blasenbildung) besteht in Öl-, Salben- oder Pulververbänden. Gegen den Schmerz kann man bei nicht zu großer Ausdehnung der verbrannten Hautpartien mit ausgezeichnetem Erfolge Anästhesinsalbe (5 bis 10 $^0/_0$ig) anwenden. Ein wirksames Volksheilmittel gegen den Schmerz ist das feuchte Kochsalz in Breiform.

Als Ölverband wird Leinöl und Kalkwasser in gleichen Teilen angewendet, als Pulververband die sogenannte Bardelebensche Brandbinde, deren Hauptbestandteil das austrocknende Wismut ist. Wir wenden in Göttingen gerade die Behandlungsmethoden mit der Wismutbinde mit bestem Erfolge an.

Bei Verbrennungen 3. Grades, beispielsweise durch kochendes Wasser, hängt der Ausgang vom Umfang der befallenen Hautoberfläche ab. Sind über $^1/_3$ der Haut auch nur 1. bis 2. Grades verbrannt, so tritt der Tod meist nach wenigen Tagen ein. Bei ausgedehnten Verbrennungen 3. Grades, die ja mit mehr oder weniger tiefer Nekrotisierung der Haut einhergeht, erfolgt der Tod unter bald einsetzender Benommenheit, anscheinend unter der Wirkung der Verbrennungsgifte.

Verkochte oder verkohlte Haut muß naturgemäß durch demarkierende Eiterung abgestoßen werden. Die Demarkation erfolgt ausnahmslos durch sekundäre Einwanderung der Hautkeime unter lebhafter Eiterung. Auch die energischste Desinfektion, mit der wir ja die tiefen Hautkeime nicht entfernen können, kann die demarkierende Eiterung nicht verhindern. Wir wandten in Leipzig zur Behandlung ausgedehnter schwerer Verbrennungen eine energische Desinfektion der Haut im Bade mit nachfolgendem trockenen Verband an. Auch hier tritt bei der Demarkation die Eiterung auf (vgl. auch die Methode nach Rovsing, Abschn. 40).

Haben sich die nekrotischen Hautpartien und das Unterhautgewebe abgestoßen, so liegen noch wochenlang mehr oder weniger große granulierende Flächen vor, deren Überhäutung noch lange Zeit in Anspruch nehmen kann. Diese Flächen müssen möglichst bald nach Thiersch transplantiert werden, die Hautlappen werden entweder auf die gesund granulierende Fläche oder erst nach Abkratzung der Granulationen aufgelegt; wenn sie auch nicht immer ganz anheilen, so erfolgt die Epithelisierung von einzelnen Inseln doch bedeutend schneller als vom Rande aus. Besonders bei den Verbrennungen 3. Grades über Sehnen und Gelenken darf mit der Transplantation nicht zu lange gewartet werden, denn sonst stellen sich mit Sicherheit desmogene Kontrakturen ein, die später kaum zu beseitigen sind.

Bei sehr ausgedehnten Verbrennungen ist die Behandlung im Wasserbade am schonendsten. Verbände brauchen im Wasserbad nicht angelegt zu werden, der einfache aseptische Verband klebt gewöhnlich, wenn er längere Zeit liegt, fest oder die Granulationen wachsen sogar in ihn hinein. Ist der Verband festgewachsen, so erfolgt bei seiner Wegnahme stets eine heftige, die Patienten quälende und stark schwächende Blutung. Wenn die Behandlung im Wasserbad aus äußeren Gründen nicht möglich ist, so sollten zur Vermeidung des Anklebens Salbenverbände oder Pulververbände aufgelegt werden (dicke Lagen von Bolus alb. steril. genügen statt der teueren Wismutpulver oder anderer). Da Kranke mit schweren Verbrennungen häufig monatelang an das Bett gefesselt sind, muß den bekannten Bettkontrakturen in Hüft-, Knie- und Fußgelenk von vornherein entgegengearbeitet werden (Bewegungsübungen, Fußzügel). Bei flächenhaften Verbrennungen in der Nähe der Gelenke kann nur eine sehr sorgsame Verbandtechnik mit Schienen usw. den üblichen Flektionskontrakturen vorbeugen. Der Rovsingschen Methode wird nachgerühmt, daß sie den Kontrakturen vorbeuge.

Verbrennungen durch elektrischen Starkstrom.

Verbrennungen durch elektrischen Starkstrom sind in neuerer Zeit nicht ganz selten. In ihrer schwersten Form stellen sie sich als Verkohlungen ganzer Gliedabschnitte dar, wenn die Verletzten mit den Armen oder Beinen in der Hochspannungsleitung festhängen bleiben. Ganze Weichteilabschnitte können bis auf den Knochen verkohlen und durchschnitten werden. Diese Extremitätenverletzungen führen dann ebenso wie die schweren Verbrennungen am Kopf meist zum Tode. Bei einem überlebenden Patienten konnten wir am Kopf nach Demarkation der Schwarte ausgedehnte Sequestration der Schädelknochen beobachten.

Meist gesellen sich auch schon bei leichten Starkstromverletzungen, wie ich sie im Felde in der Nähe eines großen Kraftwerkes relativ häufig sah, langdauernde nervöse Störungen, Neurasthenia Cordis, psychische Depressionen usw. hinzu, welche die Kranken für lange Zeit in ihrer Arbeitsfähigkeit beschränken.

Die Brandverletzungen durch Starkstrom heilen nach meinen Erfahrungen in ganz gleicher Weise wie sonst Wunden unter dem Brandschorf, d. h. meistens ohne Komplikationen und häufig ganz aseptisch. So sah ich einmal eine Durchschneidung der Haut auf der Beugeseite aller Finger, die bis auf die Sehnen in alle vier Sehnenscheiden hineinging, so glatt heilen, wie man das sonst nur bei aseptischen Operationswunden oder bei offenen glatten Schnittwunden zu sehen pflegt. Die Funktion der Finger wurde so gut wie normal. Die Heilung war in wenigen Wochen abgeschlossen.

Die Behandlung der nicht sehr ausgedehnten Starkstromverletzungen sollte möglichst nur mit dem aseptisch trockenen Verband vorgenommen werden. Feuchte oder Salbenverbände halte ich hier nicht für angezeigt. Ich glaube, daß gerade die Verkohlung durch Bakterienarretierung den aseptischen Verlauf sichert.

Karbolgangrän.

Der abschließende Karbolsäureverband führt oft schon im Verlauf von 24 Stunden auch bei 1 bis 2 %iger Konzentration des Karbolwassers zum tiefgreifenden Brand. Die sehr lipoidlösliche und deswegen schnell durch Zellwände und Membran diffundierende Karbolsäure tötet alle Zellen ab, soweit sie dringt, und nicht zuletzt die Endothelien der Kapillaren.

Therapeutisch ist gegen die im Gange befindliche Karbolnekrose nichts zu machen. Nach der Demarkation muß der befallene Finger amputiert oder exartikuliert werden.

Raynaudsche Gangrän. Ergotismus.

Der Brand bei der Mutterkornvergiftung und die Raynaudsche Gangrän scheinen mit krampfartigen Kontraktionen der Gefäße bis zum Kapillargebiet einherzugehen. Ihrem Effekt nach scheint es sich auch hier um Stauungsnekrosen zu handeln. Nösske sah gerade hier mit seinen queren Inzisionen über die Fingerbeeren ausgezeichnete Erfolge. Droht bei diesen Gefäßkrämpfen das Gewebe zu nekrotisieren, so sollte man die Nösskeschen Inzisionen vornehmen oder vielleicht erst mit protahierten heißen Bädern den Gefäßkrampf zu lösen versuchen.

Milzbrand, Gasgangrän, Noma.

Die beim Milzbrand bereits oben beschriebene zentrale Gangrän der Pustel beruht letzten Endes ebenfalls auf der Prästase und Stase in von Bakterien befallenen Gewebsanteilen. Die livide Verfärbung in der Umgebung der Milzbrandpustel ist ja eines ihrer charakteristischsten diagnostischen Merkmale.

Nach neueren Untersuchungen scheint auch bei der Gasgangrän die Gefäßlähmung eine bedeutsame Rolle zu spielen. Klose u. A. haben aus den Bakterien ein Gift isoliert, das die Gefäße lähmt. Das außerordentlich schnelle Fortschreiten der Gasgangrän erklärt sich m. E. durch die Lähmung sehr ausgedehnter Gefäßgebiete, deren zugehörige Gewebe dann von den Bakterien sehr schnell zersetzt werden, weil sie bei ungenügender Blutversorgung nicht widerstandsfähig sind. Die Gasbrandbazillen verhalten sich insofern ähnlich wie die Fäulniserreger, als sie das Gewebe (vor allen Dingen Muskelgewebe) nicht nur nekrotisieren, sondern auch sofort verdauen, so daß sehr große Muskeln binnen kurzem in einen weichen Brei verwandelt werden.

Bei sehr schwächlichen Individuen, meist unterernährten Kindern, entwickelt sich von der Mundschleimhaut aus eine Gangrän der Wangen, die mit einer mäßig starken Schwellung der betroffenen Gesichtshälfte einhergeht. Meist seitlich dem Mundwinkel erscheint zuerst in der äußeren Haut ein kleiner schwärzlicher Fleck, dem in der Tiefe bereits eine sehr ausgedehnte Gangrän entspricht. Meist schreitet der Prozeß unaufhaltsam vorwärts, alle möglichen, aus der Mundhöhle einwandernden Keime bringen das Gewebe zur schmierigen Erweichung. Die Therapie ist meist machtlos, da die Hauptursache der Noma, eben die geringe Widerstandskraft der unterernährten Kinder, nicht schnell zu beseitigen ist. Charakteristischerweise fehlen ebenso wie bei der Gasgangrän meist die entzündliche Rötung und die reaktive Eiterung.

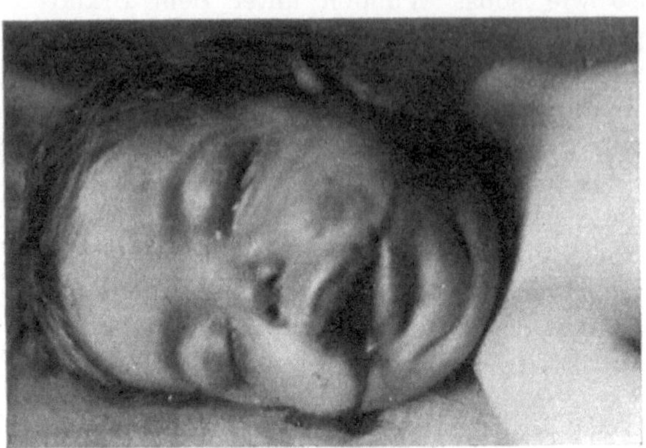

Abb. 30. Noma der linken Wange, dicht vor dem Hautdurchbruch.

Der arteriosklerotische Brand.

Wenn sich auch als drohende Anzeichen des allmählich zunehmenden Gefäßverschlusses arteriosklerotischer Gefäße an der unteren Extremität häufig Schmerzen, Parästhesien, Kraftlosigkeit und hinkender Gang (Dysbasia angiosclerotica) einstellen, so erfolgt doch das Einsetzen der Gewebsnekrose häufig ziemlich unvermittelt. Plötzlich bemerken die Kranken, daß eine Zehe schwarz wird und gar nicht so selten wird gleich ein ganzer Fußabschnitt nekrotisch.

Die senile Gangrän kann sich auf einzelne Zehen oder sogar auf die Zehenspitzen beschränken. Der Arzt hat dafür zu sorgen, daß die Nekrosen aseptisch bleiben; dann kommt es zur einfachen Eintrocknung und später zur fast aseptischen Demarkation. Die Bettruhe ist zur erfolgreichen Behandlung nicht zu umgehen, wenn sie auch bei alten Leuten nicht angenehm ist. Die betroffene Extremität wird hochgelagert, mit einem aseptischen oder Pulververband bedeckt. Man kann aber auch ebensogut die offene Wundbehandlung unter einem losen Gazeschleier anwenden. Die Eintrocknung erfolgt bei letzterer Behandlungsart besonders schnell. — Mitunter wird die Hochlagerung nicht vertragen, vielmehr die Tieflagerung als angenehm empfunden.

Thrombosiert bei hochgradiger Arteriosklerose die Arteria femor. plötzlich in größeren Abschnitten, so ist die Nekrose von vornherein ausgedehnter, sie tritt dann auch anfangs meist in Form der anämischen Nekrose auf. Doch schoppt sich aber auch dann das Blut durch kollaterale seitläufige und rückläufige Anfüllung der Venen, wenigstens in den proximalen Partien der Extremität, an, letztere färbt sich bläulich und schließlich schwarz.

Man faßt heute auch die sogenannte diabetische Gangrän des Fußes als eine Folge der Arteriosklerose auf, die ja mit dem Diabetes so außerordentlich häufig vergesellschaftet ist und mit ihm in einem ursächlichen Zusammenhang steht, ja, die hier schon vorzeitig als präsenile Form aufzutreten pflegt.

Bedeutung des aseptischen Heilverlaufes bei den Gewebsnekrosen.

Für alle Formen des Brandes an der unteren Extremität, seien sie durch Frosteinwirkung oder durch Arteriosklerose usw. entstanden, hängt der weitere Verlauf und damit auch das Schicksal der Extremität und das Leben der Patienten von der Nichtinfektion oder Infektion des nekrotisch werdenden Gewebes ab. Der Verlauf einer aseptischen Gewebsnekrose, z. B. am Fuß, kann fieberfrei und ohne jede Beeinträchtigung des Allgemeinzustandes sein. So sehen wir kleine distale Zehennekrosen bei entsprechender Behandlung ganz aseptisch abheilen. Verzögert sich die Abstoßung durch Knochennekrose, so kommt es meist zu einer harmlosen demarkierenden Eiterung (Einwanderung der Hautkeime). Bei ausgedehnter Nekrose, welche die Wegnahme größerer Extremitätenabschnitte erfordern, wartet man gern bis zur einwandfreien Demarkation, schon um unter sicher aseptischen Verhältnissen operieren zu können; denn gerade im Beginn sind häufig die Lymphbahnen infiziert. Erfahrungsgemäß amputiert man bei älteren Leuten mit Brand des Fußes am besten am Oberschenkel, auch wenn nur erst der Fuß nekrotisch geworden ist. Die Oberschenkelamputation schafft einfache Wundverhältnisse, und sie ist auch deshalb angezeigt, weil die Verstopfung der Arterien meist bis über das Kniegelenk hinausgeht.

Kommen die Patienten mit einem vernachlässigten Gewebsbrand in Behandlung, so ist der letztere meist nicht mehr aseptisch und trocken, sondern feucht und infiziert. Vielfach gelingt es uns auch dann noch, mit Ruhigstellung und Hochlagerung und entsprechenden Verbänden die entzündliche Schwellung zu beseitigen, die Lymphangitis zum Rückgang zu bringen und beim zirkumskripten Brand die Demarkation abzuwarten oder bei indizierter Amputation diese im aseptischen Gewebe vornehmen zu können.

Bei der sogenannten feuchten Gangrän sind die Infektionserreger in der Regel Fäulniskeime. Diese brauchen zu ihrem Fortkommen in den Geweben Feuchtigkeit, wie sie durch das Gewebsödem gegeben ist. Tierische Gewebe faulen ohne Gegenwart von Wasser nicht. Die Fäulniskeime leben in dem absterbenden Gewebe meist in Symbiose mit den gewöhnlichen Eitererregern.

Offene Wundbehandlung bei der Gangrän.

Es ist ein recht glücklicher Gedanke gewesen, die austrocknende und konservierende Wirkung der Luft als Gegenmittel gegen die Einwanderung und Vermehrung der Fäulniskeime im nekrotischen Gewebe zu verwenden. Die einfache offene Behandlung ist im Kriege besonders bei Brand durch Kältewirkung empfohlen und mit bestem Erfolg auch von mir angewandt worden. Die befallene Extremität wird hochgelagert und entweder ganz freigelassen oder mit einem Gazeschleier über einem einfachen Drahtbügel so geschützt, daß die Fliegen nicht an die Wunde heran können. Frostblasen werden mit der Schere abgetragen. Mitunter habe ich, wenn die Extremität stark ödematös geschwollen war, zur schnelleren Austrocknung der Nekrosen vielfache kleine Einschnitte in die Haut gemacht, aus denen dann das Ödem in wenigen Stunden ablief. So bekommt man auch gangränöses Gewebe, das bereits mit Fäulnisbakterien infiziert ist, noch zur Austrocknung und Mumifizierung. Das anfänglich bestehende Fieber geht meist schnell zurück.

Auch bei der arteriosklerotischen Nekrose ist die Freiluftbehandlung mit bestem Erfolge anzuwenden. Für die Gangrän beim Diabetes hat in jüngster Zeit Falta auf die günstigen Erfolge der Austrocknung bei der offenen Wundbehandlung hingewiesen.

Je frühzeitiger der Arzt die Patienten mit beginnendem Brand in Behandlung bekommt, desto leichter ist es für ihn, die Mumifikation der Gewebe zu unterstützen und dem Entstehen des feuchten Brandes vorzubeugen. Läßt sich aber mit allen Maßnahmen der fortschreitende feuchte Brand nicht mehr beherrschen, so muß beizeiten amputiert werden, und zwar dann immer möglichst hoch, bei der arteriosklerotischen Gangrän immer am Oberschenkel.

Der Brand durch chemische Stoffe (Säuren oder Laugen) ist meist von vornherein feucht; er ist verhältnismäßig selten, die Amputation ist hier mitunter schon recht frühzeitig notwendig. Die häufigste Form der Gewebsnekrose durch chemische Stoffe ist immer noch die Karbolnekrose der Finger.

Auch die Verbrennungen 3. Grades, z. B. durch kochendes Wasser, sind meist feuchte Nekrosen. Zur eigentlichen feuchten Gangrän, d. h. der Infektion mit Fäulnisbakterien, kommt es bei den Verbrennungen 3. Grades nur selten. Dagegen wandern aber ganz gewöhnlich an der Grenze des lebenden zum toten Gewebe die Hautsaprophyten ein und verursachen eine, wenn auch nicht sehr virulente Eiterung.

24. Die Behandlung von Infektionsherden oder Wunden im Gefolge oder bei gleichzeitig bestehendem Diabetes.

Es interessieren uns an der Komplikation Diabetes vor allen Dingen zwei Fragen:

1. Inwieweit sind beim Diabetes erfahrungsgemäß besonders übel verlaufende Erkrankungen mit einiger Aussicht chirurgisch angreifbar und wie begrenzt sich hier im besonderen die Prognose? Wie und mit welcher Aussicht haben wir also Furunkel, Karbunkel, die Gangrän usw. bei gleichzeitig bestehendem Diabetes zu behandeln?

2. Inwieweit ist der Diabetes, insbesondere der schwere Diabetes mit Azidose, eine Kontraindikation gegen Operationen, die aus irgendwelchen chirurgischen Indikationen auszuführen sind?

Als komplizierende Erkrankung ist der Diabetes natürlich nur bei größeren chirurgischen Eingriffen, die mit Blutung einhergehen, oder zu denen event. die Narkose herangezogen werden muß, zu berücksichtigen.

Sind die Erkrankungen im Gefolge oder im Verlauf eines Diabetes lebensbedrohlich, so besteht bei allen Chirurgen und Internisten darüber Einigkeit, daß der operative Eingriff ohne Rücksicht auf den Zustand vorgenommen werden muß. Denn gerade akzidentelle infektiöse Erkrankungen wie ein Karbunkel oder eine feuchte Gangrän verschlimmern einen bestehenden Diabetes, führen Azidose oder gar das Koma herbei. Leider ist nun der operative Eingriff ein weiterer Insult sowohl psychischer Art wie auch durch den Blutverlust, ganz abgesehen davon, daß die event. Narkose an sich den Zustand verschlimmern kann. Wir müssen in diesen Fällen unsere Prognose von vornherein mit einer gewissen Reserve stellen und müssen vor der Operation eines schweren Karbunkels die Angehörigen darauf aufmerksam machen, daß der Zustand an sich schon sehr ernst sei, und daß die Operation zum tödlichen Ausgang führen könne.

Ist die Indikation zum chirurgischen Eingriff bei schwerem Diabetes mit Azidose nicht so sehr dringlich, so sollen wir versuchen, mit diätetischen Maßnahmen Entzuckerung oder wenigstens das Verschwinden der Azidose zu erzielen. Es ist aber gerade in solchen Fällen, wenn bereits Azidose besteht, davor zu warnen, die Entzuckerung durch eine strenge kohlenhydratfreie Diät vorzunehmen; denn diese Diät kann den Ausbruch des Komas unmittelbar herbeiführen. Ist der operative Eingriff trotz des bereits bestehenden Komas unbedingt notwendig, so soll wenigstens versucht werden, die Azidose mit Gaben von Na bicarb. innerlich, subkutan oder intravenös zu beeinflussen.

Sehr bedeutungsvoll ist die von allen Chirurgen anerkannte Tatsache, daß aseptische Operationen ausnahmslos bei einwandfreier Asepsis des Arztes auch trotz bestehendem Diabetes glatt heilen. Daher sind aseptische Wundversorgungen jederzeit nach den allgemein üblichen Regeln vorzunehmen. Man vermeide jedoch möglichst die Infiltrationsanästhesie, um die örtliche Widerstandskraft der Gewebe nicht zu vermindern und operiere möglichst ohne Blutleere. Kann der Eingriff nicht in Leitungsanästhesie ausgeführt werden, so ist die Äthernarkose angezeigt. Die Chloroformnarkose ist beim Diabetiker immer streng kontraindiziert. Da psychogene Traumen, ebenso wie stärkerer Blutverlust das postoperative Koma auch ganz aus heiterem Himmel, d. h. ohne vorher bestehende Azidose, auslösen kann, ziehe man einer vielleicht unvollständigen Leitungsanästhesie die Äthernarkose vor. So dürfte ein Karbunkel oder eine Sehnenscheidenphlegmone immer besser im Ätherrausch zu operieren sein.

Infektiöse Prozesse bei gleichzeitig bestehendem Diabetes.

Den erfahrenen Arzt wird eine hartnäckige Furunkulose häufig auf den gleichzeitigen Diabetes hinweisen. Für die Praxis besteht daher das Gebot, bei jeder Furunkulose, jedem Karbunkel, bei einer renitenten Balanitis oder bei einer schwer verlaufenden Sehnenscheidenphlegmone, den Urin auf Zucker zu untersuchen. Die Balanitis und die Furunkulose gehen im allgemeinen nach entsprechend diätetischer Behandlung spontan zurück. Die Karbunkel- und die Sehnenscheidenphlegmone erfordern schleuniges operatives Vorgehen. Man gestalte den operativen Eingriff so kurz wie möglich und sei auf die Vermeidung eines erheblichen

Blutverlustes bedacht. Da sich in der Regel besondere diätetische Maßnahmen und die Medikation von Na bicarb. erforderlich machen, dürfte die Behandlung im Krankenhaus immer vorzuziehen sein. Wir sehen so doch eine ganze Reihe schwerer phlegmonöser Prozesse trotz des bestehenden Diabetes zur Ausheilung kommen. Dasselbe gilt naturgemäß für den eingeklemmten Bruch, die Appendizitis, Otitis media usw. Auffällig bei den chirurgischen Erkrankungen mit gleichzeitig bestehendem Diabetes ist immer wieder der außerordentlich bösartige Verlauf aller Infektionsprozesse, wenn diese einmal eingesetzt haben. Es ist auch jetzt noch nicht entschieden, worauf diese Bösartigkeit beruht, ob auf dem vermehrten Zuckergehalt der Gewebe, einer Minderwertigkeit der in ihrem Kohlenhydratstoffwechsel erkrankten Zellen oder auf einer verminderten Bildung der gewöhnlichen Schutzstoffe des Organismus im Kampf gegen die Infektion. Besonders bösartig verlaufen die phlegmonösen Prozesse bei der diabetischen Gangrän, wenn diese in das feuchte infektiöse Stadium getreten ist.

Die Behandlung der diabetischen Gangrän

Es steht heute fest, daß die diabetische Gangrän im wesentlichen eine arteriosklerotische Gangrän ist. Die Arteriosklerose vergesellschaftet sich so ungemein häufig mit dem längere Zeit bestehenden Diabetes, daß es nicht wundernimmt, wenn beim Diabetiker die Gangrän unverhältnismäßig häufig auftritt. Unsere Therapie muß in erster Linie erstreben, die anfangs immer als einfache aseptische Nekrose auftretende Gangrän aseptisch zu erhalten. Bekommt der Arzt den diabetischen Brand frühzeitig in Behandlung, so gelingt diese Trockenhaltung ohne Schwierigkeiten. Als einfachste Behandlungsart kann hier nicht dringend genug die Freiluftbehandlung empfohlen werden. Das Bein wird auf Kissen hochgelagert und der betroffene Gliedabschnitt unter freiem Zutritt der Luft offen gelagert. Man kann die Austrocknung durch Föhnbehandlung begünstigen. Es gelingt vielfach, auch eine nicht sehr virulente infektiöse Attacke mit mehr oder weniger erheblichem Ödem durch die offene Behandlung zum Rückgang zu bringen. Wir werden mit diesen konservativen Verfahren bis zur Abstoßung der Gangrän zuwarten und uns nur im äußersten Notfalle zur Operation (Wegnahme vorstehender Knochenteile usw.) entschließen. Inzwischen haben wir mit diätetischen Maßnahmen gegen den Diabetes vorzugehen und damit die Aussichten für einen eventuell später notwendig werdenden Eingriff günstig zu gestalten. Handelt es sich um ältere Leute, so müssen wir der Gefahr der Bronchitis und des Herzens wegen die Patienten außer Bett bringen. Die Hochlagerung und offene Behandlung läßt sich auch dann auf Kissen usw. vornehmen.

Kommt die diabetische Gangrän bereits im feuchten und im Infektionsstadium in ärztliche Behandlung, besteht bereits Lymphangitis längs des ganzen Beines oder eine schwere phlegmonöse Schwellung des Unterschenkels, so darf mit dem chirurgischen Eingriff nicht lange gewartet werden, auf daß nicht unter dem üblen Einfluß der Infektion der Diabetes verschlimmert und der Eintritt des Komas veranlaßt wird. Die Amputation muß bei bestehender Phlegmone und Lymphangitis hoch oben vorgenommen werden, also meist am Oberschenkel. Nur ausnahmsweise können äußere

Gründe veranlassen, einen solchen Eingriff im Privathause und nicht in der Klinik vorzunehmen. In der Nachbehandlung der Operationswunden haben wir uns davor zu hüten, die Gewebe durch Antiseptika zu schädigen. Vor der Anwendung des Sublimates, Karbols usw., wie auch stark antiseptisch wirkender Pulver ist dringend zu warnen. Die Prognose beim feuchten Brand an den Extremitäten ist natürlich viel schlechter als beim trockenen Brand. Die Mortalität beträgt in der Statistik von Karewski beim feuchten Brand 15%, beim trockenen etwa 7%, also etwa nur die Hälfte.

Von chirurgischen Erkrankungen, die beim Arzt immer den Verdacht auf Diabetes erwecken sollten, seien außer der Furunkulose, dem Karbunkel und der Gangrän noch folgende genannt: die chronische Balanitis, das Mal perforant (ohne bestehende Tabes und Spina bifida), schwer verlaufende Panaritien oder Sehnenscheidenphlegmonen, bösartig verlaufende Infektionen nach Verletzungen, eingeklemmte Hernien mit auffallend schnellem Eintritt von Darmgangrän und Infektionen des Bruchsackes und der Nachbarweichteile

Vierter Teil.

Die Mittel zur Wundbehandlung.

25. Die Verbandmittel und die Hilfsstoffe zum Wundverband.

Zur unmittelbaren Bedeckung von Wunden verwenden wir heute fast ausnahmslos die Baumwollgaze. Wir legen die Gaze in zwei- bis achtfacher Lage auf die Wunde und darüber Zellstoff. Die Gaze verhindert das Ankleben des Zellstoffes am Wundgewebe. Im kleinen ärztlichen Betrieb genügt es vollkommen, an Stelle der Gazeplatten (zwei- bis achtfache Lagen) zusammengelegte Stücke steriler Mullbinden als unmittelbaren Wundschutz zu verwenden und darüber nach Bedarf den hauptsächlich aufsaugenden Teil des Verbandes in Gestalt von Zellstoff mit Binden festzuwickeln. Recht brauchbar und sparsam sind die sogenannten Zellstoffkompressen, d. h. vier- oder rechteckige Zellstoffplatten von Fingerdicke und etwa Handlänge und -breite, die in ein- oder zweifachem Gazenmull eingeschlagen sind. Besonders bei stark absondernden Wunden wenden wir solche Zellstoffkompressen an; wir legen sie entweder direkt auf die Wunde oder nachdem diese erst mit einer Gazeplatte bedeckt wurde. Zum äußeren Verband benutzen wir bei stark absondernden Wunden ausnahmslos Zelstoff, der in Form großer Platten aufgelegt oder in Rollenform angewickelt wurde.

Die früher benutzte weiße entfettete Watte, auch Brunssche Wundwatte benannt, benutzen wir heute nicht mehr. Sie saugt nicht besonders gut auf, besser immerhin noch, wenn sie vorher angefeuchtet wird. Der Zellstoff hat sie heute mit Recht wohl überall verdrängt; er ist meistens ebenso kapillarfähig oder saugkräftig wie die Gaze. Leider wird der Zellstoff in den Fabriken hauptsächlich in der nicht sehr praktischen Form großer rechteckiger Platten erzeugt. Im Gebrauch außerordentlich angenehm erwies sich der im Felde eine Zeitlang gelieferte rollenartig aufgewickelte Zellstoff, der leider nicht von allen Fabriken in dieser Form hergestellt wird. Von solchen langen Rollen kann man mit einem scharfen Messer (Amputationsmesser) sehr leicht nach Belieben breite Verbandstoffrollen abschneiden. Die Breite der Zellstoffrolle wählt man praktischerweise von 6 bis 15 cm entsprechend der Bindenbreite. In dieser Form läßt sich der Zellstoff sowohl zu Fingerverbänden, Kopfverbänden wie auch zur Polsterung von Schienen und bei Gipsverbänden anwenden.

Zellstoff muß sterilisiert werden. Er birgt saprophytäre Keime und häufiger den Pyozyaneus in sich.

Über die Kapillareigenschaften der Verbandsstoffe.

Der von mir seinerzeit aufgestellte Grundsatz, daß Baumwolle, Gaze, Watte und Zellstoff durch Kapillarkräfte wirken, also im wesentlichen durch ihre Aufsaugefähigkeit, ist in jüngster Zeit durch A. Belak eingehend geprüft worden. Ich entnehme den Ergabnissen seiner Untersuchungen folgende Tatsachen: eine Adsorption (also Oberflächenfixation auf den Gazefasern) von Eiweiß oder von Eiweißspaltprodukten findet nicht statt. Dagegen werden Fermente (Pepsinasen und Tryptasen) sowohl von Baumwollfasern wie vom Zellstoff adsorbiert. Die Verbandstoffe hemmen die Eiweißverdauung durch Fermente ein wenig, wahrscheinlich auf adsorptive Weise. Letzteres ist nicht ohne Bedeutung, gehen doch zweifellos im Wundverband durch die Fermente der Leukozyten und Bakterien Verdauungsprozesse vor sich, deren giftige Produkte durch die adsorptive Kraft der Verbandstoffe fixiert werden und daher vom Wundgewebe nicht resorbiert werden können. Auch Bakterien werden adsorbiert. In Belaks Versuchen wurden bis über 50% der Bakterien in der Ausschwemmung durch Adsorption festgehalten. Giftige Stoffe vom Toxincharakter (das toxinähnliche Albuminoid Rizin) wurden sehr wirksam adsorbiert.

Die Kapillarfähigkeit oder das Aufsaugevermögen ist bei der Baumwollgaze wie beim Zellstoff etwa gleich groß.

Die Verbandstoffe entfalten somit auch durch ihre adsorptiven Eigenschaften pharmakologische Wirkungen, und zwar teils indirekt durch Absaugung des Wundsekrets, teils aber auch, indem sie den Wundstoffwechsel beeinflussen, insofern, als sie in den Verbandstoffen vor sich gehende fermentative Prozesse hemmen, Bakterien und wahrscheinlich auch ihre Toxine fixieren.

Da wir uns im letzten Kriege bei der Verwendung von Verbandstoffen Sparsamkeit auferlegen mußten, wurde eine Reihe anderer Stoffe ebenfalls zum Verband empfohlen. Es sind vorgeschlagen worden: Mooskissen, Torf, Sand, sterile Sägespäne, geröstete Sägespäne, in früheren Kriegen auch Asche (z. T. schon recht alte Verbandmittel). Auch die Leinencharpie wurde wieder hervorgeholt. Ich habe einige dieser Mittel nachuntersucht. Einwandfrei steriles Moos in Form von Mooskissen (mit einer Mullumwicklung) erwies sich nur in feuchtem Zustand als leidlich aufsaugefähig. Sein Kapillarvermögen stand dem des Zellstoffs weit nach. Das gleiche traf für die Sägespäne zu. Recht gut saugt grobkörniger (Korngröße 1 bis 2 mm) steriler Meer- oder Flußsand auf (nach Klapp zur Beseitigung des Ödems beim Hirnprolaps). Vorzüglich saugt die Leinwandcharpie, ebenfalls in sterilen Säcken angewendet, auf, doch hatten wir größere Mengen dieses Materials nicht zur Verfügung. Mit Asche, die im russisch-japanischen Kriege empfohlen worden ist, wurden keine Versuche angestellt.

Die Hilfsstoffe zum Wundverband.

Zur Festlegung des Wundverbandes verwenden wir im allgemeinen die Mullbinde, besonders bei größeren Verletzungen oder Wundkrankheiten. Unerreicht in ihren Eigenschaften ist sie zu diesen Zwecken, besonders wenn sie weitmaschig und locker gewebt ist. Sie hat eine gewisse Dehnbarkeit und schmiegt sich den Körperformen gut an. Als Ersatz für sie sind im Kriege die Papierkreppbinden ausgedehnt verwendet worden; bei bettlägerigen Patienten können wir in gewissen Fällen, besonders wenn die Wundsekrete nicht durchschlagen, die Papierbindungen auch heute noch anwenden. Soll der Verband längere Zeit liegen bleiben, so wickeln wir die Verbandstoffe erst mit ein oder zwei Kreppbinden fest und legen darüber eine Mullbinde. Bei ambulanten Patienten stehen der Verwendung von Kreppbinden erklärlicherweise verschiedene Gegengründe entgegen. Die gewirkten Papiergewebebinden haben sich wegen ihrer Starrheit nicht als brauchbar erwiesen.

Entbehrlich sind die Cambricbinden. Sie haben nur den einen Vorteil, daß sie längere Zeit das Waschen vertragen, doch kann man auch Mullbinden des öfteren waschen. Flanell- oder Köperbinden benutzen wir nur ausnahmsweise, besonders zu Mastisolverbänden. Zu Kompressionsverbänden eignen sich am besten Trikotschlauchbinden oder gewirkte und etwas elastische Idealbinden.

Zur Verstärkung eines Wundverbandes verwenden wir mit Vorteil die Stärkebinden und unter Umständen auch Gipsbinden. Der verstärkte Verband ist angezeigt bei Kopfverletzungen usw. delirierender Patienten. Nicht nur bei komplizierten Frakturen, sondern auch, um einen Verband sicher gegen das Losreißen durch die Patienten anlegen zu können, benutzen wir Gipsbinden. Bei größeren portativen Verbänden (Abduktionsschienen, Transportverbänden) wickeln wir vorteilhafterweise über den bereits fest angelegten Verband Stärke- oder Gipsbinden (s. Technik des Abduktionsverbandes Abschn. 10).

Bei Transportverbänden, wie sie im Kriege ja für längere Zeit und Wegstrecken nötig waren, verstärkten wir den Verband besonders bei Knochenbrüchen durch Schusterspan oder Pappe. Der Schusterspan muß in möglichst heißem Wasser vorher eingeweicht werden, auch für die Pappe empfiehlt sich das mitunter. (Es gibt auch eine sogenannte plastische Pappe, die nach dem Austrocknen in der erwünschten Form erstarrt.) Zu größeren portativen Verbänden benutzten wir auch den Draht in der Stärke etwa des Telegraphendrahtes, unter Umständen das Bandeisen und die sehr angenehme, leider aber heute sehr teuere Aluminiumschiene.

Ein hervorragend brauchbares Verbandmaterial für ruhigstellende und portative Verbände sind die Kramerschienen. Der Arzt muß mit der Kramerschiene, die ja nur als rohes Material vorliegt, aber umzugehen verstehen. Zum Biegen, Ausbiegen und Abschneiden der Kramerschienen benötigt man eine kräftige Flachzange und eine sogenannte Drahtverhauschere. Legt man eine Kramerschiene an eine Extremität an, so muß sie entsprechend der Rundung derselben in ihren Querdrähten energisch ausgebogen werden. Es geschieht dies am besten über eine Tischkante. Wo an der Extremität vorspringende Knochenteile sind, müssen die Querdrähte besonders energisch ausgebogen oder weggeschnitten werden, damit kein Druck auf die Epikondylen usw. entsteht. Über gewölbt vorspringende Gliedanteile (Schulter) muß die Kramerschiene so sorgfältig wie möglich herumgebogen werden. Es genügt also keineswegs, die Kramerschiene roh nach den Gelenken zurechtzubiegen und dann anzuwickeln, denn dann drückt sie meist auch trotz übermäßiger Polsterung.

Wichtig ist, daß die Schienen an den Extremitäten in den entsprechenden Gelenkstellungen angelegt werden. Schultergelenk in Abduktion, Ellenbogen in rechtwinkliger Beugung, Unterarm supiniert, Hand leicht dorsal flektiert. Soll ein Kramerschienenverband längere Zeit liegen, so wickelt man ihn am besten mit 2 bis 3 Stärkebinden oder 1 bis 2 Gipsbinden fest. Ausgezeichnet lassen sich die Kramerschienen zur Verstärkung gefensterter Gipsverbände verwenden (s. Abb. 12a).

Kommt die Kramerschiene auf die Rückseite des Unterschenkels zu liegen, so muß die Fersenwölbung sehr exakt ausgearbeitet werden. Der Fuß gehört in rechtwinklige, das Knie in ganz leichtgebeugte Stellung.

Eine ausgzeichnete Schienenlagerung ist mit der Braunschen Schiene zu erzielen. Mit ihr wird die untere Extremität zugleich suspendiert, ruhig gestellt und event. auf ihr extendiert. Die Maße der Braunschen Schiene sind aus der Abbildung zu ersehen.

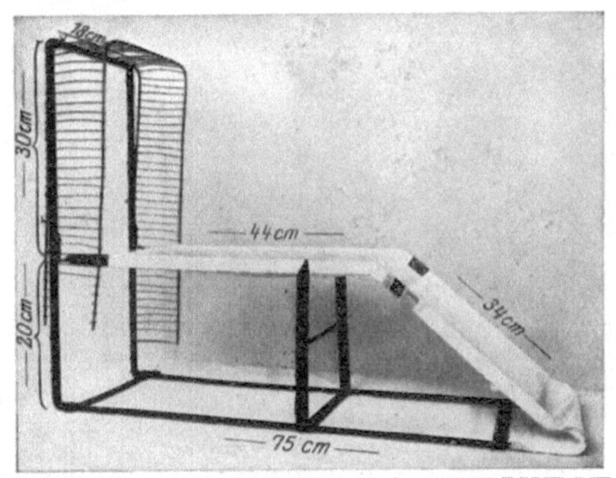

Abb. 31. Lagerungsschiene nach Braun. Die Hilfsschiene dient zur Suspension des Fußes mit einem Mastisoltrikotschlauch (Verhütung des Lagerspitzfußes).

Zur offenen Wundbehandlung fertigen wir uns sogenannte Wundgitter aus gewöhnlichem Eisendraht an, umwickeln sie mit Mull und sterilisieren sie dann (s. Abbildung 32).

Zur bequemen Lagerung verwundeter oder entzündlich erkrankter Extremitäten verwenden wir Strohpolster in Kopfkissenbezügen, Spreukissen und zum Ruhighalten Sandsäcke; alle diese Materialien lassen sich unschwer herstellen. Wichtig ist, daß vom Arzt die Lagerung der Extremität auf den Kissen vorher festgelegt wird. Man darf einen Unterschenkel nicht einfach auf ein Strohpolster oder Spreukissen lagern lassen, sondern muß sich z. B. bei der Hochlagerung des Unterschenkels davon überzeugen, daß das Polster mindestens bis zum Knie, am besten bis zum Oberschenkel reicht. Man stecke das Polster mit Sicherheitsnadeln am Laken oder der Matratze fest. Die Ferse darf freiliegen. Damit der Unterschenkel bequem im Kissen liegt, schafft man ihm durch Eindrücken mit dem Unterarm eine bequeme Lagerungsdelle.

Über den hochgelagerten Unterschenkel kommt eine Reifenbahre, die man aus Kramerschienen, Draht oder Weidenruten schnell improvisieren kann; sie ist bei langdauernder Bettruhe unbedingt zu fordern, weil der dauernde Druck der Bettdecke sonst unweigerlich zum Spitzfuß führt. Liegt der Fuß außerhalb der Bettdecke, so soll eine Zehenkappe aus Watte oder ein Strumpf angelegt werden, damit die Zehen warm bleiben.

Legen wir einen festen Verband, sei es Gipsverband oder Schienenverband an, wenn die betreffende Extremität zugleich eine Wunde aufweist, so müssen wir den Verband fenstern. Zur Fensterung hat man alle möglichen Vorrichtungen angegeben, die sich zum Teil nicht bewähren. Das Wesentliche bei einem Wundfenster ist, daß es die Wunde genügend freiläßt, die Festigkeit des Verbandes aber nicht beeinträchtigt und daß in den Ecken und Winkeln des Fensters das Einfließen der Wundsekrete unter den Verband unmöglich gemacht wird. Mir hat sich im Laufe der Feldzugserfahungen folgende Fensterung als praktisch erwiesen: Man schneidet einen entsprechend langen Pappstreifen an einer Längseite in etwa 1 cm breite Streifen ein, weicht die eingeschnittene Hälfte in warmem Wasser ein, klebt den Ring mit Heftpflaster zusammen und das Fenster dann auf die Extremität auf. Die Winkel in der Tiefe des Fensters müssen mit einer Salbe oder mit in Salbe verschmierter Watte so ausgestopft werden, daß keine Wundsekrete zwischen dem Pappring und der Haut eindringen können. Die Innenseite des Pappringes wird ebenfalls mit Salbe (Vaseline) ausgestrichen. Nachdem das Fenster mit Heftpflasterstreifen befestigt ist, kann man jetzt den Gipsverband anlegen, indem man das Fenster achtertourenförmig umkreist. Der Verbandwechsel ist denkbar einfach, die Verbandstoffe werden aus dem Fenster herausgenommen, erneuert und mit einer Mull- oder Papierbinde festgewickelt. Auch die offene Wundbehandlung läßt sich mit diesem Fenster leicht durchführen.

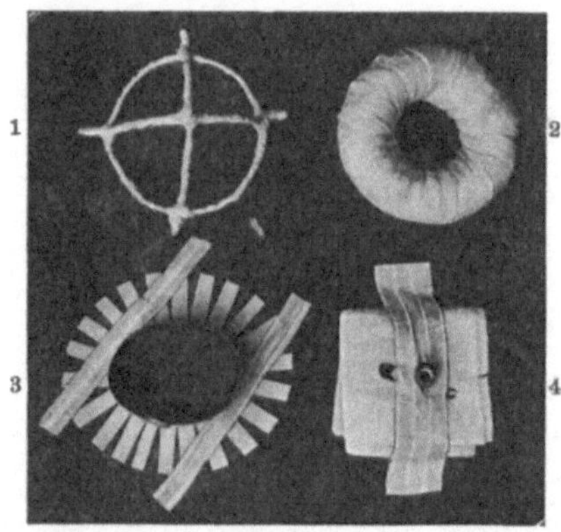

Abb. 32. 1. Drahtgitter mit Mullbinde umwickelt zur offenen Wundbehandlung. 2. Zellstoffring mit Mullbinde umwickelt für Furunkel auf dem Rücken, Dekubitalgeschwüre usw. 3. Pappfenster für gefensterte Gipsverbände. 4. Befestigung einer Drain - Unterpolsterung mit eingeschnittener Mullplatte, Sicherheitsnadel, gelochtem Heftpflasterstreifen.

Über das Anlegen und die Anwendungsbreite der T-Schiene wurde oben schon das Nötige angeführt.

Zum Festlegen eines Wundverbandes auf der Haut benutzen wir das Heftpflaster, das Mastisol oder unter Umständen den Zinkleim (beim Ulcus cruris). Wer mit Mastisol zu verbinden versteht, kann das Heftpflaster so gut wie ganz entbehren. Nicht nur mit den Mastisol-Köperbinden, sondern auch mit der gewöhnlichen Mullbinde läßt sich eine vorzügliche Fixation erzielen. Es sei hier noch einmal betont, daß man zur Vermeidung von Ekzemen und damit das Mastisol gut klebt, nicht vor Ablauf einer Wartezeit von einer Minute Mullbinden usw. ankleben soll.

Von wasserdichten Verbandstoffen benötigen wir nur den Billrothbattist; Gummistoffe, Mosettigbattist sind entbehrlich. Guter Billrothbattist kann wiederholt verwendet werden, verträgt auch das Auskochen mehreremal.

Zur Drainage verwenden wir das in seinen Eigenschaften kaum durch ein anderes Hilfsmittel zu ersetzende Gummidrain. Manche Chirurgen verwenden gelochte Glasdrains. Diese sind wohl sehr leicht sauber zu halten und lange haltbar, man kann sie aber nicht kürzen und für sehr tiefe Drainagen sind sie in entsprechender Länge doch nicht vorteilhaft. Auch nach Rippenresektionen stehen ihrer Verwendung Bedenken entgegen.

Die sogenannten Dochttampons glauben wir entbehren zu können. Auch die bestgedrehten Dochttampons leiten nicht so gut wie Gummi- oder Glasdrains ab, auch nicht trotz Imprägnation mit Petroleum oder Öl, wie dies wohl empfohlen ist.

Krecke tritt sehr warm für das sogenannte Zigarettendrain ein. Er benutzt den Gaudafildocht: „Ein Stückchen Mull wird zusammengerollt und mit Gaudafil (oder Guttaperchapapier) nach Form einer Zigarette umwickelt. Aus der Tiefe kann entlang dem Gaudafil das Sekret abfließen und ein schädlicher Druck wird von dem weichen Docht nicht ausgeübt.“ Er verwendet den Gaudafildocht als Sicherheitsdrain zur Drainage nach Abszeßinzisionen. Zur Trockenlegung größerer Eiterhöhlen (Pleura, Gelenke) ist das Zigarettendrain nach Krecke ungeeignet.

26. Der aseptische Wundverband. Wundpflege.

Von einigen Ausnahmen abgesehen, genügt uns zum Wundverband die aseptische Baumwollgaze. Wir legen sie ebenso auf die genähte Wunde, die aseptisch heilen soll, wie auf die akzidentelle Verletzung, welche nicht durch Naht geschlossen werden kann (Schürf- und Quetschwunden) und verwenden den aseptischen Verband bei eröffneten Infektionsherden. An der Göttinger Klinik wird der aseptische Mullverband dem Verband mit antiseptisch imprägnierter Gaze vorgezogen, desgleichen pudern wir frische Wunden nicht mit antiseptischen Pulvern ein. Wir glauben diesen einfachsten aller Wundverbände dem Arzt auch in der Praxis anraten zu können. Er wird wohl nicht nur bei uns, sondern an den meisten chirurgischen Krankenanstalten Deutschlands angelegt. Bei der Behandlung der Wunden im klinischen Betriebe kommen wir ausnahmslos mit der aseptischen Methode aus und ebenso haben wir auch in unserem poliklinischen Betriebe, welcher ja der Sprechstundentätigkeit des Arztes gleicht, nicht das Bedürfnis, den von anderer Seite vielfach empfohlenen antiseptischen Verband oder die Wundpuderung einzuführen. Auch an der Trendelenburgschen Klinik und Poliklinik in Leipzig war jegliche Anwendung antiseptischer Gaze oder von Wundpulvern streng untersagt; bei dem sehr großen Verletzungsmaterial daselbst erwies sich die aseptische Wundbehandlungsmethode als die einfachste und als vollkommen einwandfrei.

Instrumente zum Wundverband.

Das Instrumentarium für den Wundverband besteht in der Pinzette, einer Schere, event. einer Kornzange und Sonde. Zum Verbandwechsel sind die anatomischen Pinzetten vorzuziehen. Man soll möglichst mit zwei Pinzetten arbeiten, um nach Möglichkeit Berührung der Finger mit den sekretdurchtränkten Verbandstoffen zu vermeiden. Der Arzt spare nicht an den Instrumenten für den täglichen Gebrauch. Er sollte etwa $^1/_2$ bis 1 Dtz. anatomische Pinzetten, einige Knopfsonden (zum Tamponieren) und einige Scheren vorrätig haben, die vor der Sprechstunde sterilisiert werden.

Wir bringen auf die genähte oder frische Wunde eine dünne Lage aseptischen Mull, umstreichen die Wunde mit Mastisol und legen darüber eine einfache Binde. Oder wir befestigen die unterste Mullschicht event. nach Überpolsterung mit einer Zellstoffkompresse mit Heftpflaster und wickeln darüber eine Mullbinde, unter Umständen Papierkreppbinden. Die Wundverbände an konischen Extremitätenteilen, Oberschenkel, Unterschenkel, Unterarm, Schulter befestigen wir am besten mit Mullbinden. Dabei müssen wir dafür sorgen, daß der Verband nicht abrutscht. Brauchen nicht viel Verbandstoffe auf die Wunde gelegt zu werden und will man große Spikaverbände vermeiden, so streiche man rings um die Extremitäten herum einige Längsstriche mit dem Mastisolwattestäbchen und wickle dann erst die Mullbinden an.

Sind viele Verbandstoffe nötig, so polstere man bei einer Wadenwunde bis zum Fuß, einer Oberschenkelwunde bis übers Knie und wickle Fuß oder Knie mit ein. Dann hat der Verband Stütze an den vorspringenden Gelenkteilen.

Wird der Verband gewechselt, so muß mit großer Sorgfalt die Haut von den anhaftenden Sekreten, Pflaster und Verbandstoffresten gesäubert werden. Diese Säuberung einer sezernierenden Wunde und ihrer Umgebung ist unter Umständen zeitraubend, sie muß aber doch vorgenommen werden.

Wundpflege. Die sauberste Hautpflege der Wundumgebung gehört mit zu den wundärztlichen Maßnahmen. Die Zeit, welche bei der Säuberung verstreicht, wird der sorgfältig beobachtende Arzt nicht unbenutzt lassen. Die dabei aufgewendeten Minuten lohnen sich immer. Man beobachtet dabei die Wunde, die Empfindlichkeit der Wundumgebung, die Reaktion des Patienten sorgfältiger, als wenn man nur einen Blick auf die Wunde wirft. Bei bettlägerigen Patienten drängen sich die Wahrnehmungen über die Respiration von selbst auf. Die sorgfältige Wegnahme auch der in das Bett fallenden Schmutz- oder Verbandstoffteile lenken unsere Aufmerksamkeit auf die leicht vernachlässigte Rückseite der Patienten, auf die Kreuzgegend usw., welche zum Dekubitus neigt, oder auf die Beine, die vielleicht infolge einer Thrombose zu schwellen beginnen. Gewisse Körpergegenden erfordern erfahrungsgemäß eine besondere Beobachtung bei Verbänden in ihrer Nähe. So fließt das Sekret aus Wunden in der Nähe des Ohres leicht in den Gehörgang. Man muß diesen daher sorgfältig säubern und ihn mit Gaze oder Watte verschließen. Beim ersten Verband von Kopfwunden läßt sich nur durch genaue Reinigung der Haut von herabgeflossenem Blut das Austreten von Sanguis oder Liquor aus dem Gehörgang erkennen (Schädelbasisfraktur). Bei Wunden der Kopfschwarte muß stets die Umgebung möglichst weit rasiert werden, weil nur so längere Risse in der Kopfschwarte, Periost und Knochenverletzungen behandelt werden können. Beim Rasieren in der Umgebung einer Wunde muß diese mit aseptischer Gaze locker ausgefüllt werden, damit keine Haare in den Wundgrund fallen. Wie am Kopf, sollten auch andere behaarte Körperstellen (Achselhöhle, Leistengegend, Damm usw.) vor der Wundversorgung und vor der Anlegung des Verbandes rasiert werden, denn behaarte Körperstellen lassen sich nur schwer von Sekreten sauber halten und allzu leicht entstehen an den Haaren der Umgebung Furunkel. Bei Wunden der Beckengegend, (Leistengegend, Damm) laufen die Wundsekrete leicht in die Falten zwischen Skrotum und Oberschenkel oder in die Glutäalfalten. Die Sekrete zersetzen sich hier besonders leicht und führen zu Ekzemen und Furunkeln. Skrotum, Damm und Glutäalfalten sind daher beim Verbandwechsel sorgfältig mit zu waschen und einzupudern.

Der Arzt darf sich nicht verleiten lassen, diese Reinigung der von Natur aus schon leicht verschmutzenden Gegenden nicht selbst vorzunehmen. Sein Beispiel wirkt auf das Hilfspersonal erzieherisch, er überzeugt sich, ob dieses die Analregion sauber hält und wird selbst dazu geführt, beim Lüften des Patienten und nach dem Abwaschen die Haut über den bekannten Dekubitalstellen mit Spiritus abzuwaschen und zu frottieren.

Beim sorgfältigen Verbinden werden auch schwer wundkranke Patienten eher einmal unter den Augen und mit Hilfe des Arztes gelüftet, das Bett wird gesäubert und von dem Patienten abfallender Schmutz oder Speisereste werden beseitigt. Der Arzt soll sich bei bettlägerigen Kranken automatisch daran gewöhnen, einige Atemübungen vornehmen zu lassen, und besonders auch die unteren Extremitäten im Knie- und Fußgelenk zu bewegen. Man denke daran, daß Schwerkranke besonders zu Trombosen und zu Lunkenerkrankungen neigen, daß die Spitzfußstellung auch durch den Druck einer leichten Bettdecke mit Sicherheit hervorgerufen wird. Sobald es irgend angängig ist, sollten Schwerkranke, wenn sie auch noch nicht außer Bett gebracht werden können, täglich 1 bis 2 mal auf die Bettkante gesetzt werden. Das geschieht am besten im Beisein des Arztes.

Mit der ersten Wundversorgung ist somit noch lange nicht alles getan. Der Arzt muß sich seiner verantwortungsvollen Kunst bewußt sein, welche beim oberflächlichen Handeln leicht zum Handwerk wird, das auch der Heilgehilfe treiben kann. Auch schon den Leichtwundkranken drohen während des Heilungsverlaufes Gefahren (Versteifungen, sekundäre Infektionen usw.), weit mehr den Schwerkranken. Diese Gefahren kann im allgemeinen nur der sorgfältige und erfahrene Arzt richtig und rechtzeitig erkennen und ihnen entgegenarbeiten. Daher muß er sich zum Verbandwechsel Zeit nehmen und sich nicht die Mühe verdrießen lassen, seine Kranken selbst gründlich zu säubern. Der Patient selbst wird das persönliche Bemühen des Arztes stets dankbar anerkennen und zugleich auch das Gefühl haben, daß er ihm selbst anscheinend geringfügige Beschwerden anvertrauen kann, Beschwerden, hinter denen oft der Beginn einer ernstlichen Komplikation steckt. Der Wundarzt soll also nicht nur die Wunde, sondern auch den ganzen Menschen versorgen. Dazu gehört letzten Endes auch, daß das psychische Verhalten des Kranken vom Arzt beobachtet wird. Wie manche anscheinend neurasthenische Beschwerden werden bei eingehender Würdigung und genauerer Untersuchung auf ein schweres organisches Leiden zurückgeführt.

Nach der Wundsäuberung zeigen mitunter auch glatt heilende Wunden eine Rötung der Stichkanäle oder nach dem Fadenziehen leicht nässende Stellen. In der Regel pflegen solche leichte Erscheinungen der gestörten

Wundheilung bei weiterer Ruhigstellung und unter dem aseptischen Verband zurückzugehen.

Um einem Ekzem in der Wundumgebung oder einer lästigen Stichkanalinfektion zuvorzukommen, kann man bei solchen nicht ganz aseptischen Nahtwunden ein indifferentes oder eines der bekannten antiseptischen Pulver (Vioform usw.) auf die Nahtlinie oder die Quetschwunde aufpudern. Am einfachsten geschieht dies mit dem Kabierskeschen Pulverbläser oder mit irgendeinem kleinen Gefäß, das man mit zweifacher Lage Mull überspannt (kleine weithalsige Flasche). Entleert sich aus den Stichkanälen eine größere Menge Sekret, so liegt meist in der Tiefe ein aseptisches oder bereits infiziertes Serom oder Hämatom.

27. Die Wundpulver.

Der antiseptisch trockene Verband.

Wundpulver.

Den auf Wunden oder auf krankhaft veränderte Haut aufgebrachten Wundpulvern schreibt man im allgemeinen etwa folgende Wirkungen zu:

a) Bakterienabtötung oder Hemmung des Wachstums,
b) austrocknende Wirkung,
c) adstringierende Wirkung und Entzündungshemmung,
d) Anregung zur Granulationsbildung,
e) Hemmung der fermentativen Vorgänge im Wundstoffwechsel.
f) Schmerzstillung.

Bei der Tamponade der mit antiseptischen Pulvern imprägnierten Gaze sollen ähnliche Wirkungsarten ausgelöst werden, wie sie oben angeführt sind.

a) Die Wundpulver als Antiseptica.

a) Daß die antiseptischen Pulver in Wundhöhlen eine antiseptische Wirkung entfalten können, ist nach den Ergebnissen neuerer Experimente von Brunner nicht zu bezweifeln. Auch in der Praxis der Wundbehandlung gibt es zweifellos Fälle, bei denen durch die Mitwirkung der Pulver die Abwehrfunktionen des Organismus gegen eine vielleicht übergroße Anzahl von Keimen unterstützt werden. Wieweit es sich bei der Wirkung der sogenannten antiseptischen Pulver um keimtötende oder einfach um arretierende Wirkung der korpuskulären Elemente handelt, muß m. E. noch gründlicher auseinandergehalten werden. Ich erinnere hier an die Experimente von Afanassieff, in denen virulente Bakterien, die zugleich mit Kohlepulvern auf frische Wunden gebracht wurden, keine Infektion hervorrufen konnten. Es wurde auch schon hingewiesen auf die ausgezeichnete Heilungstendenz der Industrieverletzungen (Schmirgelstaub- und Ölarretierung der Bakterien).

Die einfache Arretierung der Wundkeime durch Kohlepulver, Bolus, kolloidale Kieselsäure usw. kann bei den ausgewachsenen oder vegetativen Formen der Wundkeime schließlich das Absterben zur Folge haben. Die Sporen maligner Bakterien dürften kaum durch die Arretierung geschädigt, oder überhaupt arretiert werden.

Aus den letzten Versuchen von Brunner, von Gonzenbach und Ritter[1]) sei folgendes angeführt: In ähnlicher Versuchsanordnung wie von

[1]) Bruns Beiträge Bd. 111, 1918.

Friedrich wurde der Einfluß verschiedener Antiseptika auf Erdinfektion bei Tieren geprüft. Auch ohne die Umschneidung nach Friedrich gelingt es in einer Anzahl von Fällen, die Versuchstiere mit erdinfizierten Wunden durch Einbringung von Antiseptizis zu retten.

Es gelang schon durch sorgfältige mechanische Reinigung auch noch mehrere Stunden nach der Einbringung der Erde in die Wunden die Versuchstiere vor dem Tetanus oder dem malignen Ödem zu bewahren. Sehr wirksam zur mechanischen Reinigung erwies sich die gleichzeitige Anwendung von H_2O_2 und Jodlösungen. Es wurde benutzt die Jodtinktur und der fast noch wirksamere Jodalkohol (5% in 70% Alkohol). Die durch das Jod gesetzten Nekrosen sind nur gering und werden schnell resorbiert. Das Jod wirkt ausgesprochen keimwidrig, und zwar auch entwicklungshemmend auf die Sporen. Weiterhin werden durch das Jod Toxine, besonders das Tetanustoxin, entgiftet. Das Wesen der Jodwirkung ist eine protrahierte, durch Oxydation bedingte Entgiftung und Entwicklungshemmung.

Pulverantiseptika erwiesen sich als besonders wirksam. Brachte Brunner jodhaltige Pulver (Airol, Ibid und Isoform) auch in späteren Stadien in die infizierten Wunden, so gelang es, einen Teil der Tiere zu retten. Beim Isoform wurden die Tiere nach Pulverdesinfektion auch nach 18 Stunden, also weit über das Inkubationsstadium hinaus, noch am Leben erhalten.

Traumatische Gewebsnekrosen verschlechtern die Heilresultate ganz bedeutend.

Im Gegensatz zu den jodhaltigen, entfalten die chlorhaltigen analog gebauten Substanzen keine oder nur geringe Desinfektionskraft gegenüber den Erdbakterien. Das Pyoktamin hat eine gewisse entwicklungshemmende Wirkung.

Die wirksamen jodhaltigen Mittel sind auch nach Brunner in jedem Fall Präventiv- oder Abortivantiseptika. Die einmal ausgebrochene schwere Wundinfektion vermögen sie nicht zu beeinflussen. Der Kampf kann nur gegen die Außenweltformen (Sporen) im Stadium der Auskeimung geführt werden.

Die Wirkungsweise der unlöslichen jodhaltigen Pulver beruht wahrscheinlich auf Abspaltung von Jod oder jodhaltigen Substanzen. Eine Diffusionswirkung ist, besonders beim Isoform, wahrscheinlich und erklärt dessen Wirksamkeit auf die ausbrechende Infektion.

Brunner glaubt auf Grund seiner klaren und einwandfreien Experimente sagen zu können, „daß die chemische Antiseptik als Abortivantiseptik weit mehr leisten kann, als man bisher angenommen hat".

Zu dem Brunnerschen Versuch ist zu bemerken, daß sie die Wichtigkeit der Frühausschneidung nicht beeinflussen können. Brunner wies selbst darauf hin, daß die Wundnekrosen, die man ja mit der Wundausschneidung fortschafft, die Pulverantiseptika in ihrer Wirkung hemmen. Weiterhin handelt es sich um Erdversuche, aus denen wir Schlüsse nur für Wunden mit Erdimprägnation (Kriegsverletzungen, Überfahrungen, Straßenverletzung) ziehen dürfen. Bei allen Antiseptizis, also auch bei den antiseptischen Pulvern, dürfte die Wirkung, die ja letzten Endes immer auf der Denaturierung von lebendem Protoplasmaeiweiß beruht, doch etwa folgendermaßen zu beschränken sein: Ist die keimtötende Wirkung sehr stark, so werden zweifellos auch die Eiweißstoffe des Wundgewebes geschädigt. Wir wissen ja bereits von einer Reihe von Wundpulvern, daß sie das Wundgewebe nekrotisieren, bei empfindlichen Geweben die Heilung stören, auf ihr Hautekzeme usw. hervorrufen (beschrieben für Orthoform und eine ganze Reihe anderer Pulver, s. Skutetzky-Starkenstein). Bringen wir aber stärkere Pulver in verdünnten Gemischen auf die Wunde, so wird die rein bakterizide Wirkung vielleicht weniger von dem spezifischen Pulver als von der adsorptiven Wirkung des Bolus, der Tierkohle usw. abhängen. Man kann es sich doch außerordentlich schwer vorstellen, daß irgendwelche chemischen Mittel das Bakterieneiweiß isoliert angreifen, das Körpergewebe aber nicht schädigen sollen.

Eine andere antiseptische Wirkungsart der Pulver muß zweifellos anerkannt werden. Bringen wir auf Wunden mit gröberen Nekrosen stark wirkende Antiseptika, so werden sie diese Nekrosen imprägnieren und das sonst in dem abgestorbenen Eiweiß ungehemmte Wachsen der Bakterien verhindern können (Ätzwirkung). Vielleicht üben sie dann auch in der abgeschwächten Verdünnung, in welcher sie an das Gewebe herantreten, eine Art belebenden Reiz aus, adstringieren usw.

Auch wenn wir imstande sind, die von Wunden abgesonderten Sekrete in den Verbandstoffen vor der Zersetzung durch die Bakterien zu schützen, haben wir damit einen gewissen Vorteil erreicht. Aus dem Grunde ist die Dauertamponade mit antiseptisch imprägnierter Gaze nicht ganz von der Hand zu weisen.

b) Austrocknung, Adstringierung, Entzündungshemmung.

b) Die austrocknende Wirkung kommt teils durch die Saugkraft der Wundpulver zustande, zum Teil aber auch wohl durch gerbende Einflüsse, beispielsweise von den Pulvern mit Wismutkomponente. Da Schwermetallsalze mit den Eiweißstoffen des Wundsekretes und des Wundgewebes, soweit sie mit ihnen in Berührung kommen, Verbindungen eingehen bzw. sie ausfällen, kann es wohl zu einer Art Abdichtung der Wundoberfläche kommen, die den Durchtritt der Wundsekrete durch die äußere Granulationsschicht verhindert.

Viele Metalle bzw. ihre Salze besitzen neben ihrer antiseptischen Eigenschaft auch eine adstringierende. Sie koagulieren die Eiweißstoffe des als Membran anzusprechenden Granulationsgewebes, d. h. die Zellen und die Gefäßwände und die event. auf der Oberfläche noch liegende Fibrinschicht ebenso wie die Wundlymphe in den interzellulären Zwischenräumen (Lymphräumen). Wir haben es bei der Wirkung adstringierender Stoffe auf das Granulationsgewebe also mit einem ähnlichen Vorgang zu tun, wie er bei der Einwirkung von Adstringentien auf Schleimhäute stattfindet. In letzteren Falle wirken die Adstringentien austrocknend, sekretionshemmend und damit in gewissem Sinne antibakteriell, weil die Erreger nur im reichlichen Sekretstrom wuchern können, während koagulierte oder gegerbte Eiweißkörper ihren fermentativen Einwirkungen widerstehen. In diesem Sinne können also auch die Wundpulver entzündungshemmend wirken, insofern, als sie die eine Erscheinungsart der Entzündung, die exsudativen

Vorgänge und insbesondere den Austritt der Eiterkörperchen hemmend beeinflussen. Daß die Adstringierung bei zu heftiger Koagulierung der Eiweißkörper schließlich zur Ätzwirkung wird, also den Gewebstod herbeiführt, wurde schon erwähnt.

Entzündungserregung.

Wie wir in der Dermatologie zur Beseitigung chronischer Entzündungen mitunter einen therapeutischen Entzündungsreiz setzen, so können wir auch in der Wundbehandlung durch Reize irgendwelcher Art das Granulationsgewebe in seinen Lebensäußerungen aktivieren. Ein Teil der Wundantiseptika wird solche Wirkung entfalten. In entsprechender Verdünnung wirken eine ganze Reihe chemischer Stoffe, darunter also auch Wundpulver, nicht abtötend, sondern reizend. Dieser Bruchteil der Wirkungsmöglichkeit irgendeines Mittels kann mit Vorteil zur Anregung der Wundheilung benutzt werden.

Die Hemmung der Exsudation trifft keineswegs für alle Wundpulver zu. Wir erleben so und so oft, daß nach Aufstreuen eines Wundpuders eine sehr lebhafte Eiterung einsetzt, beispielsweise nach dem Verband mit Chlorkalkbolus oder Tierkohle. Die korpuskulären Elemente wirken leukotaktisch, sie werden von den in größeren Mengen auswandernden Leukozyten phagozytiert.

Tiefere Einblicke in das Wesen der adstringierenden Wirkung auf das Wundgewebe fehlen uns noch. Sicherlich wirken die Adstringentien an der Oberfläche, wo sie in stärkerer Konzentration angreifen, anders als in der Tiefe; dort vielleicht ätzend oder adstringierend, hier das Gewebe nach Art eines Reizes anregend.

Daß die betreffenden Wundpulver das Wundgewebe zur Bildung gesunder Granulationen anregen sollen, ist natürlich bei der Empfehlung dieser Pulver immer hervorgehoben worden. Wie weit es im einzelnen der Fall ist, läßt sich in praxi sehr schwer sagen. Die Beurteilung kann hier immer nur sehr subjektiv sein. Wir arbeiten ja überhaupt mit der Mehrzahl der Wundheilmittel rein empirisch und bilden uns unser Urteil häufig aus dem weiteren Heilverlauf, dessen Bedingungen wir letzten Endes nicht übersehen können. Darum sind wir auch berechtigt, wenn die Wirkungskraft eines Mittels nach längerem Gebrauch nachläßt, dieses Mittel oder die Methode zu wechseln, und in diesem Sinne haben schließlich auch die Wundpulver oder die mit Wundpulvern angesetzten Salben ihre Berechtigung.

Daß die Wundpulver die fermentativen Vorgänge, also die tryptischen Verdauungsprozesse durch Leukozyten usw. recht wesentlich hemmen können, ist nach experimentellen Versuchen in vitro wenigstens nicht ganz von der Hand zu weisen. Es kommen hier weniger das Jodoform und seine Ersatzpräparate, wie die Wismutpulver und die indifferente Bolus, Tierkohle usw. in Betracht.

Wir können die Wundpulver in verschiedene Klassen einteilen:

a) Die Gruppe der indifferenten Wundpulver: Bolus, kolloidale Kieselsäure, Salusil und Tierkohle.

Sie wirken nicht durch Abspaltung chemischer Stoffe, wie das Jodoform, sondern durch Adsorption und Kapillarwirkung. Vielfach wird diesen indifferenten Pulvern ein spezifisches Mittel zugesetzt [Chlor, Formalin, Karbolsäure (Bolufen), Wasserstoffsuperoxyd, Borsäure].

b) Das Jodoform und seine Ersatzpräparate mit Jodkomponenten: Jodol, Vioform, Natr. sozojodolicum, Aristol, Isoform, Novojodin, Yatren usw.

c) Das Wismut (Bi. subnitricum) und die Ersatzpräparate mit Wismutkomponenten und Xeroform: Airol, Dermatol, Noviform, Anusol. Ähnlich wie Wismut wirken die Zinksalze.

d) Pulver besonderer chemischer Konstitution: Almatein, Dumal, Trovidoform, Eukupin.

Das Jodoform ist der wichtigste Vertreter der Wundpulver. Auch der nur mit der Asepsis arbeitende Chirurg kann es in der Behandlung der tuberkulösen Wunden nicht entbehren. In der Gynäkologie behauptet Jodoformgaze zur Tamponade unbestritten ihren Platz, ebenso in der Rhinologie. Bei Schleimhautwunden, in denen es zu stinkender Zersetzung des abgesonderten Schleims und Blutes kommt, wird die Jodoformgaze von einer großen Anzahl von Chirurgen der aseptischen Gaze vorgezogen. Wir können auch nicht an den Erfahrungen der Chirurgen im Weltkriege vorübergehen, welche bei Anwendung der Jodoformgaze gegenüber besonders schweren Infektionen bessere Erfolge gesehen haben als mit der aseptischen Gaze.

Das Jodoform ist von Mosetig 1880 in die Chirurgie eingeführt worden; es wurde dann sogleich von Billroth als Wundantiseptikum angewandt und besonders auch als Jodoformglyzerin von ihm als spezifisches Mittel gegen die Tuberkulose empfohlen. Als Jodoformpulver, als Jodoformgaze oder in Gestalt von jodoformhaltigen Lösungen spielt es auch heute noch bei der Behandlung von Wunden allerverschiedenster Art eine große Rolle. Die häufig beobachtete Jodoformintoxikation führte zur Herstellung von Ersatzpräparaten, die ähnlich wirken sollen und die sich heute in den verschiedenen chirurgischen Schulen einer zum Teil mehr oder weniger einseitigen Beliebtheit erfreuen.

Die Ersatzpräparate enthalten zum Teil das Jod, Brom oder Wismut, teils sind es Silber- oder Kupferverbindungen, teils ganz andersartige Verbindungen besonderer chemischer Konstitution.

Die dem Jodoform chemisch nahestehenden Pulver wie das Jodol, Isoform usw. sollen in der Hauptsache chemisch wirken, sie adsorbieren jedenfalls nach den Versuchen von Belak Eiweißstoffe überhaupt nicht.

Chemisch wirken wohl auch die Farbstoffe (Pyoktanin) und organische Desinfizientien (Karbolsäure, Providoform, Eukupin usw.).

Die durch Adsorption wirksamen Wundpulver.

Bolus alba. Wie zur Behandlung von Darmkrankheiten durch bakterielle Infektionen die Bolus alba und die Tierkohle in den letzten Jahren in ausgedehntem Maße angewandt worden ist, so sind auch in der Wundbehandlung erfolgreiche Versuche unternommen worden, diese rein adsorptiv wirkenden Pulver zur Arretierung von Keimen und zur Entgiftung der Bakteriengifte zu verwenden.

Die Bolus alba war schon den Alten bekannt; sie wurde von Stumpf 1898 als Streupulver für Wunden wieder empfohlen. Bolus hat im wesentlichen eine austrocknende Wirkung, der antiseptische Effekt kommt durch Bakterien- und Toxinadsorption zustande. Megele wies nach, daß die Fleischfäulnis durch Bolus aufgehoben wird. In Verbindung mit Chlorkalk (1:10) habe ich zu Beginn des Krieges besonders bei putriden Infektionen durch Granatverletzungen recht gute Erfolge gesehen. Wassermann betont, daß beim Gasbrand weniger die Bazillen als die giftigen Stoffwechselprodukte zu bekämpfen sind, und daß damit der Adsorptionstheorie ein klassisches Feld der Betätigung gegeben sei. Man solle stark zerfetzte und verunreinigte Wunden möglichst sofort und sorgfältig mit adsorbierenden Mitteln ausfüllen; er empfiehlt Bolus oder Tierkohle. Da die adsorptive Wirkung der Bolus sehr bald erschöpft ist, müssen wir das Pulver meines Erachtens in möglichst dicker Schicht aufstreuen und es auch möglichst bald wieder entfernen, analog wie ja die Bolusmassen aus dem Magen-Darmkanal, nachdem sie sich mit den Toxinen beladen haben, durch Abführmittel wieder weggeschaft werden müssen. Häufiger (täglicher) Verbandwechsel ist also nötig.

Literatur. Stumpf, Münch. med. Wochenschr. 1898. — Megele, Münch. med. Wochenschr. 1899. — Stumpf, Münch. med. Wochenschr. 1911. — Verfasser in Publ. Edel, Deutsche med. Wochenschr. 1915, Nr. 21. — Riehl, Med. Klinik 1915, Nr. 2. — Wassermann, Med. Klinik 1916, Nr. 17.

Bolus alba auch in Verbindung mit Chlorkalk ist ein sehr billiges Wundstreupulver. — Von der Industrie werden eine große Menge Kombinationspräparate mit der Bolus angegeben, Bolusal, Bolufen usw. Zum Teil sind hier chemisch wirksame Substanzen mit Bolus gemengt.

Tierkohle

Die vorzüglich adsorptive Wirkung der Kohle, insbesondere der äußerst fein verteilten Tierkohle (sie wird aus Blut hergestellt), ist seit langem den Ärzten bekannt, und zwar vor allen Dingen deswegen, weil sie bei gangränösen Prozessen den Gestank beseitigt. Wie zur Behandlung der Magen-Darmkrankheiten ist auch in der Wundbehandlung die Tierkohle wieder eingeführt worden. Neuerdings bringt Merck auch außer der Carbo animalis die Carbo vegetabiles (aus pflanzlichen Ausgangsstoffen) in den Handel, die zwar nicht jene hervorragende adsorptive Wirkung besitzt, sich aber wegen ihres niedrigeren Preises empfiehlt. Von Wiechowski sind der Tierkohle 5% Jod zugesetzt worden, jedoch mit dem Nachteil der Granulationsverlangsamung. Springer verwandte mit bestem Erfolg eine 10%ige Jodoformtierkohle; das Sekret verringert sich unter ihr, es wird desodorisiert, Granulationsbildung und Epithelisierung wird begünstigt. Zur Verth kombinierte die Pflanzenkohle mit Trypsin: „Carbenzym" (bei chirurgischer Tuberkulose auch als Aufschwemmung anstatt des Jodoformglyzerins).

Literatur. Zur Verth, Münch. med. Wochenschr. 1910, Nr. 1. — v. Knoffl-Lenz, Münch. med. Wochenschr. 1915, Nr. 18. — Springer, Münch. med. Wochenschr. 1917, Nr. 5.

Kolloidale Kieselsäure. Salusil.

Unter dem Namen Salusil wird eine kolloidalfeste Kieselsäure in den Handel gebracht, die durch ihre Oberflächenwirkung sehr stark adsorbierend und ganz reizlos sein soll. Das Salusil kommt mit Wasserstoffsuperoxydpräparaten als Pergenol, Ortizon, Perhydrid gemengt in den Handel. Mit $3^0/_0$igem Kal. permang. beigemengt, soll es beim ulzerierenden Ca. vorteilhaft sein. — W. Pfeifer, Deutsche med. Wochenschr. 1918, Nr. 2.

Die chemisch wirksamen Wundpulver.

Jodoform. Die unten angeführten Pulver wirken alle wegen ihrer überaus feinen Aufteilung adsorbierend durch ihre Oberflächenkräfte.

Melchior empfiehlt das Jodoform auf Wunden aufzustreuen, da es in dieser feinen Form reizlos und am wirksamsten sei. Die Kombination von Jodoform und Tierkohle wurde schon erwähnt. Im allgemeinen wird das Jodoform heute wohl nur noch in Form der Glyzerinemulsion, als Jodoformgaze und in Lösungen (s. u.) angewandt. Wir verwenden das Jodoform auch als Jodoformstäbchen (zur Behandlung von tuberkulösen Fisteln s. Abschn. 19).

Ersatzpräparate des Jodoforms.

1. Vioform (Jodchloroxychinolin). Kann mehrstündig bei 140° erhitzt und so sterilisiert werden. Soll stärker bakterizid wirken als Jodoform, Wunden gut austrocknen, auch bei tuberkulösen Wunden gut anzuwenden sein (als Streupulver oder $10^0/_0$ige Gaze). Als Glyzerinemulsion wirkt es stark leukotaktisch, befördert die Eiterung. Bei Senkungsabszessen nicht anwenden.

Literatur. Tavel, Deutsche Zeitschr. f. Chir. 1900. — Schmieden, Deutsche Zeitschr. f. Chir. 1901. — Krecke, Münch. med. Wochenschr. 1901, Nr. 33.

2. Natrium sozojodolicum (Dijodparaphenolsulphonsäure). Leicht löslich, antibakteriell (von Behring bestritten). Ersatz des Jodoforms, besonders in der Rhinologie. $4^0/_0$ige Lösung ebenso stark bakterizid wie $2^0/_0$ige Karbolsäure. Als Pulver 10 bis $20^0/_0$ig. Chemisch wirksame Komponente Jod. Als Salbe $20^0/_0$ig.

3. Aristol (Dithymoldijodid). Ziegelrotes Pulver mit $45^0/_0$ Jod. Unlöslich in Wasser, verträgt in Lösungen keine hohen Temperaturen, antiseptisch, schmerzstillend, sekretionsbeschränkend, ungiftig. Bei Verbrennungen, Ulcera cruris, kalten Abszessen. Wirksame Komponenten Jod und Thymol. Anwendbar als Streupulver rein oder mit Borsäure 1 : 3, 5 bis $10^0/_0$ige Salbe, $10^0/_0$ige Lösung in Olivenöl, zu Wundverbänden und Injektionen. — Meyer, Therap. Monatsh. 1908.

4. Isoform (Parajodanisol). Ist unvermischt explosiv, kommt mit phosphorsaurem Kalk in den Handel, läßt sich bis 200° erhitzen, soll unter allen Verhältnissen sehr stark antiseptisch wirken und desodorisieren. Wirkt auch in eiweißhaltiger Flüssigkeit, wird gewöhnlich in starker Verdünnung angewandt. Fast ganz ungiftig. Desodorans für jauchige Wunden, kontraindiziert bei großen Wundflächen. 2 bis $3^0/_0$ige Glyzerinemulsion, 2 bis $3^0/_0$ige Pulver oder Salben. Als Pulver auch unverdünnt. Soll nach Schöne ein wirksames Mittel gegen den Pyozyaneus sein.

Literatur. Heyle, Sammlg. klin. Vortr. 1904, 388. — Derselbe, Deutsche med. Wochenschr. 1904, Nr. 41. — Hofmann, Mitteilungen aus den Grenzgebieten Bd. 5, 1906.

5. Novojodin (aus gleichen Teilen Talkum und Hexamethylentetramindijodid). Bei Verbrennungen, Ulcus cruris, tuberkulösen Wunden usw. Unlöslich, ungiftig. Lokal unschädlich. Analog der Beckschen Paste zu verwenden. Wirksame Komponente Jod und Formaldehyd. Anwendung als Streupulver (mit 3 bis 5 Teilen Bolus). Suspension in Glyzerin oder Öl.

Literatur. Friedländer, Med. Klin. 1911. — Trachter, Deutsche Zeitschr. f. Chir. 1911. — Eugling-Liebe, Bruns Beiträge Bd. 81.

Scheidtmann empfiehlt die Yatrengaze als Ersatz für die Jodoformgaze, nachdem sie den Gynäkologen schon länger wegen ihrer guten Eigenschaften bei der Dauertamponade bekannt war. Yatren ist ein Jodderivat des Benzolpyridins und ist löslich (Deutsche med. Wochenschr. 1920, Nr. 27).

Alle Wismutsalze können giftig wirken (schmutzige Geschwüre im Mund und im Dickdarm, Glomerulonephritis). Wismut.

Bismutum subnitricum ist ein basisches, in Wasser unlösliches Salz, wird von Schleimhäuten und granulierenden Wunden nicht merklich resorbiert, doch bildet sich in frischen Wunden und auf exkoriierter Haut eine lösliche Verbindung, die ganz schwere Vergiftung herbeiführen kann. Mit Schwefelwasserstoff (Dickdarm, jauchige Wunden) bilden die Wismutsalze unter Bindung des Schwefelwasserstoffs das tiefschwarze Schwefelwismut. Auch Nitritvergiftung ist beobachtet worden.

Alle Wismutsalze wirken leicht adstringierend. Die adstringierende Wirkung geht vielfach mit Entzündungshemmung einher.

Anwendung in Form der Bardelebenschen Brandbinde. Gerade hier sind Resorption und schwere Vergiftung beobachtet worden. Ferner in Salbenform.

Noviform (Tetrabrombrenzkatechinwismut). Wirkt austrockend, die Granulationsbildung befördernd. Wirksame Komponente das bromhaltige Brenzkatechin und Bi. Anwendung als 5 oder 10%ige Gaze, 10 bis 20%ige Salbe. Als Pulver rein oder verdünnt, mit Bolus, als Ölsuspension. Ungiftig und unschädlich. Keine Schorfbildung bei Austrocknung. Anwendung bei Ulcera cruris, Fisteln usw. F. Löffler, Centralbl. f. Chir. 1914. — Borovansky, Med. Klin. 1912, Nr. 24. Wismutverbindungen.

Xeroform (Tribromphenolwismut). Bei 120° sterilisierbar. Antibakteriell, austrocknend, granulationsbefördernd, völlig reizlos. Nach eigenen Erfahrungen mit Xeroform verbackt es als Pulver auf Wunden gebracht, führt zur Sekretverhaltung. (Die Verbackung der Wundpulver mit den Wundsekreten zu einem dicken Schorf, unter dem sich der Eiter staut, tritt bei vielen Wundpulvern ein.) Wirksame Komponenten: Phenol und Wismut. Der Phenolgehalt bedingt wahrscheinlich die schmerzstillende Wirkung des Xeroforms.

Dermatol. In Wasser unlösliches gelbes Pulver (Wismutum subgallicum). Anwendung für Ulzera, Verbrennungen usw. Unvermengt oder mit Talkum 1 : 4.

Airol (Wismutoxyjodidgallat). Graugrünes Pulver, unlöslich in den gewöhnlichen Lösungsmitteln. Wirkung entspricht der austrocknenden des Dermatols, der antiseptischen Wirkung des Jodoforms. Ungiftig, reizlos. In Verbindung mit warmen Körpersäften spaltet es sofort kleine Teile Jod ab, wird auf Wunden durch Jodabgabe gelb. Airolbrei ist nach Franke ein sicheres Mittel gegen den Pyozyaneus. Sicher spielt die Jodkomponente des Airols bei der antiseptischen Wirkung die Hauptrolle. — Franke, Münch. med. Wochenschr. 1915, Nr. 30.

Anusol (Jodresorzinsulphonsaures Wismut). Wird vor allen Dingen bei Hämorrhoiden und bei Fissura ani in der Form von Stuhlzäpfchen angewandt (Anusolsuppositorien).

Zinksalze. Diese wirken ähnlich wie Wismut adstringierend oder ätzend. Je nach Konzentration und Verbindung. In der Wundbehandlung wird das Zincum oxyd. als Streupulver (mit Lykopodium 1 : 10, als Unguentum und Paste cinci angewandt.

Kohlensäurewundpulver, bestehend aus Na bicarb. (10 Tle.), Weinsäure (3 Tle.) und Zucker (19 Tle.) in Grießform. So dargestellt, daß jedes Korn alle Bestandteile des Pulvers enthält. Bei Berührung mit Wundsekreten entwickelt sich Kohlensäure, dadurch werden dickflüssige Sekrete weggeschwemmt, die Wunden gereinigt. — Mendel, Münch. med. Wochenschr. 1916, Nr. 39.

Vinzentsches Pulver besteht aus Borsäure und Kalziumchlorid. Ist billig. Chirurgisch versorgte Kriegswunden werden nach Dezernades eingepudert. Anfangs sehen Wunden schwärzlich belegt aus, werden mit Tampons gesäubert, Verbandwechsel erst nach 5 bis 6 Tagen nötig. Entkeimung der Wunde, Sekundärnaht bald möglich.

Dymal. Nebenprodukt bei der Fabrikation der Auerschen Glühlichtstrümpfe, besteht im wesentlichen aus Didymsalizylat neben Cer und Lanthan-Salicylat; anwendbar bei Verbrennungen, Ulcus cruris, Erfrierungen, Hautgangrän. — *Munk*, Therap. Monatsh. 1903.

Bolufen besteht aus Phenolformaldehyd und Bolus. — *Bloch*, Berl. klin. Wochenschr. 1917, Nr. 44.

Providoform (Tribromnaphthol), wird von *Bechold* als halbspezifisches Desinfektionsmittel bezeichnet, da es eine starke Giftwirkung auf Staphylokokken und Streptokokken entfaltet, viel weniger aber auf andere Bakterien (Koli, Pyozyaneus, Tuberkulose).

Farbstoff-antiseptika.

Trypaflavin (Diaminomethylakridiniumchlorid). Lösung 1 : 1000 als Wundantiseptikum bei Gasphlegmone empfohlen. Stark färbende Wirkung, nachteilig. *Keyßer* warnt vor dem Trypaflavin (Tierexperiment).

Literatur. M. *Flesch*, Münch. med. Wochenschr. 1918, Nr. 35. — *Keyßer*, Beitr. z. klin. Chir. Bd. 116, 1919.

Almatein. Kondensationsprodukt aus Hämatoxylin und Formaldehyd. Dunkelrotes Farbstoffpulver. Reizlos und ungiftig. Als Streupulver oder in Glyzerinlösung, granulationsbefördernde Wirkung, desodorisierend. — *Venus*, Centralbl. f. Chir. 1908, Nr. 17.

Pyoktanin. Wie die beiden letzten Mittel gehört auch das Pyoktanin zu den *Farbstoffantiseptizis*. Die Färbekraft des Pyoktanin (Methylviolett) ist ungewöhnlich groß. Von Nachteil ist die Verschmutzung der Wäsche und der Verbandstoffe.

Diese Methode fußt auf alten Untersuchungen von *Bresgen* in Wien und *Stilling* und *Worthmann* in Straßburg (1889 und 1890), welche die außerordentlich starke bakterizide Kraft von *Anilinfarbstoffen* nachwiesen. Die Farbstoffe färben bei der Wundbehandlung sowohl Bakterien wie Gewebe, und zwar sehr intensiv. Sie sind für das lebende Gewebe in stärkerer Konzentration keineswegs harmlos, bei Anwendung stärkerer alkoholischer Lösungen (Pinselung) kann man recht verzögerte Heilung und auch Randnekrosen beobachten. — Diese Nachteile und Gefahren werden bei der von *Baumann* angegebenen Tamponadebehandlung mit hochwertiger Methylviolettgaze (Pyoktaningaze) vermieden.

Die Farbstoffgaze eignet sich zur Tamponade, die längere Zeit liegen bleiben soll, ganz ausgezeichnet. Ich kann die günstigen Erfahrungen der Königsberger Klinik, aus der die Methode stammt, nur bestätigen.

Im Felde habe ich die Pyoktaningaze zur Tamponade tiefer, nicht sehr weit offener Schußkanäle angewandt, so besonders bei den Schußfrakturen der langen Extremitätenknochen. Wenn keine spezifisch schwere Wundinfektion (mit Anaerobiern) eintrat, blieb die Wundsekretion im allgemeinen auffällig gering.

Die Farbstoffgaze ist ein guter Ersatz für Jodoformgaze. Als Tampongaze kann sie noch länger länger liegen bleiben als jene. Bei schweren Zertrümmerungsschüssen, auch bei Gelenkeröffnungen. habe ich die Gaze manchmal 10 bis 14 Tage liegen lassen; es ist das bei solchen Verletzungen, die Ruhe haben müssen und die sich beim Verbandwechsel sehr leicht infizieren, ein großer Vorteil. Das Wundsekret war mehr serösschleimig, eine Wundkanaleiterung, wie sie bei der Drainage meist auftritt, fehlte in den günstig verlaufenden Fällen ganz.

Somit verhindert die Pyoktaningaze, welche von dem imprägnierten Farbstoff genügend abgeben kann, um Wundgewebe und Bakterien des Wundkanals zu färben, die Entwicklung der in der Wunde vorhandenen

Keime, ferner steht sie aber auch dem Einwandern von Außenkeimen (der Haut usw.) im Wege.

Literatur. Schrumpf und von Öttingen, Münch. med. Wochenschr. 1915, Nr. 12. — Baumann, Münch. med. Wochenschr. 1916, Nr. 51. — Derselbe, Berl. klin. Wochenschr. 1917, Nr. 2. — Witt, Med. Klin. 1918, Nr. 9.

Die Behandlung der Wunden mit Chininderivaten in Pulverform wird weiter unten besprochen werden. Über die schmerzstillenden Pulver s. Abschn. 37.

Allgemeine Eigenschaften der mit antiseptischen Stoffen imprägnierten Gaze. Dauertamponade mit imprägnierten Verbandstoffen.

Über die Aufsaugefähigkeit der mit antiseptischen Lösungen und Pulvern imprägnierten Gaze sind von mir ausgedehntere Versuche angestellt worden[1]). Es ergab sich, daß Jodoform und einige wenige (besonders wasserlösliche) Pulver die Aufsaugefähigkeit der mit ihnen imprägnierten Gaze nicht herabsetzten. Alle wasserunlöslichen Pulver aber beschränken die Aufsaugefähigkeit in erheblichem Maße. Bei einigen war diese Beschränkung so weitgehend, daß die zum Aufsaugen benutzten wässerigen oder eiweißhaltigen Lösungen nach einigen Zentimeter Steighöhe nicht weiter aufgesaugt wurden und am oberen Rande eintrockneten. Am schlechtesten wurde entzündliches Exsudat und reiner Eiter aufgesaugt (Verstopfung der Verbandstoffporen). Bei den Versuchen war insofern mit Schwierigkeiten zu kämpfen, als die jetzt zu Verbandzwecken hergestellte Gaze eine recht verschiedene Beschaffenheit aufweist. Der Zusatz von minderwertigen und Abfallstoffen drückt sich in einer sehr erheblichen Verminderung des Aufsaugevermögens gegenüber Friedensgaze aus. Das Aufsaugevermögen war vielfach wie 1:2 bis 3. Auch scheint die jetzt verwendete Gaze nicht so einwandfrei entfettet zu sein. Jedenfalls wies sie nach Extraktion mit Äther oder Chloroform ein besseres Aufsaugevermögen auf. So erklärt es sich auch, daß die Jodoform- und Vioformgaze, die an unserer Klinik durch Imprägnation der aseptischen Gaze mit den äthergelösten Stoffen hergestellt wird, besser aufsaugte, als unsere einfache aseptische Gaze. Ein geringer Glyzerinzusatz scheint die Aufsaugefähigkeit der Gaze zu heben.

Dauertamponade. Wir sind häufig in die Notwendigkeit versetzt, die Wundtamponade in Körperhohlorganen und bei der Schleimhauttamponade längere Zeit liegen zu lassen. In diesen Fällen geben auch heute noch ein Teil der Chirurgen und Gynäkologen der antiseptisch imprägnierten Gaze, insbesondere der Jodoformgaze, Vioformgaze usw., den Vorzug vor dem einfachen Mulltampon. Die imprägnierenden Stoffe sollen die Einwirkung der Wundkeime in der Wundhöhle, im Tampon und im Sekret, jedenfalls auf eine begrenzte Zeit verhindern. Da die gewöhnlichen Desinfizientien, Sublimat und Karbolsäure, sehr bald durch die Eiweißstoffe des Sekrets in chemisch unwirksame Verbindungen überführt oder schnell verdünnt und damit unwirksam gemacht werden, eignen sich zur Imprägnation nur solche Stoffe, die sich längere Zeit unverändert im Sekret halten. Die oben angeführten antibakteriellen

[1]) Mit Unterstützung des Herrn cand. med. Meisel.

Wundpulver, also im wesentlichen die Jod- und Wismutverbindungen, halten sich in der Tat auch im Sekret längere Zeit unverändert, zum Teil sind sie im Serum löslich, zum Teil spalten sie langsam Jod, Wismut, Phenol, Formaldehyd usw. ab. Auch die Farbstoffgaze wirkt durch Abgabe kleiner gelöster Mengen des ja außerordentlich stark färbenden Methylvioletts auf längere Zeit.

Wie schon oben erwähnt, wenden wir an der Göttinger Klinik antiseptisch imprägnierte Gaze nur selten an, und dann vorzugsweise die Jodoformgaze, beispielsweise bei tuberkulösen Wunden (nach Auskratzungen usw.). Als Dauertamponade unter aseptischen Verhältnissen nehmen wir immer die nicht imprägnierte aseptische Gaze. Akzidentelle Wunden tamponieren wir nach der Wundversorgung nicht; er sei denn zum Zwecke der Blutstillung. Hier muß der Tampon ziemlich fest eingedrückt werden, auch läßt sich das von Klapp sonst mit Recht verworfene zickzackförmige Einlegen der Gaze bei Blutungen nicht immer vermeiden (ebenso wie bei der Uterustamponade gegen Nachblutungen). Nach Magen-Darmoperationen tamponieren auch wir in gewissen seltenen Fällen, beispielsweise bei unsicherer Naht, wenn größere Wundflächen nicht mit Peritoneum überdeckt werden konnten und schließlich bei Nachblutungsgefahr, und zwar dann nur mit einem locker gelegten Gazestreifen. Diese Tampons ziehen wir gewöhnlich am 6. bis 8. Tage, da sich dann das Fibrin gelöst hat, welches anfangs den Tampon sehr energisch festhält. Saugt sich der Tampon mit infizierten Sekreten voll, so muß er bald gewechselt werden, da sonst aus ihm eine Rückwanderung der Keime, die sich in den Maschen der Gaze entwickeln, und eine Rückresorption ihrer Toxine eintreten kann. Der Gazetampon kann bei infizierten Wunden zur neuen Infektionsquelle werden, gelangen doch die antibakteriellen Serumstoffe nur sehr ungenügend an die in den Maschen sitzenden Bakterien heran, zumal ja der einmal vollgesaugte Tampon kaum noch ableitet.

Die Dauer der Kapillarfähigkeit eines längere Zeit liegenden Gazetampons hängt naturgemäß auch von der Art des Wundsekrets ab. Das dünnflüssige Sekret der ersten Tage oder das ebenfalls dünnflüssige schwer infizierter Wunden wird gut aufgesaugt und unter Umständen sogar weitergegeben. Das rein eitrige Wundsekret verstopft die Kapillarmachen. Man sollte daher Wunden mit rahmig-eitriger Absonderung nicht tamponieren. Auch größere geschlossene Eiterherde, die durch Einschnitt eröffnet worden sind, sollten nicht tamponiert, sondern immer drainiert werden.

Die breite Tamponade wenden wir in der Friedenspraxis so gut wie gar nicht an. Auch ihre beste Abart, der Mikulicz-Schürzentampon, bei dem nur die unterste Lage liegen bleibt und das Füllmaterial gewechselt wird, kommt heute kaum noch zur Verwendung, da wir ja nach Magen-Darmoperationen die Bauchhöhle möglichst weitgehend verschließen.

Wollen wir in serösen Höhlen absichtlich eine Verklebung herbeiführen, so kann die Reizwirkung eines aseptischen Tampons zweckdienlich benutzt werden. Auf diesen Reiz hin verkleben sowohl Pleura, Peritoneum wie auch die Meningen und die Synovialblätter des Gelenkes sehr schnell.

In der Kriegschirurgie mußten wir bei den schwer infizierten Granatverletzungen mit ihren tiefen Buchten und Spalten des öfteren tamponieren, da die Drainage nicht ausreichte. Bei der anaeroben Wundinfektion waren wir bestrebt, aus der tiefen Buchtenwunde eine mehr oder weniger offene Muldenwunde zu schaffen, und das war nur möglich mit der breiten Tamponade, nachdem alle Wundtaschen bis ans Ende gespalten und entfaltet waren.

Die feuchte Dauertamponade wurde besonders von Dreyer angewendet, welcher die Gaze 6 bis 8 Tage liegen ließ und täglich mit verdünntem Alkohol befeuchtete. Hartleib benutzte zum Anfeuchten essigsaure Tonerde, Kampferwein usw.

Mit recht gutem Erfolge haben wir die Dochttamponade mit Pyoktaningaze angewandt. Der starkfärbende Anilinfarbstoff schien die Auskeimung einer Infektion im Tampon und im Wundkanal wirksam verhindern zu können. Ich hatte den Eindruck, daß das Pyoktanin von allen antiseptischen Stoffen die Auskeimung der Bakterien im Wundgrund, im Tampon und in den Sekreten am wirksamsten verhinderte. Das Sekret blieb im allgemeinen dünn, schleimig, wurde erst gar nicht eitrig und enthielt nur wenig zerfallene Leukozyten. Natürlich leitete ein solcher mit schleimigen Sekreten durchtränkter Tampon nicht mehr durch Kapillarwirkung ab, aber es sickerte doch in den ersten Tagen reichlich blaugefärbtes Wundserum heraus, und wenn nicht eine schwere Tiefeninfektion eintrat, die das Wechseln des Tampons nötig machte, ließ sich letzterer nach entsprechender Zeit leicht und schmerzlos entfernen. Der Tampon hält die Wunden so weit offen, das neben ihm Platz zum Ablaufen frei ist.

Aus der Königsberger Klinik wird Pyoktaningaze sehr angelegentlich auch bei frischen akzidentellen Verletzungen als Sicherheitstampon empfohlen. Glaubt also der Arzt nach der Versorgung akzidenteller Verletzungen nicht ohne kleine Tampons auskommen zu können, so kann er mit gutem Gewissen die Pyoktaningaze benutzen. Der Vollständigkeit halber erwähnen wir, daß auch Friedrich (Handbuch der Chirurgie) nach der Versorgung akzidenteller Verletzungen kleine Sicherheitstampons legt.

Im Auslande werden andere Farbstoffe, so besonders das Brillantgrün benutzt; man schreibt ihnen ähnliche antiseptische Eigenschaften zu, wie sie vom Pyoktanin gerühmt werden. (Näheres s. Merck's Jahresbericht 1916, S. 206 bis 208).

Für einen Akridiniumfarbstoff, das Flavicid rühmt Langer seine außerordentlich hohe bakterizide Kraft gegenüber den grampositiven Bakterien (Staphylo-, Strepto-, Pneumokokken, Diphtheriebazillen). Da dieses Farbstoffantiseptikum zugleich fast ungiftig ist, so ist seine therapeutische Toleranz sehr breit. L. verwendet das Flavicid in Form von feuchten Verbänden (1:1000 — 1:5000) bei Furunkulose, Abszessen intertriginösen Ekzemen und besonders gegen die Hautdiphtherie. Gegen das Fortschreiten der Furunkulose: Bepinselung der Haut mit 2% alkoholischer Lösung (Fl. ist in Pastillenform, die leicht löslich ist, zu erhalten: Aktienges. für Anilinfarbstoffe in Berlin). S. a. Münch. med. Wochenschr. 1920, Nr. 41.

Nach Churchman soll das Gentianaviolett grampositive Bakterien, so vor allem Diphtheriebazillen sehr schnell auf Wundflächen abtöten. Anwendungsart: Sehr sorgfältige vorherige Entfernung der Wundsekrete von der Wundoberfläche mit Wasser und Seife, Wasserstoffsuperoxyd usw. Dann zweimaliges Bepinseln der Wunden mit gesättigter wässeriger Farbstofflösung. Ref. s. Berichte über die ges. Physiologie Bd. II, H. 1. 1920.

Ich meine, daß die Farbstoffbehandlung von Wunden, die sich dazu eignen, nicht in Vergessenheit geraten soll. Nach dem, was bisher bekannt ist, sollte sie zum mindesten bei der Wunddiphtherie, der gegenüber wir ja sonst ziemlich machtlos dastehen, angewandt werden.

Die Dauertamponade oder die schonende Wundbehandlung haben im Kriege eine Reihe Chirurgen empfohlen. Die Dakinsche Wundbehandlung ist im wesentlichen nichts anderes. Böhler (Münch. med. Wochenschr. 1917, Nr. 47) benutzt Borsäure, die er auf sekretdurchtränkte Verbandstoffe aufpulvert, um sie trocken und geruchlos zu machen. Soll der Verband länger liegen bleiben, so genügt es oft, nur die äußeren Lagen zu erneuern und auf die inneren Lagen Borsäure zu pulvern oder Alkohol bzw. stärkere Lösung von übermangansaurem Kali zu gießen.

28. Der feuchte Wundverband[1]) und die antiseptisch feuchte Wundbehandlung.

Wir benutzen den antiseptisch feuchten Verband einerseits, um bestimmte antibakteriell wirkende Mittel in den Wundgrund und an das Wundgewebe heranzubringen, andererseits aber, um durch die in ihm enthaltene Feuchtigkeit physikalische Wirkungen zur Beeinflussung des Wundstoffwechsels hervorzurufen. Zum dritten ist uns der feuchte Verband eine Methode, die wir dem Grundsatz des Wechsels der Wundheilmittel entsprechend anzuwenden pflegen, d. h. wir schieben ihn zwischen den aseptisch trocknen, den Pulver- oder Salbenverband ein, wenn deren Wirkungskraft nach unserer klinischen Beobachtung erschöpft ist. Wir schätzen in dieser Hinsicht an ihm die Fähigkeit, dickflüssige Wundsekrete zur Auflösung zu bringen, nekrotisierte Massen und

---

[1]) In der Bezeichnung der verschiedenen Abarten des feuchten Verbandes herrscht in der Literatur recht wenig Einigkeit. Wir haben zu unterscheiden:

1. den feuchten Verband mit wasserundurchlässigem Stoff oder den feucht abschließenden Verband. Er hält die Feuchtigkeit am längsten, unter ihm entwickelt sich die größte Brutwärme;

2. den feuchten Verband ohne wasserdichten Stoff oder den feucht austrocknenden Verband. Die Flüssigkeit verdunstet schnell, man nennt ihn deshalb auch Dunstverband. Besser wäre die Bezeichnung Abdunstungsverband;

3. den eigentlichen Prießnitzverband, bei dem der feuchte Verbandstoff von einer wollenen Lage bedeckt wird (Flanell). Unter dem Prießnitzverband, der in seiner Wirkung zwischen 1. und 2. stehen dürfte, hält sich die Feuchtigkeit verhältnismäßig lange, und unter ihm staut sich die Wärme an (analog wirkt Verband, bei dem statt des Wollstoffs Papier, Pergament oder Korkpapier verwandt wird).

Im folgenden soll unter dem feuchten Verband, wenn es nicht anders gesagt wird, der feucht austrocknende oder der Dunstverband gemeint sein.

Borken zu erweichen und überhaupt ein anderes physiologisches Geschehen in der Wunde durch Einwirkung der feuchten Wärme auswirken zu können.

Neben der erwünschten Wirkung des feuchten Verbandes, die in einer Änderung der Blut- und Lymphzirkulation im Wundgewebe und in der Beeinflussung der Leukozytose bestehen soll, tritt uns eine unerwünschte Nebenwirkung in Gestalt der Aufquellung an der bedeckten Haut wie am Wundgewebe entgegen.

Die heilsame Wirkung des feuchten Verbandes wird von einigen Chirurgen gänzlich bestritten. Andere wieder loben ihn enthusiastisch. Wir glauben ihn mit Beschränkung auf die oben genannten Ziele und der in ihnen gekennzeichneten Auswahl als Wundbehandlungsmittel doch nicht entbehren zu können. Andererseits können wir auch angesichts der Erkenntnis, daß der feuchte Verband in der Praxis in sehr weitgehendem Maße ebenso wie auch von den Laien angewandt wird, nicht von einer genaueren Besprechung seiner Wirkungsart absehen. Auf den Einfluß, den der feuchte Verband in physikalischer und allgemein-biologischer Hinsicht auf das Wundgewebe, auf den Heilungs- und Entzündungsvorgang ausübt, werden wir im Abschn. 36 zurückkommen.

Die Wirkung des feuchten Verbandes.

Über die Wirkungsmöglichkeit der im feuchten Verband in den Wundgrund und an das Wundgewebe gebrachten Antiseptika ist folgendes zu sagen: Da das Wundgewebe in osmotischer Hinsicht auf hyper- und hypotonische Lösungen leicht reagiert, dürfen destilliertes Wasser und stark bluthypertonische Lösungen zum feuchten Verband im allgemeinen nicht angewandt werden. Physiologische Kochsalzlösungen und 2 bis $4^0/_0$ige Borsäurelösungen sind die mildesten Wundwässer. Auch Abkochungen von Kamillentee usw. haben anscheinend auf das Wundgewebe keine besondere chemische Wirkung. Die Substanzen, welche das Eiweiß koagulieren, also essigsaure Tonerde, Bleiwasser und Lösungen von Salzen der Schwermetalle, wirken als Adstringentien. In den üblichen Verdünnungen dürfte die adstringierende Wirkung sich allerdings nur auf kurze Zeit beschränken, in stärkeren Konzentrationen kann sie in die Ätzwirkung übergehen. Die antiseptische Wirkung dieser Mittel dürfte nur gering sein und nur kurze Zeit anhalten. Seit langem wird auch in der Medizin, auch in der Volksmedizin, das Chlorwasser zu antiseptischen Verbänden benutzt. Bekanntlich ist das Chlor das energischste aller Desinfektionsmittel und damit der Protoplasmagifte; wir dürfen also höhere Konzentrationen nicht anwenden. Geschichtlich hat es wohl seine markanteste Bedeutung in den genial vorausschauenden Forderungen von Semmelweis erhalten (s. o.).

Es ist anzuerkennen, daß die in die Volksmedizin eingedrungene Methode, frische Wunden mit feuchten Verbänden, essigsaure Tonerde, Bleiwasser oder auch nur abgekochtem Kamillentee zu behandeln, einen Vorteil gegenüber den früheren Verfahren darstellt, Scharpie in Wunden zu stopfen, Karbolwasser zu benutzen oder gar irgendwelche organischen oder anorganischen Stoffe hierzu zu benutzen. Schreckte doch der Laie nicht davor zurück, Lehm und Exkremente von Menschen und Tieren in einem mehr oder weniger mystischen Gedankengang als „heilsame“ Therapie anzuwenden. Erwähnt sei, daß man schon seit langem den Ton oder Lehm zur Wundbehandlung angewandt hat (vgl. oben die Bolustherapie). Man goß wohl auch Essig auf Ton und verband damit die Wunden, das ist ja schließlich das Urbild der essigsauren Tonerde. Mit einem der oben angegebenen Antiseptika befeuchtete Wundverbandstoffe sind also in der verständigen Laienhand ein immerhin relativ unschädliches Mittel.

Die antiseptischen Mittel zum feuchten Wundverband.

In der praktischen Medizin werden heute eine große Reihe von antiseptischen Mitteln zum feuchten Wundverband angewendet.

Nach dem Grade ihrer Desinfektionskraft, zugleich aber auch nach ihrer Reizwirkung, reihen sie sich etwa folgendermaßen aneinander:

3% Borsäurelösung, 1% essigsaure Tonerde, 2% Bleiwasser (Liquor plumbi subacetici), 1% Wasserstoffsuperoxyd, 2 bis 3% Resorzinlösung, 2 bis 3% Pikrinsäurelösung[1]), Sublimat 1 : 1000).

Nach Schäfer sollen gerade Resorzinlösungen stark antiseptisch und gleichzeitig entzündungswidrig wirken (Unterschenkelgeschwüre, Staphylokokken-, Streptokokkeninfektionen).

Wir können 4 Gruppen von Antiseptizis unterscheiden:

a) Oxydierende: Hypochlorite, Hypobromite, Jod, Chlor, Wasserstoffsuperoxyd, Kal. permang. usw.

b) Metalle und ihre Salze: Sublimat, Bleiwasser, essigsaure Tonerde, Argent. nitric., Arg. colloidale, Aurum colloid. usw.

c) Aromatische Reihe: Karbolsäure, Salizylate, Thymol, Naphthol, Kreosot usw. bzw. kompl. Verbindungen der Phenole.

d) Verschiedenartiger Natur: Spiritus Formol, Chloroform, Borsäure, Farbstofflösungen.

Auf die Chlorlösungen kommen wir weiter unten zurück. Das Jod hat man in letzter Zeit in statu nascendi im Wundgrund selbst zu erzeugen versucht.

Knoll schlägt vor, Jodkalitabletten in 1 bis 2% Borsäurelösung aufzulösen und Wasserstoffsuperoxydtabletten zuzusetzen. Die Lösung wird in die Wunde gegossen, beim Aufschäumen entsteht freies Jod. Die Lösung muß stets frisch sein. Wirkung: Sekretionsbeschränkung, Granulationsbildung und schnelle Epithelisierung. Keine Schädigung. In anderer Weise sucht Urtel das Jod in statu nascendi freizumachen.

Lösung 1: Offizinelles Wasserstoffsuperoxyd: 3%.

Lösung 2: Kal. jod. 2,0, acid. acet. dil. (30%) 5,0 aqu. dest. ad 100. Lösung 2 in dunkler Flasche.

Beide Lösungen kurz vor Gebrauch ā in Porzellangefäß mengen. Spritze mit Hartgummiansatz (wie zur Go-Behandlung). Die Sauerstoffentwicklung hält in der Wunde bis zu 4 Stunden an. Man kann ein Drain in die chirurgisch versorgten Wunden einlegen und mehrmals täglich nachspritzen bis zu 25 ccm beider Lösungen an einem Tage. Mitunter leichtes Brennen.

($CH_3COOH + 2KJ + H_2O_2 = CH_3COOK + HJ + J_2 + 2H_2O_2$). Die Essigsäure hebt die plötzliche Wirkung der katalytischen Stoffe im Gewebe auf das Wasserstoffsuperoxyd auf. Die Sauerstoffentwicklung beginnt nach 15 Minuten. Auch im Eiter war die Desinfektionswirkung auf virulente Bakterien sehr hoch.

---

[1]) Pikrinsäure (Trinitrophenol) und Resorzin (Dioxybenzol) wirken ebenso stark antiseptisch wie Karbolsäure, sind aber weniger giftig und ätzend.

Kaliumpermanganat.

Das Kaliumpermanganat wirkt in stärkerer Konzentration stark antiseptisch. Es ist von Richter zum Hautanstrich vor Operationen in 5%igen Lösungen (doppelter Anstrich), desgleichen gegen das Erysipel empfohlen worden. Geschwüre können mit 5%iger Lösung, oberflächliche mit $2^1/_2$%iger Lösung täglich gepinselt werden. Zum feuchten Verband wird es in 1 bis 3%iger Lösung von Richter empfohlen.

Rp: Kal. hyp. 10—30, Na bicarb. 10,0, Na chlor. 1,0, Acid. boric. 30,0, Aqu. dest. 1000,0.

Die Lösungen sind isotonisch.

Mit ausgezeichnetem Erfolge haben wir den Kaliumpermanganatanstrich mit 5%iger; ja bis zu 20%iger Lösung bei chronischen Pyodermatosen im Felde angewandt (Kratzgeschwüre, chronische Furunkulose, auch bei Schweißdrüsenabszessen). Die Geschwüre werden jeden zweiten oder dritten Tag gepinselt, eröffnete Furunkel, besonders Schweißdrüsenabszesse, wurden mit feuchter Gaze (5%ige Lösung) tamponiert.

Ein recht gutes Mittel sind schwache Kaliumpermanganatlösungen zur Behandlung der Zystitis. Spült man mit weinroter Lösung, so kann man an der Entfärbung genau erkennen, ob noch reduzierende Substanzen (Eiter usw.) in der Blase vorhanden sind, d. h. ob die Blase schon sauber ist. Kommt die weinrote Lösung unverändert wieder aus dem Katheter heraus, so spülen wir mit Arg. nitricum-Lösung (0,25 bis 1:1000) zur wirksameren Bekämpfung der Zystitis nach. Wir lassen auch gern einen Rest Höllensteinlösung in der Blase.

Auch Mangandioxydlösungen können zu antiseptischen Zwecken benützt werden. Sarason empfiehlt die Hydrosolform des Mangansuperoxyds zur Behandlung der Pernionen.

Wasserstoffsuperoxyd.

Über die antiseptische Wirkung des Wasserstoffsuperoxyds gehen die Ansichten sehr auseinander. Groß scheint diese Wirkung jedenfalls nicht zu sein. Wir benutzen es in 1 bis 2%iger und noch schwächerer Lösung zur mechanischen Reinigung der Wundoberfläche von anhaftendem Schmutz (frische Wunden), von Sekreten und unter Umständen zum Abweichen festsitzender Verbände. Es ist besonders als ein Mittel gegen die anaerobe Wundinfektion empfohlen worden. Zur Subkutaninjektion scheint es sich nicht zu eignen, einige Todesfälle infolge Gasembolie sind beschrieben worden. Das Mittel kann in der eigentlichen Wundbehandlung entbehrt werden. Wasserstoffsuperoxyd ist empfohlen worden, um bei Magen-Darmperforationen die Bauchhöhle mechanisch von Fremdkörperpartikelchen zu säubern. Die katalytisch wirkenden korpuskulären Elemente werden von dem Schaum an die Oberfläche getragen, auf diesem Wege werden auch Bakterien mit ausgeschwemmt. Zur Spülbehandlung bei Magen-Darmperforationen kann man das Mittel vielleicht empfehlen. Solange noch keine diffuse Peritonitis besteht, die Keime sich also noch nicht im peritonealen Gewebe festgesetzt haben, kann durch die wirksame Säuberung der Bauchhöhle eine sehr energische Reinigung erzielt werden. Aus den gleichen Gründen benützen wir das Wasserstoffsuperoxyd gern zu vorbereitenden Spülungen vor Operationen im Munde, besonders wenn starke Fäulnisvorgänge bestehen.

Das Wasserstoffsuperoxyd wird in verschiedenen Formen, auch in fester Form, in den Handel gebracht.

Ortizon (30% H_2O_2), Farbenfabrik Fr. Bayer & Comp., ein trockenes hochprozentiges H_2O_2-Präparat, wird als Pulver, Tablette oder Stäbchenform angewandt. Bei der Berührung mit der Wunde entwickelt sich ein dichter Schaum, der korpuskuläre Teile mit in die Höhe reißt. Mechanisch und vielleicht auch chemisch desinfizierende Wirkung, schmerzlos. Soll gegen den Ausbruch des Tetanus und den Gasbrand prophylaktisch und gegen den Pyozyaneus spezifisch wirken.

Ähnlich wirkt Pergenol (Dr. H. Byk), 12% H_2O_2, Mischung von Na perbor. und Na bitart. Kristallinisches Pulver, läßt sich gut zerstäuben, zerfließt an der Luft, hält sich nur in gut verschlossenen Flaschen.

Perhydrid (Merck) 35% H_2O_2, kristallinisches beständiges Pulver.

Man soll das H_2O_2 nicht zu Spülungen enger Fistelgänge (auch nicht zu Empyemspülungen) verwenden. Das Gas entwickelt sich explosionsartig, kann durch den hohen Gasdruck die Gewebe zersprengen und zur tödlichen Luftembolie führen.

Essigsaure Tonerde. Die in der gebräuchlichen 1%igen Lösung verwandte essigsaure Tonerde (die alte Burowsche Lösung) wird von einer Reihe von Chirurgen vollkommen verworfen. Hartleib hat sie während des Krieges zur Dauertamponade empfohlen. Nach seinen Untersuchungen war sie bei schweren Kriegswunden dem Wasserstoffsuperoxyd, der Borsäurelösung usw. weit überlegen. Der Verband wurde alle 2 bis 3 Tage entfernt, unter Umständen mit Wasserstoffsuperoxyd abgeweicht. Über die angefeuchtete Gaze kam trockener Zellstoff.

Unger setzt der essigsauren Tonerde zur Bekämpfung des Pyozyaneus Salzsäure zu (5 bis 8 Tropfen reiner HCl auf 100). Bekanntlich hat die Haut mancher Patienten eine Idiosynkrasie gegen das Mittel, es kommt zu Ekzemen. Schäfer rät in jedem Falle, besonders bei gleichzeitiger Anwendung von wasserundurchlässigen Stoffen, die Haut einzufetten, da hierdurch die Ekzeme mit Sicherheit vermieden werden können.

Als Ersatzpräparat der essigsauren Tonerde sind neuerdings das Alsol (Alum. aceticotartaricum), das Moronal (basisch formaldehydschwefligsaures Alum.), das Mallebrein (Alum. chloric. liquid. 25%) und Ormizet (ameisensaure Tonerde) empfohlen worden. Alsol ist gegenüber der essigsauren Tonerde unbegrenzt haltbar und soll stärker wirken als die essigsaure Tonerde. Es wird in 0,5 bis 2%igen Lösungen verwandt. (Das Handelspräparat ist 50%.)

Das Moronal ist ein fester Körper, es wird in 2%iger Lösung verwandt, ist von leicht saurer Reaktion, mazeriert nicht die Haut, kann auch als 3%iges Pulver mit Bolus alba verwandt werden. Es wird von Geiger zum halbfeuchten Verband empfohlen.

Das Ormizet soll besser adstringierend wirken als die essigsaure Tonerde, wird in 10%igen Lösungen zum Wundverband benutzt.

Kamillentee. Bei sonst sauberen Wunden könnten wir, wenn uns der feuchte Verband irgendwie erwünscht ist, auch Abkochungen irgendwelcher pflanzlicher Tees verwenden. In den Pflanzenblättern und Blüten finden sich gar nicht unerhebliche Mengen von Gerbsäure und ätherischen Ölen, deren angenehme Wirkung bei Magen-Darmaffektionen ja bekannt ist. Vielleicht geht auch vom Kamillentee, der ja im Volke zur Wundbehandlung verwandt wird, eine leicht adstringierende und anregende Wirkung auf das Wundgewebe aus, wenn diese naturgemäß auch nur vorübergehend sein kann. Wir haben im Felde vielfach zur feuchten Wundbehandlung den Kamillentee verwandt und davon im allgemeinen nur Gutes gesehen. Eine spezifisch desinfizierende oder reizende Wirkung wird man von einer solchen Abkochung natürlich nicht verlangen können, aber es ist doch schon etwas, wenn das Wundgewebe nicht gereizt wird. In der Praxis sollten wir, schon um der Volksanschauung entgegenzukommen, dann aber auch, um die Verwendung des ja immer noch üblichen Karbols auszurotten, den Kamillentee als wirksames Mittel zu Umschlägen und Wundverbänden empfehlen.

Höllensteinlösung.

Trotzdem das Mittel eine außerordentliche starke bakterizide Wirkung ausübt (auch im Serum, Behring), wird es in der Wundbehandlung selten verwandt. Wir benutzen es, wie schon erwähnt, zur Behandlung der Zystitis (0,5 — 1 — 2 : 1000,0 Aqu. dest.) mit ausgezeichnetem Erfolge. Es gibt eigentlich kein Mittel, was ihm in seiner Wirksamkeit überlegen ist. Schäfer empfiehlt Höllensteinlösungen auch bei geschwürigen Prozessen mit mangelnder Heilungstendenz, mit diphtheroiden Belegen, schlechten Granulationen und bei unzureichender Epithelialisierung, desgleichen bei Pyodermien mit Gewebszerfall, schlecht heilenden Karbunkeln usw. Die antiseptische Kraft wird durch Zusatz von Spiritus zur Lösung sehr erheblich gesteigert. Schäfer empfiehlt eine schwache und eine starke Lösung bei schlaffen Granulationen.

1.	Arg. nitrici 0,1	2.	Arg. nitrici 0,2
	Spirit. (20%) ad 200.		Spirit. (30%) ad 200.

Unter Umständen Pinselung mit 10% Arg. nitrici (in 60% Spiritus) oder Höllensteinstift. Es ist merkwürdig, daß sich angesichts der ausgezeichneten antibakteriellen Wirkung des Arg. nitr. und seiner anregenden Wirkung auf das Granulationsgewebe dieses Mittel in der chirurgischen Wundbehandlung eigentlich nur in der Billrothschen Schwarzsalbe verwendet findet (s. S. 228).

Die Verwendung des Arg. colloidale ist von Credé empfohlen worden. In der Wundbehandlung haben Verbände mit Kollargol, Elektrargol usw. keine besondere Bedeutung erlangt. Die Wirkung bei der intravenösen Applikation des Kollargols und anderer kolloidaler Silberpräparate erscheint zweifelhaft. Unseres Erachtens dürfte es sich hier wie bei einer ganzen Reihe von anderen Mitteln zur parenteralen Injektion um eine unspezifische Protoplasmaaktivierung handeln, die in Grenzfällen die Abwehrkräfte des Organismus anzuregen wohl einmal imstande sein können.

Von Credé ist das Itrol (Argent. citric. puriss.) als ein außerordentlich wirksames antiseptisches Mittel empfohlen worden. Das milchsaure Silber ist ebenso wie das salpetersaure Silber bekanntlich eines der segensreichsten Mittel geworden, der Ophthalmoblenorrhoea neonatorum vorzubeugen.

Das Sublimat verwenden wir im feuchten Verband nur noch zur Bekämpfung des Pyozyaneus (s. a. bei Milzbrand). Sitzen die Keime nicht in Wundnekrosen, so gelingt es meist, sie abzutöten. Bei tiefen Wundnekrosen versagt das Sublimat.

Aromatische Reihe.

Die Karbolsäure verwenden wir zu Wundverbänden heute nicht mehr, weil besonders unter dem wasserdichten Stoff die Gewebe nekrotisch werden. Nach der Entdeckung Listers wurden keimtötende Flüssigkeiten hauptsächlich in der Idee, die damals als gefährlich angesehenen Luftkeime abzuhalten, in ständigem Wechsel verschiedener chemischer Stoffe angewandt. Die Karbolsäure wurde, besonders auch, da sie zu schweren Vergiftungen führte (Nephritis), von verwandten Stoffen der aromatischen Reihe verdrängt. Thiersch wandte Salizylsäurelösungen[1]) an und Salizylwatte, Ranke Thymollösungen. Burow empfahl schließlich die auch heute noch allgemcin gebräuchliche essigsaure Tonerde. Von den Dermatologen wird heute zu feuchten Verbänden das Resorzin in ausgedehntem Maße angewandt (s. o.).

Die der Karbolsäure verwandten aromatischen Verbindungen sind meist starke Antiseptika und wären, da sie lipoidlöslich sind, wegen ihrer Durchdringungskraft auch zur Bekämpfung der Keime in tieferliegenden Gewebsschichten verwendbar. Leider vernichten sie nicht nur das Leben der Wundkeime, sondern töten auch die Gewebszellen ab. Aus dem Grunde lassen sich die Karbolsäure, Lysol, Lysoform, Kreosote usw. nur zur äußern Desinfektion, zur Desinfektion der Hände und Instrumente (für letztere nur in Notfällen) verwenden, nicht aber zu feuchten Dauerverbänden.

Die Borsäure löst sich nur zu etwa 4% im Wasser und Serum. Wir können sie daher auch in pulverisierter Form auf das Wundgewebe bringen, ohne eine Ätzwirkung befürchten zu müssen. Allerdings tritt hierbei meist erhebliches Brennen auf. Als 2 bis 3%iges Borwasser eignet sich die Borsäure ausgezeichnet zu feuchten Verbänden, da sie nicht die epithelschädigende Wirkung der essigsauren Tonerde aufweist.

Borsäure. Die Borsäure ist ein ausgezeichnetes Mittel gegen den Pyozyaneus, allerdings nur in stärkerer Konzentration. Der einfache Borsäureumschlag genügt also nicht, da ja hier die Borsäure durch die Wundsekrete bald verdünnt wird und die Keime bald wieder auswachsen. Ein einfaches Mittel, die Borsäure dauernd in ihrer höchstmöglichen Konzentration im Wundverband zu haben, ist die Einpuderung mit Borsäure. Da die reine Borsäure meist Brennen auslöst, mische man sie mit Bolus alba etwa 1:3 bis 5, Einpuderung der Wunde, eine Lage Gaze, wieder Borsäure und erneut Gaze oder Zellstoffkompresse und nochmals Borsäurebolus. Nur wenn so der ganze Verband mit Borsäure durchpulvert ist, wird die Keimentwicklung sicher abgehalten. Löst Borsäurebolus auch in dieser Konzentration noch Wundschmerz aus, so kann man zu unterst auf die Wunde einen dünnen Borsalbenlappen auflegen. Der Verband kann meist einige Tage liegen bleiben. So gelingt es auch, den Pyocyaneus aus der Wunde zu vertreiben, wenn er sich in tiefen Nekrosen festgesetzt hat. Man muß allerdings auch die Borsäure längere Zeit anwenden, damit der blaue Eiter nicht wieder erscheint.

Das Naphthalin ist im Gemisch mit Zucker bei stark verschmutzten Wunden (Wedderhake) empfohlen worden. Das früher angewandte Naphthalin führte bei großen Wunden zu Vergiftungen!

---

[1]) Soll ebenso stark antiseptisch wirken wie Phenol. Doch wird Salizylsäure im Serum an Alkali gebunden und schnell unwirksam. Über Pikrinsäure und Resorzin s. S. 200.

Der Spiritusverband.

Von Salzwedel ist der Spiritusverband als Methode zur Wundbehandlung angegeben worden. Salzwedel legt über den Spiritusverband eine Bedeckung mit perforiertem (gelochtem) Billrothbatist. Eine Abart des Spiritusverbandes ist der Verband mit Kampferwein, der im allgemeinen ohne wasserdichten Stoff angewandt wird. Nach den Untersuchungen Schäfers leistet der 95%ige Spiritusverband bei weitem mehr als der 70%ige. Es soll zweckmäßiger sein, einen hochkonzentrierten Spiritusverband kürzere Zeit (wenige Stunden) anzuwenden, als einen niedrigprozentigen dauernd. Die Einwirkung des Spiritusverbandes geht bis in die tieferen Gewebsschichten. Nach Schäfers Tierversuchen tritt eine erhebliche Vermehrung des Lymphstroms (keine Lymphstauung) ein, die bis unter die Faszie und Muskulatur reicht. Der Spiritusverband darf nur mit durchlochtem Billrothbatist angewandt werden. Es kann sonst zu Hautnekrosen kommen, und zwar besonders leicht an Hand, Fingern und Zehen.

Wir beobachteten hier eine sehr ausgedehnte Salizyl-Spiritusnekrose. Eine Wärterin legte sich von dem ihr gegen Haarausfall verschriebenen Salizylspiritus bei einer Laryngitis selbständig einen Halswickel mit undurchlochtem Billrothbatist an. Im ganzen Bereich dieses Verbandes wurde die Haut (20:5 cm breit) oberflächlich nekrotisch (Nekrosen II. bis III. Grades).

Nach Schäfer soll die Spiritusbehandlung um so günstiger wirken, je früher sie bei infektiösen Prozessen angewandt wird. Bei frühzeitiger Behandlung wird die Bildung des entzündlichen Infiltrats sehr verringert bei bereits bestehender Gewebsvereiterung und Nekrosen wird der Durchbruch beschleunigt. Wir wenden den Spiritusverband zurzeit aus äußern Gründen nur noch selten an. Vor dem Kriege benutzten wir die hyperämisierende und antiphlogistische Wirkung des Spiritusverbandes nach der Vorschrift Salzwedels (also mit durchlochtem Billroth) bei infizierten Wunden und beginnenden phlegmonösen Prozessen; letztere gehen doch in einer Reihe von Fällen auf den Spiritusverband zurück bzw. begrenzen sich auf einen lokalen Herd.

Recht empfehlenswert zu Umschlägen mit oder ohne durchlochten Batist ist der Verband mit Glyzerin und Spiritus zu gleichen Teilen, in demselben Sinne wie der einfache Spiritusverband angewandt.

Unsere Indikationen zur Anwendung des feuchten Verbandes.

Wir halten den feuchten Verband (ohne wasserdichten Stoff), den Dunstverband, für angezeigt bei schmierig belegten Wunden, besonders mit tieferen Gewebsnekrosen. Weiterhin wenden wir ihn an, um durch seinen hyperämisierenden und die Lymphzirkulation befördernden Einfluß beginnende infektiöse und besonders phlegmonöse Prozesse zum Rückgang zu bringen (antiphlogistische, verteilende Wirkung). Hier sehen wir im allgemeinen recht zufriedenstellende Erfolge. Bei Sehnenscheidenphlegmonen verwenden wir den feuchten Verband nicht, weil nach unseren Erfahrungen die bereits bestehende Neigung zur eitrigen Einschmelzung durch ihn begünstigt und dadurch die Abstoßung der sonst vielleicht noch zu erhaltenden Sehnen gefördert wird.

Den feuchten Verband mit wasserdichtem Stoff (den feucht abschließenden) wenden wir bei offenen Wunden und Infektionsherden nicht an, sondern höchstens einmal, um durch seine stark hyperämisierende Wirkung eine drohende Infektion zum Rückgang oder zur örtlich begrenzten Einschmelzung zu bringen.

Bei beiden Arten von feuchten Verbänden tut man gut, bei besonders empfindlicher Haut dieselbe durch irgendein Hautfett oder eine Salbe zu schützen. Erfahrungsgemäß leidet besonders die dicke Epidermis der Hand, Finger und des Fußes unter der aufquellenden Wirkung des feuchten Verbandes. Als antiseptisches Mittel, das vielleicht für eine gewisse Zeit die Bakterieneinwirkung hintanhalten kann, verwenden wir in erster Linie das Borwasser. Die essigsaure Tonerde schädigt die Epidermis stärker. Hier ist also die Einfettung der Haut der Umgebung besonders angezeigt.

Literatur.

Ein ausführliches Literaturverzeichnis bis zum Jahre 1907 findet sich bei J. Schäfer in seiner monographischen Bearbeitung „Über den Einfluß unserer therapeutischen Maßnahmen auf die Entzündung“. F. Enke, Stuttgart 1907.

Über die Dakinsche Wundbehandlung mit Hypochloriten s. Abschn. 29.

H. Baum, Münch. med. Wochenschr. 1915, Nr. 22, F. B. (Ortizon).

P. v. Kubinyi, Med. Klin. 1916, Nr. 36 (H_2O_2 bei verschmutztem Peritoneum).

W. Müller, Beitr. z. klin. Chir. 1916, Bd. 105, H. 1, 30. kriegschir. Heft (Kalkwasser, 1 kg Kalk auf 8 l Wasser, abgießen, filtrieren, feuchte Verbände bei infizierten Wunden).

Sarason, Med. Klin. 1916, Nr. 48 (Mangandioxydhydrosol bei Pernionen).

M. Knoll, Jod und Sauerstoff in statu nascendi, „Jodiperol“ bei infizierten Kriegsverletzungen. Beitr. z. klin. Chir. 1916, Bd. 101, H. 4, kriegschir. Heft.

Urtel, Münch. med. Wochenschr. 1918, Nr. 35 (Essigsaure Tonerde mit Jodkali und Wasserstoffsuperoxyd).

F. Auersperg, Gasembolie nach subkutanen H_2O_2-Injektionen. Wien. klin. Wochenschr. 1916, Nr. 38.

Richter, Zentr. f. Chir. 1918, Nr. 17 (Kal. permangan.).

J. Schäfer, Med. Klin. 1918, Nr. 2 (Technik des feuchten Verbandes, Höllensteinlösungen.)

Credé, Zentr. f. Chir. 1896, Nr. 43 (Itrol).

Markuse, Berl. klin. Wochenschr. 1917, Nr. 16 (Feuchte Wundbehandlung mit essigsaurer Tonerde).

Dreyer, Feuchte Wundbehandlung. Münch. med. Wochenschr. 1916, Nr. 21 (Dauertamponade, 2 mal am Tage nachfeuchten [analog Dakin] mit Alkoholwasserstoffgemisch, $^2/_3\%$ H_2O_2, $^1/_3\%$ 96%igen Alkohol. Verband bleibt bis zu 8 Tagen liegen).

Hartleib, Münch. med. Wochenschr. 1916, Nr. 42, empfiehlt essigsaure Tonerde, bei Nekrosenbildung Kampferwein. Verband alle 2 bis 3 Tage, später täglich wechseln.

Unger, Berl. klin. Wochenschr. 1915, Nr. 11.

29. Wundbehandlung nach Dakin mit Natriumhypochlorit.

In der Kriegschirurgie hat die von Carrel und Dakin angegebene Behandlung mit Natriumhypochlorit zum Teil recht gute Erfolge gezeitigt. In der englischen und französischen Literatur ist behauptet worden, daß es mit dem Chloren der Wunde gelänge, auch infizierte Wunden keimfrei zu machen, so daß sie also sekundär genäht werden können. Nach meinen Erfahrungen im Felde gelingt es nicht, die einmal ausgebrochene schwere Wundinfektion mit der Dakinschen Methode wirksam zu bekämpfen. Es war dies von vornherein auch nicht zu erwarten, da ja im zweiten Stadium der Wundinfektion die Keime tief in den Gewebsspalten sitzen und hier natürlich nicht mehr von den Wundantiseptizis erreicht werden können. Dagegen habe auch ich bei primär chirurgisch versorgten schweren Granatverletzungen (nach sorgfältiger Freilegung und Exzision der Nekrosen) meist recht günstige Heilerfolge gesehen, auch die Sekundärnaht mitunter schon am 3. oder 4. Tag anlegen können. Auffällig bei so versorgten Wunden war das frischrote Aussehen der verletzten Weichteile, wie man es sonst wohl bei keiner der bekannten Wundbehandlungsmethoden sah. Doch hatte ich bei den Fällen, die nicht frisch, sondern bereits infiziert in die Behandlung kamen, recht häufig vollkommene Versager. Die Herstellung der Orginallösung nach Dakin geschieht folgendermaßen:

1. Original-Dakinlösung.

200 g Chlorkalk werden mit 10 l Wasser und 140,0 Natriumkarbonat gemischt. Mischung schütteln. Man fügt etwa 25,0 bis 40,0 Borsäure in Substanz hinzu, um die Lösung zu neutralisieren. Event. titrieren mit Phenolphthalein. — Die Lösung enthält ca. $^1/_2$ % Natriumhypochlorit. Sie tötet nach Carrel Staphylokokken von 1 : 500000 innerhalb von 2 Stunden, bei Gegenwart von Blut erst bei 1 : 1000 bis 1 : 2500 ohne Zellschädigung.

Bereitungsweise: 200 g Chlorkalk werden mit etwa 200 g Aqua fontana fein verrieben. Allmählich mehr Wasser zusetzen, unter ständigem Umrühren bis zu 10 l. 140 g Soda lösen in gleichen Teilen Wasser; in dünnem Strahl unter Umrühren der Chlorkalklösung zufügen, etwa $^1/_2$ Stunde lang umrühren, hierauf filtrieren. Etwa 30 bis 40 g Borsäure in 200 g heißem Wasser lösen und dem Filtrat zufügen.

2. Eine zweite Lösung,

die in englischen Lazaretten zur Anwendung kam, von uns aus äußeren Gründen nicht benutzt werden konnte, erhält man durch Hinzufügen von Natriumhypochlorit zu Toluolsulfoamin. Die farblose kristallinische Substanz ist in fester Form unbegrenzt, in wässeriger Lösung mehrere Monate haltbar. Sie übt keine ätzenden Wirkungen aus und ist ungiftig, ihre keimtötende Wirkung viermal größer als die des Natriumhypochlorits.

Nach Dobbertin geht die Wirkung des Natriumhypochlorits in der Wunde wahrscheinlich auf gleiche Weise vor sich wie beim Bleichen von Stoffen im Eau de Javelle. Hierbei ist der chemische Prozeß folgender: $NaClO = NaCl + O$. Das Natriumhypochlorit zersetzt sich in Kochsalz und Sauerstoff, nicht das Chlor bleicht, sondern der abgespaltene Sauerstoff in statu nascendi. So entsteht wahrscheinlich auch in der Wunde ständig Sauerstoff, der fäulniswidrig wirkt, Bakterien abtötet und vielleicht eine intensive aktive Hyperämie erzeugt. Zugleich soll durch die Wirkung der entstehenden hypertonischen Kochsalzlösung eine starke Lymphorrhoe mit mechanischer Ausschwemmung von infektiösem Material einsetzen.

Von der Firma B. Braun in Melsungen sind zur bequemen Herstellung Ampullen zu 50 und 100 ccm Inhalt mit Natriumhypochlorit in den Handel gebracht worden, die, mit der 50fachen Menge einwandfreien Brunnenwassers angerührt, eine $^1/_2$ %ige Lösung ergeben, die sofort gebrauchsfertig ist. Die Lösung muß klar und annähernd neutral sein, sie darf nur schwach riechen, nur kalt bereitet und ebenso angewandt werden. Die Ampullen mit der Stammlösung sind dunkel und kühl (im Keller) aufzubewahren.

An Stelle des Natriumhypochlorits ist von Michaelis das Kalziumhypochlorit empfohlen worden. Dieses ist ein weißes Pulver mit etwa $80\,^0/_0$ wirksamen Chlors, in Wasser fast klar und leicht löslich. Die Lösung ist nur schwach alkalisch, enthält keine Chlorate. Das Kalziumhypochlorit kommt als Pulver oder in Form von Tabletten gebrauchsfertig in den Handel (chemische Fabrik Griesheim-Elektron zu Bitterfeld). Der Anwendungsbereich ist derselbe wie bei der Dakinschen Lösung. Der Chlorgehalt der Lösung läßt sich im Gegensatz zur Dakinschen Lösung genau bestimmen, das Präparat zersetzt sich nicht.

Die Anwendung der Dakinschen Lösung in der Wundbehandlung gestaltet sich folgendermaßen: Bei schweren Zertrümmerungswunden ausgiebige Spaltung, Ausschneidung der Nekrosen, Ausspülung mit $^1/_2\,^0/_0$iger Natriumhypochloritlösung und schließlich der typische Verband:

Alle Wundtaschen werden mit einem lockeren Mulltuch genau austamponiert, dann wird ein Gummidrain mit einigen Seitenlöchern in die tiefsten Wundwinkel geführt; das Drain muß so lang sein, daß es durch den Verband nach außen reicht. Ausfüllung der ganzen Wunde mit angefeuchtetem Mull oder Zellstoff, die mit einigen Bindentouren festgehalten werden.

Etwa alle zwei Stunden wird der Verband frisch angefeuchtet, indem durch das Füllrohr mittels Glastrichters soviel Lösung nachgegossen wird, bis sie abtropft. Bei flachen oberflächlichen Wunden Begießung des Verbandes von außen ohne Füllrohr. Verbandwechsel je nach Sekretionsdurchtränkung etwa alle 2 bis 3 Stunden oder noch seltener. Nachts wird im allgemeinen nicht nachgegossen.

Die Wundreinigung tritt auch bei schmierig belegten Wunden in der Tat auffallend schnell ein, sie ist häufig schon nach 4 bis 6 Tagen vollendet, die Granulationen sind meist sehr kräftig und schießen schnell auf, so daß man die Behandlung bald abbrechen kann.

Ein größerer Vorteil des Chlorens ist die Aufhebung der jauchigen Zersetzung in der Wunde. Demgegenüber ist der leichte Chlorgeruch recht harmlos.

Das Wesentliche bei der Behandlung nach Dakin ist die Dauerirrigation mit einem milden Antiseptikum, welches die Gewebe nicht reizt und tatsächlich die Wundbakterien in den äußeren Wundschichten und im Verbandstoff abzutöten vermag. Ein Nachteil des Verfahrens ist der große Verbrauch an Wäsche, die durch das Chlorwasser bald zerstört wird. Sonst glaube ich, daß die Dakinsche Wundbehandlung sich auch in der Friedenspraxis in gewissen Fällen von hartnäckiger Wundinfektion, insbesondere solchen mit Nekrosenbildung, als brauchbar erweisen wird. Die Anwendbarkeit des Verfahrens erstreckt sich auf schwere Zertrümmerungswunden (Kriegsverletzungen), bei denen der Ausbruch einer schweren Wundinfektion zu erwarten steht, und vielleicht auf ähnliche Verletzungen der Friedenspraxis (Überfahrungen). Sichere Erfolge zeigt das Verfahren auch hier nur, wenn eine gründliche Wund ausschneidung vorgenommen wird. Eine Wundtiefenantisepsis oder Wunddesinfektion können wir aber auch mit dem Chloren nicht erzielen.

Literatur.

Dobbertin, Münch. med. Wochenschr. 1916, Nr. 45. — Derselbe, Münch. med. Wochenschr. 1917, Nr. 14. — Hauser, Deutsche med. Wochenschr. 1917, Nr. 36. — Royal Society of Medicine, Ref. Michaelis, Zentralbl. f. Chir. 1918, Nr. 52.

30. Die Wundbehandlung mit Chininderivaten.

Über die antiseptische Wirkung des Chinins hat bereits Binz im Jahre 1867 Mitteilung gemacht. Seitdem ist dieses Mittel zur Bekämpfung der Keime in der Wunde nicht angewandt worden, doch teilt Marcks im Jahre 1902 mit, daß sich ihm die antiseptische Wirkung des Chinins in 1 $^0/_0$iger Lösung (sowohl zu Ausspülungen wie zur Tamponade) mit nasser und trockener Chiningaze ausgezeichnet bewährt habe. Marks deutet in seiner kurzen Veröffentlichung bereits an, daß es gelingen könne, infektiöse Prozesse durch subkutane Injektion von Chinin günstig zu beeinflussen.

Größere Bedeutung haben die von Morgenroth und Tugendreich untersuchten Chininderivate, insbesondere Optochin, Eukupin und das Vuzin, erlangt.

Das Optochin vermag in Lösungen oder Salbenform die Pneumokokken-Konjunktivitis zu beeinflussen und vor allen Dingen das Ulcus serpens corneae, welches durch Pneumokokkeninfektion unterhalten wird, zur Ausheilung zu bringen. Durch innerliche Gaben von Eukupin ist es gelungen, die Pneumokokken-Meningitis zur Ausheilung zu bringen.

Über die praktische Verwendbarkeit des Eukupins bei der Behandlung geschlossener Eiterherde berichtet Bier im Jahre 1917. Das Eukupin (Isoamylhydrokuprein) hat eine bedeutend stärkere Desinfektionswirkung als das Optochin. Das Eukupin (Opt. bihydrochloricum) tötet Staphylokokken in einer Verdünnung von 1:20000 bis 40000 ab. Das Vuzin (Isoctylhydrocopreinum-bihydrochloricum) bereits in Verdünnung von 1:80000. Auch in eiweißhaltigen Medien tritt diese Abtötung entgegen dem Verhalten der meisten Antiseptika ein.

Behandlung heißer Abszesse mit Eukupin.

Bier verwandte eine 0,5 $^0/_0$ige wässerige Lösung des wasserlöslichen Eukupins. Er punktierte heiße Abszesse womöglich in Blutleere, wusch sie gründlich aus und füllte sie schließlich mit der Lösung an. Die Punktionsöffnung wurde durch Naht verschlossen. Oder der Abszeß wurde mit einem kleinen Schnitt eröffnet und ausgespült, die Wunde aber bis auf einen kleinen Schlitz zur Einführung eines Gummiröhrchens geschlossen, nachdem die Höhle nach Art der Billrothschen Behandlung kalter Abszesse mit Eukupinlösung gefüllt war. Mitunter wurde auch das Röhrchen entfernt und die Operationswunde ganz vernäht. Bier brachte so eine ganze Reihe einfacher geschlossener Abszesse zur Ausheilung, und zwar zum Teil sehr große Abszesse. Mißerfolge sah er nur selten.

Der Verlauf gestaltete sich dann folgendermaßen: Zunächst hoher Fieberabstieg, starke örtliche Entzündung; dann wurden die Abszesse kalt, nur selten verschwanden sie ohne weiteres, meist brachen sie an der vernähten Punktionsstelle durch und entleerten eine große Menge Eiters. Der Eiter weist eine ausgesprochene verdauende Wirkung auf, deshalb muß die Haut mit Zinkpaste vor der Mazeration geschützt werden (wohl durch das Freiwerden der Fermente zugrunde gehender Leukozyten). Mehrfache Punktionen waren meist nicht nötig. In keinem Falle wurde der Abszeß breit gespalten, drainiert oder tamponiert. Nach der Auffüllung mit der Eukupinlösung traten mitunter recht heftige Schmerzen auf. Die Heilung war gewöhnlich ideal, außer der kleinen Narbe der Punktionsöffnung wies nichts auf die überstandene Krankheit hin. Bier glaubt, daß nicht die Punktion der Abszesse und das Ablassen des Eiters, sondern daß die Wirkung der Chininderivate günstige Erfolge erzielt habe. Die Bakterien werden keineswegs gänzlich abgetötet, bei späteren Punktionen lassen sich noch lebensfähige Keime nachweisen.

Bei Gelenkempyemen sind gleichfalls recht günstige Erfolge erzielt worden, bei Pleuraempyemen und Sehnenscheidenphlegmonen schwerer Art bleibt der Erfolg im allgemeinen aus. Von 6 Gelenken heilten 3 mit Beweglichkeit, 3 mit Ankylose aus. Hierbei erwies sich das Chinin als ein schmerzstillendes Mittel. Nach den Erfahrungen anderer (Schöne) darf man sich bei der Behandlung der Gelenkinfektion mit Vuzin nicht durch die Ansammlung praller (auch eitriger) Ergüsse verleiten lassen, dann abzubrechen und zur Inzisionsbehandlung überzugehen. Nach erneuter Punktion ist trotz starken Eitergehaltes des Exsudates der Erfolg mitunter ein recht vollkommener.

Bier hat dann veranlaßt, daß auch andere Chininderivate, insbesondere das von Klapp später sogenannte Vuzin, bei Kriegswunden nachgeprüft wurden (s. u.).

Eine Reihe der Eigenschaften der Chininderivate, über die Bier und Klapp berichten, kommen bereits dem Chinin hydrochloricum zu. Sie lassen sich zum Teil auf die allgemeine biologische Wirksamkeit des Chinins und seiner Derivate zurückführen, wobei wir allerdings keinen Grund haben, die antiseptische Wirkung des Chinins bzw. seiner Derivate hintanzusetzen.

Das Chinin ist ein außerordentlich stark wirkendes Antiseptikum, welches gegenüber pathologischen Keimen (besonders gegenüber den Staphylokokken und Streptokokken, weniger dem Bacterium coli usw.) eine stärkere Wirkung als Karbolsäure und Formalin entfaltet. Es steht in seiner antiseptischen Kraft etwa zwischen der Karbolsäure und dem Sublimat. Über die allgemeine biologische Wirkung des Chinins wissen wir, daß alle Lebensprozesse durch diesen Stoff gehemmt werden, und zwar sowohl im Anbau wie im Abbau organischer Substanzen. Wahrscheinlich beruht diese Wirkung des Chinins auf einer Hemmung der Fermenttätigkeit im lebenden oder absterbenden Gewebe. Chinin hemmt auch die autolytischen Fermente, Gärungserreger, insbesondere auch die Trypsinwirkung in vitro. Nun sind die wichtigsten Fermente des Wundgewebes Tryptasen, so z. B. das Leukozytenferment. Unter der Einwirkung der Chininderivate im Wundgewebe kommt es zu einer Hemmung aller fermentativen Vorgänge, die im Wundstoffwechsel ihre besondere Bedeutung haben. Der Stoffwechsel ist im Beginn der Wundheilung fast ausschließlich ein dissimilativer, d. h. er untersteht der Wirkung abbauender Fermente (autolytische Fermente und Tryptasen der Leukozyten und Gewebszellen). Vielleicht gehen gerade die Leukozyten unter dem schädigenden Einfluß der Chininderivate in großer Anzahl zugrunde (autolytisch) und es werden ihre Fermente in größeren Mengen frei, so daß in geschlossenen Eiterherden die verdauende Wirkung doch wieder in den Vordergrund tritt. Im Wundgewebe scheint dies jedoch anders zu sein. Hier erfolgen alle Lebensvorgänge sichtlich langsamer. Die Granulationsbildung tritt nach meinen Beobachtungen etwa um $^1/_3$ langsamer ein. Die Eiterung sistiert. Die Gewebe verändern sich nach der Vuzininfiltration anfangs makroskopisch nur wenig. Zum anderen Teil wird aber auch die Tätigkeit der Wundbakterien, die ja im wesentlichen auch proteolytischer Natur ist, gehemmt. Praktisch scheint das wichtig zu sein, denn die Hemmung geht den Bakterien gegenüber bis zum Aussetzen ihrer Lebensvorgänge, sie vermehren sich nicht mehr und sterben unter Umständen ab. Vielleicht entfaltet das Chininderivat gegenüber den Staphylokokken und Streptokokken eine spezifisch ätiotrope Wirkung, trifft also die Bakterien mehr als das Wundgewebe selbst. Daß aber auch die Wundheilung verzögert wird, hat Klapp auf dem Chirurgenkongreß 1918 in Brüssel mitgeteilt.

Die Tiefenantisepsis mit Vuzinlösungen.

Zur Unterstützung der primären Wundausschneidung nach Friedrich hat Klapp eine verstärkte Prophylaxe gegen die Wundinfektion durch die Gewebsinfiltration mit Chininderivaten vorgeschlagen und sehr günstige Resultate über sein Verfahren veröffentlicht. Eine Reihe von Chirurgen sah ebenfalls von der Tiefenantisepsis bei Kriegsverletzungen gute Resultate. Veröffentlichungen über die Wirksamkeit dieser Methode bei Friedensverletzungen finden sich bisher nur spärlich. Unsere Ergebnisse aus der Göttinger Poliklinik stützen sich noch auf ein zu geringes Material, als daß wir einen bindenden Schluß ziehen könnten. Mehrmals sahen wir recht günstige Wundheilung nach der Vuzininfiltration, jedoch läßt es sich sehr schwer beurteilen, ob der Erfolg der Wundausschneidung oder der antiseptischen Infiltration zuzuschreiben ist.

In einer Anzahl unserer klinischen und poliklinischen Fälle haben wir uns (parallel mit dem Vuzinierungsversuch) auf die einfache Umschneidung und Naht ohne Vuzinierung beschränkt. In dem Prozentsatz der glattheilenden Fälle konnten wir bei beiden Verfahren keinen Unterschied feststellen.

Wir verwenden die Vuzinierung nicht, wenn die zu vernähende Haut knapp bemessen ist und unter Spannung zu stehen kommt. Die Infiltration der Gewebe mit Vuzinlösung wie auch mit Novokainlösung erschwert hier zweifellos die Naht. (In solchem Fall benutzen wir die Leitungsanästhesie oder Narkose.)

Nach Klapp benutzt man zur Tiefenantisepsis Vuzinlösungen 1:10000 oder 1:5000.

1. 0,1 g Vuzin wird in 1 l physiol. Kochsalzlösung durch Aufkochen gelöst, durch Watte filtriert und sterilisiert.

2. Vuzin-Novokainlösung, $^1/_2$ g Novokain-Suprarenin wird in 100 ccm Sol. vuzin. 0,1 : 1000 gelöst (oder 5 g Novokain in 1 l Sol. vuzin). Die Novokain- und Vuzinlösungen sollen getrennt bereitet und dann erst zusammengegossen werden. Mit wenigen Tropfen verdünnter Salzsäure löst sich ein entstehender Niederschlag leicht auf.

Zu der Lösuug 1 : 5000 verwendet man die doppelte Menge Vuzin, also 0,2 auf 1000. Da die Vuzinlösung nicht dauernd haltbar ist (sie darf nicht länger als 8 Tage alt verwandt werden), empfiehlt sich das Bereithalten einer alkoholischen Stammlösung von Vuzin 1 : 50.

Die Vuzinbehandlung dient nach der Vorschrift Klapps zur Prophylaxe der Infektion, vorderhand nicht zur Behandlung schon bestehender Eiterung. Die vollständige Prophylaxe soll die frühzeitige Ausschneidung der Wunde und die Infiltration umfassen. — Wegen Nekrosengefahr muß man mit der Infiltration von Hautlappen (besonders gestielter) sehr vorsichtig sein. Die Zirkulation leidet durch die Gewebsinfiltration mechanisch. Bei Infitrationen an Fingern ist ebenfalls Vorsicht angezeigt.

Bei Gelenkverletzungen wird die Kapsel von der gesunden Seite aus punktiert, das Gelenk bei offener Wunde ausgespült, der Wundgrund mit Vuzinlösung unterspritzt. Nach Möglichkeit soll die Kapsel genäht oder bei größeren Defekten durch Muskulatur, den oberen Kapselrezessus oder unter Umständen durch einfache Hautlappen verschlossen werden. Der subkutane Charakter der Gelenkheilung soll, wenn irgend möglich, erzielt werden. Nach dem Verschluß des Gelenkes nochmalige Ausspülung, im Kniegelenk bleiben 15 bis 20, im Schultergelenk 5 ccm von der Vuzinlösung zurück. Vuzinspülung und Füllung wird unter Umständen wiederholt. Auf die Vuzinfüllung tritt im allgemeinen ein reaktiver Erguß ein, der bei erheblicher Spannung punktiert wird. Neben der Vuzininfiltration müssen andere chirurgische Maßnahmen (Fixation durch Gipsverband oder Extension) durchgeführt werden.

Ob nach der Vuzininfiltration genäht werden darf, hängt besonders bei Kriegsverletzungen von der Gestaltung der Wunden ab (grobe komplizierte Knochenverletzungen usw.). Einfache Weichteilwunden, besonders in der ersten Zeit nach der Verletzung, hat Klapp mit bestem Erfolg genäht. Auch die Sekundärnaht hat er bei gutem Wundverlauf in anfänglich unsicheren Fällen am 2. bis 3. Tage, event. auch noch später angewandt. Erfolgt kein vollständiger Wundschluß, so legt Klapp ein Gummi- oder Glasdrain ein, unter Umständen einen geradlinig eingeführten Gazedocht. Die zickzackförmige Ausstopfung der Wunde ist unphysiologisch. Da die Granulationsbildung bei nicht genähten Fällen verlangsamt wird, hat Klapp in der Nachbehandlung durch Kampferwein und 1%iger Terpentinemulsion die Gewebe zur Neubildung anzuregen versucht.

Erfahrungen über das Vuzin.

Bibergeil, Stieda, Schöne, Stich, Fenner, Kaiser, Dege, Härtel und Dönitz haben sich zu dem Verfahren von Klapp zustimmend geäußert. Schöne betont das frische Aussehen der Wunden, das Fehlen der Eiterung und Gangrän und der Neigung zur bösartigen Phlegmone. Sicherheit gewährt die Tiefenantisepsis jedoch nur im Inkubationsstadium, nicht mehr nach Ablauf derselben.

Die Naht der Kriegswunden nach Vuzinanwendung erschien Schöne nicht allgemein zulässig. Dem Pyozyaneus gegenüber versagt das Vuzin. Wie auch eine Reihe anderer Autoren bestätigen und eigene Erfahrungen zeigten, entfaltet das Vuzin eine günstige Heilwirkung bei Gelenkverletzungen und drohenden Gelenkinfektionen. Es ist hier dem 3%igen Karbol vorzuziehen. (Verf. hat sich bei Gelenkverletzungen meist der 1 bis 2%igen Karbollösung zu Gelenkausspülungen, wie sie an der Trendelenburgschen Klinik üblich waren, bedient. Diese Lösung übt keinen besonderen starken Reiz auf das Gelenk aus. Ihre antiseptische Wirkung ist naturgemäß schwächer als die des 3%igen Karbols.)

Stich hat sehr richtig die Schwierigkeit der objektiven Beurteilung des Verfahrens betont. Er hebt hervor, daß unter Umständen auch ohne Vuzinbehandlung gute Erfolge durch einfache chirurgische Maßnahmen zu erzielen sind. Irgendein schädigender Einfluß durch das Vuzin konnte nach Stich nicht beobachtet werden.

Wir müssen auch heute noch unser Urteil über die Wirksamkeit der Tiefenantisepsis mit Reserve angeben, doch scheint bereits jetzt festzustehen, daß die Ausspülung der Gelenke mit Vuzin ihre große Bedeutung behalten wird, falls es nicht gelingt, ein noch wirksameres, in seinen reaktiven Erscheinungen noch harmloseres Mittel aufzufinden.

Über die Anwendung des Vuzins in der Friedenschirurgie liegen ausgedehntere Erfahrungen aus der Hallenser Klinik Schmiedens vor, über die Kaiser berichtet hat. Es wurde die von Klapp angegebene Vuzinlösung 1:5000 in Mengen bis zu 800 ccm, zur Füllung der Gelenke dagegen eine stärkere Lösung (1:500) in der Dosis von 25 ccm benutzt. Pralle Injektion ist wegen der Gefahr der Nekrosenbildung zu unterlassen. Wegen der Schmerzhaftigkeit der Injektionen soll entweder der Eingriff in allgemeiner Betäubung vorgenommen werden oder der Vuzinlösung Novokain zugesetzt werden von $^1/_2$ auf 1000. Die Ausbreitung der durch das Novokain zugleich gesetzten Schmerzbetäubung gestattet eine Kontrolle der Gründlichkeit der Infiltration. Auch nach den Erfahrungen der Schmiedenschen Klinik ist der Vuzin eher ein Prophylaktikum als ein Antiseptikum nach Ausbruch der Infektion. Die gleichzeitige Anwendung der Stauung und der offenen Wundbehandlung soll nach Kaiser Vorteile bieten.

Nach Stieda hat die Vuzinfüllung der Gelenke auch vor dem Phenolkampfer, der vor allen Dingen von Payr empfohlen worden ist, große Vorteile. Auch ausgesprochene Entzündungserscheinungen gingen nach Stieda vollständig zurück.

Bibergeil und Rosenstein haben auch Abszesse und Phlegmonen nach Spaltung und Eiterentleerung ausgiebig vuziniert und primär genäht. Es erscheint mir zweifelhaft, ob dieses Verfahren für die Praxis schon reif ist, und ob es nicht sogar gefährlich ist.

Keyßer beobachtete bei der Behandlung infizierter Wunden in 32 Fällen nicht unbeträchtliche Gewebsschädigungen. Bei schweren phlegmonösen Prozessen trat unter Vuzinbehandlung eher eine Verschlechterung ein (Verzögerung des Heilverlaufes, blaurötliche Verfärbung der Haut, lackfarbiges blutiges Exsudat). Keyßer kann daher die Anwendung des Vuzins bei eitrig phlegmonösen Prozessen, soweit sie durch Staphylokokken und Streptokokken bedingt sind, nicht empfehlen, da das Vuzin eine

Desinfektionswirkung im Gewebe nicht ausübe, andererseits eine Verzögerung der Wundheilung zur Folge habe.

Experimentelle Untersuchungen über das Vuzin.

Schöne hat in einer ausgezeichneten experimentellen Arbeit die antiseptische Wirkung des Vuzins auf die Gewebe untersucht. Er fand, daß die Vuzinflüssigkeit, die in die Gelenke gespritzt wird, eine lebhafte entzündliche Exsudation mit Leukozytenauswanderung zur Folge hat (bei Vuzinlösung 1 : 500!), daß ferner auch die Gelenkkapsel durch und durch von Leukozyten infiltriert wird und das Bindegewebe in Wucherung gerät. Wielange das Vuzin im Gelenk verbleibt, wielange es antiseptisch wirkt und was aus ihm wird, vermag er noch nicht zu sagen. Mit einer langsamen Resorption ist zu rechnen. Nach seinen experimentellen Untersuchungen hält Schöne die Bedingungen für die Auswirkungen des Vuzins (wie aber auch anderer Antiseptika!) im Gelenk für besonders günstig. Um kräftige Wirkungen zu erzielen, muß man aber stärkere Konzentration anwenden (also Lösungen 1 : 100 bis 1 : 500). Bei der Wirkung des Vuzins kommt die direkte Beeinflussung der Bakterien durch das Antiseptikum, dann aber auch sehr wesentlich der durch die Reaktion gegebene Heilfaktor in Frage. Über die Wirkung des Vuzins im Gewebe drückt sich Schöne sehr vorsichtig aus. Er betont, daß in der nekrotisierenden Nebenwirkung des Vuzins ein bedeutender Nachteil läge, um den man nicht herumkomme. In der Konzentration von 1 : 100 kann das Vuzin schon sehr erhebliche Nekrosen setzen. Vuzin 1 : 250 hat er mit Erfolg bei einem Lupus der Hand eingespritzt. Die Lösungen 1 : 500 bis 1 : 1000 zieht er bei der Gewebsinfiltration vor, doch seien auch die schwachen Lösungen 1 : 5000 nicht zu verachten.

Wir ersehen besonders aus den objektiven experimentellen Ergebnissen Schönes, daß auch das Vuzin wie alle bislang uns zur Verfügung stehenden Antiseptika in einer wirksamen antibakteriellen Konzentration das Gewebe bereits schädigt. Diese Schädigung war uns schon von den Verdünnungen 1 : 10000 und 1 : 5000 bekannt und bestand in einer Verlangsamung des ganzen Wundstoffwechsels. Wir hofften seinerzeit, daß wir die leicht schädigende Wirkung der schwachen Vuzinlösung in Kauf nehmen könnten, weil daneben eine stärkere Beeinflussung des Stoffwechsels der Bakterien in Gestalt einer Hemmung der Keimvermehrung anscheinend zu beobachten war. Ob diese Keimhemmungen nun wirklich schon bei den Verdünnungen 1 : 10000 und 1 : 5000 wirksam genug sind, steht trotz vielfacher Äußerungen in der Literatur noch nicht fest. Vielfach ist man zu starker Konzentration übergegangen, so auch Schöne. Leider tritt uns bei den stärkeren Konzentrationen, wie dies ja auch gar nicht anders zu erwarten war, eine erheblichere Schädigung oder Nekrotisierung des Gewebes in den Weg. Da, wo die Verhältnisse für das Vuzin am günstigsten liegen (geschlossene Gelenkhöhlen), sind anscheinend in allen Versuchen die besten Erfolge erzielt worden. Berücksichtigen wir aber die Experimente Schönes, so handelt es sich jedoch auch hier im wesentlichen um die Erzielung einer außerordentlich lebhaften Abwehrreaktion der Körpergewebe gegen Vuzin (eitriger Erguß, leukozytäre Infiltration der Gelenkkapsel). Bei der Beschränkung auf diese Wirksamkeit würde das Vuzin auf die Stufe anderer Gewebsreizmittel herabrücken, der Reizmittel, wie wir sie seit den Bestrebungen Mikulicz's in der Nukleinsäure und zahllosen andern Mitteln bereits kennen.

Es wurde oben schon erwähnt, daß uns die Vuzinierung der Pleurahöhle, in der ähnliche Verhältnisse wie im Gelenk vorliegen, bei Empyemen derselben keine wesentlichen Erfolge gebracht hat (s. Abschn. 17).

Wir müssen abwarten, wieweit sich in den Experimenten und in den Erfahrungen der Chirurgen mit der Tiefenantisepsis bei Friedensverletzungen dieses neue Verfahren für die Praxis der Wundversorgung als geeignet erweisen wird.

Der Behandlung der heißen Abszesse mit Eukupinfüllung steht zurzeit noch die bereits von Bier angegebene außerordentliche Schmerzhaftigkeit entgegen. Letztere hinderte uns, das Verfahren im poliklinischen Betrieb in ausgedehnterem Maße anzuwenden (Erfahrungen der Göttinger Poliklinik).

Bemerkenswert ist übrigens auch bei der Eukupintherapie, daß, wie Bier schon betont hat, die Bakterien keineswegs nach der Vuzinierung sofort verschwinden, also jedenfalls im Eiter und in der Abszeßmembran nicht vollständig abgetötet werden.

Literatur.

Bier, Berl. klin. Wochenschr. 1917.
Klapp, Münch. med. Wochenschr. 1918, Nr. 19.
Klapp, Schöne, Stich, Hertel, Rosenstein, Ansinn, Dönitz } Kriegschirurg. Tagung zu Brüssel 1918.
Ansinn, Münch. med. Wochenschr. 1918, Nr. 19.
Kaiser, Deutsche Zeitschr. f. Chir. Bd. 149, 1919.
Fenner, Deutsche med. Wochenschr. 1918, Nr. 42.
Stieda, Münch. med. Wochenschr. 1918, Nr. 42.
Bibergeil, Deutsche med. Wochenschr. 1918, Nr. 35.
Keyßer, Bruns Beitr. z. klin. Chir. Bd. 116, H. 1. Kriegschir. H. 70, 1919.
Klose, Deutsche med. Wochenschr. 1919, Nr. 33.
Dege, Militärärztl. Zeitschr. 1919.
Morgenroth, Deutsche med. Wochenschr. 1919, Nr. 19.
Schöne, Arch. f. klin. Chir. Bd. 113 (ausführliches Literaturverzeichnis).
Keppler und Hofmann, Arch. f. klin. Chir. Bd. 113 (Die letzten Erfahrungen der Bierschen Klinik über das Vuzin).

31. Adstringentien und Wundätzmittel.

Die allgemeine Wirkung der Adstringentien und Ätzmittel.

Die Wirkung, welche Adstringentien auf lebende Gewebe (Schleimhaut, Granulationsgewebe) ausüben, beruht nach den Untersuchungen Schmiedebergs und Harnacks auf einer oberflächlichen Verdichtung des Gewebes durch physikalisch-chemische Vorgänge. Spezifisch adstringierende Mittel sind die Gerbsäure, die Salze der Tonerde und eine große Anzahl der Salze von Schwermetallen. Alle diese Stoffe verbinden sich mit gelöstem Eiweiß, Schleim und Glutin oder Leim zu Tannaten oder Metallalbuminaten, welche dann ausfällen und die Verdichtung der Gewebsoberfläche hervorrufen. Eine besondere Stellung nimmt das Kalziumchlorid ein; es ist das einzige Adstringens, welches Schleim löst.

Feinverteilte Pulver, wie Bolus, Tierkohle, kolloidale Kieselsäure und eine ganze Reihe der Wundstreupulver (besonders die Wismutsalze) und kolloidgelöste Metalle können durch Adsorption von Eiweiß einen der Adstringierung äußerlich ähnlichen Zustand der Wundaustrocknung herbeiführen.

Die Ausfällung der Albuminate in den Poren und auf der Oberfläche der Gewebe führt zu einer Abdichtung, die bei der adstringierenden Wirkung nur oberflächlich gelegen ist. Greift aber die Ausfällung infolge stärkerer Konzentration oder bei stärkerer Wirksamkeit des Mittels tiefer, so handelt es sich um die Ätzwirkung. Die meisten chemischen Adstringentien wirken daher in einer für jedes einzelne Mittel bestimmten Konzentration auch als Ätzmittel. Die Ätzwirkung vernichtet das Zell- und Gewebsleben.

Mit der Verdichtung der Gewebe geht eine Verminderung der auf entzündlichen Prozessen in den Geweben bestehenden Hyperämie, Hypersekretion und Quellung der Gewebe einher (Entzündungshemmung). Naturgemäß kann die Wirkung bei Adstringentien nur oberflächlich sein und die tiefen Gewebsschichten nur auf dem Wege des Gefäßreflexes beeinflussen.

Ob wir mit dem adstringierenden Effekt an der Oberfläche des Wundgewebes den Nährboden für die Bakterien verschlechtern, ob diese vielleicht durch die Adstringentien selbst durch eine Art Agglutination ausgeschaltet werden, ist nicht so ohne weiteres zu entscheiden.

Es hängt mit der adstringierenden Natur der Mittel zusammen, daß sie sich durch die Eiweißausfällung den Weg in den Säftekreislauf des Körpers, ja auch schon in die tieferen Wundschichten selbst versperren.

Nach der ganzen Art der Wirkung der Adstringentien werden wir von ihnen nur dann etwas erwarten können, wenn das Wundgewebe bereits eine geschlossene Gewebsschicht darstellt, also nach der Ausbildung der Granulationsdecke. In diesem Stadium gleicht ja das Granulationsgewebe schon äußerlich den Schleimhäuten. Es ist sehr blutreich, wasserfeucht, meist von einer schleimartigen Sekretschicht bedeckt und verhältnismäßig leicht verletzlich. Granulationsgewebe resorbiert vielfach ganz ähnlich wie die Schleimhaut. Demgemäß wird sich eine adstringierende heilsame Wirkung am ehesten bei Wunden im Granulationsstadium erzielen lassen, in frischen Wunden können wir uns nicht viel durch die Koagulierung der oberflächlichen Wundeiweißstoffe versprechen, ja, da diese Gewebe wenig geschützt sind, ist bei stärkeren Konzentrationen sogar eine Schädigung nicht ausgeschlossen. Damit begrenzt sich die Anwendungsbreite der gewöhnlichen Adstringentien auf chronische Wunden.

Einer besonderen Wirkungsart der Adstringentien sei hier noch gedacht: sie wirken blutstillend. Aber auch feine Pulver wirken durch Begünstigung der Fibrinausfällung beschleunigend auf den Gerinnungsvorgang. Essig ist eines der ältesten Blutstillungsmittel, er wurde in der vorantiseptischen Zeit auch bei Amputationen in Gestalt der Schwammkompression als einziges Blutstillungsmittel vielfach benutzt.

1. Die Gerbsäure wird in der Wundbehandlung kaum verwandt.

2. Die essigsaure Tonerde wirkt in der üblichen schwachen Konzentration adstringierend, in starker ätzend.

3. Salze der Schwermetalle. Bleiverbindungen wirken schwächer, also mehr adstringierend, auf die Gewebe. Zink-, Kupfer-, Silberverbindungen wirken stärker, also schon leichter einmal ätzend. Sie zerstören jedoch das Gewebe nicht so ausgesprochen wie die Quecksilberverbindungen.

Für die Salze der Schwermetalle gilt allgemein, daß ihre Verbindungen mit schwachen Säuren auch schwächer wirken, während diejenigen mit starken Säuren von vornherein mehr ätzend wirken, da sie in richtiger Lösung sauer reagieren.

Bleisalze. Aqua Plumbi (2%ige Lösung Liq. Plumbi subacetici). Früher und auch jetzt noch gebräuchliches Wundwasser, fällt im Sekret und Wundgewebe mit den kohlensauren Salzen derselben zu feinverteiltem Karbonat aus. Emplastrum cerussae wird als nicht klebendes Pflaster (E. Pl. carb.) bei Dekubitus angewandt.

Zink. Zinc. oxyd. Als Wundstreupulver mit Lykopodium 1:10, als Unguentum und Pasta cinci. Zinc. chlorat. in Stiftform zur Ätzung von Lupusknötchen und bei blutenden inoperablen Karzinomen. Der Ätzschorf ist weich und zerfließlich, reicht tief in die Gewebe, die normale Epidermis widersteht der Ätzwirkung. Als Desinfizienz für alte schmierig belegte Wunden in 8%iger Lösung.

Von Heise wird das Zibosal (borylsalizylsaures Zink) wegen seiner hervorragenden Verwendbarkeit bei Erkrankungen des Urogenitalsystems und in der Wundbehandlung empfohlen. Es soll gut bakterizid wirken, ohne zu ätzen, die Sekretion hemmen und stets gut vertragen werden.

Höllenstein. $AgNO_3$, bis zur Konzentration von 1 bis 2% wirkt es adstringierend (zugleich auch stark antibakteriell), in stärkerer Konzentration ätzend. Adstringierende Lösung 0,1 bis 0,5%. Die Ätzungmit dem Stift oder hochprozentiger Lösung ist scharf begrenzt.

Der Höllenstein ist von allen Ätzmitteln in der Wundbehandlung am gebräuchlichsten, wir haben bei ihm eine Doppelwirkung zu unterscheiden: Erstens die Ausfällung von Ag-Albuminaten und zweitens die von Säurealbuminaten. Das Protoplasma bzw. die interzellulären Anteile der Gewebe und die Gewebeflüssigkeiten werden denaturiert (Gerinnung, Koagulierung). Der Ätzschorf ist ziemlich fest und zuerst weiß (Silberalbuminat). Später wird er schwarz durch Reduktion des Silbers.

In der wundärztlichen Praxis wenden wir den Höllensteinstift, wenn auch nur selten, an, um pilzförmig oder wallartig hochschießende Granulationen niederzuhalten. Wir vermeiden dabei, den zarten Epithelsaum zu treffen, da dieser im Gegensatz zu der normalen Epidermis leicht verätzt wird; denn das Epithel ist hier feucht, nicht trocken wie die normale Epidermis und nicht fettimprägniert. Zur Ätzung längerer Fistelkanäle, die sich nicht schließen wollen, z. B. nach suprapubischer Prostatektomie, schmelzen wir uns etwas Höllenstein durch Erhitzen an eine feine Sonde und führen dann diese Sonde in die Fistel ein. Ätzt man Wunden, die tief in Hautfalten sitzen, so muß die Wundumgebung hinterher sorgfältig abgetupft und gepudert werden. Die sich bildende Salpetersäure verursacht sonst leicht ein Ekzem.

Zwecklos ist die in der Praxis allzuoft angewandte Ätzung von hydropisch erkrankten Granulationen, die über einem in der Tiefe liegenden Gewebssequester (Knochensequester bei Osteomyelitis oder Tuberkulose) sitzen. Hier ist vor allen Dingen der Sequester chirurgisch zu entfernen.

In 20%iger Lösung ist $AgNO_3$ ein vorzügliches antibakterielles Mittel bei Pyodermatosen (auch bei der Impetigo contagiosa). Damit die Lösung aber an die erkrankten Gewebe heran kann, müssen unterminierte Epithellamellen des Randes weggeschnitten und Hauteruptionen vorher gründlich wundgerieben werden. Mehrmals tägliche Kontrolle. Daneben Borsäurepuderung, Sublimatabwaschung. In alkoholischer Lösung ist der Höllenstein noch wirksamer. Nach Schäfer eignet sich die 10%ige Lösung in 60% Spiritus besonders bei gangränösen Wunden, Ulcus cruris, Karzinom usw.

Als Antiseptikum und Adstringens verwenden wir die $AgNO_3$-Lösung besonders bei der Zystitis (1 : 1000). Auch stärkere Lösungen sind bei der chronischen Zystitis mitunter vorteilhaft. Der kochsalzhaltige Urin muß vorher durch gründliche Blasenspülung beseitigt werden (mit Borwasser usw.).

Wismutpulver wirken wohl nur zum Teil durch ihre Wismutkomponente, zum andern Teil durch Adsorption, und damit leicht adstringierend. Bei Verwendung großer Mengen von Wismutpulver auf frische Wundflächen (Bardelebensche Brandbinde) sind akute Vergiftungserscheinungen beobachtet worden.

Ätzung durch Säuren und Alkalien. Der Effekt beruht auf der Zerstörung des Gewebes, es kommt zur Bildung eines Ätzschorfes und zum Substanzverlust. Unter dem Ätzschorf entsteht eine hyperämische Zone. Der Schorf wird durch reaktive Entzündung abgestoßen. Der Ätzschorf durch Laugen ist im allgemeinen tiefer und weicher als der durch Säuren. Die wasserlöslichen Säuren gehen mit den Eiweißstoffen Verbindungen ein.

Rauchende Salpetersäure (Acid. nitr. fumans) gibt im Gewebe einen scharf begrenzten und festen Ätzschorf. Geätzt wird mit einem Glasstab (starke Schmerzhaftigkeit). Zur Ätzung im Nasen-Rachenraum und Kehlkopf kann die rauchende Salpetersäure wegen ihrer reizenden Dämpfe nicht verwandt werden. Hierzu eignet sich die Chromsäure (bei polypösen Wucherungen gutartiger Natur), die außerdem stark oxydierend wirkt. Winkler empfiehlt das von Unna kombinierte Ätzmittel, um Lupusknötchen, Warzen und Kondylome zu beseitigen. Das Mittel besteht in einer konzentrierten Chlor-Zinklösung, in Milchsäure unter Zusatz von 10% Trichl.-Essigsäure. Letztere zur Vermeidung von Nachblutungen. (Dermatol. Wochenschrift 1917, Bd. 64, H. 10.)

Die Alkalien bilden mit den Eiweißstoffen Alkalialbuminate. Kali causticum soll sich wegen seiner tiefgreifenden gewebsauflösenden Wirkung zur umfassenden Ätzung eignen. Es wird daher besonders empfohlen bei Wunden durch Schlangenbiß oder durch wutkranke Hunde. Leider wird es bei Schlangenbissen nicht immer zur Hand sein. Die Wunden durch den Biß wutkranker Tiere behandeln wir, wenn irgend angängig, durch frühzeitige Exzision.

Aqua calc. mit Oleum lini ā ist es ein altes Mittel bei Verbrennungen (Lin. contra combust. Ph. A. E.). Kalkwasser ist eine gesättigte Lösung von $Ca(OH)_2$ in Wasser (1 : 800), trübt sich durch die Kohlensäureanziehung unter Bildung von Ca carb. schnell. $Ca(OH)_2$ dichtet die Gewebe ab. Dazu dürfte noch die mechanisch deckende Wirkung des Ca carb. und des Ca album. kommen; weil es alkalisch ist, vermag es das Muzin zu lösen, reinigt daher Wunden. Es hat somit einen gewissen Vorzug vor sauer reagierenden oder unlöslichen Adstringentien.

Karbolsäure (eigentlich keine Säure, sondern ein Alkohol, besser als Phenol zu bezeichnen). Reagiert ganz leicht sauer, ätzt in konzentrierter Form außerordentlich stark, tötet Bakterien und Wundgewebe zugleich ab. Im Kriege ist es von Sattler zur Karbolimprägnierung frischer Schußwunden angewandt worden. Nach Sattler soll es nicht so stark ätzen wie Chlorzink und das oberflächliche Zelleiweiß in dünner Schicht koagulieren. Nach der Wundrevision wischt Sattler mit einem Karbolsäuretupfer (bis zu 2 g des konzentrierten Phenols) den Wundgrund aus, in Gelenke spritzt er $^1/_2$ g Karbolsäure.

Karbolsäurespülungen großer Wundhöhlen soll man vermeiden wegen der Gefahr der Phenolvergiftung.

In Verbindung mit Kampfer und absolutem Alkohol — als Phenolkampfer — hat die Karbolsäure in neuerer Zeit wieder besondere Bedeutung als Wunddesinfizienz gewonnen (s. Abschn. 33).

Schöne empfiehlt die $3^0/_0$ige Karbolsäure zur Ausspülung infizierter Gelenke[1]). Die anatomischen Bedingungen für die Auswirkung der Antiseptika sind im Gelenk günstiger als sonst in den Geweben. Der Knorpel scheint gegen die Karbolsäure ziemlich resistent zu sein.

32. Indifferente Öle, Salben und Pasten.

Wir wenden die indifferenten Öle, Salben und Pasten in erster Linie zum Schutz der Haut vor den darüberfließenden Wundsekreten an. Mitunter erscheint uns der Salbenverband bei einem gegenüber den Schädigungen der Außenwelt besonders empfindlichen Wundgewebe angezeigt, z. B. bei Verbrennungen. Dann aber wieder wollen wir ein durch vorherige Reizbehandlung überempfindlich gewordenes Wundgewebe durch den indifferenten Salbenverband auf Zeit ruhigstellen. So schalten wir gerne nach vorheriger Applikation der Scharlachrotsalbe den indifferenten Salbenverband ein.

Wechsel der Wundverbandmittel.

Die Überhäutung größerer Wundflächen oder die Ausfüllung tiefer Höhlenwunden mit Granulationen stockt mitunter aus nicht ohne weiteres erkennbaren Gründen, wenn wir nur den aseptischen Verband oder irgendeinen Pulverband für längere Zeit angewandt haben. Auch kleinere Wunden, besonders geschwürigen Charakters, setzen unsern Heilmaßnahmen einen oft gar nicht recht ersichtlichen Widerstand entgegen. Manche Wundarten, besonders das Ulcus cruris oder andere torpide Narbengeschwüre, sind von vornherein indolent, ja sogar intolerant gegenüber der gewöhnlichen Wundbehandlung oder gegenüber besonderen Wundpulvern, Salben usw. Der

[1]) Antiseptische Gelenkspülungen sind aussichtsreich und ungefährlich nur beim einfachen Gelenkempyem, nicht bei der Kapselphlegmone oder der Totalvereiterung.

Gedanke, hier mit den bisher gebrauchten Heilmitteln zu wechseln, drängt sich dann unwillkürlich auf.

Auch die Behandlungsmethode wird oft mit Vorteil durch eine andere ersetzt. An Stelle des aseptischen Okklusivverbandes lassen wir dann den feuchten Verband, die offene Wundbehandlung, irgendeinen indifferenten Salbenverband oder vielleicht auch das Verklebungsverfahren treten. Es gibt wohl nur wenige Ärzte, die um des starren Prinzips willen allein an dem aseptischen Verband festhalten oder andererseits ihr Heil in irgendeinem Wundpulver, einer besonderen Salbe oder einer Wundlösung sehen.

Bei den meisten Wundheilmitteln läßt die therapeutische Wirksamkeit allmählich nach. Das Wundgewebe gewöhnt sich an den immer gleich bleibenden Reiz. Der Reizeffekt bleibt schließlich aus. Versagt schon an und für sich der mächtige Reiz des wunden Zustandes bei allzu langer Dauer der Wundheilung und bei übergroßen Gewebslücken, so ist es mit dem Reiz, den wir durch unsere Heilmittel setzen, nicht anders. Darum müssen wir an dem Grundsatz des Wechsels der Wundheilmittel festhalten.

Die indifferenten Öle und Salben.

Wir wenden den indifferenten Salbenverband ungern an, bevor sich die Wundflächen gereinigt haben, bevor also die Wundnekrosen abgestoßen sind. Auch auf Wundflächen mit geschwürigem Zerfall der Granulationen (bei schmierig belegten Ulcera cruris), wo ja auch eine oberflächliche, meist von Fäulniserregern durchsetzte Gewebsschicht aufsitzt, wirkt der Salbenverband nicht vorteilhaft. Die Wunden sondern vor der gründlichen Demarkation gerade auf den Reiz der Nekrosen größere Mengen von Wundsekret und reichlich Leukozyten ab. Solch ein Sekret staut sich unter dem undurchlässigen Salbenverband an. Die Luft kann nicht genügend hinzutreten und die bereits vorhandenen Fäulniskeime überwuchern. Daher wird unter dem Salbenverband das Wundsekret meist übelriechend, wird reichlich abgesondert und schädigt unter Umständen die Haut in der Umgebung der Wunde.

Weiterhin wenden wir den Salbenverband nicht bei genähten Wunden, in denen die Fäden noch liegen, an. Durch den Luftabschluß und durch Verhinderung der Wundsekrete fangen unter dem Salbenverband die Stichkanäle mitunter sekundär an zu eitern. Zudem können feine Seifenfäden unter dem Salbenverband verloren gehen, tief einschneiden und in der Tiefe verschwinden.

Eine wichtige Indikation zur Anwendung des Salbenverbandes besteht bei sehr großen Wundflächen, an denen der einfache aseptische Gazeverband anklebt oder einwächst. Besonders wird die aseptische Gaze von üppig wuchernden Granulationen mitunter schon nach einigen Tagen durchwachsen, die Abnahme des Verbandes ist dann mit Schmerzen und manchmal auch mit nicht unerheblichem Blutverlust verbunden. Wir wenden daher, besonders bei großen Brandwunden, gern eine Salbe mit hohem Schmelzpunkt an und streichen diese vorteilhafterweise auf Leinwand oder Lintlappen, damit sie sich leicht abheben lassen. Im Privathause lassen sich zu solchen Salbenverbänden sehr gut alte Leinwandreste verwenden, die man durch Plätten sterilisieren läßt. Jedenfalls ist die Leinwand in solchen

Fällen geeigneter als die lockere Gaze, in deren Maschenwerk die bei Körpertemperatur weicher werdende Salbe einzieht.

Sind die Wundflächen sauber und nicht allzu groß, so kann man unter der obigen Indikation auch die Verklebung mit Heftpflaster oder Billrothbatist vornehmen (s. Abschn. 38). Das eitrige Sekret einer gesund granulierenden Wundfläche ohne Nekrosen schädigt die Haut nur selten, der pus bonum et laudabile führt nur selten zu Ekzemen, im Gegensatz zu dem Sekret der Wunden, die noch mit Nekrosen bedeckt und mit Fäulniserregern infiziert sind. Aufgesaugt wird der Eiter von salbendurchtränkten Verbandstoffen so gut wie gar nicht.

Das Öl wird als solches wohl nur selten zu Wundverbänden benutzt. Wundöle. Ich kenne eigentlich nur das Leinöl als Verbandmittel. Größere, aus irgendeinem Grunde in ihrer Heilung nicht fortschreitende Wunden werden mit leinöldurchtränkten Leinwand- oder Gazelappen bedeckt. Ich habe seinerzeit gesehen, daß bei sonst gesunden Granulationen die Epithelisierung unter diesem Ölverband schnell vorwärts schreitet. Vorbedingung ist, daß die Wunden frei von Nekrosen sind.

Das Linimentum e calce (zu gleichen Teilen Öl und Kalkwasser) ist seit alters her als zugleich adstringierendes und deckendes Mittel bei Verbrennungen bekannt.

Die Mineralöle sind für das Wundgewebe nicht undifferent, sie werden an anderer Stelle (Abschn. 33) besprochen werden.

Vielleicht kann in Zukunft auch einmal das Adeps humanum oder Humanol. Humanol aus besonderer Indikation zur Anwendung kommen. Man stellt das Humanol sehr leicht aus gewonnenen Lipomen oder Netzstücken (Bruchoperationen) durch Auskochen im Wasserbade dar. Die Lipome werden vom anhaftenden Bindegewebe möglichst befreit, zerkleinert und nach dem Auslassen durch Gaze geseiht. Das so gewonnene, wenigstens anfangs flüssige Öl hält sich in sterilen Kolben unbegrenzt, nur erstarrt es teilweise nach längerer Zeit. Es kann durch Aufkochen jederzeit wieder frisch sterilisiert werden. In der Chirurgie ist es zu anderen Zwecken, wie zur Plastik (Knochenplombierung), zur Verhütung von Verklebungen nach Sehnenoperationen verwandt worden. Man hat auch vorgeschlagen, es als Nährstoff subkutan zu injizieren (vgl. E. Holländer, Zeitschrift für ärztliche Fortbildung 1918, Nr. 17).

Als indifferente Salbengrundlage wird das Schweinefett benutzt, Salben. meist unter Zusatz von Borsäure, um das Ranzigwerden zu verhindern. Das Ranzigwerden der tierischen Gewebsfette kommt durch das Freiwerden der Fettsäuren zustande. Adeps snillus schmilzt bei Körpertemperatur, während das Sebum ovile (Hammeltalg) erst bei 47° schmilzt, demnach als Konstituens zu festeren Salben geeignet ist. Das Wollfett oder Lanolin (größtenteils aus Cholestarinestern bestehend) wird eben deshalb nicht ranzig.

Das Wachs (Cera flava und Cera alba) schmilzt bei etwa 60°. Es wird zur Herstellung festerer Salben verwandt: Unguentum cereum = Wachssalbe. Wallrat (Spermacet, Cetaceum), ein flüssiges Öl, das auskristallisiert, ist ein Bestandteil des Unguentum leniens. Das feste und flüssige Paraffin mengt man zum Unguentum paraffini. Ebenfalls aus Petroleumrückständen wird die Vaseline dargestellt. Als Unguentum molle benutzen wir es in der Wundbehandlung zum Hautschutz bei Verbrennungen und chronischen Ulzerationen. Die Vaseline wird nicht ranzig.

Zum Einfetten der Haut benutzen wir im allgemeinen Borsalbe, Vaseline, Lanolin oder Paraffinsalbe. Ist die Haut bereits ekzematös verändert, so wird gern das Zinköl (Zinci oxyd. 80,0, Ol. arachid. 40,0) oder die Zinksalbe angewandt. Unguentum zinci enthält 10% rohes Zinkoxyd.

Wollen wir die Haut vor überfließenden Sekreten, insbesondere vor der verdauenden Wirkung des Darmsaftes schützen, so sind die schwer schmelzenden Talg- oder Wachssalben angezeigt. Gern benutzen wir auch die Zinkpaste, die erst bei Körpertemperatur weich wird, aber nicht schmilzt. Zum Hautschutz eignet sich recht gut die Pasta zinci mollis Unna (Aqua calc. 20,0, Ol. lini 20,0, Calc. carb. praec. 30,0, Zinci oxyd. 30,0).

Während des Krieges ist von den Elberfelder Farbenfabriken ein synthetisches Öl dargestellt und mit Wachs zu einer gut brauchbaren Salbe „Laneps" verarbeitet worden. Laneps ist ganz reizlos, Ekzeme bilden sich zurück, zugleich ist es ein Konstituens und als Vehikel für differente Stoffe verwendbar.

Das Vasogen (Vaseline oxyd.) besteht aus mit Sauerstoff beladenen Kohlenwasserstoffen; es soll die Haut leichter durchdringen und eignet sich ausgezeichnet zur Aufnahme aller möglichen Mittel (Jod, Jodoform), deren Eindringungsfähigkeit in die Haut dadurch erhöht werden soll.

33. Reizöle, Reizsalben, Wundlösungen.

Die Wirkung der Wundreizmittel öliger oder salbenartiger Natur ist naturgemäß je nach den chemischen Eigenschaften der Mittel verschieden. Ein Mittel, das mit großer Durchdringungskraft begabt ist, wird stärker wirken als ein solches, dem kein stärkeres Penetrationsvermögen zukommt. Bei stärker wirksamen Ölen usw. können wir den Reiz durch die Dauer der Wirkungszeit und durch Abstufung der Konzentration verändern. Schließlich ist die größere oder geringere Empfindlichkeit des betreffenden Wundgewebes von wesentlicher Bedeutung.

Die ätherischen Öle durchdringen das Wundgewebe wie auch die Haut sehr rasch und tief. Wir können mit verschiedenen Konzentrationen, beispielsweise des Terpentinöls, verschiedene Reizstufen herstellen (Dönitz). Um genau dosieren zu können, müssen wir ein vollentwickeltes reaktionsfähiges und vor allem lebendiges Wundbildungsgewebe, d. h. gesunde Granulationen vor uns haben. Wundnekrosen und diphtheroide Belege erschweren das Eindringen der Reizmittel oder sie verhindern uns den Einblick in die Reaktion des in der Tiefe liegenden Gewebes. Das ganz frische Wundgewebe, da es noch zellarm ist und da in ihm die jungen Wundbildungszellen noch schlummern, ist für die Behandlung mit Reizmitteln ungeeignet.

Die Reaktion des Wundgewebes auf Wundreizmittel. Wir werden daher Wundreizmittel im allgemeinen nur auf eine ältere, bereits granulierende Wunde, die adäquat reagieren kann, bringen und werden die Indikation zu ihrer Anwendung dann als gegeben erachten, wenn der im Anfang meist ja überaus kräftige Reiz der Außenweltberührung verklungen ist. Das Hauptindikationsgebiet werden demnach die chronischen in der Heilung stockenden Wunden abgeben.

Die Wundreizmittel greifen alle jugendlichen und damit reaktionsfähigen Zellen des Bildungsgewebes an. Wir können eine Reaktion erwarten einerseits von den Gefäßen, andererseits von den mesodermalen, also im allgemeinen von am Orte entstandenen jungen Bindegewebszellen. Die Reaktion der Gefäße kennzeichnet sich in einer Hyperämie und in dem vermehrten Austritt der Plasmabestandteile und der weißen Blutkörperchen. Den von uns erstrebten Effekt an den mesodermalen Zellen erblicken wir in dem Heranwachsen eines kräftigen Granulationsgewebes, welches von dem allezeit wachstumsbereiten Epithel schnell überzogen wird. Als weitere Wirkung tritt bei Anwendung kräftiger Wundreizmittel eine Erregung der sensiblen, vielleicht auch der vasomotorischen Nerven ein. Es ist nicht ausgeschlossen, daß auf dem Wege der Nervenerregung eine Hyperämie in den tieferen Schichten des Wundgewebes zustande kommt.

Es muß aber unbedingt im Auge gehalten werden, daß die Reizmittel in stärkerer Konzentration oder bei längerer Dauer der Wirkung die Wundgewebselemente schädigen, ja schließlich abtöten müssen. Von der schädigenden Wirkung werden zuerst die kranken Zellen betroffen werden. Sie werden absterben und sekundär von gesünderen Zellen eliminiert werden (als Wundeinzelnekrosen). Diese Art der Wundreinigung kann nur erwünscht sein. Die Reizwirkung kann aber auch für alle an der Wundoberfläche liegenden Zellen zu stark sein und dann in die schädigende Protoplasmawirkung übergehen.

Der Eliminationsprozeß wird sich zum Teil als Resorption, zum größeren Teil als Export durch die Leukozyten und die beweglichen Gewebshistiozyten abspielen. Wir beobachten dementsprechend klinisch nach der Anwendung beispielsweise von Terpentinlösungen vermehrte Wundabsonderung, meist rahmigen Eiters. Wir sehen ferner, daß sich schmierige Beläge abstoßen und daß die in solchen Belägen häufig sitzenden Wundfäulniserreger mit der Abstoßung verschwinden.

Das im gegebenen Falle nützliche Mittel zu finden, die wirksame Reizdosis festzustellen, ist Sache des Wundarztes. Da sich jeder adäquate Wundreiz schließlich erschöpft, ja, da entweder von vornherein oder nach längerer Anwendung bei ein und demselben Mittel die schädigende Wirkung mehr hervortritt, gilt der Grundsatz des Wechsels der Wundheilmittel gerade auch für die Reizmittel.

Die hier aufgeführten Wundreizmittel sind die gebräuchlichen Öle, Salben oder Wundlösungen. Die Komposition weiterer Mittel ist natürlich fast unbegrenzt. Doch wird sich der Arzt im allgemeinen an wenige Mittel halten, da neue Mittel jeweils erprobt werden müssen.

Wir wissen über die Natur des Wundreizes, über die nach ihm ablaufenden anatomischen Vorgänge noch recht wenig. Von manchen Mitteln wird behauptet, daß sie zugleich antibakteriell wirken, wie z. B. der Perubalsam. Ich glaube, daß die Niederhaltung der Keime durch das zur Reaktion angeregte Wundgewebe selbst zustande kommt.

Die öligen Wundreizmittel usw.

Bemerkenswerterweise wird das stärkste aller Hautreizmittel, das Senföl, in der Wundbehandlung nicht angewandt. In entsprechender Verdünnung dürfte es ganz ähnliche Wirkung haben wie das Terpentinöl u. a. Auch das ebenfalls sehr wirksame Hautreizmittel Kantharidin ist kein Wundheilmittel.

Terpentinöl (Gemisch von Kohlenwasserstoffen). Ist leicht flüchtig, dringt schnell und tief in die Gewebe ein. Bei längerem Stehen an der Luft bilden sich Superoxyde, die stark oxydierend wirken (wie bei H_2O_2 wird der Flaschenkork gebleicht). Es ist ein Destillationsprodukt verschiedener Harzsorten, wobei das Öl überdestilliert und Kolophonium znrückbleibt. Das Terpentinöl ist je nach seinem Ursprungsort, je nach Verarbeitung und nach der Dauer der Aufbewahrung von verschiedener Wirkung. Wederhake empfiehlt das Tereben optime inact. Zu der Reizwirkung des Terpentinöls kommt bei örtlicher Anwendung die schon von Billroth erwähnte blutstillende, besonders bei septischen Granulationsblutungen.

Zur Behandlung torpider Granulationen hat Dönitz folgende Terpentinlösung angegeben: Ol. tereb. 20,0, Gummi arab. 40,0, Sol. acidi borici 3 % ad 200. Nach Klapp verliert sich die Schläfrigkeit der Gewebe, die man nach vorheriger Vuzininfiltration zu sehen bekommt, unter der Anwendung dieser Terpentinlösung bald[1]).

Terpentinöl wird in Salbenform gegen Frostbeulen, zur Reifung von Furunkeln und für schlaffe Granulationen in der Form des Unguent. basil. empfohlen (Wachssalbe mit 10 % Kolophonium und 10 % Terpentinöl) und des noch stärkeren Unguent. Tereb. Zur Salbenbehandlung der Furunkel soll sich nach Riedel Unguent. Elemi (Harzsalbe) besonders eignen.

Dem Terpentinöl verwandte Körper (auch im Petroleum finden sich Naphtene; vgl. Petroleum als Mittel zur Wundbehandlung). Von den sauerstoffhaltigen Abkömmlingen der Terpene ist der wichtigste der Kampfer. Der Kampferwein (Camph. 1, Spir. 1, Gummi arab. 3, Weißwein 45) ist ein altes Wundheilmittel, als solches bei chronischen Wunden angezeigt.

Besondere Bedeutung hat der Kampfer neuerdings als Bestandteil des von Chlumsky angegebenen Phenolkampfers erlangt.

Rp. Acidi carbol. purissimi 30,0
Camphorae tritae 60,0
Alcohol. absol. 10,0.

Chlumsky empfiehlt ihn bei Erysipel, Phlegmonen, Panaritien und Abszessen. Bei Erysipel wird die kranke Haut und deren Umgebung bestrichen, in Kampferöl getränkte Gaze und Wachspapier aufgelegt und fest gewickelt. In gleicher Weise werden akute Infektionsherde und Abszesse behandelt, unter Umständen mit beträchtlichen Mengen der unschädlichen, jedenfalls nicht ätzenden Lösung ausgegossen (30 bis 50 g). Der die Abszeßhöhle ausfüllende Tampon soll möglichst lange liegen bleiben.

---

[1]) Persönliche Mitteilung von Klapp: Die Arbeit von Dönitz erscheint im Zentralbl. f. Chirurgie.

Das Ausgießen von großen arg beschmutzten Wunden ist besonders für Kriegsverletzungen empfohlen worden. Man soll nach Pflaumer die Wundtaschen mit einer langen Pinzette oder Kornzange offenhalten und dann die Lösung eingießen. Diese Methode wurde auch von mir eine Zeitlang angewandt. Gasphlegmonen sah ich jedoch auch hiernach auftreten.

Von Payr ist der Phenolkampfer zur Prophylaxe und zur Behandlung der Gelenkinfektion verwandt worden. Auch eine Reihe anderer Chirurgen hat hiermit gute Erfolge gehabt. Hämarthros und stärkerer Erguß kontraindizieren wegen der Gefahr der Gerinnselbildung und des Karbolharnens. (In letzterem Falle spült Payr das Gelenk mit $^1/_2$ bis $1^0/_0$iger Karbolsäure aus.)

Die Behandlung mit Phenolkampfer soll nach Payr die Gelenkkapselphlegmone verhüten. Phenolkampfer wirkt: 1. antiseptisch, 2. hyperämisierend, 3. schmerzstillend und 4. mechanisch durch die angeregte Exsudation den Kapselschlauch entfaltend.

Technik der Gelenkfüllung nach Payr: Schonendes Freilegen der Gelenkkapsel. Einführen eines kurzen Glasdrains in einen engen Kapselschlitz. Entleeren des Exsudates. Füllung mit 3 bis 30 ccm[1]) Phenolkampfer. Nach 24 Stunden Ablassen des trüb serös-fibrinösen (reaktiven) Ergusses. Ist das Gelenk noch druckempfindlich, so wird die Füllung noch ein bis zweimal wiederholt. Nach Entfieberung und nach Schmerzloswerden Entfernung des Drains (sobald als möglich). Der Erfolg ist nur bei geschlossen behandeltem Gelenk zu erwarten. Zu breite Eröffnung des Gelenkes führt meist zur Sekundärinfektion, zur Kapselphlegmone, und damit zur Verödung des Gelenkhohlraumes. Die Gelenkfunktion stellt sich nach der Phenolkampferbehandlung meist bald wieder ein. Die fixierende Behandlung mit Schiene usw. soll bald wegfallen und die mechanische Nachbehandlung einsetzen.

Ich halte die Wirkung des Phenolkampfers im Gelenk im wesentlichen für eine Reizwirkung, durch welche die Gelenksynovia zu erhöhter Abwehrstellung gegen den Infektionserreger angeregt wird. Die antiseptische Wirkung der Karbolsäure wird meines Erachtens genau wie im Karbolöl, wenn nicht gänzlich, so doch zum größten Teil aufgehoben. (Zum Öl und in gleicher Weise zum Kampfer wird das Phenol nach den Lösungsgesetzen so stark abgelenkt, daß seine geringere Affinität zum Gewebe, zur wäßrigen Lymphe und zu den Bakterien in Wegfall kommt.)

Ich habe den Phenolkampfer mit recht gutem Erfolg zur Injektionsbehandlung geschlossener reifer Abszesse angewandt (Drüsenabszesse, Bubonen ergaben die besten Erfolge). Der Eiter wurde durch Punktion entleert, einige Kubikzentimeter injiziert und daneben wurden Kataplasmen aufgelegt. Häufig ging, wie bei der Abszeßbehandlung nach Bier mit Eukupin, der Punktionskanal auf und es entleerte sich für einige Tage ein sanguinolent seröses Exsudat. Die von Payr erwähnte schmerzstillende Wirkung des Phenolkampfers (wohl auch eine Phenolwirkung) fiel auch mir bei der Abszeßbehandlung auf.

---

[1]) Für das Kniegelenk z. B. 10 bis 20 ccm, für das Ellenbogengelenk 3 ccm.

Das Acid. benzoecum wurde früher als Tinct. benzoes. als Wundheilmittel vielfach angewandt.

Unter dem Namen Wetol empfiehlt Wagner ein Gemenge verschiedener ätherischer Öle und flüssiger organischer Stoffe im Verhältnis von 1:4 mit Ol. lini. Er meint, daß mit den ätherischen Ölen eine unter Umständen sehr wirksame antibakterielle Wirkung und eine lokale, ja wohl auch eine universelle Hyperleukozytose zu erzielen sei. Dem Mittel sind 0,25 % Jod und mit Kalilauge verseifte ätherische Öle zugesetzt.

Eine ganze Reihe anderer organischer Mittel sind teils in Ölform, teils als solche zur Wundreizbehandlung früher ausgedehnt erprobt worden. Man findet über sie bei M. Schaechter ausführlichere Berichte (Salizylsäure, Thymol, Benzoesäure, Resorzin, Trichlorphenol, Naphthalin, Teer, Petroleum, Menthol, Styrax, Aloe, Juniperusöl, Ekalyptusöl usw.). Auch im Kriege sind einige dieser Mittel wieder neu empfohlen worden, so das Petroleum, Eukalyptusöl, Aloetinktur. Die meisten dieser Mittel haben nicht gehalten, was sie versprachen. Manche von ihnen sind starke Antiseptika, dementsprechend in stärkerer Konzentration Wundätzmittel, einige sind wasser- und wundsekretunlöslich. Es ist aber zweifellos, daß das eine oder andere Mittel in entsprechender Verdünnung als Wundreizmittel vorteilhaft verwandt werden kann. Neuerdings ist zur Kriegswundbehandlung das Petroleum wieder empfohlen worden, rein oder in Verdünnung mit Tetrachlorkohlenstoff und Rizinusöl.

Als Destillationsprodukt des Naphthapetroleums soll das Naphthalan schmerzstillend und entzündungshemmend wirken. Sein Schmelzpunkt liegt bei 65 Grad, es läßt sich aber leicht verschmieren, löst sich in Wasser und Alkohol, soll bei Verbrennungen und Frostbeulen vorteilhaft verwandt werden.

Das Oleum rusci (Birkenteer) empfiehlt H. L. Heußner an Stelle des Perubalsams zur Wundbehandlung und besonders zur Behandlung des Unterschenkelgeschwürs.

Zur Behandlung frischer Wunden benutzt Heidenhain die Pix liquida (dickflüssiger, braunschwarzer Teer aus dem Holz verschiedener Tannenarten). Es soll bei dieser Behandlung fast nie zur Eiterung kommen. Die Wunden brauchen erst nach 1 bis 2 Wochen neu verbunden zu werden. Heidenhain ist unter dem Eindruck der ausgezeichneten bakteriziden Kraft des Teers von dem Grundsatz der eingehenden Umschneidung abgegangen. Nur die sicher absterbenden Wundfetzen, vor allem lose Epidermisränder, werden weggeschnitten. Bei grober Schmutzimprägnation werden die betroffenen Wundteile gründlich ausgeschnitten. Die Wundhöhle wird mit Teer ausgegossen und dann werden die Ränder mit einigen Situationsnähten so aneinander gebracht, daß noch für den Abfluß der Sekrete feine Spalten offenbleiben. Die Wundheilung soll unter dem trockenen Schorf erfolgen. Deshalb muß der Verband dünn und luftdurchlässig sein. Die oberflächlichen Verbandlagen werden nach 8 Tagen, die tieferen erst nach 14 Tagen entfernt. Mit der medikomechanischen Behandlung, zuerst Massage, später Bewegungsübungen, wird schon nach 8 Tagen begonnen. Nichtepithelbedeckte tiefere Gewebsteile fangen in der 3. Woche an zu granulieren und heilen dann unter dem

Schorf mit glatter, fester Hautnarbe. Mitunter beobachtete schmale Hautnekrosen stören die aseptische Wundheilung nicht.

Der Teer ist je nach seinem Ausgangsmaterial und je nach der Destillationsart von recht verschiedener Zusammensetzung. Es finden sich in allen Teerarten bekannte organische Antiseptika: Benzol, Naphthalin, Phenole, Kresole, Kreosot usw., in manchen Arten auch Harze und Säuren. Die Holzteere enthalten mehr oder weniger Essigsäure (vgl. Holzessig als altbekanntes Antiseptikum).

Nach den Erfahrungen Heidenhains u. a. scheint der Holzteer das Anwachsen der akzidentellen Wundkeime meist verhüten zu können und zugleich den trockenen Heilungsverlauf zu begünstigen. Eine gewisse Reiz- und Ätzwirkung auf das Gewebe (Randnekrosen und verzögerte Granulationsbildung) kommt wohl auch den Teeren zu, doch ist der Ätzschorf trocken und stört die Heilung nicht. Auf der Haut erzeugen die verschiedenen Teerarten Entzündung bis zur Blasenbildung. Die Irritation geht von den Phenolen und den Säuren aus; jedenfalls halte ich die Bestrebungen, den teueren und ausländischen Perubalsam durch einheimische Erzeugnisse zu ersetzen, für begrüßenswert. Die Teere sind billig. Das Oleum rusci riecht von den verschiedenen Teerarten am wenigsten aufdringlich. Vielleicht kann man durch aromatische Zusätze den manchen unangenehmen Geruch überdecken.

Bei ausgedehnten Weichteilverletzungen ist m. E. Vorsicht bei der Verwendung des Teers und des Perubalsams angezeigt (Nierenreizung).

Bakterienhemmend scheint auch das Azeton zu wirken. Heine empfiehlt die Azetonlösung bei schmierig belegten Wunden (1 Teil Azeton auf 100 Teile einer 1 $^0/_0$igen Natriumkarbonatlösung).

Wie der vegetabilische Teer als Destillationsprodukt aus Vegetabilien in der Wundbehandlung eine Rolle gespielt hat, so hat auch der animalische Teer, das Ichthyol, als Wundreizmittel eine gewisse Bedeutung. Das Ichthyol ist ein ölartiges Gemisch verschiedener anorganischer Verbindungen (Thiophenabkömmlinge), ausgezeichnet durch seinen hohen Schwefelgehalt. Ichthyol wirkt antiseptisch; es durchdringt die Haut und verursacht Hyperämie. Es scheint beim Erysipel, messerdick aufgestrichen, das Fortschreiten der Infektion zu hemmen, jedenfalls wirkt es lindernd auf den Spannungsschmerz. Als Prophylaktikum gegen die Furunkulose wird es gleichfalls empfohlen, seine Ersatzpräparate wie Thiol, Thumenol und Thigenol sollen ähnlich wirken (Frostsalbe = Unguentum ammonii sulphoichthyolici). Ichthyol.

Der Perubalsam enthält etwa 50 bis 60 $^0/_0$ Zimtsäurebenzylester, Perubalsam. daneben freie Benzoesäure, Zimtsäure und Harze. Er ist ein uraltes Wundheilmittel und zur Behandlung akzidenteller Wunden, besonders auch komplizierter Frakturen, in neuerer Zeit empfohlen worden (Suter). Im Kriege ist besonders Ritter für seine Anwendung bei Schußfrakturen eingetreten. Der Balsam soll die Entwicklung der Wundinfektion verhindern können. Vorteilhaft ist, daß die Verbände mehrere Tage liegen bleiben können, weil die Wundjauchung durch die antiseptische Wirkung verhindert wird. Den Ausbruch des Tetanus (nach unseren Erfahrungen auch der Gasphlegmone) vermag der Perubalsam nicht zu hindern.

Ich habe im Felde, besonders nach vorheriger Wundausschneidung, die Balsamverbände auch bei komplizierten Frakturen mitunter 1 bis 2 Wochen liegen lassen können, ohne daß sich darunter eine schädliche Sekretionsstauung entwickelt hätte.

Die im Perubalsam vorhandene Zimtsäure scheint der wirksame Bestandteil zu sein. In den Phagozytoseversuchen Hamburgers nimmt der Perubalsam insofern eine hervorragende Stelle ein, als er schon in außerordentlicher Verdünnung auf das phagozytäre Vermögen der weißen Blutkörperchen begünstigend wirkt.

Der Perubalsam ist ein wichtiger Bestandteil der sogenannten Billrothschen Schwarzsalbe (Agr. nitr. 1,0 [— 3,0], Bals. peruv. [s. Peruoli] 10,0, Vaseline ad 100). Wir schätzen die Schwarzsalbe als ein in dieser Zusammensetzung sehr wirksames Anregungsmittel für das Granulationsgewebe. Wir wenden sie im klinischen und poliklinischen Betriebe überall da an, wo wir schlaffen Granulationen einen wirksamen Reiz zuführen wollen. Auch scheint der Perubalsam als solcher wie in dieser Salbenform das Wachstum der Fäulniserreger in den Nekrosen hintanzuhalten. Bei frischen akzidentellen Wunden der Friedenspraxis den Perubalsam anzuwenden, haben wir angesichts der vorzüglichen Resultate der frühzeitigen Wundumschneidung und Naht keine Veranlassung. Seiner Verwendung bei tiefen, grob verschmutzten Wunden, die nicht ganz umschnitten werden können, steht zurzeit sein hoher Preis entgegen.

Brun'sche Wundlösungen.

Das Bestreben, mehrere wirksame Wundreizmittel zu vereinigen, wie es schon im Phenolkampfer, im Wetil usw. zutage tritt, hat Brun dazu geführt, folgende Wundlösungen zur Behandlung frischer Verletzungen (Kriegsverletzungen) zusammenzustellen. Die Wunden werden in den ersten 14 Tagen bei jedem Verbandwechsel mit folgender Lösung ausgegossen: Ol. olivar. steril, Äther āā 100,0, Jodi puri 2,0, Camphor 100. Bei älteren, insbesondere minder granulierenden Wunden und vor allem bei Knochenerweiterungen, benutzt Brun folgende Lösung: Ol. olivar. steril, Äther āā 100,0, Jodoform 4,0, Camphor 10,0. Die so versorgten Wunden sollen möglichst in Ruhe gelassen werden. Ich habe in der Zeit, als die ja ziemlich kostspieligen Drogen noch zur Verfügung standen, die Brunschen Lösungen mit recht gutem Erfolge bei frischen Kriegsverletzungen angewandt und als besonders angenehm empfunden, daß der Verband nur spät gewechselt werden brauchte und daß die Wundeiterung gering war.

Quecksilbersalben.

Das Quecksilberoxyd (Hg. oxyd. rubr. s. flavum) ist in der roten oder gelben Quecksilbersalbe im passenden Stadium ein vorzügliches Wundreizmittel. Seine antiseptische Kraft gegenüber oberflächlich sitzenden Infektionen ist uns von der Behandlung des Impetigo contagiosa bekannt. Schöne empfiehlt die rote oder gelbe Quecksilbersalbe besonders für Paronychien, läßt zugleich täglich zweimal $^1/_2$ bis 1 Stunde Handbäder in heißem Wasser anwenden. Er hebt auch die prophylaktische Wirkung gegenüber der Furunkulose hervor. Wir hatten mit den Quecksilbersalben ausgezeichnete Erfolge gegenüber der Wunddiphtherie.

Benegran.

Das uralte Mittel, Wunden mit heißem Harz oder Ölen auszugießen, das besonders in der Kriegschirurgie früherer Jahrhunderte üblich war, läßt

Salomon wieder aufleben. Das von ihm verwandte Mittel Benegran wird in einer Temperatur von 90° auf die Wunden und ihre Umgebung aufgetragen und bildet beim Erkalten eine feine weiche Haut. Darüber kommt ein aseptischer Verband. Es soll das nicht gar zu schmerzhaft sein. Benegran besteht aus 97% Kohlenwasserstoffen (Paraffin, Wachsarten, Vaseline) und einem Zusatz von Kautschukharz. Man kann dem Benegran 3% Zusatz von Resorzin, Dermatol usw. zufügen. Soll sich für Schnitt-, Brand- und Quetschwunden wie zur Furunkelbehandlung eignen.

Paraffinöl.

Von Chrysopathes ist besonders nach Erfahrungen in der Kriegschirurgie das Paraffinum liquidum rein oder mit 2,5% Jodoform vermengt als wirksames granulationsbeförderndes Antiseptikum empfohlen worden. Die Wundumgebung soll mit Vaseline bestrichen werden. Bei dem üppigen Wachstum der Granulationen kleben die Verbandstoffe leicht sehr fest. Chrysopathos bestreicht daher die Paraffingaze mit Vaseline.

Granugenol.

Von Rost ist eine große Anzahl der Stoffe, die in den Schmierölen enthalten sind, auf ihre Eigenschaft hin, das Bindegewebe zur Wucherung anzuregen, untersucht worden (Paraffinum liquidum, Benzol, Naphthalin, Anthrazen, Kymol, Terpene, Pyridin, Piperidin, Chinolin, Akridin und reine Naphthensäuren sowohl wie Salze der letzteren). Nach Rost wirkt Paraffin. liquidum gar nicht, die Terpene zum Teil auffallend, die Phenole nur in geringem Grade. Basen und Säuren reizen zu stark. Am meisten scheinen ungesättigte Gruppen bei der Anregung zu Granulationen mitzusprechen. Von der Firma Knoll & Co. wurde ein von störenden Begleitstoffen befreites Mineralöl dargestellt, das nach Rost wegen seiner gleichmäßigen Zusammensetzung und seiner Eigenschaft, die Granulationen zum Wachstum anzuregen, besonders vorteilhaft sein soll. (Die zu untersuchenden Stoffe wurden durch Injektion ins Knochenmark geprüft.) Nach Rost soll gerade das Gemisch verschiedener chemischer Körper eine günstigere Wirkung haben, als die chemisch reinen Stoffe einzeln. Das Granugenol wird jedesmal beim Verbandwechsel in die Wunde eingegossen, soll mit allen Taschen und Buchten in Berührung kommen. Bakterien sollen, wie vom Perubalsam, mechanisch umhüllt und dadurch ausgeschaltet werden. Der Verband klebt nicht fest. Die Saugwirkung der Gaze wird nicht aufgehoben. Besonders bei Höhlen- und Fistelwunden, bei renitenten Empyemhöhlen und osteomyelitischen Höhlen war der Erfolg günstig. Die Überhäutung wird durch das Granugenol nicht gerade befördert, aber auch nicht eingeschränkt.

Auch von andern Ärzten (so auch von mir) ist das Granugenol erprobt worden. Es hat vielfach eine recht günstige Beurteilung erfahren. Besonders geeignet erscheinen tiefe Höhlenwunden, in denen nach Anwendung des Granugenols die Granulationen schnell emporschießen und die tiefe Höhle ausfüllen. Ist das Oberflächenniveau erreicht, so geht man nach meinen Erfahrungen am besten zu anderen Mitteln über, welche die Epithelisierung schneller befördern.

Scharlachrotsalbe, Pellidol.

Von Fischer wurde experimentell festgestellt, daß der Anilinfarbstoff Scharlachrot, wenn man ihn Kaninchen unter ihre Haut spritzt, eine sehr starke Epithelwucherung verursacht. Diese soll bedingt sein durch eine chronische Entzündung, die im Gewebe durch das Scharlachrot hervorgerufen wird. Auf Grund dieser experimentellen Ergebnisse führte Schmieden Scharlachrot in Salbenform (8%) zur Anregung des Epithelwachstums großer Wunden ein. Nach Schmieden sollen die Wundflächen frisch granulieren, doch eignen sich nach anderen Autoren auch noch schmierig belegte Wunden für die Scharlachrotbehandlung. In der Tat erfolgt nach Anwendung des Scharlachrots die Epithelisierung sehr schnell, die Epitheldecke ist fester, als wir es sonst bei der Wundheilung per secundam sehen. Da das Scharlachrot mitunter die Granulationen verätzt, diese ihr gutes Aussehen bei längerer Anwendung verlieren, darf die Salbe nur kurze Zeit angewandt werden, dann muß mit indifferenten Salben verbunden werden. Aus äußeren Gründen (starke Färbekraft des Scharlachrots) wurde der wirksame Bestandteil des Scharlachrots, das Amidoazetoluol, in der Form seines Diazetylderivates in den Handel gebracht unter dem Namen Pellidol. Das Pellidol ist ein blasses gelbrotes Pulver ohne Färbeeigenschaft, es ist löslich in Vaseline, Fetten und Ölen, Äther, Alkohol, Benzol, dagegen unlöslich in Wasser. Das Pellidol wird in 2%iger Salbenform oder als 5%iges Streupulver (mit Talkum) zur Wundbehandlung benutzt (Retzlaff). Es soll dieselbe günstige Wirkung auf das Epithel, andererseits aber auch die schädigende Wirkung auf die Granulationen ausüben. Man muß also auch dieses Mittel nach ein- oder zweitägiger Anwendung für eine Zeit lang wieder aussetzen und inzwischen mit Bor- oder Argentumsalbe verbinden. Anderenfalls kann man einen vollständigen Stillstand der Epithelisierung erleben.

Am besten streicht man m. E. das Pellidol in ganz dünner Schicht auf einen Zinksalbenlappen auf, läßt den Lappen einen oder zwei Tage liegen und wechselt dann mit indifferenten oder Argentumsalben ab.

Ob wirklich der Einfluß des Scharlachrots und des Pellidol allein auf einer spezifischen Anregung des Epithelgewebes beruht, erscheint mir noch nicht sicher erwiesen. Fischer ging ja von der Idee aus (entsprechend der Ribbertschen Theorie von der Krebsgenese), die Beziehungen zwischen Bindegewebe und Epithel so zu verändern, daß eine Epithelwucherung ausgelöst würde. Er kam zu dem Schluß, daß nur solche Substanzen, die durch einen chronischen entzündlichen Reiz besondere chemische Vorgänge im Bindegewebe hervorrufen, ein stärkeres Epithelwachstum zur Folge haben. Schon Olivenöl führt zu einem Auswachsen von Epithelzapfen. Nach Injektion des Scharlachöls erhielt er eine starke zellige Infiltration, Hyperämie, Zellvermehrung und Riesenzellenbildung in der Subkutis. Nach einiger Zeit stellte sich eine reichliche Bildung jungen Bindegewebes ein und dann eine Vermehrung der Mitosen in der Keimschicht des Deckepithels. Sekundär wächst dann das Epithel auch in die Tiefe, wozu ihm das lockere myxomähnliche Gewebe eine gute Matrix abzugeben scheint.

Wenn nun auch eine spezifische chemotaktische Wirkung auf das Epithel nach Fischer angenommen werden muß, so dürfen wir doch die sehr wesentliche Beeinflussung des Bindegewebes nicht vernachlässigen. Wir hätten dann in Scharlachrot ein Mittel, welches sowohl spezifisch erregend auf die mesodermalen wie auf die epithelisierenden Elemente der Kutis einwirkt.

Literatur.

Chlumsky, Zentralbl. f. Chir. 1905, Nr. 33.
Pflaumer, Münch. med. Wochenschr. 1917, Nr. 13.
Payr, Deutsche Zeitschr. f. Chir. Bd. 139, 1916.
Wagner, Wundheilung mit ätherischen Ölen. Urban & Schwarzenberg, Berlin-Wien 1915.
M. Schaechter, Wundbehandlung. J. F. Bergmann, Wiesbaden 1887.
Suter, Bruns Beitr. Bd. 53, 1907.
Ritter, Berl. klin. Wochenschr. 1915, Nr. 6.
Brun, Deutsche Zeitschr. f. Chir. 133, H. 5 u. 6.
Schöne, Arch. f. klin. Chir. Bd. 113.
Salomon, Berl. klin. Wochenschr. 1915, Nr. 36.
Chrysopathes, Münch. med. Wochenschr. 1915, Nr. 14.
Rost, Deutsche Zeitschr. f. Chir. Bd. 133.
Ders., Münch. med. Wochenschr. 1915, Nr. 25.
Fischer, Münch. med. Wochenschr. 1906, Nr. 42.
Hayward, Münch. med. Wochenschr. 1909, Nr. 36.
Schmieden und Hayward, Deutsche Zeitschr. f. Chir. Bd. 112.
Retzlaff, Deutsche med. Wochenschr. 1912, Nr. 42.
Heinen, Münch med. Wochenschr. Nr. 20 u. 43.
Heidenhain, Münch. med. Wochenschr. 1918, Nr. 44.

34. Wundplomben und Wundpasten.

Zur Ausfüllung von Gewebsdefekten mit halbweichen Pasten eignen sich im allgemeinen frische Wunden nur im aseptischen Zustand, also dann wenn die Haut über ihnen vernäht werden kann und die aseptische Einheilung der Paste als wahrscheinlich zu erwarten ist. Hier ist das klassische Beispiel die Mosetigplombe. Zum anderen werden aber auch in neuerer Zeit granulierende Höhlen- oder Fistelwunden mit Pasten oder Plomben ausgefüllt; man erstrebt damit, die Höhle oder Fistel zum schnelleren Verschluß zu bringen. Als lebende Tamponade ist die Ausfüllung besonders von Knochenhöhlen mit Haut- oder Muskellappen schon lange im Gebrauch. Frei transplantierte Fettlappen benutzt man gern zur Unterpolsterung tief eingezogener Narben, auch von zystischen Hohlräumen (Hirnzysten); sie heilen naturgemäß nur unter aseptischen Verhältnissen ein, verflüssigen sich aber auch hierbei zum Teil. Bei nicht ganz aseptischem Heilverlaufe stößt sich ein frei transplantierter Fettlappen meistens wieder aus. Er kann aber ebenso wie andere ausfüllende Wundplomben für eine Zeitlang eine heilsame Bedeckung für eine Wundhöhle darstellen.

Mosetigplombe.

Die Mosetigplombe setzt sich folgendermaßen zusammen: Jodoform 60, Spermazet und Sesamöl je 40. Die Masse wird im kochenden Wasserbade sterilisiert und in flüssigem Zustand in die möglichst trocken gelegte Knochen- oder Weichteilhöhle gegossen. Zur Trockenlegung der Höhle empfiehlt sich der von Mosetig angegebene Heißlufttrockner. Es ist wichtig, daß sich nach der Ausgießung der Wundhöhle kein erhebliches Hämatom ansammelt. Die Weichteilschichten sollen möglichst sorgfältig vernäht werden, wenn angängig in mehreren Schichten. v. Mosetig legt besonderes Gewicht darauf, daß die Höhlenwandung von möglichst gesundem Knochen gebildet wird; sklerosierter oder nicht voll lebensfähiger

Knochen ist vorher mit dem Meißel zu entfernen. Entstehen Fisteln, so stößt sich im allgemeinen die Plombe allmählich wieder aus oder muß entfernt werden.

Schepelmann hat den Reiz der Jodoformplombe als Mittel zur Behandlung von Pseudarthrosen angewandt, und zwar auch bei Pseudarthrosen mit noch eiternden Fisteln und Sequestern. Man kann nach Schepelmann die Sequestrotomie, Fistel- und Pseudarthrosenoperation in einem einzigen Akt ausführen, wenn man nach gründlicher Säuberung der Knochenhöhle und Anfrischung der Fragmente Jodoformplomben in die Lücke gießt und nun im gefensterten Gipsverband die Abstoßung der Plombe, Wundheilung und Kallusbildung aus den Plombenresten abwartet.

Tiefe Knochenhöhlen, wie sie nach Sequestrotomien mitunter zurückbleiben, plombieren wir am besten mit einfach oder doppelt gestieltem Haut- oder Muskellappen. Damit der Lappen an Ort und Stelle bleibt, muß er mitunter durch in den Knochen geschlagene Nägel fixiert werden.

Es bleiben aber doch eine Reihe tiefer, besonders fistulöser Knochenhöhlen übrig, die sich für die Einlagerung lebender Weichteillappen nicht eignen. Besonders wenn man bei engen tiefen Fisteln eine breite muldenförmige Ausmeißelung nicht vornehmen kann oder will. Solche Knochenfisteln, besonders nach Kriegsverletzungen, schließen sich trotz vielfacher Auskratzungen oder physiologischer Sequestrotomien[1]) entweder nur vorübergehend oder überhaupt nicht. Mitunter gelingt es, nach Anfrischung der Hautränder durch die einfache Hautnaht solche Fisteln zum Verschluß zu bringen. Daß tuberkulöse Knochenfisteln in dieser Beziehung eine besonders ungünstige Prognose geben, ist bekannt.

Becksche Wismutpaste.

Zur Behandlung solcher chronischen Knochenfisteln und überhaupt tiefer Fisteln, wie sie nach Knochenoperationen, Rippenresektionen wegen Empyemen oder auch einmal nach Weichteiloperationen wegen Tuberkulose zurückbleiben, hat Beck ein besonderes Injektionsverfahren mit einer Wismutpaste angegeben. In Deutschland hat Brandes über diese Behandlungsmethode größere Erfahrungen gesammelt. Brandes empfiehlt der Vergiftungsgefahr wegen anstatt des Bismutum subnitric. das ungiftige Bismutum carb. anzuwenden (Bismut. carb. 30 bis 40, Vaselini albi ad 100). Vergiftungen durch das Bismut. subnitric. sind bereits beschrieben worden. Die unter Umständen durch Anwärmen flüssig gemachte Paste wird mit einem langen weichen Katheter bis an das Ende des Fistelganges injiziert. Man muß sehr peinlich darauf achten, daß bei der Injektion nicht unter Druck eingespritzt wird, weil es sonst leicht zu Verletzung einer Vene und damit zur Wismutembolie in Lungen und Gehirn kommen kann, die naturgemäß tödlich verläuft. Solche tödlich verlaufenden Fälle sind beobachtet worden. Man nehme daher einen Katheter, neben dem im Fistelgang noch Platz zum Ausweichen der zurückströmenden Paste vorhanden ist, führe unter Umständen zwei dünne Katheter ein

[1]) Schonende Wegnahme des Sequesters ohne Auskratzung der Granulationen.

und injiziere nur durch den einen. Ob die zur Vermeidung der Embolie ohne Anwendung des Katheters empfohlene Injektion (mit einer Tripperspritze) Vorteile bietet, erscheint mir zweifelhaft. Jedenfalls kann man mit diesem Verfahren das Bismutum nicht sicher bis an das Ende des Fistelkanales bringen.

Wie es nicht anders zu erwarten war, geht aus den Arbeiten von Brandes hervor, daß Heilergebnisse mit der Beckschen Paste vor allem bei nichttuberkulösen Fisteln erzielt wurden. Eine spezifische Heilwirkung der Beckschen Paste auf das tuberkulöse Granulationsgewebe können wir nicht annehmen. Kleine tuberkulöse Sequester werden vielleicht mit der Paste zusammen ausgestoßen. Kann man dagegen eine tuberkulöse Fistel gründlich exkochleieren, so steht der nachträglichen Anwendung der Paste nichts entgegen. Sonst ist vor der wahllosen Anwendung des Beckschen Verfahrens bei tuberkulösen Fistelwunden abzuraten.

Auch wir haben die Behandlung mit Beckscher Paste in unserer Klinik in einigen Fällen chronischer Knochenfisteln mit Erfolg angewandt. Es kam in der Tat mitunter überraschend schnell zum Schluß der Fisteln, die bereits sehr lange bestanden. Brandes empfiehlt das Verfahren besonders auch für enge lange Fistelkanäle nach Rippenresektionen, bzw. Restempyemhöhlen. Je größer die Höhle ist, um so weniger ist naturgemäß ein Erfolg zu erwarten.

Zur Behandlung von Kriegswunden hat Morison folgende Behandlung angegeben: Nach Reinigung und Austupfen der Wunde mit Methylalkohol wird die Wunde mit nachfolgender Paste ausgefüllt:

Bismut. subnitric. 240,0, Jodoform 480,0, Paraff. liquid. 240,0 (oder mehr).

Holländer gießt Höhlen nach Knochenoperationen mit Humanol aus und verschließt die Höhle durch Nähte, auch wenn vorher Eiterung bestand. Obwohl die Naht an einzelnen Stellen meist nicht dicht hält, schließt sich doch im allgemeinen nach etwa 14 Tagen die Wunde. Das Humanol soll sich im Gegensatz zu andern Wundplomben jahrelang im Gewebe halten.

Grünwald empfiehlt die Mosetigplombe auch zur Ausfüllung älterer Knochenhöhlen. Die Wunden müssen seit längerer Zeit reizlos sein, das Wundbett selbst, auch die Knochen, werden vorher bis ins Gesunde angefrischt. Die eingelagerte Plombe lockerte sich allmählich, wobei die Sekretion gering bleiben soll. Sie ließ sich schließlich leicht abheben, man sah hinter ihr gute Granulationen und es war zur erheblichen Verkleinerung des Wundbettes gekommen. Nach der Wegnahme der alten Plombe wurde die Wunde mit Jodtinktur ausgestrichen und sofort wieder plombiert. Dieses Verfahren wurde wiederholt, bis die Höhlenwunde flach geworden war.

Das Paraffinausgußverfahren.

Ganz ähnlich gingen Kapelusch und Stracker vor. Nach Sequestrotomien, nach denen eine größere Knochenhöhle zurückblieb, wurde letztere gleich nach der Operation oder später mit warmem Paraffin ausgegossen. Es wurde ein Gemenge von weichem und hartem Paraffin hergestellt, dessen Schmelzpunkt bei 50 Grad lag. Der Fassungsraum der Höhle wurde vor dem Eingießen mit einer Rekordspritze festgestellt, um die einzuspritzende Menge zu bestimmen. Nach dem Festwerden wurde das Paraffin mit Vaseline bestrichen, um das Ankleben der Verbandstoffe zu verhüten. Wechsel des äußern Wundverbandes in der ersten Woche jeden Tag, später jeden 3. bis 4. Tag. Das Paraffin wird 5 bis 8 Tage belassen, dann einen Tag Pause, Bad und Wiederausgießen der jetzt verkleinerten Höhle. Die Tamponade mit heißem Paraffin wirkt blutstillend, es fangen sich in ihr kleine Knochensequester. Die Sekretion nimmt bald ab, der Eiter wird gelb und dünnrahmig. Das Paraffin wirkt wie ein körperfremder Reiz anregend auf die Granulationen. Das bereits benutzte Paraffin kann nach eintägigem Liegen in Sublimat wieder verwandt werden. Die Knochenhöhlen sind nach 2 bis 6 Wochen ausgefüllt, dann wird die Behandlung unter Umständen durch eine das Epithelwachstum befördernde ersetzt. Die Verfasser wollen auf diese Weise das Entstehen enger Fistelkanäle (mit sogenannten Sanduhrengen) verhüten.

Das Paraffinausgußverfahren läßt sich auch zur Epithelisierung der Höhlenwunden nach Kümmel verwenden. Der erstarrte Paraffintampon läßt sich leicht ausheben; er wird mit einem Thierschschen Hautlappen an der wundseitigen Fläche überdeckt und reimplantiert. Er liegt dann dem Granulationsgewebe überall eng an und heilt im allgemeinen glatt ein.

Analog ist das Verfahren Essers, um in Hohlräumen und Höhlenwunden eine Epithelbedeckung zu erreichen. Esser verwendet die zahnärztliche Abdrückmasse (Stents), stellt einen Abdruck der Höhlenwunde her und umspannt ihn mit einem Thierschschen Lappen. Die Methode wurde angewandt zur Vergrößerung des Konjunktivalsackes, zur Vergrößerung der Schleimhautoberfläche des Mundes, zur Plastik des Gaumens, zu verschiedenen Hautplastiken und zur Plastik der Urethra.

Auf Anregung von Payr berichtet Wassertrüdinger über die Erfolge der Plombierung von Knochenabszessen mit Wachs und Paraffin. Es scheint, als ob der Wachsplombierung von Knochendefekten nach Payr die größere Bedeutung vor dem Paraffinverfahren zukommt. Wir finden bei Wassertrüdinger die älteren Methoden der Plombierung am lebenden und toten Material eingehend besprochen.

Literatur.

Schepelmann, Arch. f. klin. Chir. 109, H. 4.
Beck, Zentralbl. f. Chir. 1908, Nr. 18.
Brandes, Deutsche Zeitschr. f. Chir. Bd. 108.
Ders., Münch. med. Wochenschr. 1912, Nr. 44.
Grünwald, Münch. med. Wochenschr. 1917, Nr. 24.
Kapelusch und Stracker, Münch. med. Wochenschr. 1918, Nr. 15.
Esser, Beitr. z. klin. Chir. 1916, H. 4.
Wassertrüdinger, Deutsche Zeitschr. f. Chir. Bd. 151, 1919.

35. Hypertonische Salz- und Zuckerlösungen.

Hypertonisch gegenüber den Körpersäften können sich nur echte Lösungen von Kristalloiden verhalten. Als solche Lösungen kommen zur Wundbehandlung die Salze von Elektrolyten oder Zucker in Betracht. Von den Salzen sind anwendbar: Kochsalz (NaCl), Glaubersalz (Na_2SO_4), Kalziumchlorid ($CaCl_2$), Magnesiumsulfat ($MgSO_4$) oder Magnesiumchlorid ($MgCl_2$), alle diese in 5 bis 10%iger Lösung. Unter 5% ist die Lösung wegen der schnell eintretenden Verdünnung durch die Wundsekrete kaum sehr wirksam. 20%ige Lösungen wirken nach meinen Erfahrungen schon schädigend. Die Salze in Substanz wirken stark reizend, ja sogar nekrotisierend. In höheren Konzentrationen verursacht der hypertonische Reiz ein etwa ½ Stunde lang anhaltendes lebhaftes Brennen und Wärmegefühl.

Die hypertonischen Lösungen sind als Wundheilmittel auch bei frischen Wunden teils als Reizmittel, teils aber auch zur Bekämpfung der Infektion empfohlen worden. Man hat wohl von einer Art heilsamer Auswaschung einer infizierten Wunde gesprochen. Die konzentrierte Salzlösung soll durch Diffusionskräfte die Wundlymphe anziehen (Lymphlavage, Wright). Nach meinen Erfahrungen kann die auswaschende Wirkung bei frischen Wunden nicht sehr groß sein. Jedenfalls versagt sie gegenüber schweren Wundinfektionen meistens. Ich halte die Anwendung hypertonischer Lösungen auf das frische Wundgewebe nicht für gut. Die heftige Reizung des Wundgewebes kann unter Umständen schaden. Bei progressiven Wundinfektionen ist die Behandlung mit hypertonischer Salzlösung gleichfalls nicht unbedenklich.

Dagegen habe ich von der Wirkung hypertonischer Lösungen auf das Granulationsgewebe mitunter einen recht fördernden Einfluß auf die Wundheilung, insbesondere auf die Epithelisierung gesehen. Bei den Kochsalzlösungen tritt dieser Einfluß nicht so deutlich hervor, wie bei den Lösungen von Kalziumchlorid, Mg. sulf. und Mg. chl. Im wesentlichen mag es sich hier wohl um einen einmaligen starken exosmotischen oder Diffusionsreiz handeln. Den Geweben wird im Moment der Berührung mit den starken Salzlösungen plötzlich und sehr energisch Wasser entzogen, sie entquellen. Die Wundeiweißkörper koagulieren wahrscheinlich so, daß sich dieser Anteil der Wirkung nach einem adstringierenden Einfluß ähnlich verhalten dürfte. Naturgemäß dringen wohl auch Salzteilchen tiefer in das Wundgewebe ein (brennender Schmerz) und reizen auch in der Tiefe die Gewebszellen. Die Reaktion dürfte in einer vermehrten Durchblutung, einem lebhafteren reaktiven Geschehen und damit in der Kräftigung eines vorher vielleicht erschlafften Granulationsgewebes zu erblicken sein. Ob auch die Salzmoleküle oder die Ionen einen spezifischen Einfluß auf Zellen und Membranen ausüben, ob es sich damit also um eine spezifische Zellwirkung handelt, ist schwer zu entscheiden. Man kann ja auch im biologischen Experiment mit hypertonischen Lösungen z. B. bei parthenogenetischen Versuchen mit Eizellen darüber meist nichts Genaues sagen, obwohl doch die Beurteilung des Versuches hier verhältnismäßig einfach liegt. Vielfach ist wohl die Wirkung von Konzentrationsunterschieden das Wesentliche, nicht der spezifische Reiz des chemischen Mittels. Ich kann mich aber doch nicht des Eindrucks erwehren, daß besonders die Kalzium- und Magnesiumsalze eine besonders günstige Wirkung ausüben. Da das Kalzium im organischen Leben eine außerordentlich wichtige Rolle spielt, den Entzündungsvorgang hemmend beeinflußt, während bei kalkarmer Nahrung der Versuchstiere Neigung zu entzündlichen Prozessen besteht, halte ich es nicht für ausgeschlossen, daß die Kalksalze durch ihr Kalziumion eine besonders abdichtende Wirkung auf die Wundoberfläche ausüben.

Sie sind also vielleicht imstande, ein krankhaft hydropisches Granulationsgewebe zu entquellen und eine Hyperexsudation im Wundgewebe auf die normale Exsudationsstufe zurückzuführen.

Im älteren Granulationsstadium, bei torpiden Wundflächen, in denen die Heilkraft des Gewebes offensichtlich erschöpft war, erschien mir die Salzbehandlung besonders wirksam. Die vorher erlahmte Wachstumsenergie der Granulationen schien sich wieder zu heben und damit die Epithelisierung schneller vorwärts zu gehen. Nach einiger Zeit ließ jedoch auch die starke Reizwirkung hypertonischer Lösungen nach, so daß die Salzart gewechselt oder zu einer anderen Behandlungsmethode übergegangen werden mußte.

Bei der Behandlung von Wunden mit Salzlösungen lassen sich weitgehende Analogien mit den Versuchen über die künstliche Parthenogenese ziehen. Weiterhin gibt uns die Wirkungsart der oben erwähnten Salze auf die Darmschleimhaut, die ja der Granulationsschicht recht ähnelt, wenigstens einige Anhaltspunkte für die Möglichkeit, den Sekretstrom der Wunden zu beeinflussen. (Näheres siehe in meiner Arbeit über die Wirkung der Wundheilmittel.) Popoff macht zuerst darauf aufmerksam, daß die Mittel zur Anregung der künstlichen Parthenogenese wohl ganz allgemein als stimulierende Mittel verwendbar sein müßten, vor allem zur Aktivierung von Regenerationsprozessen.

Zuckerlösungen sollen in ähnlichen Konzentrationen ganz ähnlich osmotisch wirken. Wendet man pulverisierten Zucker oder Zuckersirup an, so kann damit unter Umständen die Wundflora umgestimmt werden. Nach Magnus wandelt Zucker die alkalische Fäulnis durch Wundsaprophyten in Säuregärung um, bei der wenigstens diese Keime nicht gut gedeihen. Zucker ist ein schon seit Jahrhunderten gebräuchliches Wundheilmittel. Er ist praktisch keimfrei, äußerlich von einer sympathischen Sauberkeit und er wäre zweifellos in der Volkswundbehandlung ein recht gutes oder wenigstens gegenüber anderen schlimmen Mitteln ein harmloses Mittel.

Hypertonische Kochsalzlösung.

Nach Rogge ist die günstige Wirkung des Kochsalzes in erster Linie eine physikalische, d. h. durch die Hypertonie der Lösung bedingt. Sie äußert sich in einer Vermehrung der Sekretion und schnellerer Wundreinigung, während die antiseptische Wirkung in den Hintergrund tritt. Die Kochsalzbehandlung ist nach Rogge eine Reizbehandlung und muß daher dem Stande der Infektion und dem Stande der natürlichen Abwehrkräfte des Körpers angepaßt werden. Das Kochsalz stellt sich stets auf die Seite des Stärkeren. Bei progressiven Infektionen muß also die Kochsalzbehandlung einer reizlosen Wundbehandlung weichen. Auch Stieda berichtet über ausgezeichnete Erfolge mit $10^{0}/_{0}$iger Kochsalzlösung, die er bei schweren Kriegsverletzungen, die zum Teil erst 24 bis 48 Stunden alt waren, zum Teil aber bereits im eitrigen Stadium eingeliefert wurden, behandelte. Die Wunden reinigten sich außerordentlich schnell, jedenfalls schneller als unter dem feuchten Verband mit essigsaurer Tonerde oder Dakinscher Lösung.

Wundbehandlung mit Zucker.

Bereits 1885 berichtete Fischer über günstige Erfolge bei der Wundbehandlung mit Zucker. Nach Magnus wirkt Zucker auf das Bakterienwachstum hemmend, in hochkonzentrierter Lösung auch bakterizid. Der gepulverte Zucker leitet von der Wundoberfläche aus einen starken Flüssigkeitsstrom von innen nach außen ein. Nach Meyer soll die Wirkung bei eiternden Wunden nicht so günstig sein, wohl dagegen aber bei frischen, selbst ausgedehnten Weichteilverletzungen. Kontraindiziert ist der Zuckerverband bei Wunden mit Blutungsgefahr, da Zucker die Fibrinbildung verhindert (Hercher).

Wederhake berichtet über gute Erfolge bei schweren Kriegsverletzungen mit Naphthalin und Zucker zu gleichen Teilen. Die Wunden werden mit einer Schicht von 2 bis 3 cm Höhe bedeckt, alle Buchten damit ausgestopft. Da früher bei der Anwendung von Naphthalin zur Wundbehandlung schwere Vergiftungserscheinungen beschrieben worden sind, kann ich den Naphthalinzusatz nicht als ungefährlich anerkennen, wenn auch seine antiseptischen Eigenschaften bei putriden Infektionen unbestritten sind.

Literatur.

Rogge, Bruns Beitr. 1917, Bd. 106, H. 2.
Stieda, Münch. med. Wochenschr. 1918, Nr. 3.
Magnus, Therap. Monatsh., 30. Jahrg., Dez. 1916.
Meyer, Münch. med. Wochenschr. 1916, Nr. 2.
Fischer, Deutsches Zentralbl. f. Chir. Bd. 22, 1885.
Wederhake, Deutsche med. Wochenschr. 1917, Nr. 36.

36. Die Mittel zur Blutstillung.

Blutersatz.

Ein blutendes Gefäß kann außer durch Abbinden oder durch den Druckverband durch das Fibrin des Blutes selbst verschlossen werden. Zwar haben wir im Adrenalin oder Suprarenin ein außerordentlich wirksames Mittel, kleine Gefäße zur maximalen Kontraktion zu bringen und damit vorübergehend das Abfließen des Gefäßinhaltes zu verlangsamen oder zu verhindern. Der definitive Verschluß kann aber auch hier nur durch Gerinnung zustande kommen; er wird jedoch durch das verlangsamte Abströmen des Blutes erleichtert.

Die Gefäßunterbindung.

Das wirksamste Mittel, die Blutung aus einem größeren Gefäß zu stillen, ist die Unterbindung. Wir üben sie heute ausnahmslos in Gestalt der einfachen Zirkelligatur nach vorheriger Befreiung des Gefäßes aus seiner

Gefäßscheide. Das Mitfassen von Nachbarweichteilen soll streng vermieden werden, damit sich das Gefäß in der Gefäßscheide frei zurückziehen kann. Die Umstechung ist nur in starrem Gewebe erlaubt, wo eine Isolierung des Gefäßes nicht möglich ist. Als Unterbindungsmaterial benutzen wir heute fast ausschließlich Katgut, und zwar in möglichst dünnen Fäden.

Das Verfahren, in der Tiefe schwer erreichbare Gefäße durch Klemmen zu fassen und diese liegen zu lassen, soll nur ausnahmsweise angewendet werden.

Die Verschorfung und Blutstillung durch Glühhitze (Thermokauter) wenden wir nur noch selten an. In früheren Jahrhunderten war die Blutstillung durch Glühhitze ein weit verbreitetes, und bei größeren Operationen (Amputationen) sogar lange Zeit das einzigste Blutstillungsmittel. Heute wird es von den Chirurgen fast nur noch zu Operationen am Magen-Darmkanal verwandt (Durchtrennung des vorgelagerten Dickdarms, Hämorrhoidenoperationen usw.).

Bei parenchymatösen und bei venösen Blutungen (Krampfaderblutungen) ist auch heute noch der Kompressionsverband mit aseptischer oder Jodoformgaze allgemein üblich (Sachs empfiehlt nichtentfettete sterile Watte als Tamponadematerial). Zur Sicherung der Kompression muß die Gaze durch zickzackförmiges Einlegen in alle Buchten des Wundgrundes gebracht werden, aus denen es parenchymatös zu bluten droht, und wenn es angängig ist, soll darüber eine reichliche Menge Verbandstoffe mit einer Mullbinde fest angewickelt werden.

Nach Versorgung akzidenteller Wunden in Blutleere (und in örtlicher Betäubung) empfiehlt es sich immer, den ersten Wundverband als Kompressionsverband anzulegen, also reichlich zu polstern und die Binde straff anzuwickeln; denn nach Abnahme der Blutleere und besonders nach dem Schwinden der Adrenalinwirkung, das bei örtlicher Betäubung appliziert wurde, kommt es meist zu einer sehr lebhaften Hyperämie und unter Umständen zur Nachblutung, welche die Prima intentio stören kann. Bleiben in der Wundhöhle größere wunde Knochenflächen oder ausgedehnte Weichteillücken zurück, so empfiehlt es sich, zur Vermeidung der Ansammlung eines Hämatoms an ein oder zwei abhängigen Punkten eine Nahtlücke zu lassen, event. auf ein bis zwei Tage ein kurzes Drain einzuführen. Ein weiteres einfaches und praktisches Hilfsmittel, um Nachblutungen nach Operationen an Extremitäten vorzubeugen, ist in geeigneten Fällen die Hochlagerung oder Suspension auf ein bis zwei Tage.

Die Hämostyptika.

Die eigentlichen Blutstillungsmittel beschleunigen fast alle den Gerinnungsvorgang. Dieser kommt beim gesunden Menschen immer dann zustande, wenn das Blut aus dem glatten Gefäßrohr an benetzungsfähige Fremdkörper tritt. Schon zerrissene Gewebsfetzen üben diese Fremdkörperwirkung aus, daher die Blutung aus kleineren Gefäßen nach einigen Minuten meistens von selbst steht. Begünstigt wird die Blutgerinnung weiterhin durch die gebräuchlichen Verbandstoffe. Außerordentlich wirksam sind die sehr feinen Fasern des Penghavar Djambi, die Spreuschuppen eines asiatischen Farnkrautes. Labile Kolloide, und ein solches ist ja das Fibrinogen, erleiden an festen Oberflächen Verdichtungen, so daß die Blutgerinnung schon durch rein mechanische Einflüsse ausgelöst werden kann. Gleich bedeutsam, vielleicht sogar am bedeutsamsten ist die adsorptive Wirkung auf die Blutplättchen, welche sofort agglutinieren und das in ihnen besonders reichlich vorhandene Fibrinferment frei werden lassen. König berichtet über Blutstillungsversuche mit Organextrakten, die in Schwämmen zur Tamponade verwandt werden. Perthes wendet Strumapreßsäfte bei Hämophylie und anderen Blutungen an (Blasenblutungen). Albrecht benutzt ein Präparat aus Knochenasche und ein Brenzkatechin 2 : 100. Dies Mittel soll besonders bei Knochenhöhlen Vorteile haben und sofort einen Schorf bilden. Heinen empfiehlt Jodazeton (Jodoform 10, Azeton 100, Liq. ammonii caustici 3 Tropfen). Nach Marx wirkt auch das Chinin blutstillend (Chin. mur. 1,05, Spir. 30,0, Aqu. dest. ad 100).

Auch thermische Einflüsse und eine Reihe chemischer Stoffe begünstigen den Gerinnungsvorgang (Alaun, Säuren, Essig und Gerbstoffe sind uralte Blutstillungsmittel). Den gerinnungsfördernden Einfluß des eiskalten oder sehr heißen Wassers benutzen wir auch heute noch. Bei Operationen kann die vorübergehende Tamponade mit 40 bis 45^0 heißen Kochsalzkompressen parenchymatöse und venöse Blutungen zum Stehen bringen. (Das besonders in der Kriegschirurgie früherer Jahrhunderte übliche Verfahren, Wunden mit heißem Öl auszugießen, schaffte naturgemäß erhebliche Gewebsnekrosen.)

Eine gewisse Bedeutung hat auch heute noch das Eisenchlorid[1]). Die Tamponade mit eisenchloridgetränkter Gaze (1 : 3 Aqua) wirkt bei Zahnfachblutungen und Nachblutungen nach Mandeloperationen weit energischer als Adrenalin, Jodoformgaze oder eines der unten angeführten organischen Blutstillungsmittel. Zweifel empfiehlt, den Uterus bei lebensgefährlicher Blutung, wenn die Jodoformgazetamponade versagt, mit Gaze, die in verdünnte Eisenchloridlösung (1 : 3) getränkt ist, auszutamponieren. Die Wundheilung wird nach Zweifel durch den Ätzschorf nicht gestört; es braucht kein Fieber aufzutreten.

Blutstillungsmittel mit hohem Thrombokinasegehalt.

Die Thrombokinase ist in fast allen Zellen des Körpers enthalten. Besonders reichlich kommt sie in den Blutplättchen, im Lungengewebe, in den Leukozyten und im Muskelgewebe vor.

Laewen hat empfohlen, bei unstillbaren Blutungen (Herzwunden, Sinusblutungen) lebensfrisch entnommene Muskelstückchen als Tamponade zu verwenden. Lexer meint, daß die Wirkung der Muskelstücke auf ihrer Verklebung beruht, aber letzten Endes geschieht diese ja doch durch das ausfällende Fibrin.

Hesse und Körte empfehlen bei Leberruptur usw. die Tamponade mit Netz.

Jäger und Wohlgemuth benutzen eine scharpieähnliche, durch maschinelle Behandlung von tierischen Membranen hergestellte Masse. Diese resorbierbaren Tampons gestatten im Gegensatz zur Tamponade den primären Wundverschluß.

---

[1]) Man benutze zur Vermeidung allzu starker Ätzwirkung nur säurefreies Eisenchlorid (Kreuzapotheke, Leipzig).

Von Fonio wird zur Stillung parenchymatöser Blutungen das Koagulen empfohlen, welches aus Tierblutplättchen hergestellt wird. Das Mittel wird entweder in Substanz oder in Lösung bei parenchymatösen Blutungen angewandt.

Von Fischl ist ein Präparat aus Lungengewebe hergestellt worden — Clauden — dessen koagulierende Wirkung das Koagulen noch weit übertreffen soll. An der Göttinger Klinik wird das Clauden zur Stillung diffus parenchymatöser Blutungen mitunter verwendet.

Eine gute Übersicht über die Beeinflußbarkeit der Blutgerinnung durch thromblastisch wirkende Substanzen hat jüngst A. Szenes gegeben (Mitt. a. d. Grenzgebieten d. Med. u. Chir. B. 32, H. 5).

Von den innerlich anzuwendenden Mitteln, welche die Gerinnungsfähigkeit des Blutes erhöhen sollen, hat die Gelatine für die Chirurgie keine praktische Bedeutung. Dagegen verwenden wir, wie auch andere, das Kalzium chloratum, um Patienten mit Blutungsneigung zur Operation vorzubereiten. Schwer Ikterische erhalten auf 8 bis 14 Tage täglich 5 bis 10 g Kalziumchlorid, einer Lösung Calc. chlorati 30 auf 100. Trotz dieser Verordnung haben wir Patienten mit schwerem Ikterus an Nachblutungen nach der Operation verloren.

Wir werden die oben angeführten Mittel, insbesondere das Koagulen, Clauden und unter Umständen das Eisenchlorid im allgemeinen nur bei diffus parenchymatösen Blutungen anwenden. Alle irgendwie sichtbaren blutenden Gefäße müssen dagegen unterbunden werden. Leider versagen diese Mittel, wie auch aus der Literatur hervorgeht, so gut wie ausnahmslos bei der echten Hämophilie.

Beispiele aus der Praxis.

1. Gesunde kräftige Pat. Es wird ihr poliklinisch ein kariöser Zahn gezogen. Am Abend kommt sie wieder, weil es dauernd aus dem Zahnfach blutet. Tamponade des Zahnfaches mit Jodoformgaze. Adrenalintamponade bleibt unwirksam. Es blutet am nächsten Tage weiter. Tamponade mit Eisenchloridgaze stillt die Blutung definitiv. (Versuche mit Koagulen oder Clauden bei Zahnfachblutungen vorzunehmen, hatten wir in letzter Zeit keine Gelegenheit.)

2. Wegen chronischer Mandelhypertrophie war auswärts die Kupierung der Tonsillen, und zwar bereits 14 Tage nach einer vorhergehenden akuten Angina, vorgenommen worden. (Mandeloperationen dürfen nach vorhergegangener Angina erst 6 Wochen später vorgenommen werden, weil es andernfalls zu sehr unangenehmen parenchymatösen Blutungen aus den noch nicht genügend rückgebildeten entzündlich veränderten Gefäßen kommt.) Die bereits sehr anämische Pat. blutet aus beiden Tonsillenresten. Auf der einen Seite kann ein sichtbar spritzendes Gefäß gefaßt und unterbunden werden, auf der andern Seite ist die Blutung parenchymatös, sie wird durch einen mehrere Minuten lang aufgedrückten Eisenchloridtupfer schließlich gestillt. (In Zukunft würden wir auch hier erst den Versuch mit Clauden machen.)

3. 8 cm lange quere Hiebverletzung der linken Wange, bei der das Jochbein verletzt wurde und bereits bei der primären Naht ein stark blutendes Periostgefäß unterbunden worden war. Wegen starker Nachblutung kommt der Pat. (Student) am nächsten Tag in die Poliklinik. Die Wunde wird aufgemacht, einige blutende Gefäße werden unterbunden. Am 4. Tag erneute schwere Blutung. Da die Wunde infiziert ist, wird sie breit aufgemacht und mit Jodoformgaze tamponiert. Die Blutung ist diffus parenchymatös, steht nach Ausräumung der Gerinnsel und nach Jodoformgazetamponade vollkommen. Auf dringenden Wunsch wird der Patient bereits nach 2 Tagen wieder aus der Klinik entlassen. Wieder 2 Tage später kommt er mit einer neuen

sehr schweren Nachblutung, jetzt bereits stark anämisch. In Narkose Entfernung des Tampons, Ausräumung der Blutgerinnsel, einige Umstechungen. Trotzdem blutet es aus dem Wundgewebe wie aus einem Schwamm. Diese Blutung wird durch Einpudern mit Clauden und leichte Tamponade gestillt, sodann Naht der Wunden. Abgesehen von einigen Stichkanaleiterungen primäre Heilung ohne weitere Nachblutung. — Der Pat. war kein Bluter und auch nicht erblich belastet, eine ganze Reihe Schmisse waren bei ihm ohne Komplikationen geheilt. — Es gibt ja allerdings eine zeitliche Hämophilie.

Prophylaktisch und auch therapeutisch kann man nach dem Vorschlag von Stephan und Jurasz bei Patienten, die ausgeblutet sind oder die von vornherein zu Blutungen neigen, die Milz bestrahlen. Nach Stephan wird nach Bestrahlung der Milz mit Röntgenstrahlen die Gerinnungszeit des Blutes beschleunigt und die Menge des Gerinnungsfermentes im Blut bedeutend erhöht. Das Verfahren kommt vor allem bei der Hämophilie und bei schwer Ikterischen in Frage. Auch bei Blutungen nach Verletzungen, die wir aus irgendeinem Grunde durch Unterbindung usw. nicht beherrschen können, wird sich die Milzbestrahlung in Zukunft vielleicht des öfteren verwerten lassen (Nierenblutungen, septische Blutungen usw.).

Bekämpfung der Gefahr des Blutverlustes.

Kommen dem Arzt stark ausgeblutete Patienten in lebensgefährlichem Zustand in Behandlung, so muß er schnell handeln. Bei Extremitätenblutungen ist die sofort angelegte Blutleere das beste und wirksamste Mittel. Bei innerlichen Blutungen (Verletzungen, geplatzte Tubargravidität) muß vor allen Dingen sofort die Diagnose gestellt werden. Nach stumpfen Bauchverletzungen kann eine Leber-, Milz- oder Mesenterialverletzung vorliegen; hierbei wird meist Bauchdeckenspannung vorhanden sein. Nierenblutungen werden sich durch blutigen Urin kennzeichnen. Bei dem Verdacht auf eine intraperitoneale Blutung ist die Laparotomie immer angezeigt. Auch bei kleinen Gefäßen blutet es unaufhörlich, da das Blut an der glatten Peritonealoberfläche gar nicht oder nur langsam gerinnt. Auch Nierenzerreißungen leichter Art gehören in das Krankenhaus, da jederzeit eine zweite Blutung das Leben des Patienten in Gefahr bringen und die Operation nötig machen kann. Bei Frauen, die plötzlich kollabieren und schnell anämisch werden, denke man immer an eine geplatzte Tubargravidität. Die Diagnose ist ja nach einigen Fragen schnell zu stellen (Ausbleiben der Menses und dann unter Umständen unregelmäßig auftretende Blutungen). Die Verblutung erfolgt bei bauchinneren oder brustinneren Verletzungen unter Umständen in wenigen Stunden, daher sollte jeder Patient mit auch nur dem leisesten Verdacht hierauf sofort in das Krankenhaus gebracht werden.

Der akute Blutverlust wird vom Organismus viel schwerer vertragen als der chronische. Schon der Verlust der Hälfte oder ein Drittel der Blutmenge kann zum Tode führen. Der Exitus erfolgt durch Anämie des Gehirns und der Medulla oblongata. Droht der Tod unter den Händen des Chirurgen einzutreten, so kann die Tieflagerung des Kopfes, die straffe Einwicklung aller Extremitäten mit Gummibinden (Autotransfusion) dem Gehirn für eine kurze Zeit noch die nötige Blutmenge zuführen und den operativen Eingriff noch ermöglichen. Da der Exitus auch mit durch das Kollabieren des Gesamtgefäßrohres bedingt ist, hilft mitunter eine intravenöse

Kochsalzinfusion. Herzexzitantien peitschen zwar auf einen kurzen Augenblick noch auf, sind aber, wenn nicht sofort operiert wird, deswegen kontraindiziert, weil der Blutdruck steigt und die Blutung erneut beginnen kann.

Auch bei ganz stark Ausgebluteten hat die Operation, wenn der Patient sie überhaupt übersteht, meist einen vollen Erfolg. Prognostisch bedeutsam ist nach Zweifel der Lufthunger. Schnappen die Patienten nach Luft, werden sie sehr ängstlich und aufgeregt, so kommt meistens auch die Operation zu spät. Der Versuch muß natürlich auch dann noch unternommen werden.

Bluttransfusion.

Es sind in den letzten Jahren eine Reihe von Versuchen gemacht worden, schwer ausgeblutete Menschen durch Infusion von Blut in den Kreislauf über die Verblutungsgefahr hinwegzubringen. Man infundiert gewöhnlich in die Vena med. cubiti. Wegen der Gefahr der Gerinnselbildung muß entweder das Blut des Spenders direkt von Gefäß zu Gefäß (durch Gefäßanastomose) übergeleitet werden oder die Gerinnung des vom Spender entnommenen Blutes muß durch besondere Maßnahmen, solange es außerhalb der beiden Körper verweilt, verhindert werden. Da das Blut an glatten Oberflächen, wie man sie durch Ausölen oder Ausparaffinieren der Gefäße und Spritzen erzielen kann, nicht gerinnt, ist besonders das Anfeuchten mit Paraffinum liquid. von einigen Autoren benutzt worden. Besonders wenn man zwischen das Gefäß des Spenders und die Vene des Empfängers Glas- oder Gummianteile zwischenschaltet, hat sich das Ausparaffinieren bewährt. Praktischer scheint es zu sein, das entnommene Blut durch Zusätze gerinnungsfähig zu machen. Schon vor fast 30 Jahren benutzte Hustin einen Zusatz von 0,2 bis 0,5 Natriumzitrat zur Verhinderung oder Verzögerung der Blutgerinnung. Wie vielfache Erfahrungen zeigen, ist der Zusatz von Natriumzitrat ungefährlich. Nach Wederhake geht man zur Transfusion des Blutes folgendermaßen vor: Wenn möglich, vorher die beiderseitigen Blutarten auf Agglutination und Hämolyse untersuchen. Wassermannsche Reaktion ist wohl meist nicht mehr möglich. Am besten wird das Zitratblut benutzt, und zwar werden 3 bis 500 ccm transfundiert. Das Blut wird in einer 1 $^0/_0$igen Na-citr.-Lösung aufgefangen, so daß die Mischung halb Blut, halb Na-citr.-Lösung beträgt. Mischen durch Umrühren mit Glasstäben. Instrumente liegen in 1 $^0/_0$iger Na-citr.-Lösung, Haut des Spenders und Empfängers werden mit ihr abgerieben. Das Blut wird der Vena med. cubiti entnommen und mit einer großen Spritze in die gleiche Vene des Empfängers injiziert.

Die Agglutination an dem Empfängerblut scheint beim Zusatz der Zitratlösung bedeutungslos zu sein. Der Spender soll gesund, gleichaltrig, gleichgeschlechtlich und gleicher Rasse sein.

Rücktransfusion.

Besondere Bedeutung hat in den letzten Jahren das von Thies angegebene Verfahren der Rücktransfusion des in Körperhöhlen verloren gegangenen Blutes gewonnen. Nach Thies und Lichtenstein soll es gerade bei ausgebluteten Patientinnen mit geplatzter Extrauteringravidität lebensrettend wirken. Auch bei Leber-, Milz- und Mesenterialblutungen wie bei schweren Lungenverletzungen mit großem Hämatothorax kann das Blut rücktransfundiert werden. Die Technik ist verhältnismäßig einfach, das

Blut wird ausgeschöpft oder mit großen Bauchtüchern ausgetupft und in eine Schale gegossen bzw. ausgedrückt, die in 45 Grad heißem Wasser steht. Man filtriert es dann und verdünnt es mit Kochsalzlösung etwa 1 : 2; möglichst körperwarm wird es dem Patienten noch während der Operation intravenös injiziert. Statt mit Kochsalzlösung kann man es natürlich auch mit Na-citr.-Lösung halb und halb verdünnen. Über erfolgreiche Wiederinfusion bei Blutungen berichten weiter Henschen, Kreuter, Elmendorf und Peiser.

Wir haben diese Rücktransfusion, allerdings bei ganz hoffnungslosen Fällen, zweimal vorgenommen, konnten die Patienten aber nicht retten. Nachdem sie sich anfänglich recht gut erholt hatten, wieder rote Lippen bekommen hatten und ganz wach wurden (die Operation wurde fast ohne Narkose vorgenommen, es handelte sich einmal um Tubargravidität, einmal um Leberruptur), erfolgte dann doch kurze Zeit später der Exitus.

Daß die physiologische Kochsalzlösung und auch die Ringerlösung bei schweren Blutungen kein vollwertiger Ersatz ist, wird allgemein zugegeben. Rothmund und Gerlach haben festgestellt, daß der Zusatz von 0,05 Calc. chlor., der gerade das Zentralnervensystem günstig beeinflussen soll, die physiologische Kochsalzlösung wertvoll macht.

Ein großer Nachteil bei der Infusion der üblichen physiologischen Kochsalzlösung ist der Umstand, daß sie gar keinen Kolloiddruck besitzt, während dieser im normalen Blute 30 bis 35 mm Hg beträgt. Das hat zur Folge, daß im Kapillargebiet eine vermehrte Filtration von Wasser, also wieder ein Sinken des Blutdruckes eintritt. Bayliss hat nun ein indifferentes Kolloid und zwar 6 % Gelatine oder 7 % Gummiarabikum der Infusionsflüssigkeit zugesetzt. Das Experiment und ausgedehnte Erfahrungen an Patienten sprechen sehr für dies Verfahren. Es bedarf jedenfalls auch in Deutschland der Nachprüfung. (Ein ausführl. Referat s. Ber. über die ges. Physiol. Bd. II. H. 1. Aug. 1920.)

Der Adrenalinzusatz zur Kochsalzlösung hat nur einen vorübergehenden, wenn auch für kurze Zeit einen ausgezeichneten Erfolg auf das ganze Gefäßsystem.

Literatur.

Laewen, Verhdl. d. Deutsch. Ges. f. Chir. 1912.
Fonio, Mitt. a. d. Grenzgeb. 1914, Bd. 27.
Fischl, Med. Klin. 1916, Nr. 11.
Marx, Zentralbl. f. Chir. 1901, Nr. 45.
Jäger, Körte, Hesse, König, Perthes, Verhdl. d. Deutsch. Ges. f. Chir. 1914.
Thies, Zentralbl. f. Gynäkol. 1914, Nr. 34.
Lichtenstein, Münch. med. Wochenschr. 1915, Nr. 37.
Wederhake, Münch. med. Wochenschr. 1917, Nr. 45.
Rothmund und Gerlach, Münch. med. Wochenschr. 1918, Nr. 18.
Schäfer, Münch. med. Wochenschr. 1918, Nr. 53.
Henschen, Zentralbl. f. Chir. 1616, Nr. 10.
Henschen, Herzfeld, Klinger, Bruns Beitr. 1916, Bd. 104, H. 1.
Kreuter, Münch. med. Wochenschr. 1916, Nr. 42.
Elmendorf, Münch. med. Wochenschr. 1917, Nr. 1.
Peiser, Zentralbl. f. Chir. 1917, Nr. 4.
Über Bluttransfusion s. a. Roedelius, Zentralbl. f. Chir. 1918, Nr. 35 und Verhdl. d. Deutsch. Ges. f. Chir. 1920 (Schöne usw.).

37. Schmerzstillende Mittel.

Der Wundschmerz ist manchmal so erheblich, daß er durch Beeinträchtigung des Schlafes usw. den Gesamtorganismus alteriert. Er tritt z. B. nach Operationen in örtlicher Betäubung auf; hier kann er leicht durch Nervina (Chinin, Pyramidon usw.) gemildert werden.

Stellt sich der Wundschmerz ohne ersichtliche Ursache in einer komplizierten Wunde ein, so ist das meist ein sehr wichtiger Hinweis auf eine fortschreitende tiefe Wundinfektion; hier ist die Beseitigung der Schmerzempfindung mit Morphium nicht erlaubt.

An sehr nervenreichen Stellen macht bereits die Berührung mit der Außenwelt, der Verband und Verbandwechsel so erhebliche Schmerzen, daß eine Linderung derselben erwünscht ist. Besonders empfindlich ist z. B. das Nagelbett nach Entfernung des Nagels, zumal wenn das Gewebe noch stark entzündlich gereizt ist. Hier wirkt ein örtliches Anästhetikum, wie das Orthoform und besonders das Anästhesin, und Zykloform schmerzstillend, und zwar hält die Wirkung sehr lange an, da die Pulver sich nur langsam lösen. Auch bei nicht zu großen Brandwunden wirkt das Anästhesin in Substanz oder Salbenform hervorragend lindernd.

Das Orthoform, Zykloform und Anästhesin sind drei nahe verwandte Abkömmlinge der Benzoesäure. Das Orthoform schädigt nicht selten das Wundgewebe und seine Umgebung. Es ist heute verlassen. Von ausgezeichneter Wirkung sind das Anästhesin und Zykloform. Beide Stoffe sind in Wasser schwer löslich, anscheinend ungiftig und für das Wundgewebe unschädlich. Sie haben eine langanhaltende anästhesierende Wirkung. Vereinzelt wird über anfänglich erhöhten Wundschmerz geklagt. Man kann beide Mittel in Substanz oder mit Talkum gemischt auf die Wunde pudern oder sie in 10 %iger Salbenform (z. B. bei Verbrennungen) anwenden. Beide Mittel sind viel zu wenig bekannt, ich kann sie bei schmerzhaften Wunden (Ulcus cruris, Brandwunden, nach Entfernung des Zehen- oder Fingernagels) nur empfehlen. Bei Fissura ani oder Hämorrhoiden setzt man sie in 10 bis 20 % einer der üblichen Salben zu. Zur Behandlung der Fissura ani empfiehlt Katzenstein folgende anästhesierende und zugleich heilende Salben: Cocain mur. 0,05, Extract. belladonnae 0,5, Ichthyol ad 6. Mit einem Stück Watte wird die Salbe auf die schmerzhafte Stelle gebracht, nach 8 bis 10 Tagen soll die Heilung vollendet sein. Als schmerzstillende Komponente kann hier auch das Zykloform oder Anästhesin verwandt werden. Im allgemeinen empfiehlt sich wohl zur Behandlung der Fissura ani neben der Salbenbehandlung die Sphinkterdehnung in L. A. und die Einführung eines dicken mit Gaze umwickelten Stopfrohrs. Auf die Gaze kann die anästhesierende Salbe gestrichen werden, für einige Tage ist mit Opium der Stuhlgang hintanzuhalten.

38. Allgemeinbehandlung.

Zur Belebung der allgemeinen Heil- und Regenerationskräfte bedürfen wir auch bei der Wundbehandlung häufig innerlich zugeführter Arzneistoffe, welche den Stoffwechsel anregen oder ihn umstimmen. Der Gesamtorganismus ist bei der Heilung jeder größeren Wunde nicht unwesentlich beteiligt. Handelt es sich um ganz große Wunden oder um schwere Wundinfektionskrankheiten, so können schwerer Blutverlust, das Abfließen der Wundsekrete und Toxinschädigungen die allgemeine Widerstandskraft herabsetzen. Die Regenerationskraft sinkt, die Heilung geht nicht vorwärts, und unter Umständen gewinnen die Wundkeime die Oberhand über das auch örtlich widerstandsunfähig werdende Wundgewebe. Die antibakterielle Kraft der Serumstoffe nimmt ab.

Weiter kann die Aufgabe, dem bis zur Grenze seiner allgemeinen und örtlichen Widerstandskraft geschwächten Organismus geeignete Nährmittel zuzuführen, bei großen Wunden und schweren Infektionskrankheiten ganz in den Vordergrund der Behandlung treten. Bei gewissen Infektionskrankheiten, deren Keimen gegenüber der Organismus von vornherein wenig widerstandsfähig ist, denen gegenüber auch die örtliche Widerstandskraft der Gewebe versagt, wie z. B. bei der Tuberkulose, steht die Allgemeinbehandlung überhaupt im Vordergrund der therapeutischen Maßnahmen. Die Aufgabe, den darniederliegenden Kräftezustand zu heben, oder wenigstens sein weiteres Zurückgehen hintanzuhalten, ist aber auch bei allen großen, besonders chronisch infizierten Wunden zu erfüllen, so beim chronisch werdenden Totalempyem der Pleura und bei schweren Eiterungen am Rumpf und an den Gliedmaßen. Daß besonders schwere Gelenkinfektionen, die zur chronischen Infektion der Nachbarweichteile führen, das Leben der Patienten gefährden, wurde schon erwähnt. Hier zwingt uns der Allgemeinzustand gar nicht selten noch zu Spätamputationen.

Die Ernährung als Behandlungsfaktor.

Schwerverletzte, besonders solche, die viel Blut verloren haben und ferner Patienten mit schwerer Allgemeininfektion verlangen nicht selten zur Stillung ihres lebhaften Durstgefühls nach sauren Getränken. Hier sind dann Zitronenwasser, Fruchtsäfte, verdünnter Wein usw. angezeigt. Auch Speisen werden von Schwerverletzten und Fiebernden häufig in saurer und scharfer Zubereitung verlangt. Recht viele haben einen großen Widerwillen gegen die im allgemeinen übliche blande Diät, gegen süße Mehlspeisen usw. bis in die Rekonvaleszenz hinein. Man quäle sie nicht unnötig mit solchen doch nur widerwillig genommenen Speisen, gebe sie ihnen lieber in appetitanregender Form. Frisches Obst und Obstkonserven werden gern genommen; durch Zuckerzusatz wird eine große Kalorienmenge leicht zugeführt. Eier werden gern als Rührei, mit Staubzucker angerührt oder gebraten genommen; wer es gewohnt ist, trinkt sie lieber roh. Gut gebratenes oder rohes Fleisch regt den Appetit mehr an als ausgekochtes. Auch dem Verlangen der Kranken nach eigenartig schmeckenden Getränken und Nahrungsmitteln, besonders nach sauren, soll man im allgemeinen entgegenkommen. Diese bereits früher von mir geäußerte Ansicht vertreten in praxi auch andere Chirurgen.

Schwerkranken, die gar keine Nahrung zu sich nehmen wollen, soll man wenigstens die für den Organismus nötige Flüssigkeitsmenge zuführen. Gehen durch Blutungen oder langdauernde Eiterungen ständig große

Mengen Körpersäfte verloren, so führe man die nötige Flüssigkeit durch rektale Einläufe zu, wenn sie von oben nicht trinken wollen oder können. Eine unentschuldbare Grausamkeit ist das Durstenlassen bei Kiefer- oder Mundverletzten, die nicht schlucken können. Diese Patienten lernen es sehr schnell, mit einem Gummikatheter und Trichter, der bis über den Zungengrund vorgeschoben wird, die nötige Flüssigkeitsmenge einzugießen und zu schlucken.

Sehr wichtig ist es für Schwerverletzte, daß sie des Nachts durchschlafen. Das völlige Ausbleiben des Schlafes schwächt schon den gesunden Menschen erheblich, viel mehr den schwer Wundkranken. Man kann daher häufig das Morphium in der ersten Zeit bei Schwerverletzten nicht entbehren. Bei Bauchverletzten muß man naturgemäß bald mit Morphium aussetzen, damit die Peristaltik in Gang kommt, und ebenso muß man bei Thoraxverletzten, besonders bei alten Leuten, vorsichtig mit dem Morphium sein, weil es den Hustenreiz abstumpft und damit der Sekretstauung in den Bronchien Vorschub leistet.

Die Mittel zur Belebung der allgemeinen Widerstandskraft.

Wir müssen uns bei der Anwendung innerlich gegebener Arzneimittel, beim Darniederliegen der allgemeinen und örtlichen Regenerationskräfte auf die den allgemeinen Stoffwechsel anregenden Roborantien beschränken. Die Zellen des Wundgewebes haben keine spezifische Funktion wie etwa die der Bronchialhaut oder des Herzmuskels, die wir mit irgendeinem innerlich gegebenen Mittel spezifisch anregen könnten. Vielleicht können wir unter Berücksichtigung der Tatsache, daß entzündlich veränderte mesodermale Gewebe das Jod und das Silizium aufspeichern, mit diesen Mitteln eine wirksame Beeinflussung des Wundgewebes erreichen. Die klinischen Erfahrungen scheinen für den Wert dieser Medikation zu sprechen.

Wir haben Grund zu der Annahme, daß die Wundheilung in besonderen Fällen durch eine gewisse Minderwertigkeit der mesodermalen Gewebe, denen ja die Heil- und Abwehrfunktionen zukommen, hintangehalten wird.

Diese Minderwertigkeit kann einerseits angeboren sein, andererseits in der Zeit des wunden Zustandes erworben werden. Wir haben hier Analogien mit gewissen Krankheitszuständen, wie der exsudativen Diathese, die sich in Neigung zu Drüsenschwellungen und exsudativen Haut- und Schleimhauterkrankungen äußert, ferner in der Skrofulose, in der angeborenen Widerstandsunfähigkeit erblich belasteter Individuen gegen die Tuberkulose und vielleicht in der Rachitis. Letztere Erkrankung äußert sich ja vorzugsweise in Erkrankungen des Knochensystems. Erbliche Faktoren, die Ernährung, Mangel von Luft und Licht spielen ätiologisch hier ihre Rolle. Wir wissen aus neueren Untersuchungen (Fromme u. a.), daß die Ernährung der letzten Jahre die Häufung der Fälle von Spätrachitis vor allen Dingen bei wachsenden Individuen in sehr ausgedehntem Maße verursacht hat. Ob bei der Rachitis und auch der Spätrachitis nur allein das Knochengewebe minderwertig wird, oder ob nicht vielmehr ganz allgemein die mesodermalen Gewebe in ihren Funktionen geschädigt werden, ist m. E. noch nicht sichergestellt. Vielleicht sind einige Fälle gänzlich fehlender Heiltendenz bei

Weichteilwunden Adoleszenter, die wir bereits früher und auch jetzt beobachtet haben, auf eine solche allgemeine Stoffwechselschädigung zurückzuführen.

Auch Erkrankungen der Drüsen mit innerer Sekretion sind vielleicht für die mangelnde Heiltendenz mancher Wunden verantwortlich zu machen, vielleicht nur indirekt, insofern als z. B. bei innersekretorischen Mängeln von seiten der Hoden, Ovarien oder der Schilddrüse die regenerative Funktion der mesodermalen Gewebe darniederliegt. (Mangelnde Heiltendenz bei Fettleibigen, beim Status thymolymphat. usw.)

Bei geschwächten Wundkranken, besonders aber bei schwächlichen Kindern, suchen wir den Stoffwechsel durch Eisen, Arsen, Phosphor, Kalzium, Silizium und Jod anzuregen. Bei der chirurgischen Tuberkulose und bei primärer und sekundärer Anämie geben wir den Syrup. ferri jod. oder die Kombination von Arsen und Eisen als Arsenferratose. Das Eisen beeinflußt den Blutbildungsvorgang und überhaupt die Regeneration im Knochenmark, dem wir außer dem Blut vielleicht noch wichtige Abwehrstoffe des Plasmas verdanken. Das Arsen befördert den Stoffansatz und das Wachstum. In ähnlicher Weise wirkt der Phosphor. Wir geben ihn im allgemeinen in Form des Phosphorlebertrans.

Speicherung von Jod und Kieselsäure.

Entzündlich verändertes Gewebe, besonders das chronisch entzündliche tuberkulöse Gewebe, speichert bei innerlicher Darreichung von KJ das Jod in erheblichen Mengen auf (Loeb und Michaud, Jakoby). Seit alters her wissen wir, daß das Jod chronisch entzündliche Neubildungen mesodermalen Ursprungs zum Rückgang bringt. Demnach scheint die Jodspeicherung nicht allein auf einer vermehrten Ausscheidung infolge der in chronisch entzündlichen Herden bestehenden Stauung zu beruhen, es scheint vielmehr am Regenerationsherd festgehalten zu werden und hier dann seine Wirksamkeit auszuüben. Jod scheidet sich mit Vorliebe in lymphoiden Organen aus, also in einem Gewebe mit jungen lebenskräftigen mesodermalen Zellen und reichlicher Blutversorgung. Nun ähneln sich anatomisch entzündliche Herde, lebhaft wucherndes Wundgewebe und hyperplastisch veränderte Lymphdrüsen wegen ihres Gehaltes an jungen, auf einer embryonalähnlichen Stufe stehenden Zellen und wegen ihres Reichtums an fermentreichen, an der Gewebseinschmelzung teilnehmenden Leukozyten und Lymphozyten. Dementsprechend sehen wir klinisch bei entzündlichen Gewebswucherungen lymphoiden Charakters unter der Jodbehandlung eine schnellere Einschmelzung und Resorption vor sich gehen (Skrofulose, Tuberkulose, Aktinomykose, gummöse Prozesse).

Die Jodbehandlung bei der Wundheilung tritt zurzeit gegenüber äußeren Maßnahmen in den Hintergrund. Billroth hat vor größeren Operationen, um die Heilkraft des Gewebes anzuregen, Jod gegeben. Tietze hat in jüngster Zeit bei den chronisch enzündlichen Gewebshyperplasien nach schweren Knochen- und Weichteilverletzungen, welche er als Tumor albus pyogenes bezeichnet, mit Erfolg Jodkali angewandt.

Neben dem Jodkali und dem altbewährten Syrup. ferri jodati gibt es jetzt einige andere Jodmittel, bei denen die Gefahr des Jodismus geringer sein soll. (Heinen gibt bei drohendem Jodismus täglich Vollbäder mit

1 bis 2 Handvoll Soda auf das Bad. Akne und Jodschnupfen soll damit wegzubringen sein.)

Jodipin, Additionsverbindung von Jod und Sesamöl, gelangt vom Darm aus mit dem Fett ungespalten ins Blut. Bei subkutaner Anwendung langsame, aber anhaltende Jodwirkung. Dosis: 2- bis 3mal täglich einen Eßlöfel der 10%igen Lösung. Bei Kindern 2mal täglich einen halben Eßlöffel oder Jodipintabletten. Besonders angezeigt, wenn das Jodkali nicht vertragen wird.

Zur Jodschmierkur (analog der Quecksilberschmierkur) eignet sich vor allem das Jodvasogen, das in 6-, 10- und 20%iger Form dargestellt wird. Zur Einreibung werden täglich 2mal 3 bis 5 g benutzt. Es wird auch innerlich gut vertragen und soll dem Jodkali überlegen sei. Bei chronisch entzündlichen Neubildungen (Skrofulose und Lymphomen) führt es schnell zu Rückbildungen und Einschmelzung. Von guter Wirkung ist es auch bei Frostbeulen. Als wertvoller, äußerlich anzuwendender Ersatzstoff für das Jodkali empfiehlt sich auch das Jothion, ein Jodwasserstoffsäureester, der sich in Alkohol, Jodoform, Äther, Öl, Glyzerin gut löst. Es wird in spirituöser 12%iger Lösung oder 10- bis 15%iger öliger Lösung in die Haut eingerieben oder als Salbe (Jothion, Wachs und Lanolin ā und in Dosen von 2 bis 4 g pro wie zur Schmierkur verwendet. Die Jodreaktion im Speichel tritt bereits nach einer Stunde auf, es wird bis zu 50% von der Haut aus resorbiert.

Bei einzelnen Individuen ruft die Einreibung Hautrötung hervor.

Da die Jodpräparate heute alle sehr teuer sind, empfiehlt es sich, vielleicht das Jod in reiner Form, in Gestalt des Jodlebertrans (0,1 auf 100), zu verordnen. Auch die Injektionstherapie mit Alival (Joddihydropopan) erscheint verhältnismäßig sparsam.

Silicium. Auch die Kieselsäure speichert sich, wie Rößle und Kahle nachgewiesen haben, bei Vernarbungsprozessen, z. B. bei indurierten tuberkulösen Lymphdrüsen, in diesen auf. Über die Behandlung tuberkulöser Affektionen mit kieselsäurehaltigen Wassern und Kieselsäuretee ist in Abschn. 19 schon berichtet worden. Es empfiehlt sich vielleicht, auch bei chronischen Weichteilwunden mit mangelnder Heiltendenz die Kieselsäure einmal anzuwenden.

Literatur.

Loeb und Michaud, Biochem. Zeitschr. Bd. 3, 1907.
Jakoby, Deutsche Zeitschr. f. Chir. Bd. 95, 1908.
Tietze, Bruns Beitr. 1916, Bd. 100, H. 4.
Heinen, Münch. med. Wochenschr. 1917, Nr. 7.
Radwansky (Alival), Therap. d. Gegenw. 1916, Dez.
Groß (Schmierseifenbehandlung — Sudian), Med. Klin. 1916, Nr. 46.
Überhuber (Alival), Deutsche med. Wochenschr. 1919, Nr. 15.
Rößle, Münch. med. Wochenschr. 1914, Nr. 14.
Münch (Kieselsäure zur Wundbehandlung), Münch. med. Wochenschr. 1915.
Kobert (Über kieselsäurehaltige Heilmittel, insonderheit bei Tuberkulose). 2. Aufl. Rostock, Warkentiens Verlag, 1918.

39. Albumosentherapie, Milchinjektion, Terpentininjektion.

Die parenterale Zufuhr von Eiweißstoffen usw. hat in der innern Medizin, Ophthalmologie und Dermatologie eine nicht geringe Bedeutung erlangt. Aus den Nachbargebieten entnehmen wir die Tatsache, daß es mit der parenteralen Zufuhr einer Reihe von Substanzen gelingt, sehr hartnäckige chronische Dermatosen, die akute und chronische Gonorrhöe, ja auch die so außerordentlich gefährliche Ophthalmoblenorrhöe der Erwachsenen zu beeinflussen, und zwar bisweilen mit so ausgezeichnetem Erfolge, wie wir ihn von andern Methoden her nicht kennen. Nun haben wir ja auch in der chirurgischen Praxis mitunter besondere chronische Wund- und Infektionskrankheiten vor uns, keineswegs immer solche von besonderer Größe der Wunden oder von besonderer Heftigkeit der Infektion, die gegen alle Heilversuche außerordentlich widerspenstig sind. Außer der Furunkulose waren es vor allen Dingen im Kriege die chronischen Unterschenkelgeschwüre durch Läusekratzeffekte, welche die Soldaten mitunter monatelang im Lazarett hielten. Doch auch mancher inzidierte Bubo inguin. ist trotz vielfacher Auskratzungen nicht vor Monaten zur Heilung zu bringen. Es ist sehr schwer zu sagen, welche Schutzleistungen des Organismus oder der Gewebe hier gestört sind. Jedenfalls liegt der Gedanke nahe, die entweder nicht richtig eingestellten oder zu geringen Abwehrfunktionen durch allgemeine Körperreize zu beleben. Wie wir ein schlaffes Granulationsgewebe durch Reizstoffe zur Neubildung anregen, so liegt es nahe, auch dem gesamten Abwehrapparat solche Reizstoffe zuzuführen.

Zu den Mitteln, welche nicht nur am Ort ihrer Anwendung eine örtliche Gewebsreaktion, sondern auch im Gesamtblut Hyperleukozytose hervorrufen, gehören nach Bier schon die alten sogenannten Revulsiva. Das Revulsivum, d. h. die Haarfontanelle, das Glüheisen usw. wurden im Gegensatz zum Derivans fern vom Krankheitsherde angelegt. Von Santi ist in neuerer Zeit das Revulsivum wieder empfohlen worden.

Zu den Stoffen, welche eine Aktivierung der fern vom Krankheitsherd liegenden Protoplasmamassen hervorrufen, sind folgende zu zählen: die Zimtsäure nach Landerer (vgl. Perubalsam mit seinem hohen Zimtsäuregehalt), die Nukleinsäure nach Mikulicz, Albumosen (Matthes und Krehl), Kollargol (Credé), Dispargen, Terpentinöl, Milchinjektionen, Tuberkulin, Röntgentoxin (Röntgenin Merck). Fast alle diese Mittel rufen eine mehr oder weniger starke Hyperleukozytose hervor; bei einigen kommt es zu Herdreaktionen, zu hohem Fieber und zur Vermehrung des Fibringehaltes des Blutes. Von vielen Autoren wird enthusiastisch über Erfolge berichtet, andere äußern sich skeptisch.

Ich selbst habe nur Erfahrungen über parenterale Milchzufuhr und Terpentinölinjektionen. Die Erfolge mit der Milchtherapie waren in unsern Fällen (Bubonen, Ulzera, Furunkulose) nicht so auffallend günstig. Die Fieberreaktion blieb meist aus. (Wir verwendeten ganz frische Stallmilch, abgestandene Milch ergab auch bei uns des öfteren Fieberreaktionen.) Die Erfolge bei chronischer Furunkulose mit Terpentinölinjektionen schienen den Erfolgen mit Staphylokokkenvakzinen gleichwertig zu sein. Es ist wohl nicht ausgeschlossen, daß die Behandlung der chronischen Furunkulose mit Staphylokokkenvakzinen (Opsonogen) oder Autovakzinen auch eine Therapie der unspezifischen Protoplasmaaktivierung darstellt. Ich glaube auch, daß die Behandlung mit kolloidalen Mitteln, insbesondere dem kolloidalen Silber (Kollargol, Dispargen), ebenfalls in diesem Sinne aufzufassen ist. Es ist auch darauf hinzuweisen, daß das Tuberkulin auch bei nichttuberkulösen Erkrankungen bereits seit Jahren empfohlen ist. Almquist fand, daß das Tuberkulin bei der Behandlung von Bubonen dieselbe günstige Wirkung hatte wie die Nukleinsäure. Wahrscheinlich beruht ja auch ein Teil der Wirkung des Tuberkulins auf tuberkulös erkrankte Gewebe auf einer nichtspezifischen Wirkung im Sinne der unspezifischen Protoplasmaaktivierung. Bier hat schon vor längerer Zeit darauf hingewiesen, daß fremdartiges Blut (Tierblut) am Injektionsort und am Orte der Erkrankung eine außerordentlich starke Entzündung verursacht, die bei schweren lupösen Veränderungen eine Besserung, wenn auch nicht eine dauernde Heilung zur Folge hatte.

Welches von den bisher empfohlenen Mitteln sich in Zukunft als das beste herausstellen wird, läßt sich noch nicht übersehen, auch nicht, welche Arten von chirurgischen Wundkrankheiten mit dem einen oder andern Mittel vorzugsweise zu behandeln sind. In der Praxis werden wir bei der chronischen Furunkulose vorläufig bei der Opsonogen- oder Autovakzinbehandlung bleiben. Bequem in der Anwendung sind die Terpentininjektionen. Die Milchtherapie wird gerade auch von chirurgischer Seite ablehnend beurteilt (Verf. Reiter).

Nukleinsaures Natrium. Ist als Phagozytin in sterilen Lösungen im Handel. Nach Almquist gibt man täglich Dosen von 0,5 bis 1 g.

Terpentinöl. Santi ruft durch Injektion von 4 bis 5 ccm Terpentinöl, die in Pausen von 1 bis 2 Tagen bis zu 5 mal subkutan injiziert werden, Abszesse hervor (Fixationsabszesse). Klingmüller hat zuerst das Terpentinöl bei Trichophytie, Furunkulose, gonorrhöischen Sehnenscheiden- und Gelenkaffektionen usw. empfohlen. Uns interessiert besonders, daß er bei den meisten gonorrhoischen Komplikationen, besonders bei frischen Fällen von Erkrankungen der Sehnenscheiden und Gelenke, ausgezeichnete Erfolge hat, die diejenigen mit Bierscher Stauung und Vakzine übertrafen. Die Schmerzen und Schwellungen ließen in kürzester Zeit nach, die Beweglichkeit stellte sich wieder ein. Wir haben leider keine Gelegenheit gehabt, diese Behandlung nachzuprüfen. Sollte sie bereits so erfolgreich sein, wie von mehreren Seiten beschrieben ist, so wäre das ein außerordentlicher Fortschritt angesichts der bekannten desolaten Folgen der gonorrhöischen Arthritiden, die in schweren Fällen ja fast immer mit Versteifung enden. Klingmüller spritzt von einer 20- bis 40 %igen Terpentinlösung 0,1 bis 0,2 der Substanz ein, also von einer 20 %igen Lösung $^1/_2$ oder 1 ccm. Bei gonorrhoischen Gelenkaffektionen ging er bis 0,4 oder 2 g der Lösung. Die Einspritzung wurde nach 3 bis 5 Tagen wiederholt (bis zu 4 Spritzen). Mitunter wurde die Dosis gesteigert von 0,1 bis 0,4. Die Injektionsstelle liegt zwei Finger breit unterhalb des Beckenkamms in der hinteren Axillarlinie, wobei mit der Nadel durch die Muskulatur bis auf das Periost gegangen wird. Nach der Einspritzung kurze Zeit Bettruhe. Sehr günstige Erfolge hatte Klingmüller weiterhin bei der Furunkulose und auch in einigen Fällen von schwerer Eiterung des Nierenbeckens.

F. Müller verwendet eine 20 %ige Paraffinöl-Terpentinöllösung und gibt davon 1 bis 2,5 ccm. Er verwirft die Milchtherapie.

Nach Wederhake erstreckt sich die Heilwirkung der Terpene auf Staphylokokken- und Streptokokkeninfektionen. Er empfiehlt, das Terpentin in möglichst reiner Form zu verwenden und als solches das Tereben opt. inaktiv.

An Stelle der experimentell verwendeten Albumosen und Peptone sind zur Therapie die Deuteroalbumosen (Merck) (0,05 bis 0,2 pro dosi = 0,25 bis 1 ccm einer 20 %igen frakt. ster. Lösung) oder das Wittepepton verwandt worden.

Von R. Müller u. a. ist die Injektion steriler Milch in Dosen von 5 bis 10 ccm erprobt worden.

Die Proteinkörper- und die Milchtherapie oder die Albumosentherapie eignet sich u. E. für die Praxis noch nicht; sind doch auch warnende Stimmen erhoben worden, da es unter dem Einfluß dieser Stoffe zu rapider Einschmelzung von Hornhaut- oder Darmgeschwüren und damit zur Perforation gekommen ist, wie auch bei Lungenerkrankungen an Stelle pneumonischer Herde Lungenabszesse aufgetreten sind usw.

Zalewski und Müller verwandten zur Behandlung infizierter Wundflächen Injektionen von Aolan (aus Milch gewonnenes Präparat, Beyersdorf & Co.). Temperaturerhöhungen sollen bei diesem nicht beobachtet werden. Das spricht doch vielleicht sehr für meine früher geäußerte Ansicht, daß Eiweißspaltprodukte durch Bakterienwirkung die Temperatursteigerung hervorrufen. Wünschenswert wäre es, wenn an Stelle der doch recht verschieden ausfallenden Milch ein fabrikmäßig hergestelltes Präparat zu Injektionszwecken zur Verfügung stände. Das Aolan scheint in der Tat ein solches Präparat zu sein.

Wir haben es bei allen den oben erwähnten parenteral eingeführten Stoffen, seien es Eiweißkörper, Terpentinstoffe, Kollargol, unspezifisches Serum oder Toxine, mit einer Aktivierung protoplasmatischer Substanzen des Gesamtorganismus zu tun. Wie Weichhardt, dem wir diesen Begriff verdanken, nachgewiesen hat, kann man mit bestimmten Eiweißabbauprodukten eine hochgradige Steigerung der Leistungsfähigkeit der Körperfunktion erzielen. Wahrscheinlich werden alle Lebensfunktionen gesteigert, im besonderen aber wohl die Funktionen des hämatopoetischen Apparats. Wir sehen die Leukozytose auftreten als den Ausdruck einer gesteigerten Leistung des Knochenmarks und der Lymphdrüsen. Weiterhin sind beobachtet worden Vermehrung der Thrombozyten, des Fibrinogens und des Blutzuckergehaltes. Die bakteriziden Eigenschaften des Serums steigen schnell und stärker an.

Literatur.

Eine ausführliche Beurteilung der Vakzinebehandlung, Heterovakzine- und Proteinkörpertherapie findet sich in dem Sammelbericht von Kaznelson, Berl. klin. Wochenschr. 1917, Nr. 17.

Santi (Fixationsabszeß), Zeitschr. f. Geb. u. Gyn. Bd. 76, H. 1.
v. Mikulicz, Verhandlungen d. D. Ges. f. Chir., 33. Kongr. 1904.
Almquist, Derm. Wochenschr. 1916, Bd. 63.
Klingmüller, Deutsche med. Wochenschr. 1917, Nr. 41.
Ders., Münch. med. Wochenschr. 1918, Nr. 33.
Reiter, Deutsche med. Wochenschr. 1918, Nr. 7.
F. X. Müller, Münch. med. Wochenschr. 1918, Nr. 26.
Wederhake, Deutsche Zeitschr. f. Chir. 1918, Bd. 147.
R. Müller, Wiener klin. Wochenschr. 1916, Nr. 27.
Zalewski und E. Fr. Müller, Münch. med. Wochenschr. 1919, Nr. 7.

40. Wundverklebung.

Um der bestmöglichen, d. h. der subkutanen Regeneration auch bei offenen tiefen Gewebsstücken soweit als angängig nahezukommen, hat Bier ein besonderes Verklebungsverfahren angegeben, das von anderen und auch von uns nachgeprüft worden ist und sich erfolgreich bewährt hat. Durch die Verklebung bleibt nach Bier die für die Regeneration unbedingt nötige Lücke erhalten. Das sich in der verklebten Wundhöhle ansammelnde Sekret ist ein ausgezeichneter Nährboden für die Granulation. Es schadet nichts, wenn dieses Sekret rein eitrig ist, ja auch nichts, wenn Fäulnisbakterien in ihm wachsen. Bei der Verklebung bleibt das junge Wundbildungsgewebe ganz in Ruhe, die ihm sonst durch Verbandwechsel, Drain und Tampon genommen wird. Unter dem verklebenden Billrothbattist herrscht die Brutwärme des Körpers und die zur Regeneration des Wundbildungsgewebes nötige Feuchtigkeit.

Indikation für das Verklebungsverfahren nach Bier.

Tiefe Höhlenwunden, wie sie besonders nach Sequestrotomien zurückbleiben, eignen sich besonders, weiterhin alte Stumpf- oder Narbengeschwüre, chronische Ulzera und besonders das Ulcus cruris varicosum. Unter dem verklebenden Verbande wächst die Epidermis, solange sich noch keine gesunden Granulationen gebildet haben und die Höhlenwunde nicht bis zur Hautoberfläche mit Granulationen ausgefüllt ist, keineswegs besonders schnell. Bier betont, daß die Verklebung erst den geeigneten Boden, auf dem die Epidermis wachsen kann, herstellen müsse. Die Epidermis ist ein sehr anspruchsloses Gewebe und jederzeit wachstumsbereit.

Die Technik des Verklebungsverfahrens: Zur Überklebung der Höhlen eignen sich Mosetig- oder Billrothbatist, Protektivsilk oder das Gaudafil (letzteres ist durchsichtig, weich und elastisch). Die Wundumgebung wird bis an den Wundrand mit Mastisol bestrichen und dann der betreffende Stoff aufgeklebt. Es sammelt sich dann schnell in der Wundhöhle das mehr oder weniger eitrige Sekret bis zum Hautniveau an. Man kann den Verband bis zu 4 Wochen liegen lassen. Sind die Granulationen in das Hautniveau gewachsen, so wechselt man den Verband, um die Epithelisierung, die unter der Verklebung nur langsam vorwärtsschreitet, zu beschleunigen.

Das Verfahren eignet sich nicht für infizierte Wunden oder für Wunden, bei denen ein Aufflackern der Infektion zu erwarten steht, wie beispielsweise sofort nach Knochenoperationen wegen Osteomyelitis. Hier empfehlen Bier u. a., vorerst einige Tage bei aseptischer Tamponade (Bier verwandte das Dakinsche Verfahren) den Wundheilungsverlauf zu beobachten und dann erst zu verkleben. Auch für Defekte, die nach aseptischen Operationen zurückbleiben und die sich auf keine Weise mit Hautlappen verschließen lassen, ist das Verklebungsverfahren angezeigt.

Bier meint, daß die Erhaltung der Gewebslücke auch bei aseptischen Operationen, um eine möglichst vollkommene Regeneration zu erzielen, unbedingt zu fordern sei. Er hat nach ausgedehnten Knochenresektionen die Knochenlücke bewußt mit Blut vollaufen lassen und dann die Haut möglichst sorgfältig über diesem Bluterguß vernäht. Für den Knochen ist das Blut nach Bier der beste Nährboden. Auch wir lassen an der Göttinger Klinik, wenn wir aus dem Schienbein größere Knochenstücke zu Transplantationszwecken entnommen haben, die Lücke voll Blut laufen. Möglichst eröffnen wir die Markhöhle. Dann nähen wir die Haut fortlaufend zu und sehen nach Monaten, daß sich die Knochenlücke der Tibia in weitgehendem Maß regeneriert. Bier schreibt, daß sein Verfahren mit der Erhaltung der Knochenlücke besonders angezeigt ist bei Knochendefekten an den Epiphysenenden (obere Tibiaepiphyse). Hier lassen sich ja in der Tat tiefe Knochenlücken nur schwer mit eingeschlagenen Weichteillappen decken.

Daß man nach Sequestrotomien wegen Osteomyelitis nicht breit tamponieren darf, ist wohl auch sonst den Chirurgen bekannt gewesen. An der Göttinger Klinik wird nach vollendeter Sequestrotomie die Haut mit Ausnahme einiger Hautlücken vernäht, es werden für einige Tage einige kurze Drains eingeführt.

Die systematische Verklebung bei osteomyelitischen Knochenhöhlen in den Kondylen der Tibia und des Femur dürfte, wenn sie tatsächlich regelmäßig zum Erfolg führt, einen wesentlichen Fortschritt bedeuten. Hier blieben in der Tat früher in einem großen Prozentsatz der Fälle Resthöhlen oder Fisteln zurück, die auch trotz mehrfachen Nachoperationen, trotz der Implantation von Muskeln oder Hautlappen nicht zur Ausheilung kamen.

Über die Wundverklebung berichten weiter Salomon und Krecke. S. hebt hervor, daß die Wundinfektionserreger (Streptokokken, Staphylokokken) bei der Verklebung durch die Fäulniserreger zurückgedrängt werden, was sich durch den Geruch kennzeichne. Auch der Pyozyaneus gedeiht unter dem verklebenden Verband. S. fügt der Verklebung noch feuchtwarme Umschläge, die mehrmals täglich gewechselt werden, hinzu. Er beginnt 4 bis 5 Tage p. op. mit der Verklebung; in einigen Wochen füllen sich auch tiefe Höhlen mit kräftigen Granulationen. Riecht der Eiter zu stark, durchbricht er die Verklebung, sonst wird der Verband nach 8 Tagen etwa gewechselt. Die erzielte Narbe liegt später auch nach tiefen Höhlenwunden in der Hauthöhe. Die Verklebung soll das Verwachsen der Hautnarbe mit Faszien und Sehnen verhüten; die Hautnarbe selbst wird fest und derb. Auch Krecke hebt rühmend den Erfolg der Verklebung besonders bei chronischen Knochenfisteln nach Sequestrotomien usw. hervor. K. fordert Bettruhe beim Verkleben (auch bei Verletzungen der oberen Extremität!).

Zelluloidplatten.

In ähnlicher Weise ist die Bedeckung der Wunden mit Zelluloidplatten vorgenommen worden. Douglas legt die Platten für einige Stunden in 5%ige Phenollösung; danach werden sie biegsam und schmiegen sich der Körperoberfläche an. Die Platten verhüten das Ankleben der Verbandstoffe und begünstigen das Heranwachsen gesunder Granulationen. Auch Heußner empfiehlt Zelluloidplatten, die er unter Umständen mit einem Fenster für ein Drain versieht.

Ich glaube, daß auch das von Kapelusch und Stracker empfohlene Verfahren der Wundplombierung mit Paraffin dem Verklebungsverfahren recht nahekommt. Die Ruhigstellung der Wunde, der seltene Verbandwechsel sind die Vorteile dieser oben schon erwähnten Methode.

Heftpflasterverklebung.

Schon etwas älter ist das Verkleben von Wunden und Geschwüren mit Heftpflaster. Von Baynton zuerst für das Ulcus cruris angegeben, wird es von Mertens überhaupt für die Behandlung granulierender Wunden empfohlen. M. verwendet das reizlose Helfoplast. Die Wunde wird durch dachziegelförmig und unter Zug angelegte Streifen luftdicht verklebt. Mertens betont, daß die Granulationen gesund und kräftig sein müssen. (Die Umgebung der Wunde darf wegen der Ekzemgefahr nicht entzündet sein.) Das Sekret drängt sich in der Regel irgendwo unter dem Rand des Pflasters durch. Die Verklebung wird alle zwei Tage erneuert. Unter dem Pflaster schreitet die Epithelisierung außerordentlich schnell vorwärts. Um eine möglichst kräftige Epithelnarbe zu erzielen, schaltet M. nach jedem zweiten Heftpflasterverband einen Borsalbenverband ein. Das Pflaster kann später 3 bis 4 Tage ohne Schaden liegen bleiben. Auch M. betont, daß sich die Verklebung besonders für das Ulcera cruris eignet. (Der Zinkleimverband wirkt analog dem Heftpflaster.)

Wolff hebt die schnelle Epithelisierung der mit Heftpflaster verklebten Wunde hervor. Das hervorquellende Sekret wird durch darüber gewickelte Zellstoffkompressen aufgesaugt. Die Granulationen müssen sozusagen reif für die Heftpflasterverklebung sein. Sie müssen gereinigt sein und die Ebene der Wundränder erreicht haben. Auch wir haben von der Verklebung mit Heftpflaster „dieser feuchten Kammer" bei gut granulierenden Wunden zum Teil ausgezeichnete Erfolge gesehen. Ich habe die Heftpflasterverklebung aber auch bei nicht frisch granulierenden Narbengeschwüren mit bestem Erfolge angewandt. Hier kam gerade die wachstumsfördernde Wirkung der feuchtwarmen Kammer auch auf die Granulationen zur Geltung. Das Epithel wächst allerdings erst schnell und kräftig, wenn die Granulationen frisch sind und die Hauthöhe erreicht ist.

Die Verfahren nach Rovsing zur Behandlung von Verbrennungen.

Dem Grundsatz der schonenden Wundbehandlung, auf den ja alle Verklebungsverfahren eingestellt sind, entspricht auch die Methode der Behandlung von Verbrennungen nach Rovsing, über deren Erfolge in neuester Zeit Wulff berichtet. Die Methode gestaltet sich folgendermaßen: Gleich nach der Ankunft im Krankenhaus wird (meist in Narkose) eine sehr gründliche mechanische Säuberung der verbrannten Hautpartien mit Wasser, Seife oder Sublimat, Spiritus vorgenommen. (An der Trendelenburgschen Klinik wurde die Reinigung im Wasserbad unter Zuhilfenahme von Wasser, Seife und Bürsten ausgeführt.) Die eventuell vorhandenen Blasen werden aufgeschnitten und auch die darunter liegenden Wundflächen oder die dritten Grades verbrannten Hautpartien sorgfältig gesäubert oder desinfiziert. Danach bedeckt man die ganze Wundfläche mit sterilem Guttaperchapapier, das mit zahlreichen kleinen Einschnitten versehen ist. Das Guttaperchapapier soll überall $^1/_2$ cm über den Wundrand hinausreichen. Auf das Guttaperchapapier kommt nach Rovsing eine dicke Schicht $1^0/_0$iger Höllensteingaze und darüber der sterile aufsaugende Verband, der mit einer Gazebinde festgewickelt wird. (Daneben Narkotika, Stimulantia, Kochsalzinfusionen nach Bedarf.) Der große Vorteil bei diesem Verfahren ist, daß der Verbandwechsel in ganz schmerzloser und schonender Weise vorgenommen werden kann. Die Sekretion der Wunden geht durch die Löcher des Guttaperchapapiers vor sich. Man kann das Papier unter Umständen sehr lange liegen lassen. Es hebt sich aber auch bei der schließlich notwendig werdenden Wegnahme ganz leicht von der Wunde ab. Im allgemeinen wird nur der oberflächlich liegende Verband gewechselt. Bei dieser Behandlungsmethode soll das Epithelwachstum ganz besonders schnell einsetzen und insbesondere soll das Entstehen der Kontrakturen ganz hintangehalten werden.

Werden Hauttransplantationen nötig, so wird auch hier dieselbe einfache Bedeckung mit durchlochtem Guttaperchapapier angewandt.

Verklebung mit Bruchsack.

Wederhake empfiehlt die Verklebung durch freie Überpflanzung von Bruchsack, der bei Operationen gewonnen worden ist. Der Bruchsack wird bis zum Schluß der Operation in einem trockenen Tupfer aufbewahrt und dann auf die zu deckende Fläche, welche im allgemeinen gute

Granulationen aufweisen soll, transplantiert. Der Bruchsack wird der Länge nach gespalten, unter Umständen in einzelne Stücke geschnitten, er soll den Rand des Epithels um etwa $^1/_2$ cm überragen. Auf den Bruchsack kommt ein trockener oder ein Vaselineverband. Die Bruchsacktransplantation soll sich nach W. für große Unterschenkelgeschwüre, für Narbengeschwüre, dann aber auch zur plastischen Deckung von Duradefekten, zur Sehnenscheidenbildung und, wie bereits Häcker angegeben hat, als Zwischenlagerungsmittel nach Gelenkresektionen bewähren. — Die Annahme W.s, daß das Endothel des Bruchsackes (der Peritonealüberzug) sich in Epithel umwandele, ist irrig, worauf auch Lanz hingewiesen hat. Der transplantierte Bruchsack dient im wesentlichen als Leitmembran, als Schrittmacher für das Epithel. Auch Lanz betont die außerordentlich schnelle Epithelisierung unter dem Bruchsack, die er sowohl bei Hautdefekten nach Operationen wie bei Granulationsflächen erzielt hat.

Silberpapier. Silberplättchen.

Zur Bedeckung von Wunden und andererseits zur Bedeckung von nach Thiersch transplantierter Epidermis eignet sich in ganz hervorragendem Maße die Silberfolie, d. h. allerfeinst ausgewalztes Silber. Lauenstein gibt dem Silberverbandstoff nach Credé den Vorzug vor dem Listerschen Protektivsilk mit oder ohne Löcher. Der Silberverbandstoff Credés (hergestellt von M. Arnold in Chemnitz) stellt eine feine Silberfolie dar, die durch einen Klebestoff mit einer Lage feiner Gaze verbunden ist. Der Stoff läßt sich leicht sterilisieren, es kommt hinter ihm nicht zur Sekretverhaltung. Die Wundheilung und Epithelisierung geht schnell vor sich, der übergelegte Verbandstoff läßt sich leicht ohne Verletzung der Granulationen des Wundgewebes entfernen. Vogel legt über die Silberfolie einen seidenen Schleier und befestigt ihn mit Mastisol an der gesunden Haut. So kann der äußere Verband jederzeit leicht gewechselt werden, ohne daß das Wundgewebe oder die Thierschsche Transplantation oder das Wundgewebe irgendwie geschädigt werden.

Lexer bringt die Silberfolie in Größe von 10:10 cm auf eine lose Papierunterlage, mit Hilfe deren es dann auf die Nahtlinie oder die Transplantationsfläche gedrückt wird. Das Papier wird weggenommen, darüber kommt ein einfacher Gazeverband. Wir können die außerordentlich günstige Wirkung der Silberfolie bei Transplantationen nur bestätigen. Die Haut bleibt vielleicht unter der antiseptischen Wirkung des Silbers ganz trocken; die Wundsekretion ist gering, der Silberverband kann daher 3 Wochen und noch länger liegen bleiben. Die Narbe soll nach Lexer sehr fein sein, deswegen empfehle sich das Silber besonders nach plastischen Operationen im Gesicht. Auch bei Nähten unter Gipsverbänden, die lange liegen bleiben, und ferner zur Überhäutung gesunder Granulationen eignet sich die Silberfolie ausgezeichnet. Daß die Verbände durchweg länger liegen bleiben können als gewöhnlich, bedeutet für die Kranken eine große Annehmlichkeit und weiter eine Ersparung von Verbandstoffen. (Lexer hebt hervor, daß Hallstedt Silberplättchen bereits seit 1894 verwendet. Auch Credé sei durch die Erfahrungen Hallstedts und Boltons zu seinen bekannten Untersuchungen über die antiseptische Wirkung des Silbers und seiner Salze angeregt worden.)

Literatur.

Bier, Berl. klin. Wochenschr. 1917, Nr. 9 u. 10.
Salomon, Münch. med. Wochenschr. 1918, Nr. 24.
Krecke, Münch. med. Wochenschr. 1918, Nr. 19.
Heußner, Deutsche med. Wochenschr. 1915, Nr. 20.
Mertens, Münch. med. Wochenschr. 1913, Nr. 50.
Wolf, Münch. med. Wochenschr. 1916, Nr. 32.
Lanz, Zentralbl. f. Chir. 1917, Nr. 34.
Wederhake, Münch. med. Wochenschr. 1917, Nr. 24.
Lexer, Zentralbl. f. Chir. 1915, Nr. 14.
Lauenstein, Zentralbl. f. Chir. 1915, Nr. 26.
Vogel, ebenda.
Wulff, Münch. med. Wochenschr. 1913, Nr. 30.

41. Physikalische Wundbehandlung und Allgemeinbehandlung.

A. Offene Wundbehandlung.

Die offene Wundbehandlung eignet sich wegen einer Reihe von Nachteilen, die hier zu besprechen zu weit führen würde, mit wenigen Ausnahmen nicht für die Allgemeinpraxis außerhalb des Krankenhauses. In klinischen Betrieben läßt sich die unbedingt notwendige Beaufsichtigung durch das Pflegepersonal, der Schutz vor Staub und Fliegen und die Wartung der meist an das Bett gefesselten Patienten wohl durchführen.

Im Kriege haben wir wie eine große Reihe Chirurgen die offene Wundbehandlung zum Zwecke der Ersparnis von Verbandstoffen, zur Beobachtung stark infektionsverdächtiger großer Trümmerwunden und anfangs wohl auch um deswillen angewandt, weil dieser Behandlung von vielen Seiten enthusiastisch eine große Reihe von Vorzügen zugesprochen wurde. Schede ist schon 1914 sehr warm für dieses Verfahren eingetreten. Allmählich sind wir, wie auch wohl die meisten Chirurgen, wieder von dieser Behandlung abgekommen. Wenn Stich sagt, daß die offene Wundbehandlung nicht kritik- und wahllos für alle Verletzungen und für die Dauer der Behandlung angewandt werden dürfe und daß sie nur im Stadium der Infektion ihre Berechtigung habe, um den Wundsekreten freien Abfluß zu verschaffen und um den Kranken den häufigen Verbandwechsel zu ersparen, so hat diese kritische Beschränkung gegenüber Friedensverletzungen ebenso zu gelten. Wenn wir uns dann die Frage vorlegen, wieviele von den Friedensverletzungen wohl den Granatwunden gleichzustellen sind, so schrumpft das Indikationsgebiet ganz außerordentlich zusammen. Die Maschinenverletzungen, auch recht schwerer Art, sind doch niemals so keimimprägniert (Maschinenstaub ist eben praktisch keimarm) wie die Granatwunden, die mit den gefährlichen anaeroben Bakterien überladen waren. Gegenüber den Maschinenverletzungen ist „das beste Desinfizienz“ (Garré) Messer und Schere. Analog zu setzen den Granatverletzungen sind vielleicht schwere Quetschwunden durch Überfahrung auf der Straße oder Verletzungen im landwirtschaftlichen Betrieb. Aber auch hier werden wir zuerst zum Messer greifen, die Wunden entsprechend physikalisch versorgen und werden dann wohl in der Mehrzahl der Fälle keine Veranlassung haben, von unsern erprobten Verbandmethoden abzugehen. Ich glaube jedoch, daß es das eine oder andere Mal angezeigt sein kann, im klinischen Betrieb bei Wunden mit jauchig infizierten Nekrosen die offene Wundbehandlung anzuwenden.

Dagegen kann die offene Wundbehandlung als ein ganz vorzügliches Mittel sowohl für die Allgemeinpraxis wie für die Klinik bei Erfrierungen und beim drohenden feuchten Brand (Diabetes, Arteriosklerose) empfohlen werden. Hier ist die Anwendungsart auch verhältnismäßig einfach. Die befallene Extremität wird leicht hochgelagert und etwa schon entstandene Blasen werden abgetragen. Über ein Drahtgestell wird zur Abhaltung von Fliegen und Staub ein Schleier gelegt; daneben kann zur Beförderung der Austrocknung die Föhndusche angewandt werden. Unsere Absicht ist hier, das Entstehen des feuchten Brandes aus der einfachen Nekrose zu verhüten. Ja es gelingt auch in der Mehrzahl der Fälle auf diese Weise, vielleicht noch mit Unterstützung kleiner oberflächlicher Inzisionen, eine beginnende Infektion zum Rückgang zu bringen.

Will man die offene Wundbehandlung in schweren Fällen, bei schweren infektionsgefährdeten Verletzungen, anwenden, so hat unbedingt eine gründliche chirurgische Wundversorgung vorauszugehen. Auch nach dieser empfehlen manche für einige Tage erst den üblichen Wundverband. Sonst aber wird von vornherein die Wunde unbedeckt gelassen und vor Staub und Fliegen durch leichte kuppelartige Drahtkörbe, die mit Gaze überspannt sind, gesichert. Das meist sehr reichlich abfließende Wundsekret muß durch untergestellte Schalen aufgefangen werden, bei reichlicher Bildung fester Borken müssen diese eventuell gelüftet oder entfernt werden. Dann soll die offene Wundbehandlung nur solange durchgeführt werden, bis das Stadium der Infektion überwunden ist und nun das zweite Stadium (Klapp) der Ausfüllung des Wunddefektes seine Forderungen stellt.

Nach allgemeiner Erfahrung wird das Heranwachsen des jungen Wundbildungsgewebes durch die offene Wundbehandlung hintangehalten. Die Granulationsbildung und dementsprechend die Epithelisierung stocken. Man muß schließlich zum Okklussivverband, sei es zum aseptischen, Salben- oder Reizverband übergehen. (Über Wundgitter zur offenen Wundbehandlung s. Abb. 32, S. 182.)

Empfindliche freiliegende Gewebe, wie Knochen, Knorpel, Sehnen, Nerven und Gefäße, verfallen bei der offenen Wundbehandlung der Austrocknung und damit leicht der Nekrose. Man hat deswegen und aus andern Gründen die sogenannte kombinierte offene Wundbehandlung empfohlen, so die Vereinigung der offenen Wundbehandlung durch Berieselung mit hypertonischer Kochsalzlösung, schwachen Wasserstoffsuperoxydlösungen, die Bedeckung der Wundfläche mit Wundölen, Perubalsam oder Vaseline. Das ist aber, wie Stich mit Recht betont, keine offene Wundbehandlung im ursprünglichen Sinne mehr. Vor allen Dingen aber verwischt sich dann die Indikationsstellung zur Anwendung der einzelnen Wundheilmittel überhaupt. Das Verfahren wird damit komplizierter und für die Praxis immer weniger brauchbar. So hat Cetto die halb offene physikalische Wundbehandlung angewandt. Auf die Wunden kommt eine 3- bis 4fache Lage Gaze, die mit Wasserstoffsuperoxyd dauernd feucht gehalten wird. Andere haben für die dauernde oder täglich 1- bis 2mal vorgenommene Berieselung essigsaure Tonerde angewandt.

Werner ist besonders für die sogenannte „feuchte Kammer“ eingetreten. Über den Schutzdrahtkorb legt er wasserdichten Stoff, unter dem sich feuchte Brutwärme entwickelt.

Schließlich sei noch erwähnt, daß die offene Wundbehandlung schon sehr alt ist und im vergangenen Jahrhundert dreimal erfunden und wieder vergessen worden ist. Man hat zu ihren Gunsten schon früher angeführt, daß die Wunden der frei lebenden Tiere ja stets offen und ohne Verband heilen. Das stimmt nun, wie ich oben schon erwähnt habe, keineswegs. Wo die Tiere können, belecken sie ihre Wunden, es bilden sich also niemals die bei der offenen Wundbehandlung so unangenehmen Sekretborken. Oder aber es verfilzen bei stark behaarten Tieren die Wundsekrete mit den Haaren zu einem recht dicken Schorf, der wenig durchlässig ist und unter dem die Heilung dann erfolgt.

Ein Gutes haben die Bemühungen um die offene Wundbehandlung im letzten Kriege aber doch gezeitigt, nämlich die wichtige Erkenntnis, daß eins der wesentlichsten Prinzipien für die Behandlung großer Weichteil- und Knochenwunden die Ruhigstellung ist. Die Technik der gefensterten Gipsverbände ist durch die offene Wundbehandlung sehr gefördert worden, und der um das Verfahren der offenen Wundbehandlung überhaupt sehr verdiente Braun hat bei seinen Bemühungen die uns fast unentbehrlich gewordene Hochlagerungsschiene für den Unterschenkel angegeben (s. Abb. 31 S. 181).

Literatur.

Schede, Münch. med. Wochenschr. 1914, Nr. 42.
Braun, Bruns Beitr. Bd. 98.
Cetto, Bruns Beitr. Bd. 101.
Habs, Ref. über die offene Wundbehandlung auf der 3. Kriegschir. Tagung in Brüssel, Bruns Beitr. Bd. 113.
Braun, Seefisch, Werner, Heller u. a., ebendaselbst.
Werner, Münch. med. Wochenschr. 1917, Nr. 34.
Stich, Bruns Beitr. Bd. 114.

B. Heißwasser- und Heißdampfbehandlung.

Das heiße Wasser wenden wir zur Wundbehandlung einerseits in der Form des Teilbades, andererseits als Vollbad oder Dauerbadbehandlung an.

Das heiße Teilbad.

Das heiße Teilbad ist uns ein außerordentlich wichtiges Hilfsmittel bei der Behandlung infizierter Wunden. Wir verwenden es in ausgedehntem Maße in unserer poliklinischen Praxis und können es auch für die allgemeine Praxis, in der es noch viel zu wenig angewandt wird, nur allerwärmstens empfehlen.

Wir haben in dem heißen Bad eine Reihe von Heilfaktoren in einer außerordentlich bequemen Verbindung vor uns. Die Temperatur des Wassers bei einem Handbad, beispielsweise zur Behandlung einer Fingerwunde im Stadium der Infektion, soll mindestens Körpertemperatur, also 37^0 Celsius, sein. Sie läßt sich aber, und wiederum mit Vorteil, steigern bis auf 40, ja 42, 43°. Diese auf die Haut der Extremität für die Dauer einer halben bis einer Stunde applizierte feuchte Wärme ruft eine sehr lebhafte Hyperämie im ganzen Gliedabschnitt hervor. Die Hyperämie stellt einen sehr lebhaften Reiz für die befallenen Gewebe dar und wirkt keineswegs nur während der Dauer der Bäderbehandlung, sondern noch stundenlang nach. Die Haut ist nach einem heißen Teilbade tiefrot und bleibt noch mehrere Stunden heiß und hyperämisch. Das heiße Bad wirkt schmerzstillend und wird von den Patienten allgemein sehr angenehm empfunden. Steigern sich vorher vielleicht schon vorhanden gewesene Schmerzen im Bade, so ist uns das ein Zeichen dafür, daß der Organismus über die in der Tiefe fortschreitende Infektion örtlich nicht Herr wird; wir haben damit eine Indikation, durch einen operativen Eingriff den Infektionsherd breiter freizulegen. Während des heißen Handbades werden nicht nur die auf der Wunde sitzenden Sekrete gelöst, sondern es tritt auch eine mehr oder weniger reichliche Absonderung eines schleimig serösen Sekretes ein, gleichsam eine vermehrte Auswaschung oder von innen heraus erfolgende Durchspülung des Wundgewebes mit den Serumstoffen des Körpers, die ja eine Reihe wichtiger Abwehrstoffe gegen die Infektion immer mit sich führen. Die entzündliche Gewebsspannung wird durch den aufweichenden Einfluß des Wassers auf den Wundrand und die Wundumgebung herabgesetzt und dadurch der Schmerz in erster Linie gemildert. Offensichtlich unterstützt die feuchte Wärme auch die fermentative Auflösung der zur Abstoßung bestimmten Gewebsabschnitte (Furunkelpfropf usw.).

Wir wenden das heiße Teilbad in einer Temperatur von 37 bis 42° in erster Linie bei den Panaritien, Furunkeln und Phlegmonen der Hand und des Unterarms an, die ja in der Praxis schon der Zahl nach eine bedeutsame Rolle spielen. Angezeigt ist die Bäderbehandlung ferner bei infizierten Wunden an Hand, Unterarm, Fuß und Unterschenkel und beim Ulcus cruris mit starren hyperplastischen Hutrăndern bis zur Abstoßung der schmierigen Beläge, bis zur Bildung frischer Granulationen. Sind keine Wundnekrosen mehr vorhanden, granulieren die Wunden frisch, so erübrigt sich die Bäderbehandlung. Dem Wasser selbst setzen wir gern alkalisch reagierende Stoffe wie Seife oder Soda zu (nur aus ganz besonderen Indikationen benutzen wir desinfizierende Lösungen wie Lysol oder Sublimat, z. B. bei Milzbrand, um die Verschleppung der Keime auf die Nachbarhaut zu verhüten).

Als Wanne eignet sich für die Hand und den Fuß jede Waschschüssel, für den Unterarm eine entsprechend lange, nach einem Ende flach auslaufende Badeschüssel aus Zinkblech. Zur Not kann man sich in der allgemeinen Praxis mit großen Steintrögen, wie sie im landwirtschaftlichen Betrieb zur Tierfütterung verwandt werden, behelfen. Für den Unterschenkel benutzt man einen möglichst hohen und am besten aus Zinkblech bestehenden Eimer, der vorher gut ausgescheuert und mit Kresolseifenlösung usw. ausgewaschen wird.

Schon um der Vorliebe der Bevölkerung für Kamillen- oder für Salbeitee entgegenzukommen, kann man Abkochungen der Kamille zum heißen Teilbade verwenden. Wir sollen aber auch die zweifellos vorhandene günstige Wirkung der in der Kamille vorhandenen Gerbstoffe und ätherischen Öle nicht unterschätzen. Jedenfalls sollte der Arzt überhaupt in seiner Klientel den Kamillentee als Mittel zu feuchten Verbänden immer wieder empfehlen und zugleich immer wieder warnen vor Desinfizientien wie Karbol, Sublimat usw.

Wir können das heiße Teilbad täglich ein- bis zweimal oder auch alle 2 bis 3 Tage, je nach dem vorliegenden Befund, anwenden lassen. Um die im heißen Wasser erweichte Haut nicht zu schädigen, werden wir den feuchten Wundverband im allgemeinen nach der Wasserbehandlung nicht anwenden; es kommt sonst leicht, besonders an Hand und Fuß, zu einer recht unangenehmen Erweichung der hier sehr dicken Epidermis, die sich in Falten legt oder gar in Blasenform abhebt. Die Aufquellung und Fältelung macht dem Patienten durch Spannungsgefühl in der Regel lebhafte Beschwerden.

Bei Sehnenscheidenphlegmonen, die wir seitlich inzidiert haben, in der Absicht, die gefährdete Sehne noch zu erhalten, werden wir die Bäderbehandlung, wie das ja auch oben schon für den feuchten Verband betont ist, nicht anwenden. Die feuchte Wärme befördert die Auflösung des im Zustand der Nekrobiose befindlichen Gewebes und kann unter Umständen einmal die Sehnen zur vollständigen Demarkation bringen. Ist aber die Sehne sicher abgestorben, so ist auch bei der inzidierten Sehnenscheidenphlegmone das heiße Handbad willkommen. Desgleichen empfiehlt es sich nicht, frisch eröffnete Gelenke, z. B. Gelenkpanaritien, von vornherein mit heißen Bädern zu behandeln. Der Knorpel wird doch durch die Auswaschung der wenn auch bereits eitrig gemischten Synovialflüssigkeit sehr geschädigt und verfällt meist der Nekrose. Aber auch hier, wenn die Nekrose bereits ausgesprochen ist, lassen wir heiß baden.

Dauerbadbehandlung.

Die Dauerbadbehandlung läßt sich im allgemeinen nur im Krankenhaus, wo eine entsprechende Badevorrichtung vorhanden ist, durchführen. Bei Infektionen oder infizierten Wunden am Damm kann auch in der Praxis die Behandlung mit dem heißen Sitzbad angewandt werden. Beim Sitzbad und Vollbad müssen die Patienten entsprechend vor Erkältungen geschützt werden. Das Badewasser muß durch häufiges Nachgießen mindestens auf Körpertemperatur gehalten werden. Die Patienten sind an freiliegenden Körperteilen mit wollenen Decken einzuwickeln. Beim Vollbad ist über die Badewanne eine Wolldecke zu breiten, so daß der Patient nur mit dem Kopf, nicht aber mit den Armen und womöglich mit dem Oberkörper frei ist. Auch in das Sitzbad oder Vollbad werden wir etwas Seife oder eine Handvoll Soda tun.

Die Dauerbadbehandlung ist uns ein fast unentbehrliches Hilfsmittel bei schweren Verbrennungen, schweren Phlegmonen, bei Wundverletzten mit gelähmten Gliedern, bei Patienten mit Darmfisteln usw. Die Wartung der im Dauerbad liegenden Patienten erfordert viel Personal der Nahrungsaufnahme und -abgabe wegen, dagegen fällt die Wartung der Wunde selbst so gut wie ganz weg, da ja die Wundsekrete dauernd vom Wasser weggespült werden. Zu achten ist darauf, daß die unter der erweichenden Wirkung des Wassers leicht geschädigte Haut der Füße mit einer wasserundurchlässigen Salbe (Lanolin) eingefettet werden.

Von Laqueur ist die Behandlung schwer infizierter Wunden, Furunkel, Karbunkel, Unterschenkel- und Dekubitalgeschwüre mit hochgespannten Wasserdämpfen empfohlen worden. Die heiße Dampfdusche wirkt wohl im wesentlichen stark hyperämisierend und durch die Wasserkomponente erweichend und wegspülend; im großen und ganzen ist sie also wohl dem Heißwasserbad analog zu setzen.

C. Die trockene und feuchte Wärme.

Die physiologische Wärme ist eine der allerwichtigsten Lebensbedingungen für die Gewebe. Jedes Wachstum, also auch die Regeneration, wird bei Herabsetzung der Temperatur schließlich aufgehoben. Die Gewebe des Menschen sterben nach längerer Einwirkung niederer Kältegrade ab oder werden schwer geschädigt (Erfrierungen).

Bei der Wundheilung wird die zur Regeneration notwendige Temperatur durch das außerordentlich starke Kapillarnetz des jungen Wundbildungsgewebes gewährleistet. Wir sehen daher, daß bei der Freiluftbehandlung von Wunden, wo wir doch eigentlich eine Abkühlung des Wundgewebes und seiner Umgebung erwarten müßten, eher eine reaktive Hyperämie und eine fühlbare Erwärmung der freiliegenden Gegend eintreten.

Es kann sich daher bei den im folgenden zu besprechenden Heilmitteln nicht darum handeln, dem Wundgewebe durch Zuführung von Wärme eine vielleicht vorher nicht vorhandene Temperatur zu geben, vielmehr wirken diese Mittel alle mehr oder weniger als starke Reize, welche die Blut- und Lymphzirkulation im Wundgewebe erheblich verändern, und zwar im Sinne einer Vertiefung der schon physiologischerweise bestehenden Hyperfunktion der betreffenden Organe. Nach Bier soll auch die Behandlung mit dem Eisbeutel eine kräftige reaktive Hyperämie zur Folge haben.

Die trockene Wärme steht uns heute in Gestalt des Heißluftkastens und der Föhnbehandlung zur Verfügung, die feuchte Wärme als feuchter, undurchlässiger Verband oder als Kataplasma. An Stelle der früher üblichen Kataplasmen mit Leinsamen sind heute die Kataplasmen mit angefeuchtetem Zellstoff oder Kartoffelbrei getreten. Auch Bolus alba oder Meersand ist verwendbar. Der Thermophor, der heiße trockene Sand- oder Kernbeutel, stehen in ihrer Wirkung zwischen dem Heißluftkasten und dem feuchten Kataplasma.

Unter den feuchtheißen Kataplasmen tritt, abgesehen von der starken Hyperämie, auch eine Erweichung der Haut ein, die durch Milderung des Spannungsgefühls die subjektiven Beschwerden beeinflussen kann. Diese Mittel nähern sich also dem heißen Teilbad in ihrer Wirkung.

Die Beeinflussung durch die feuchte und trockene Hitze betrifft, wie dies besonders Bier immer wieder hervorgehoben hat, keineswegs nur die oberflächlichen, sondern auch die tieferen Gewebsschichten, und zwar geschieht dies nicht durch direkte Wärmeeinwirkung, sondern auf dem Umwege durch die mächtige reaktive Hyperämie, die das ganze Gefäßgebiet auch der Wundumgebung mit einbegreift.

Durch die experimentellen Untersuchungen Schäfers kennen wir die physiologischen und anatomischen Vorgänge, die sich unter der Einwirkung der trockenen und feuchten Wärme im Gewebe und am Gefäßsystem abspielen. Bei allen Formen der Hitzeapplikation, sei es bei trockener oder feuchter Wärmebehandlung oder bei Verwendung von Heißluft, kommt es zu einer gewaltigen Erweiterung der Gefäße und besonders der Arterien. Die Hyperämie reicht in beträchtliche Tiefe und hält auch nach dem Aussetzen der heißen Umschläge usw. noch auffallend lange (über 24 Stunden) an. Der ursprünglich mehr arteriellen Blutfülle folgt eine mehr venöse. Die stärksten Grade der aktiven Hyperämie lassen sich auch im Versuch durch die Heißluftbehandlung erzielen. Am Lymphapparat tritt vermehrte Lymphbildung und was bedeutsam ist, auch eine erhöhte Lymphzirkulation ein. Die weißen Blutkörperchen gehen in großen Mengen zugrunde (dabei werden ihre wirksamen Bestandteile frei). Aus den Untersuchungen Schäfers geht weiter hervor, daß die Hitzeanwendung in Form der trockenen und feuchten Umschläge unter anderen Mitteln das geeignetste ist, die eitrige Einschmelzung eines akuten Infektionsherdes zu verhindern. Dieses Resultat ist jedoch nur bei frühzeitiger Behandlung zu erreichen.

Waren die Gewebe in den Schäferschen Versuchen bereits bis zur Gewebsabtötung und bis zur beginnenden Abszeßbildung geschädigt, so wurde die eitrige Einschmelzung und der Durchbruch durch die Haut beschleunigt. Schäfer schreibt den in großer Anzahl zugrunde gehenden Leukozyten, deren Fermente frei werden, bei der eitrigen Einschmelzung eine wesentliche Rolle zu.

Wir haben also in der Wärmebehandlung ein Mittel, die entzündliche Reaktion in den Geweben zu aktivieren, und können damit das eine Mal die Resorption eines entzündlichen Herdes gerade noch erreichen, während wir das andere Mal, wo größere Gewebsnekrosen vorhanden sind, die Abstoßung beschleunigen und den Prozeß schneller zum Abschluß bringen. Dem Wesen nach sind diese beiden Ausgänge gar nicht so sehr verschieden, wie es nach dem äußerlichen Geschehen den Anschein hat. Das eine Mal kommt es gerade noch zur Resorption, die eben möglich ist, weil nur kleinere Gewebsabschnitte zerstört sind. Das andere Mal sind die Nekrosen so groß, daß die Elimination durch die Demarkation eintreten muß.

In der Praxis werden wir die Behandlung bakterieller Infektionen nicht mit dem Heißluftkasten, sondern mit dem Kernbeutel, Thermophor, heißtrockenem oder heißfeuchtem Sand oder mit heißfeuchten Kataplasmen vornehmen. Schließlich wirkt auch der Verband mit wasserdichtem Stoff in gleicher Weise. Im gegebenen Falle wird das eine Mal die trockene oder feuchte Hitze, vielleicht auch einmal der Prießnitzumschlag vorzuziehen sein. Die Anwendungsmöglichkeit dieser physikalischen Heilmittel zur Wundbehandlung ist fast unerschöpflich. Allgemeine Regeln, ob man Furunkeln oder Phlegmone mit Kataplasmen behandeln soll, lassen sich nicht geben. In den verschiedenen Schulen werden die einen oder anderen Mittel, insbesondere der Prießnitzverband und die feuchten Kataplasmen, gelobt, in den andern verworfen. In der Praxis lassen sie sich jedenfalls nicht entbehren. So reicht die Autorität des Arztes meist nicht aus, die Zeit bis zur Erweichung eines Drüsenabszesses ohne Behandlung verstreichen zu lassen, die Patienten oder die Angehörigen wünschen eben, daß eines der Mittel angewandt wird, welches ihnen aus der alten Hauspraxis bekannt ist.

Neben dem Thermophor, dem Warmwasserbeutel und dem elektrischen Heizkissen kommt für die Praxis der trockenheiße oder trockenfeuchte Verband mit Sand in erster Linie in Frage. Sauberer Seesand oder feiner Kies wird in einen losen Beutel getan und auf dem Herd oder im Ofen entsprechend angewärmt. Sehr zu empfehlen sind die schon erwähnten Kirschkernbeutel, sie sind nur leicht, schmiegen sich den Körperformen gut an und halten die Wärme sehr lange. An Stelle der Leinsamenkompressen können wir die feuchte Moorerde, den Zellstoffbrei oder den Kartoffelbrei verwenden. Die feuchte Masse wird in Mull- oder Leinwandsäckchen eingeschlagen, sodann erhitzt und auf die mit einem Flanell oder Wolltuch geschützte Haut gelegt. Die Zwischenlage von Flanell- oder Wolle empfiehlt sich zur Vermeidung von Hautverbrennungen. Man sollte die Applikation der feuchten oder trockenen Wärme im gegebenen Falle in verschiedener Reihenfolge wechseln. Die Abarten wirken doch nicht alle so gleich hyperämisierend, als daß wir nicht durch den Wechsel eine noch günstigere Beeinflussung erzielen könnten. Die feuchtheißen Kataplasmen, welche am energischsten und noch lange Zeit nachwirken, wenden wir unter Umständen zwei- bis dreimal täglich und nur stundenweise an. Dazwischen können wir einen feuchten Verband einschalten. So empfiehlt Schäfer zur Behandlung von Drüseninfekten, entzündlichen Bubonen und Furunkeln zweimal täglich feuchtheiße Umschläge und dazwischen Spiritusverbände, und betont, daß man damit mitunter einen abortiven Verlauf erzielen kann. Man verwende hier nicht hochkonzentrierten, sondern nur 40- bis 50 $^0/_0$ igen Spiritus, und vermeide die Bedeckung mit Billrothbatist, jedenfalls die mit undurchlochtem Billrothbatist auf jeden Fall, weil die entzündlich veränderte Haut besonders leicht geschädigt wird. Es wurde schon erwähnt, daß der Spiritusverband ebenfalls zu den außerordentlich stark hyperämisierenden Mitteln gehört; nach Schäfer ist er in seiner Wirkung der lokalen Hitzebehandlung analog, wenn er auch deren Intensität nicht ganz erreicht.

Den Heißluftkasten verwenden wir entsprechend der Vorschrift Biers nicht gegen bakterielle Erkrankungen, sondern zur Behandlung der Spätschäden nach infektiösen Prozessen oder nach Verletzungen.

In ausgedehntem Maße verwenden wir den Heißluftkasten in der orthopädischen Wundnachbehandlung. Hier sind es vor allen Dingen die Gelenkversteifungen, die nach Verletzung der Gelenke selbst oder der Nachbarweichteile zurückgeblieben sind. Unter dem hyperämisierenden Einfluß werden die versteiften Gelenke schmerzlos, so daß wir die notwendigen Bewegungsübungen in breiteren Ausmaßen vornehmen können.

Die schmerzstillende Wirkung der Heißluftbehandlung gegenüber der chronischen Arthritis ist bekannt. In gleicher Weise tritt diese Schmerzstillung auch bei der drohenden arteriosklerotischen Gangrän ein, worauf besonders Ritter hingewiesen hat. Hier scheint die Heißluftbehandlung die drohende Gangrän hintanhalten zu können, es kommt anscheinend zur schnelleren Ausbildung genügender Kollateralbahnen.

Literatur.

J. Schäfer, Einfluß unserer therap. Maßnahmen. F. Enke, Stuttgart 1907. — Bier, Hyperämie als Heilmittel.

D. Sonnen- und Freiluftbehandlung.

Höhensonnenbehandlung.

Die außerordentlichen Erfolge Bernhardts und Rolliers mit der Sonnenbehandlung im Hochgebirge gegenüber der chirurgischen Tuberkulose haben im letzten Jahrzehnt die allgemeine Aufmerksamkeit der Ärzte auf sich gezogen. Während man anfangs der Ansicht war, daß sich diese Erfolge nur in dem außerordentlich sonnenreichen Hochgebirge erzielen ließen, hat sich hierin in den letzten Jahren eine sehr erfreuliche und praktisch außerordentlich wichtige Wandlung vollzogen. Vor allem ist es der Initiative Biers u. a. zu verdanken, daß wir nun auch in der Niederung Norddeutschlands die Sonnenbehandlung anwenden und gegenüber der chirurgischen Tuberkulose ähnlich gute Erfolge erzielen.

Im Hochgebirge steht für die Heliotherapie die große Anzahl der Sonnentage des Jahres zur Verfügung. Das Sonnenlicht ist weiterhin in der staubfreien Luft des Gebirges wegen seines Reichtums an ultravioletten Strahlen besonders wirksam, zudem strahlt die Sonne auch im Winter so warm, daß die Freiluftbehandlung auch in dieser Jahreszeit durchgeführt werden kann.

In der Ebene sind die klimatischen Verhältnisse weniger günstig. Wir haben weniger Sonnentage, weniger ultraviolette Strahlen und keinen sonnigen Winter. Doch steht uns heute für die Behandlung der chirurgischen Tuberkulose in der Ebene in der künstlichen Höhensonne ein wirksames Ersatzmittel zur Verfügung. Mit der Höhensonne können wir der Haut des zu bestrahlenden Patienten die heilsamen ultravioletten Strahlen in jeder beliebigen Menge zuführen und so den Mangel an Sonnenstunden und Sonnentagen in der Ebene ausgleichen. Die Winterwärme des Hochgebirges ersetzen wir uns in der Erkenntnis, daß ein Teil der Erfolge der Sonnenbehandlung auf eine hyperämische Komponente zurückzuführen ist, durch die Wärme der Kohlenfadenlampe. Wir bestrahlen (König, Hagemann, Kisch) nicht mehr mit der Quarzlampe allein, sondern fügen ihr einen Strahlenkranz von Glühbirnen (Kohlenfäden) hinzu.

Die Lichtwirkung der Sonne und der Höhensonne erstreckt sich einerseits auf die örtlich bestrahlte Haut, andererseits aber auch auf den Allgemeinorganismus. Die Haut rötet sich unter der Wirkung der Strahlen und pigmentiert sich nach längerer Anwendung. Man nimmt an, daß dem Organismus von der so veränderten Haut besondere Stoffe zugeführt werden, die ihn zu regenerativen Funktionen anregen. Ob es sich hier um Abbauprodukte des Pigments oder, wie ich meine, eher um eine unspezifische Aktivierung durch Eiweißspaltprodukte der Haut handelt, sei dahingestellt.

Wir sehen, daß besonders im Höhenklima, aber auch in der Ebene der Gehalt des Blutes an Blutkörperchen und an Hämoglobin steigt. Der Ernährungszustand hebt sich und alle Gewebe der Körpers fangen an, sich zu regenerieren. Der Schlaf wird ruhig, die Stimmung des Kranken bessert sich und vor allem sehen wir, wie die Heilung der Krankheitsherde mitunter auffallend schnell vor sich geht. Schlaffe Granulationen stoßen sich ab, stark eiternde Fisteln sondern immer weniger und schließlich nur noch ein seröses Sekret ab. Senkungsabszesse verschwinden, kleine Sequester stoßen sich aus oder resorbieren sich. Das alles sehen wir auch in den Heilstätten in der Ebene, wo wir die Kranken an Sonnentagen den Strahlen aussetzen, an sonnenfreien Tagen aber der Freiluftbehandlung und der Bestrahlung mit der künstlichen Höhensonne aussetzen.

Die Sonnenbehandlung im Flachland.

Gerade im Flachland werden wir mangels einer geschlossenen Reihe von Sonnentagen die Freiluftbehandlung bei der chirurgischen Knochentuberkulose mit heranziehen, d. h. wir werden an den sonnenfreien Tagen die Kranken anfangs noch mit dem Hemd bekleidet, dann aber nackt liegen oder, wenn sie es können, umhergehen lassen. An kühleren Tagen werden wir sie vor Wärmeverlust durch entsprechend warme Kleidung (Wollsweater, Knieschützer, Bauchbinden usw.) schützen, wir werden den Liegestuhl oder das Liegebett nach unten durch Decken oder unter das Laken gebreitetes Papier oder Zellstoff, die Seiten durch entsprechende Wände abschützen. Bei empfindlichen Kranken nehmen wir Wärmflaschen und, wenn sie zur Hand sind, die vorzüglichen elektrischen Heizkissen zur Hilfe. So können wir die Patienten bis in die Frosttage hinein draußen liegen lassen, ja, nach entsprechender Gewöhnung können wir auch dann den Körper (besonders den weniger empfindlichen Oberkörper) entblößen lassen. Dabei ist zu berücksichtigen, daß wir bei Kindern wegen des Mißverhältnisses von Körpermasse zur Körperoberfläche bezüglich der Abkühlung immer doppelt vorsichtig sein müssen. Weiterhin dürfen die ziemlich angreifenden Freiluftkuren bei fiebernden Kranken nicht angewandt werden. An windigen und naßkalten Tagen hat die Freiluftkur überhaupt zu unterbleiben, oder die Kranken müssen in einem entsprechenden Bau oder in Hallen genügenden Windschutz haben. Beginnen wir die Sonnen- und Freiluftkur in der kühleren Jahreszeit, so müssen wir uns in die Behandlung besonders vorsichtig einschleichen, sonst können Erkältung und vor allem die Bronchitis zu einer längeren Unterbrechung der Kur zwingen. Aus letzterem Grunde ist es zweckmäßig, die Behandlung im Frühjahr oder Sommer zu beginnen, wenn es sich um schwächliche Kranke handelt.

Gerade in der Kombination von Freiluftkur und Sonnenfreiluftbad erzielen wir eine außerordentlich wirksame Beeinflussung aller Funktionen des Gesamtorganismus im Sinne einer Belebung aller Funktionen. Es verdient hier hervorgehoben zu werden, daß das Freiluftbad und insbesondere die Freiluftbehandlung der Wunden in Deutschland zuerst von Dosquet systematisch durchgeführt worden ist.

Für den Praktiker erhebt sich nun die Frage, auf welchem Wege sich die Freiluftbehandlung unter den schwierigen Verhältnissen der Allgemeinpraxis, sei es der Großstadt, der Kleinstadt oder auf dem Lande durchführen läßt, und ferner, wie sich am vorteilhaftesten diese Behandlungsart in kleinen Krankenhäusern bewerkstelligen läßt, wo ja zweckentsprechende Liegehallen und das zugehörige Gerät meist fehlt. Nun läßt sich in der Tat durch geschickte Organisation, durch Ausnützung aller Möglichkeiten des Raumes und nach Überwindung des anfänglichen Widerstandes der Bevölkerung und der Patienten die klimatische und die Sonnenbehandlung so gut wie überall durchführen. Vielfach bedarf der Arzt hierzu wohl der Mitwirkung der Allgemeinheit wie der Behörden. Er muß städtische Körperschaften für das erstrebte Ziel zu gewinnen suchen und die Krankenkassen und die Landesversicherungsanstalt auf die Vorteile der Maßnahmen hinweisen. Wo es nicht anders geht, müssen die Licht-, Luft-, Sonnenbäder, die ja nun einmal in den Städten ein bereits vorhandener Kulturfaktor sind, bewußt nutzbar gemacht werden. Die in der Volksheilkunde unbewußt steckenden Wahrheiten sollen aufgenommen werden, dann kann der Arzt auch, zumal wenn er genaue den Verhältnissen angepaßte Vorschriften gibt, von vornherein mit den Naturheilkundigen in den Wettbewerb treten.

Von großer Bedeutung ist, daß alle Vorschriften sehr genau (s. u.) gegeben werden, daß ein zu erwartender Mißerfolg beizeiten erkannt und dann die Behandlung abgebrochen wird. Geduld ist nötig, Fehlschläge müssen ertragen werden. Wenn irgend möglich, sollte zur Ergänzung der Sonnenbehandlung vom Arzt eine künstliche Höhensonne beschafft oder ihre Anschaffung von den maßgebenden Körperschaften erwirkt werden. In den sonnenfreien Tagen des Tieflandes haben wir in der Höhensonne ein fast gleichwertiges Surrogat für das Sonnenlicht. Wir lesen bei Bernhardt, daß sogar im Hochgebirge die Höhensonne zur Ergänzung verwandt wird. Steht ein leistungsfähiger Röntgenapparat zur Verfügung, so ist er im gegebenen Falle zu verwenden.

Indikation. Es eignen sich zur Sonnen- und Freiluftbehandlung vor allem die Weichteiltuberkulosen und die Knochentuberkulosen ohne größere Knochensequester. Wo gröbere Knochenherde vorhanden sind, die voraussichtlich lange Zeit bis zur Ausstoßung brauchen dürften, werden wir im Tiefland in der Regel zuerst sequestrotomieren; wir werden uns hierbei aber von konservativen Gesichtspunkten leiten lassen. Bleiben dann nach der konservativen Operation, wie das ja häufig der Fall ist, Fisteln und Weichteiltuberkulosen zurück, so ist hier ganz besonders die physikalische Therapie angezeigt. Recht gut scheinen auch die Bauchfelltuberkulose und die Drüsentuberkulose zu reagieren. Sind allerdings größere verkäste Drüsenmassen vorhanden, so werden wir diese, ebenso wie bei der Röntgenbehandlung, erst operativ beseitigen. Die Bauchfelltuberkulose eignet sich besonders in ihrer exsudativen Form, weniger in der eitrig ulzerösen Form für die Sonnenbehandlung. Auszuschließen sind jedenfalls, wenn nicht ein besonderer Grund vorliegt, die Urogenitaltuberkulose, die Darmtuberkulose und die desolaten Fälle aller oben schon erwähnten Formen. Die Urogenitaltuberkulose gehört von vornherein in die Behandlung des Chirurgen. Es kann nicht genug betont werden, daß die hartnäckige Cystitis tuberculosa sekundär nach der einseitigen Nierentuberkulose auftritt, und letztere ist nun einmal nur durch die Nierenexstirpation mit Erfolg zu behandeln. Auch die Ileokökaltuberkulose ergibt in der Hand des Chirurgen eine recht gute Prognose. Aus letzterem ergibt sich, daß wir der rein konservativen Behandlung bei der chirurgischen Tuberkulose nicht ohne weiteres das Wort reden können. Vor der einzuleitenden Bestrahlung sollte daher der praktische Arzt mit dem nächstwohnenden Chirurgen Rücksprache nehmen. Im Flachlande werden wir wohl vor der Hand mit der Kombination von chirurgischen Eingriffen und der Sonnenbehandlung das erreichbare Ziel erblicken müssen. Jedenfalls ist eine Entlastung der großen chirurgischen Anstalten von den Kranken mit chirurgischer Tuberkulose, die operiert worden sind, jedoch noch eine lange Nachbehandlung nötig haben, erforderlich und wird bei der weiteren Zunahme der chirurgischen Tuberkulose immer mehr erforderlich werden. Deswegen muß der praktische Arzt sich mit der sachgemäßen Durchführung der Nachbehandlung vertraut machen, soll nicht eines Tages die chirurgische Tuberkulose zum Verhängnis werden. Es ist viel zu wenig bekannt, daß jeder Kranke mit offener chirurgischer Tuberkulose zum mindesten ebensoviel, wenn nicht mehr Bazillen ausscheidet als der Patient mit offener Lungentuberkulose.

Auch im Hochgebirge wird keineswegs auf die chirurgischen, orthopädischen und andern Heilmittel verzichtet, die wir bisher im Tiefland als die Hauptbehandlungsmethoden anzuwenden gewohnt sind. Auch Bernhardt, der Vorkämpfer der Heliotherapie, rät zum chirurgischen Eingriff, um z. B. aus sozialer Indikation die Behandlungsdauer abzukürzen, um den Ernährer oder die Mutter der Familie wieder zurückzugeben. Er führt bei der einseitigen Nierentuberkulose die Exstirpation aus, er benutzt den Gipsverband, den Streckverband, spritzt Jodoformöl in Abszesse und Gelenke, injiziert Fisteln mit Wismutlösungen usw. An sonnenlosen Tagen wendet auch Bernhardt die Heißluftbehandlung (allgemeine und örtliche Glühlichtbäder) an. Die Biersche Stauung hält er in besonderen Fällen von Gelenktuberkulose, den Klappschen Saugapparat bei Fisteln angezeigt. Schließlich verzichtet er auch nicht auf die Schmierseifenbehandlung, Salz- und Solbäder und auf die innerliche Medikation von Jod, Eisen und Arsen.

Somit heißt es in praxi also für den Arzt: Möglichst früh die Natur des tuberkulösen Leidens erkennen, nicht durch einen halben operativen Eingriff schaden (Senkungsabszesse nicht inzidieren!) und je nach den äußeren Umständen und nach dem örtlichen Befund des Leidens die Indikation stellen, wobei der Rat eines erfahrenen Chirurgen zu hören ist. Ist dann aber schließlich die Anzeige zur konservativen und Sonnenbehandlung gegeben, so muß mit aller Tatkraft an die Ausführung der Behandlung herangegangen werden. Die Behandlung soll methodisch geleitet sein, sie muß individualisieren und zugleich müssen alle derzeit zur Verfügung stehenden Hilfsmittel im einzelnen Falle zweckdienlich mit angewandt werden.

Technik der Sonnen- und Freiluftbehandlung im Flachlande.

Kranke, die umhergehen können, wie solche mit chirurgischer Tuberkulose der oberen Extremitäten, mit Rippentuberkulose und Bauchfelltuberkulose sollen nicht dauernd an den Liegestuhl gefesselt werden. Je nach dem Allgemeinzustand muß hier variiert werden. Da sich die Kranken im allgemeinen ganz wohl fühlen, steht nichts im Wege, die häufig vorhandene Appetitlosigkeit durch leichte Arbeit (im Garten) anregen zu lassen. Ein zweckentsprechendes Schema, das den Kranken schriftlich zu geben und entsprechend zu variieren ist, kann etwa folgendes sein:

$^{1}/_{2}$7 Uhr morgens aufstehen, Frühstück (Milch, Weißbrot und Butter), 8—10 Uhr Spaziergang, 10—12 Uhr Liegestunde in einer nach Süden offenen Veranda, Laube oder in einem hellen sonnigen Zimmer. Dabei lesen, nicht schlafen lassen. 12—1 Uhr Mittagessen, wenn möglich, Fleisch und reichlich Fett. Von 2—4 Liegezeit, nicht lesen, sondern möglichst schlafen. 4 Uhr Milch und Gebäck, 4—6 Uhr Spaziergang auch bei nicht gerade sonnigem Wetter. 6—7 Liegezeit, 7 Uhr Abendessen, 9 Uhr Schlafengehen. Die Kleidung soll auch an den sonnenfreien Tagen möglichst leicht sein. Gegen die Neigung zu Schweißen ist die Haut durch Abwaschen mit Salbeitee oder Essigwasser abzuhärten; das subjektive Unbehagen infolge leichter Temperatursteigerung ist durch ganz kleine Dosen von Koffein und Phenazetin zu beseitigen.

An Sonnentagen wird während der Liegezeit in der weiter unten gegebenen Vorschrift gesonnt. Die Besonnung ist einerseits eine allgemeine, andererseits wird der örtliche Prozeß, also auch die tuberkulöse Fistel usw. bestrahlt, besonders wenn es sich um chronische torpide Gewebsveränderung handelt.

Besteht anfangs Appetitlosigkeit, so gebe man vielfache und kleinere Mahlzeiten (bis zu 10 täglich). Als Nahrungsmittel eignen sich vor allem das leicht verdauliche Fleisch, ferner Milch, Rahm, Eier, Butter usw. Gemüse sind in möglichst fetter Zubereitung zu geben; jedoch sollen auch hier die leicht verdaulichen Gemüse, wie Spinat, Erbsen, Mohrrüben, Spargel den schwer verdaulichen vorgezogen werden. Bei älteren Leuten kann zur Anregung des Appetites Portwein, Rotwein mit Ei und Zucker oder auch ein nahrhafter Eierlikör gegeben werden. Auch die Nahrung soll vom Arzt möglichst genau vorgeschrieben werden, besonders in der ersten Zeit. Später gewöhnen sich die Kranken bald an die methodischen Diät- und Liegevorschriften.

Das Sonnenfreibad und die Sonnenfreiluftbehandlung[1].

Beginnt man die Behandlung im Sommer, so sollen die Kranken nicht sofort nackt der Sonne ausgesetzt werden, sondern zunächst tagsüber im Schatten und im Hemd draußen gehalten werden. Nach 2 bis 8 Tagen auch nachts unter freiem Himmel. Vom 2. bis 3. Tage an beginnt das Nacktbad. Der Kopf ist durch einen weißen Leinen- oder Strohhut, durch einen Sonnenschirm oder ein Tuch zu schützen, die Augen durch eine gelbgrüne Brille. An sehr heißen Tagen muß die Gefahr der allgemeinen Wärmestauung bedacht werden (Hitzschlag, Sonnenstich).

---

[1]) Ich halte mich hier im wesentlichen an die auf die Praxis zugeschnittenen Anweisungen von Backer und Capelle über die Sonnen- und Freiluftbehandlung.

Bei kräftiger Sonnenwirkung beginnt das Bad — Rumpf zunächst abgedeckt — an den Beinen in folgendem Wechsel: $^1/_4$ Stunde Sonne, $^1/_2$ Stunde Schattenpause, und so während der Liegezeit für den ganzen Tag. Tritt hierbei Hautreizung (Sonnenrythem) ein, so ist eine absolute Sonnenpause bis zum vollständigen Abklingen des Hautreizes einzuschieben, daneben indifferente Salben oder Puder. Weiterhin wird nun täglich die Besonnung bis zur Dauer von $^1/_2$ Stunde gesteigert, dazwischen immer $^1/_2$ Stunde Schattenpause. Dabei bleiben die Bestrahlungsflächen unverändert (Beine). Bei kachektischen, Blonden und Leuten mit zarter Haut wird mit ganzstündiger Schattenpause begonnen.

Verträgt der Kranke das Teilbad der unteren Körperhälfte — $^1/_2$ Stunde Bad, $^1/_2$ Stunde Pause —, so wird nach 3 bis 4 Tagen die Bestrahlungsfläche nach oben bis zum Halse ausgedehnt. Der Kopf wird nie bestrahlt. Das Vollbad beginnt wieder mit $^1/_4$stündiger Besonnung und $^1/_2$stündiger Schattenpause. Der Turnus: 1 Stunde Bad, $^1/_2$ Stunde Pause, bedeutet in heißen Sommermonaten das Maximum. An heißen Tagen werden die Pausen nackt (Freiluftbad) im Schatten zugebracht. An kühleren Sonnentagen kann die Besonnung pausenlos den ganzen Tag durchgeführt werden, wenn die Sonnenwirkung nur so stark ist, daß die Abkühlung gerade vermieden wird. An heißen Sonnentagen gilt dieses, d. h. das pausenlose Sonnenbad, nur für die ersten Sonnenstunden bis 9 Uhr vormittags.

Die Kranken neigen dazu, zu übertreiben. Bei intensiver Sommersonne wird prinzipiell nicht gesonnt (z. B. nicht in der Mittagszeit von 11 bis 2). — An sonnenlosen Sommertagen wird die Kur reines Luftbad. Hier ist vor Abkühlung (Windschutz, warme Kleidung) zu schützen. Möglichst soll die Liegekur, wenn die Kranken schon abgehärtet sind, im Hemd oder bei teilweise bzw. ganz freiem Körper durchgeführt werden.

Bei Kranken, die umhergehen können, sind die entsprechenden Liegezeiten zur Besonnung auszunutzen, aber auch, wenn sie umhergehen, sollen sie es möglichst leicht oder unbekleidet tun; sie sollen sonnige Waldränder aufsuchen, ihre Lesezeit hier verbringen und womöglich die Mahlzeiten immer im Freien einnehmen. Es ist nichts dagegen einzuwenden, wenn auch die ambulanten Kranken ihre Wunden ganz frei lassen oder nur mit einem Drahtgitter und Gaze bedecken, welch letztere zur Besonnung leicht weggenommen werden kann.

An der See ist die Heliotherapie am vorteilhaftesten in den Monaten Juli bis September auszuführen, die Wirkung der Sonnenstrahlen ist in dieser Zeit von ähnlicher Intensität und Wirkung wie im Hochgebirge. Leider unterbrechen an der See häufig längere Regenperioden die Sonnenbehandlung und erschweren naßkalte Winde auch die Freiluftkur.

Ausgezeichnet wirken bei leicht Kranken die Sol- und Seebäder. **Salzbäder.** Diese können auch mit den entsprechenden Laugen im Hause der Patienten oder im Krankenhaus vorgenommen werden. Die Temperatur des Bades ist anfangs auf 37° zu halten und die Konzentration sei im Beginne niedrig. Später wird das Wasser kühler genommen, der Salzgehalt höher.

Schema:

Mehr als drei Bäder pro Woche werden nicht verabreicht. Nach dem Bade wird der ganze Körper, mit Ausnahme schmerzhaft kranker Glieder, kräftig abfrottiert, bis die Haut gerötet ist. Danach ist unbedingt eine Liegezeit von 1 bis 2 Stunden einzuhalten. Schwitzen die Kranken anfangs nach, so ist die Bettruhe im geschlossenen Raume vorzunehmen, später möglichst immer im Freien.

1. Woche	$^1/_2$ kg	Salz	auf 100-l-Bad	37°	10 Min.	($^1/_2$ %),
2. „	1 „	„	„ „	36°	10 „	(1 %),
3. „	2 „	„	„ „	35°	10 „	(2 %),
4. „	3 „	„	„ „	34°	15 „	(3 %),
	4—5 „	„	„ „	32°	20 „	(4—5 %),
	6 „	„	„ „	30°	25 „	(6 %),
	7 „	„	„ „	28°	30 „	(7 %).

Der Salzgehalt wird je nach dem Alter und je nach dem Kräftezustand gesteigert. An badefreien Tagen kann die Schmierseifenkur (oder Sudian) nach Capesser dazwischengeschoben werden. 1 Eßlöffel Schmierseife auf 2 bis 3 Eßlöffel warmen Wassers, mit dieser Menge lauwarmem Wasser zu Brei verrühren, mit einem Wollappen in die Haut einreiben lassen (an je einem Tag linker Arm, rechter Arm, linkes Bein, rechtes Bein, Brust, Rücken). Vertragen es die Kranken, so lasse man die Seife $^1/_2$ bis 1 Stunde auf der Haut. Der Reiz ist dann kräftiger. Dann wird die Seife mit einem Schwamm und lauwarmem Wasser abgewaschen, die Haut frottiert und 1 bis 2 Stunden Bettruhe eingehalten.

Stauungsbehandlung. Neben der Sonnenbehandlung können erkrankte Glieder gestaut werden. Dreimal täglich 4 Stunden mit einstündiger Pause. Nach der Vorschrift Biers und Kisch' gebe man daneben Jodnatrium, um das Auftreten großer Senkungsabszesse zu verhüten (erwachsene Patienten 2 bis 3 g Jodnatrium, Patienten zwischen 14 und 10 Jahren 1 g, Patienten unter 10 Jahren 0,5 g täglich). Fisteln können mit dem Saugapparat nach Bier und Klapp behanelt werden.

Höhensonnenbehandlung. An sonnenfreien Tagen zur Ergänzung und wenn sich die Sonnenbehandlung auf keine Weise durchführen läßt. Auch ohne diese wenden wir mit Erfolg die Höhensonnenbehandlung mit dem Glühlichtstrahlenkranz an. Die Vorschrift lautet hier:

1. Bestrahlung:	3	Min.	60 cm	Entfernung,
2. „	5	„	60 „	„
4. „	9	„	60 „	„
5. „	9	„	50 „	„
6., 7., 8. „	je 2 Min. länger		50 „	„
9. „	15	Min.	45 „	„

Die Entfernung von 45 cm wird dann vorläufig nicht verringert. Die Bestrahlungszeit bei dieser Entfernung wird von hier an um je 2 Minuten verlängert, bis die Bestrahlungsdauer von $^1/_2$ Stunde erreicht ist. Länger wird nicht bestrahlt. Vertragen es die Patienten, so kann man von hier auf 40 cm Abstand heruntergehen.

Die Bestrahlungen werden nur jeden zweiten Tag ausgeführt, d. h. also dreimal wöchentlich. Die allmähliche Steigerung um je 2 Minuten in jeder folgenden Sitzung ist wegen der Verbrennungsgefahr peinlichst einzuhalten. Tritt eine auch nur leichte Hautreaktion ein, so ist auszusetzen, zum mindesten die Bestrahlungsdauer nicht zu steigern und der Abstand nicht zu verringern.

Bei der direkten Bestrahlung großer Wunden muß man besonders vorsichtig sein; es soll die Verringerung des Abstandes hier nur langsam vorgenommen werden.

Die Reaktion ist wie bei der Besonnung bei den verschiedenen Menschen verschieden (Rotblonde, Kinder). Tritt ein Erythem auf, so wird die Haut mit Borsalbenlappen bedeckt oder gepudert. Zur Blasenbildung sollte es bei sorgfältiger Beobachtung nicht kommen.

Wir bestrahlen die Wunden örtlich wie auch den ganzen Körper. Torpide Ulzera, wie die Ulcera cruris, eignen sich weniger zur örtlichen Bestrahlung. Besonders bei der Tuberkulose wenden wir die Ganzbestrahlung an. Bei Teilbestrahlungen können mehrere Patienten unter die Lampe, bei Ganzbestrahlungen nur einer. Augenschutz ist unbedingt nötig.

Ergänzende konservative Hilfsmaßnahmen. Es wurde schon gesagt, daß wir in der Ebene der Sonnenbehandlung häufig die chirurgische Versorgung der tuberkulösen Herde vorausschicken (Resektion, Drüsenexkochleation usw.). Auch während der Sonnenbehandlung werden wir im Einzelfalle orthopädische, medikomechanische und andere Hilfsmaßnahmen treffen, die sich oft schon aus der Fortführung der chirurgischen Behandlung ergeben.

Bei den Gelenktuberkulosen zwingen nns häufig die fehlerhaften Stellungen oder Kontrakturen, den Heftpflasterzugverband anzulegen. Unter der Extensionsbehandlung lassen sich die entzündlichen Kontrakturen auch mit geringem Gewicht meist schnell ausgleichen. Höhere Gewichte sind meist überflüssig. Wir hängen bei jüngeren Patienten etwa soviel Pfund als sie Jahre alt sind an den Verband. Mehr als 15 Pfund werden auch bei Erwachsenen meist nicht nötig sein. Sind die falschen Gelenkstellungen soweit als möglich ausgeglichen, so kann dann ein Gipsverband angelegt werden, an dem wir breite Fenster ausschneiden, um Fisteln und Weichteiltuberkulosen unmittelbar bestrahlen zu können. Eine Reihe von Chirurgen (Bernhardt usw.) verzichten auf den Gipsverband und legen das größte Gewicht auf Bewegungsübungen der Gelenke (Bier und Rollier).

Neben den orthopädischen Maßnahmen werden etwa vorhandene Abszesse punktiert und mit Jodoformglyzerin behandelt. Daneben empfiehlt sich die innerliche Behandlung mit Jodnatrium oder anderen Jodpräparaten.

Die Sonnenbehandlung und alle erwähnten Hilfsmittel gegen die Tuberkulose erfordern Geduld von seiten des Arztes und des Patienten. Leicht sind im allgemeinen Kinder zu behandeln, am schwersten Leute im höheren Lebensalter, die ja leider heute in unverhältnismäßig großer Anzahl von der Volksseuche betroffen werden. Der Erfolg ist in beginnenden Fällen in einem hohen Anteil der Fälle zu erzielen.

Literatur.

Bernhardt, Neue deutsche Chir. Bd. 23, 1917.

A. Rollier, Die Heliotherapie der Tuberkulose mit besonderer Berücksichtigung ihrer chirurgischen Formen. J. Springer 1913.

Kisch, Arch. f. klin. Chir. Bd. 106, 1915.

Ders., Münch. med. Wochenschr. 1917, Nr. 19.

Backer und Capelle, Praktische Winke zur Durchführung und Improvisierung der Sonnen- und Freiluftbehandlung, überall[1]). Therap. Halbmonatsh., Jan. 1920, H. 1.

W. Dosquet, Offene Wundbehandlung und Freiluftbehandlung. G. Thieme, Leipzig 1916.

H. Bach, Anleitungen und Indikationen für Bestrahlungen mit künstlicher Höhensonne. K. Kabitzsch, Würzburg.

---

[1]) Jedem, der unter den schwierigen Verhältnissen der ärztlichen Praxis und des kleinen Krankenhauses die Sonnen- und Freiluftbehandlung beginnen will, sei diese Arbeit besonders empfohlen.

Sachregister.